"十三五"江苏省高等学校重点教材（编号 2018-1-169）

高等医药院校教材

医学相关专业医学课程教学改革教材

供卫生事业管理、药学、检验、医学影像学、护理学、康复治疗学等专业用

第③版

临床医学基础

主　　审	沈洪兵　丁　强
主　　编	季国忠　缪　林
副主编	顾　民　何震宇　许利剑
编　　委	（以姓氏笔画为序）

王　焱	王欣慧	王笔金	王蔚蔚	甘　振	吕康泰
朱叶飞	朱建国	刘　政	刘　剑	许利剑	孙伏喜
李全朋	李丽霞	李海歌	何震宇	沈　立	沈　健
张发明	张建平	陈惠裕	季　劼	季国忠	周　良
赵艳丰	顾　民	顾萍萍	黄晓丹	彭　慧	喻春钊
游　娜	谭　晓	缪　林			

编写秘书	赵　思　金　烨

人民卫生出版社
·北 京·

图书在版编目（CIP）数据

临床医学基础 / 季国忠，缪林主编 . —3 版 . —北京：人民卫生出版社，2021.1（2024.7 重印）
ISBN 978—7—117—31175—5

Ⅰ. ①临… Ⅱ. ①季…②缪… Ⅲ. ①临床医学 – 医学院校 – 教材 Ⅳ. ①R4

中国版本图书馆 CIP 数据核字（2021）第 006371 号

人卫智网	**www.ipmph.com**	医学教育、学术、考试、健康，购书智慧智能综合服务平台
人卫官网	**www.pmph.com**	人卫官方资讯发布平台

临床医学基础
Linchuang Yixue Jichu
第 3 版

主　　编：季国忠　缪　林
出版发行：人民卫生出版社（中继线 010-59780011）
地　　址：北京市朝阳区潘家园南里 19 号
邮　　编：100021
E - mail：pmph @ pmph.com
购书热线：010-59787592　010-59787584　010-65264830
印　　刷：北京盛通数码印刷有限公司
经　　销：新华书店
开　　本：787 × 1092　1/16　印张：30
字　　数：749 千字
版　　次：2005 年 8 月第 1 版　2021 年 1 月第 3 版
印　　次：2024 年 7 月第 3 次印刷
标准书号：ISBN 978-7-117-31175-5
定　　价：88.00 元
打击盗版举报电话：010-59787491　E-mail：WQ @ pmph.com
质量问题联系电话：010-59787234　E-mail：zhiliang @ pmph.com

第3版　前言

随着我国经济和社会发展的不断深入,加之现代生命科学的迅速发展和医学模式的转变,促使医学教育在结构和模式上均发生了显著变化。南京医科大学为适应新时期医学教育改革,于2004年对部分医学相关专业的课程设置进行了调整,并组织编写"医学相关专业医学课程教学改革教材",《临床医学基础》即为其中之一。医学相关专业学生的培养要求与临床医学专业不同,要求学生用相对较少的课时完成对医学知识较为全面的了解。为体现医学理论、医学知识的进展,符合医学相关专业学生的培养目标及提高教学效果和学生的临床胜任能力,适当给予教材的更新和修订势在必行。

《临床医学基础》(第3版)教材的编写以特定的对象——非临床医学专业,特定的目标——以本科为主的学历教育,特定的要求——符合"三基"(基本理论、基本知识和基本技能)和"五性"(思想性、科学性、先进性、启发性和适用性)为指导原则,在第2版的基础上紧密结合现代医学的发展情况,同时兼顾网络技术的发展,根据使用过程中的反馈意见及国内外最新循证医学资料和指南,对各章节的内容作出相应的更新或增补,力争做到深入浅出、概念明确、重点突出、与时俱进。

本教材分为上篇——内科学基础和下篇——外科学基础,共计19章内容。上篇包括:绪论、问诊、常见症状、体格检查、病历书写的规范和要求、实验室检查、输血、临床病理学检查、影像诊断、介入放射学、临床常用诊疗技术等;下篇包括:无菌术、水电解质和酸碱平衡失调的处理、休克、麻醉与镇痛、重症监测治疗与复苏、外科手术与围手术期处理、创伤的诊断与处理、外科感染等。

本书的各章内容都经过编委互审和反复修改定稿,因此,虽篇幅不长,但简明扼要,概念清晰,结构严谨,材料来源可靠。参加本书的编写人员,均为长期从事临床医学基础教学、参与临床一线工作的医生、医学专家和教授等,并邀请了沈洪兵院士、丁强副校长作为本教材的主审专家,他们在完成防疫工作的同时,紧紧围绕立德树人这一根本任务,秉承严谨求实的精神和高度负责的态度,对本书的编审进行认真的讨论和研究,以保证教材的质量能满足临床相关专业的教学需求,真正做到全员育人、全程育人、全方位育人,在此一并表示由衷的感谢。

限于我们的学识和水平,本教材中难免有缺陷甚至错误之处,诚恳地希望广大师生在应用中发现问题,给予指正,以便改进!

编　者
2020年12月

目　录

上篇　内科学基础

下篇　外科学基础

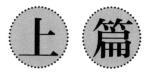

上 篇

内科学基础

上篇

内科学基础

第一章　绪论

一、临床医学基础的发展及其重要性

临床医学（clinical medicine）是医学科学中研究疾病的诊断、治疗和预防的各专业学科的总称，它根据患者的临床表现，从整体出发结合研究疾病的病因、发病机制和病理过程，进而确定诊断，通过治疗和预防以消除疾病、减轻患者痛苦、恢复患者健康、保护劳动力。它的发展受到各个历史时期经济、哲学、文化等因素的影响。

近年来临床医学在许多领域取得了较大进展，主要表现在以下几方面：①正电子发射计算机断层显像（positron emission tomography，PET）、计算机断层摄影（CT）、磁共振（MRI）、二维超声、血管造影、核医学显像、内镜技术（电子内镜、染色内镜、放大内镜、超声内镜）等用于临床，使许多疾病的诊断以直观的图像代替了单纯根据临床症状和简单的理学检查的推理，使疾病的诊断水平有了极为显著的提高；②介入治疗、内镜治疗（内镜下逆行胰胆管造影、内镜黏膜下剥离术、经口内镜下肌切开术等）、放射治疗的发展，以及微创外科的兴起使许多疾病的治疗水平有了显著的进步；③器官、组织和细胞移植，人工器官、人工组织的研究使器官功能衰竭、组织严重损伤的治疗有了新的转机；④分子生物学、细胞生物学、组织化学、基因工程等技术的发展在阐明病因、发病机制以及诊断和治疗方面显示了重要的前景；⑤ 3D 打印技术、人工智能（artificial intelligence，AI）、5G 技术、医用机器人、干细胞（stem cell）技术等的应用，改变了传统的诊疗技术，被广泛应用于诊断、治疗、康复等诸多医学领域。

医学未来的发展，临床医学与预防医学、基础医学的结合将更密切。随着科学技术的突飞猛进，许多新技术、新材料和新药（包括基因重组生物因子等）将有力地推进临床医学的发展，医学模式已经从生物学模式发展到生物 - 心理 - 社会模式。此外，随着"互联网 +"时代的到来，远程医学教育不断发展，临床医生将更加方便快捷、无局限地参与到最新技术的学习与探讨中，紧跟最前沿医学研究创新领域前进的步伐，真正实现突破空间的医学资源共享，做到终身学习、自主学习、高效学习。

临床医学是一门实践性很强的应用科学，重点在于对疾病的诊断与治疗。近年来，随着生物学、物理学、化学、基础医学等现代科学技术的蓬勃发展，临床医学的内容也在不断完善。作为临床医学的一门基本课程，诊断学（diagnostics）是运用医学基本理论、基本知识和基本技能对疾病进行诊断的一门学科。诊断疾病是临床医学的最基本任务之一，是预防和治疗疾病的前提。通过诊断学的学习，我们可以了解疾病的性质，发生、发展过程，以及在内外因素的影响下，不同时期疾病不同病理反应，从而给出合理的治疗方案，并对疾病的预后作出评估。近来兴起的循证医学亦即遵循证据的临床医学,其核心内容是临床医生对患者建议或实施任何诊断、治疗或预防保健措施,都要尽可能基于可靠的证据,证明这种措施确实对患者有益。对证据的获取必须建立在详细采集病史、体检和实验室检查等基础上,从而作出正确的临床判断。从这里不难看出诊断学对循证医学的重要性。临床技能操作对疾病的诊断亦同样重要;临床外科技能是在实践中不断积累发展形成的,外科的基本问题如无菌术、消毒、感染、损伤、手术等不仅作为外科的基础,也是相关专业的共同基础,并推动着临床医学的发展。近年来兴起的转化医学,使临床医学和基础医学不再是两个相对独立的部分,使基础医学更好地为临床医学服务。因此学习好临床医学基础,就能掌握开启临床医学大门的金钥匙,把基础医学和临床医学很好地结合起来,更好地为人类医学的发展、人民的健康服务。

二、临床医学基础的内容

临床医学基础由内科学基础和外科学基础组成。本次修订,在相应章节增加最新进展性内容。作为临床医学的两大支柱,内科学和外科学的基础内容,基本能涵盖临床各专业,并作为共同基础加以运用。临床医学基础内容主要有以下几个方面。

内科学基本内容包括:①问诊是通过医师与患者进行提问与回答,收集患者相关资料的过程,目的是了解疾病的发生发展过程,为诊断提供依据。②体格检查是临床医师用自己的感官或传统的检查器具(如听诊器、叩诊锤、血压计、体温计)对患者进行系统的观察和检查,揭示机体正常和异常征象的临床诊断方法。③实验室检查是通过物理、化学和生物学等实验方法对患者的血液、尿液、粪便以及其他病理性样品的检查。④器械检查是应用各种器械对患者进行的相关检查,如心电图、肺功能和各种内镜检查,以及临床上常用的各种诊断操作技术等。⑤影像学相关内容包括:放射诊断、介入放射和超声诊断。

外科学基本内容包括:无菌术、水与电解质酸碱平衡失调、休克、手术与围手术期处理、重症监测、外科感染等,掌握了这些外科基础,将为今后外科治疗打下良好的基础。掌握好临床医学基础的主要内容,就能为疾病的诊断与治疗提供重要保障。

三、临床医学基础的学习要求

1. **重视基本理论、基本知识与基本技能(三基)的学习**   基本理论是疾病发生、发展的原因和机制,也包括一些基本问题的理论基础;基本知识是指对临床医学基础内容的认识;基本技能包括病史采集、体格检查、诊断技术和诊疗操作。这三个方面是互相联系的,其内容也是根据临床医学基础的发展不断充实的。只有不断学习、逐步积累才能掌握基本功,为今后自学、终身学习和满足临床需要创造条件。

2. **注意理论与实践相结合**   对于临床医学基础的学习,既要重视临床实践,也应重视理论学习,要详细了解疾病的病因、发病机制、症状、诊断、治疗和预防措施。同一种疾病,可以有多种症状,同一症状也可能是多种疾病的表现,一种疾病的同一症状在疾病的不同时期表现也不尽相同。因此对每一个患者必须要进行详细的病史采集和规范的体格检查,掌握实验室技术和了解特殊检查的诊断意义,才能作出正确诊断,并给予最佳的治疗方案。再好的理论必须在实践中才能得到升华,实践是检验真理的唯一标准,实践也只有在正确理论指引下才能少走弯路,没有理论指导的实践是盲目的实践。

3. **注重临床思维的培养**   临床思维主要是以患者为中心,应用各学科综合知识,通过采集病史、体格检查、实验室检查,强调有效的交流和沟通,与患者的实际情况相结合,综合判断和分析多方面的信息,对诊断进行鉴别,制定出有效、安全、合理的个性化诊疗方案,并不断进行修正和反馈,最后对思维过程进行整合和执行。在临床实践中临床思维极为重要,正确的临床思维可有效指导临床实践,也是提升诊疗方案准确性的重要途径,避免误诊情况发生。临床思维的培养应该贯穿于临床教学的始终。

4. **树立"以患者为中心"的服务理念**　学习临床医学基础,必须要树立正确的爱伤观念,关心患者、爱护患者,急患者所急,想患者所想,要善于和患者及家属进行沟通。克服"重疾病,轻患者"的倾向。只有建立良好的医患关系,取得患者的信任和合作才能顺利地完成采集病史、体格检查和其他检查,为治疗或手术创造良好条件。要正确处理好服务与学习的关系,在服务患者的过程中不断学习总结,提高自己的诊疗水平,更好地为患者服务。

（季国忠　缪　林）

第二章　问诊

第一节　问诊的重要性

问诊(inquiry)是医师通过对患者或相关人员的系统询问获取病史资料,并经过综合分析而作出临床判断的一种诊法。问诊是病史采集(history taking)的主要手段,问诊的内容就是病史采集的内容。解决患者诊断问题的大多数线索和依据即来源于问诊。

第二节　问诊的内容

一、一般项目

包括姓名、性别、年龄、籍贯、出生地、民族、婚姻、住址、联系方式、工作单位、职业、入院日期、记录日期、病史陈述者及可靠程度等。若病史陈述者不是本人,则应注明与患者的关系。记录年龄时应填写具体年龄,不用"儿"或"成"代替,因年龄本身也具有诊断参考意义。为避免问诊初始过于教条和显得逻辑混乱,可将某些一般项目的内容如职业、婚姻等放在个人史中穿插询问。

二、主诉

主诉(chief complaint)是患者感受最主要、最明显的症状(symptom)(主观的异常感觉)和/或体征(sign)(客观检查的异常改变),一般包括就诊的最主要原因及其持续时间。确切的主诉可初步反映病情轻重与缓急,并提供对某系统疾患的诊断线索。主诉应用一两句话加以概括,一般不超过 20 字,并同时注明主诉自发生到就诊的时间,如"腹痛、呕吐伴发热 2d""排便干结 5 年""反复解黏液脓血便 3 年,再发 1 周"。记录主诉要简明,应尽可能用患者自己描述的症状,如"多饮、多食、多尿、消瘦 1 年"或"心悸、气短 2 年"等。然而,对于病程较长、病情复杂的病例,由于症状、体征较多,或由于患者诉说太多,不容易简单地将患者所反映的主要不适作为主诉,则应该结合整个病史,综合分析以归纳出更能反映其患病特征的主诉。对病情没有连续性的情况,可以灵活掌握,如"20 年前发现心脏杂音,1 个月来心悸、气短"。对当前无症状(体征),就诊目的又明确的患者,也可以用以下方式记录主诉,如"发现甲胎蛋白升高 3 个月""发现结肠息肉 3 个月,入院治疗"。总之,对主诉的凝练,重点是反映患者为何就诊,不要过于僵化。

三、现病史

现病史(history of present illness)是病史中的主体部分,它记述患者患病后的全过程,包括以下内容和询问程序。

1. **病因与诱因**　尽可能了解与本次发病有关的病因(如外伤、中毒、感染等)和诱因(如受凉、劳累、情绪等),有助于明确诊断与拟定治疗措施。患者对直接或近期的病因容易提出,当病因比较复杂或病程较长时,医生应归纳和分析。

2. **起病情况与患病的时间**　每种疾病的起病或发作都有各自的特点,详细询问起病的情况对诊断疾病具有重要的鉴别作用。某些疾病起病急骤,如脑栓塞、心绞痛、动脉瘤破裂和急性胃肠穿孔等;某些疾病则起病缓慢,如肺结核、肿瘤、胃溃疡、溃疡性结肠炎等。疾病的起病常与某些因素有关,如脑血栓形成常发生于睡眠时,脑出血、高血压危象常发生于激动或紧张状态下,食物中毒则发生在不洁饮食或者毒物摄入之后。患病时间是指从起病到就诊或入院的时间。如先后出现几个症状则需追溯到首发症状的时间,并按时间顺序询问整个病史后分别记录,如"心悸3个月,反复夜间呼吸困难2周",从以上症状及其发生的时间顺序可以看出是心脏病患者逐渐出现心力衰竭的发展过程。时间长短可按具体的年、月、日数计算,发病急骤者应以小时、分钟为单位描述。

3. **主要症状的特点**　包括主要症状出现的部位、性质、持续时间和程度,缓解或加剧的因素。明确症状的特点对判断疾病所在的系统或器官以及病变的部位、范围和性质很有帮助。

4. **主要症状的伴随症状**　在主要症状的基础上同时出现的其他症状称为伴随症状。描述这些伴随症状在于为进一步诊断和鉴别诊断提供依据,如腹泻伴呕吐,则可能为饮食不洁或误食毒物引起的急性胃肠炎;急性上腹痛伴有恶心、呕吐、发热,特别是又出现了黄疸和休克,就应该考虑到急性胆道感染的可能。反之,按一般规律在某一疾病应该出现的伴随症状而实际上没有出现时,也应将其记述于现病史中以备进一步观察,或作为诊断和鉴别诊断的依据,这些症状被称为阴性症状。

5. **病情的发展与演变**　包括患病过程中主要症状的变化或新症状的出现。如肺气肿的患者,突然感到剧烈的胸痛和严重的呼吸困难,应考虑自发性气胸的可能。如有心绞痛史的患者本次发作疼痛加重而且持续时间较长时,则应考虑到急性心肌梗死的可能。如肝硬化患者出现情绪和行为异常,则要考虑肝性脑病。

6. **诊治经过**　包括患者发病以来的全部诊疗情况,应询问在何时何地已接受过的何种诊断措施及其结果,如果已进行治疗,则应问明使用过的药物名称、剂量、时间和疗效。如果患者自行服药治疗,相关信息也应记载。

7. **病程中的一般情况**　在现病史的最后应记述患者患病后的精神、睡眠、饮食、大小便、体力状态、体重等变化。

四、既往史

包括患者既往的健康状况和疾病的系统回顾,预防接种及传染病史,手术、外伤及输血史,药物及其他过敏史。在记述既往史时应注意不要和现病史发生混淆,如目前所患肺炎则不应把数年前也患过肺炎的情况写入现病史,而对反复发作的消化性溃疡患者,可把本次发病前的情况记述于现病史中。记录顺序一般按年月的先后排列。

五、系统回顾

系统回顾由很长的一系列直接提问组成,用以作为最后一遍搜集病史资料,避免问诊过程中患者或医生所忽略或遗漏的内容。系统回顾涉及的临床疾病很多,必须对各系统可能出现的症状和体征的病理生理意义有比较清晰的理解。实际应用时,可在每个系统询问2~4个症状,如有阳性结果,再全面深入地询问该系统的症状;如为阴性,一般说来可以过渡到下一个系统。在针对具体患者时,可以根据情况变通调整一些内容。一般需要包括8大系统:呼吸系统、循环系统、消化系统、泌尿系统、造血系统、内分泌及代谢系统、神经精神系统、肌肉骨骼系统。

六、个人史

个人史包括出生地及社会旅居经历、职业及工作条件、生活习惯与嗜好、有无冶游史等。

七、婚姻史

婚姻史信息包括婚姻状况、结婚年龄、配偶健康状况,必要时涉及性生活情况、夫妻关系等。

八、月经史与生育史

月经史包括月经初潮的年龄、月经周期和经期天数、经血的量和颜色、经期症状、有无痛经与白带、末次月经日期、闭经日期、绝经年龄。生育史包括妊娠与生育次数、人工或自然流产的次数,以及有无死产、手术产、围生期感染、计划生育、避孕措施等。对男性患者应询问是否患过影响生育的疾病。

九、家族史

询问患者父母与兄弟、姐妹及子女的健康情况,所涉及成员一般应与患者存在遗传关系。

第三节   问诊的方法与技巧

通过问诊所获取的资料有助于了解疾病的发生发展、诊治经过、患者既往健康状况和曾患疾病的情况,对诊断具有极其重要的意义,也为随后对患者进行体格检查和各种诊断性检查的安排提供了重要的基本资料。实际上,在临床工作中有些疾病的诊断仅通过问诊即可确定,如上呼吸道感染、冠心病、癫痫、胆石症、肠道寄生虫感染等。相反,忽视问诊,必然使病史资料残缺不全,对病情的了解不够详细准确,容易造成临床工作中的漏诊或误诊。对病情复杂而又缺乏典型症状和体征的病例,深入、细致的问诊就更为重要。

问诊是医生诊治患者的第一步,其重要性还在于它是进行良好医患沟通的重要时机。正确的方法和良好的问诊技巧,使患者感到医生的亲切,并有信心与医生合作,这对诊治疾病十分重要。问诊的过程除收集患者的疾病资料用于诊断和治疗外,还有其他价值,如教育患者,向患者提供信息,有时候甚至交流本身也具有治疗作用。医学生从接触患者开始,就必须认真学习和领会医生与患者交流的内容和技巧。交流与沟通技能是现代医生重要的素质特征。当前的"生物 - 心理 - 社会医学模式"要求医生具有整合医学思维,它要求医生不仅具有生理、病理、临床等方面的医学知识,还要有较高的人文科学、社会科学方面的修养,能够从生物、心理和社会等多种角度去了解和处理患者的病情,需要认识器官、人体以及与人关联的社会信息和自然环境。

根据问诊时的临床情景和目的不同,大致可分为全面系统的问诊和重点问诊。全面系统的问诊主要针对住院患者。重点问诊则主要应用于急诊和门诊,要求医生具有扎实的理论和临床实践能力。前者的学习和掌握是后者的基础,初学者自然是从学习全面系统的问诊开始。

问诊时面临特殊情况,比如患者存在缄默、忧伤、焦虑、抑郁、多话、愤怒等,或对医生缺乏信任、文化程度低、存在语言障碍、问诊对象为老年人或儿童等,应该针对性采用合适的方法和技巧进行区别对待。

（张发明）

第三章 常见症状

第一节 发 热

发热(fever)是指机体体温调节中枢功能障碍,体温升高超出正常范围。正常人体温一般在 36~37℃左右。24h 内下午体温较早晨稍高,剧烈运动、劳动或进食后体温也可略升高,但一般波动范围不超过 1℃。妇女月经前及妊娠期体温略高于正常。老年人因代谢率偏低,体温相对低于青壮年。另外,在高温环境下体温也可稍升高。

一、病因与分类

1. **感染性发热(infective fever)** 各种病原体如病毒、细菌、支原体、真菌等引起的感染均可出现发热。

2. **非感染性发热(noninfective fever)** 主要有吸收热、抗原抗体反应、内分泌代谢疾病、皮肤散热减少、体温调节中枢功能失常、自主神经功能紊乱等。

二、发病机制

(一) 致热原性发热

包括外源性和内源性两大类。

1. **外源性致热原(exogenous pyrogen)** 包括各种微生物病原体及其产物、炎性渗出物、无菌性坏死组织、抗原抗体复合物等。多为大分子物质,不能通过血脑屏障直接作用于体温调节中枢,而是通过激活血液中的中性粒细胞、嗜酸性粒细胞和单核巨噬细胞系统,使其产生并释放内源性致热原。

2. **内源性致热原(endogenous pyrogen)** 又称白细胞致热原(leukocytic pyrogen),可通过血脑屏障直接作用于体温调节中枢的体温调定点(set point),使调定点上升,引起发热。

(二) 非致热原性发热

包括广泛性皮肤病变、环境高温引起散热减少;癫痫持续状态、甲状腺功能亢进症等引起产热过多;颅脑外伤、出血、炎症等引起体温调节中枢直接受损。

三、临床表现

(一) 发热的分度

以口温为标准,可将发热分为:①低热:37.3~38℃;②中等度热:38.1~39℃;③高热:39.1~41℃;④超高热:41℃以上。

（二）发热的临床过程及特点

1. **体温上升期**　体温上升期常有疲乏无力、肌肉酸痛、皮肤苍白、畏寒或寒战等现象。体温上升有两种方式：

（1）骤升型：体温在几小时内达 39~40℃或以上，常伴有寒战。小儿易发生惊厥。见于疟疾、大叶性肺炎、败血症、流行性感冒、急性肾盂肾炎、输液或某些药物反应等。

（2）缓升型：体温逐渐上升，在数日内达高峰，多不伴寒战。如伤寒、结核病、布鲁氏菌病等。

2. **高热期**　持续时间的长短可因病因不同而有差异。如疟疾可持续数小时，大叶性肺炎、流行性感冒可持续数天，伤寒则可为数周。临床表现明显，可伴有皮肤潮红、灼热、头痛、脉搏增加等，严重者可出现不同程度的意识障碍。

3. **体温下降期**　表现为出汗多，皮肤潮湿。体温下降也有两种方式：

（1）骤降型：体温在几小时内迅速下降至正常或低于正常，多伴有大汗淋漓。常见于疟疾、急性肾盂肾炎、输液或某些药物反应等。

（2）缓降型：体温在数日内逐渐降至正常，如伤寒、风湿热等。

四、热型及临床意义

发热患者在不同时间测得的体温数值分别记录在体温单上，将各体温数值点连接起来成体温曲线，该曲线的不同形态称为热型（fever type）。临床上常见的热型有以下几种。

1. **稽留热（continued fever）**　是指体温恒定地维持在 39~40℃以上，24h 内体温波动范围不超过 1℃，可持续数日或数周。常见于大叶性肺炎、斑疹伤寒及伤寒高热期。

2. **弛张热（remittent fever）**　又称败血症热、消耗热。体温常在 39℃以上，24h 内波动范围超过 2℃，最低体温仍高于正常。常见于败血症、风湿热、重症肺结核及化脓性炎症等。

3. **间歇热（intermittent fever）**　体温骤升达高峰后持续数小时，又迅速降至正常水平，经过数小时或数日间歇后，体温再次突然升高，如此反复交替出现。常见于疟疾、急性肾盂肾炎等。

4. **波状热（undulant fever）**　体温逐渐上升达 39℃或以上，数天后又逐渐下降至正常水平，持续数天后又逐渐升高，如此反复多次。常见于布鲁氏菌病。

5. **回归热（recurrent fever）**　体温急剧上升至 39℃或以上，持续数天后又骤然下降至正常水平。高热期与无热期各持续若干天后规律性交替一次。可见于回归热、霍奇金淋巴瘤（Hodgkin lymphoma）等。

6. **不规则热（irregular fever）**　发热的体温曲线无一定规律，可见于结核病、风湿热、支气管肺炎、渗出性胸膜炎等。

五、伴随症状

1. **伴寒战**　见于肺炎链球菌肺炎、败血症、急性肾盂肾炎、流行性脑脊髓膜炎、疟疾、药物热、输血反应等。

2. **伴结膜充血**　见于麻疹、流行性出血热、斑疹伤寒、钩端螺旋体病等。

3. **伴单纯疱疹**　口唇单纯疱疹多出现于急性发热性疾病。

4. **伴淋巴结肿大**　见于白血病、淋巴瘤、转移癌等。

5. **伴肝脾肿大**　见于病毒性肝炎、肝及胆道感染、布鲁氏菌病、疟疾、结缔组织病、白血病、淋巴瘤、急性血吸虫病等。

6. 伴皮肤黏膜出血　可见于重症感染及某些急性传染病，如流行性出血热、病毒性肝炎等。也可见于某些血液病，如急性白血病等。

7. 伴关节肿痛　见于败血症、猩红热、风湿热、结缔组织病等。

8. 伴皮疹　见于麻疹、猩红热、风疹、水痘、斑疹伤寒、风湿热、结缔组织病等。

9. 伴昏迷　先发热后昏迷者见于流行性乙型脑炎、流行性脑脊髓膜炎、中毒性菌痢、中暑等；先昏迷后发热者见于脑出血、巴比妥类药物中毒等。

第二节　头　痛

头痛（headache）指眉弓、耳郭上部、枕外隆突连线以上部位的疼痛。可见于很多疾病，大多无特异性。例如全身发热性疾病往往伴有头痛，精神紧张、过度疲劳也可引起头痛，但反复发作或持续的头痛，则可能是某些器质性疾病的信号。进行性加重的头痛提示病情加重或恶化。

一、病因

原发性头痛的病因较为复杂，其发病机制尚不清楚。继发性头痛则往往存在明确的病因。

（一）颅脑病变

1. 感染　如脑膜炎、脑炎、脑脓肿等。

2. 血管病变　如蛛网膜下腔出血、脑出血、脑血栓形成、脑栓塞、高血压脑病、脑供血不足、脑血管畸形等。

3. 占位性病变　如脑肿瘤、颅内转移瘤等。

4. 颅脑外伤　如脑震荡、脑挫伤、颅内血肿、脑外伤后遗症等。

5. 其他　如偏头痛、头痛型癫痫等。

（二）颅外病变

1. 颅骨疾病　如颅骨肿瘤等。

2. 颈部疾病　如颈椎病及其他颈部疾病。

3. 神经痛　如三叉神经痛、舌咽神经痛等。

4. 其他　如眼、耳、鼻和齿等疾病所致的头痛。

（三）全身性疾病

1. 急性感染　如流感、伤寒、肺炎等发热性疾病。

2. 心血管疾病　如高血压、心力衰竭等。

3. 中毒　如铅、酒精、一氧化碳、有机磷、药物（如颠茄、水杨酸类）等中毒。

4. 其他　尿毒症、低血糖、贫血、肺性脑病、系统性红斑狼疮、月经及绝经期头痛等。

（四）神经症

如神经衰弱等。

二、临床表现

（一）发病情况

急性起病伴发热者常为感染性疾病所致。急剧的头痛，持续不减，并有不同程度的意识障碍而无发热者,提示颅内血管性疾病(如蛛网膜下腔出血)。长期的反复发作性头痛或搏动性头痛,多见于血管性头痛(如偏头痛等)。慢性进行性头痛并有颅内压增高的症状(如呕吐、缓脉、视盘水肿)应注意可能发生脑疝。青壮年慢性头痛但无颅内高压,可因焦虑、情绪紧张而发生,多为肌收缩性头痛。

（二）头痛部位

偏头痛及丛集性头痛多在一侧。颅内病变的头痛常为深在性且较弥散,颅内深部病变的头痛部位不一定与病变部位相一致,但疼痛多向病灶同侧放射。高血压引起的头痛多在额部或整个头部。全身性或颅内感染性疾病的头痛,多为全头痛。眼源性头痛为浅在性且局限于眼眶、前额或颞部。鼻源性或牙源性也多为浅表性疼痛。蛛网膜下腔出血或脑脊髓膜炎除头痛外尚有颈痛。

（三）头痛的程度与性质

头痛的程度与病情的轻重并无平行关系。三叉神经痛、偏头痛及脑膜刺激征的疼痛最为剧烈。脑肿瘤的痛多为中度或轻度。高血压性、血管源性及发热性疾病的头痛,经常表现为搏动性。神经痛多表现为刺痛或电击样痛。紧张型头痛多为重压感、紧箍感或戴帽感等。

（四）头痛出现与持续的时间

颅内占位性病变往往清晨加剧,鼻窦炎的头痛也常发生于清晨或上午,丛集性头痛常在晚间发生,女性偏头痛常与月经期有关。脑肿瘤的头痛多为持续性,可有长短不等的缓解期。

（五）影响头痛的因素

咳嗽、打喷嚏、摇头、俯身可使颅内高压性头痛、颅内感染性头痛及脑肿瘤性头痛加剧。丛集性头痛在直立时可缓解。颈肌急性炎症所致的头痛可因颈部运动而加剧。慢性或职业性的颈肌痉挛所致的头痛,可因活动或按摩颈肌而逐渐缓解。

三、伴随症状

1. **伴剧烈呕吐**　多见于颅内压增高。
2. **伴眩晕**　见于小脑肿瘤、椎基底动脉供血不足等。
3. **伴发热**　常见于感染性疾病。
4. **慢性进行性头痛出现精神症状**　应注意颅内肿瘤。
5. **慢性头痛突然加剧并有意识障碍**　提示可能发生脑疝。
6. **伴视力障碍**　可见于青光眼或脑肿瘤。
7. **伴脑膜刺激征**　提示有脑膜炎或蛛网膜下腔出血。
8. **伴癫痫发作**　可见于脑血管畸形、脑内寄生虫病或脑肿瘤等。
9. **伴自主神经功能紊乱(如焦虑、失眠)**　可能是神经症性头痛。

第三节　咳　　嗽

咳嗽(cough)是一种反射性防御动作,通过咳嗽可以清除呼吸道内分泌物或异物。如果频繁咳嗽影响工作与休息,则为病理状态。

一、病因

1. **呼吸道疾病**　化学刺激物、炎症、异物、出血、肿瘤等的刺激均可引起咳嗽。

2. 胸膜疾病　各种原因所致的胸膜炎、气胸或胸腔穿刺等均可引起咳嗽。

3. 心血管疾病　左心衰竭引起肺淤血或肺水肿,或右心或体循环静脉栓子脱落造成肺栓塞也可引起咳嗽。

4. 中枢神经因素　反射性咳嗽、脑炎、脑膜炎等。人们还可以自主地咳嗽或抑制咳嗽。

5. 其他因素　胃食管反流病、服用血管紧张素转化酶抑制剂所致咳嗽等。

二、发生机制

咳嗽是由于延髓咳嗽中枢受刺激引起。来自耳、鼻、咽、喉、支气管、胸膜等感受区的刺激传入延髓咳嗽中枢,该中枢再将冲动传向运动神经,即喉下神经、膈神经和脊髓神经,分别引起咽肌、膈肌和其他呼吸肌的运动来完成咳嗽动作,表现为深吸气后,声门关闭,继以突然剧烈的呼气,冲出狭窄的声门裂隙产生咳嗽动作和发出声音,将呼吸道内的分泌物或异物排出。

三、临床表现

(一)咳嗽的性质

咳嗽无痰或痰量极少,称为干性咳嗽。常见于急性或慢性咽喉炎、喉癌、急性支气管炎初期、气管受压、支气管异物、支气管肿瘤、胸膜疾病等。咳嗽有痰称为湿性咳嗽,常见于慢性支气管炎、支气管扩张、肺炎、肺脓肿和空洞型肺结核等。

(二)咳嗽的时间规律

突发性咳嗽常由于吸入刺激性气体或异物引起。长期慢性咳嗽多见于慢性呼吸系统疾病,如慢性支气管炎、支气管扩张、肺脓肿及肺结核等。夜间咳嗽常见于左心衰竭、咳嗽变异性哮喘。

(三)咳嗽的音色

咳嗽声音嘶哑:多为声带炎或肿瘤压迫喉返神经所致。金属音咳嗽:常因纵隔肿瘤、主动脉瘤或支气管癌直接压迫气管所致。咳嗽声音低微或无力:见于严重肺气肿、声带麻痹及极度衰弱者。犬吠样咳嗽:常见于会厌、喉部疾患或气管受压。

(四)痰的性状和痰量

痰的性质可分为黏液性、浆液性、脓性和血性等。支气管扩张症、肺脓肿、支气管胸膜瘘时,痰量多时静置后可出现分层现象,即上层为泡沫,中层为浆液或浆液脓性,下层为坏死物质。黄脓痰提示呼吸道化脓性感染。黄绿色或翠绿色痰提示铜绿假单胞菌感染。粉红色泡沫痰是肺水肿的特征。铁锈色痰为典型肺炎球菌肺炎的特征。痰白黏稠且呈拉丝状提示有真菌感染。

四、伴随症状

1. 伴发热　常见于急性上、下呼吸道感染、肺结核、胸膜炎等。

2. 伴胸痛　常见于肺炎、胸膜炎、支气管肺癌、肺栓塞、自发性气胸等。

3. 伴呼吸困难　见于喉水肿、喉肿瘤、支气管哮喘、慢性阻塞性肺疾病、重症肺炎、肺结核、大量胸腔积液、气胸、肺淤血、肺水肿、气管或支气管异物等。

4. 伴咯血　见于支气管扩张、肺结核、支气管肺癌、二尖瓣狭窄等。

5. 伴大量脓痰　见于支气管扩张、肺脓肿、支气管胸膜瘘等。

6. 伴哮鸣音　多见于支气管哮喘、心源性哮喘、慢性阻塞性肺疾病、气管与支气管异物等。

7. **伴杵状指/趾**　常见于支气管扩张、慢性肺脓肿、支气管肺癌、脓胸等。

8. **伴呕吐**　小儿咳嗽时常伴有呕吐,如百日咳;成人咳嗽剧烈时亦可伴有呕吐。

第四节　胸　　痛

胸痛(chest pain)主要由胸部疾病所致,少数由其他疾病引起。程度因个体痛阈的差异而不同,与疾病病情轻重程度不完全一致。

一、病因

1. **胸壁疾病**　急性皮炎、皮下蜂窝织炎、带状疱疹、肋间神经炎、肋软骨炎、肋骨骨折、急性白血病等。

2. **心血管疾病**　心绞痛、心肌梗死、急性心包炎、胸主动脉夹层、肺梗死、肺动脉高压等。

3. **呼吸系统疾病**　胸膜炎、胸膜肿瘤、自发性气胸、血胸、支气管炎、支气管肺癌等。

4. **纵隔疾病**　纵隔炎、纵隔气肿、纵隔肿瘤等。

5. **其他**　过度通气综合征、痛风、食管炎、食管癌、肝脓肿、脾梗死以及神经症等。

二、临床表现

(一) 发病年龄

青壮年胸痛多考虑结核性胸膜炎、自发性气胸、心肌炎、心肌病、风湿性心瓣膜病,40 岁以上则须注意心绞痛、心肌梗死和支气管肺癌。

(二) 胸痛部位

胸壁疾病所致的胸痛常固定在病变部位,且局部有压痛,若为胸壁皮肤的炎症性病变,局部可有红、肿、热、痛表现;带状疱疹所致胸痛,可见成簇的水疱沿一侧肋间神经分布伴剧痛,且疱疹不超过体表中线;心绞痛及心肌梗死的疼痛多在胸骨后方和心前区或剑突下,可向左肩和左臂内侧放射,甚至达环指与小指,也可放射于左颈或面颊部,被误认为牙痛;夹层动脉瘤引起疼痛多位于胸背部,向下放射至下腹、腰部与两侧腹股沟和下肢;胸膜炎引起的疼痛多在胸侧部。

(三) 胸痛性质

带状疱疹呈刀割样或灼热样剧痛;食管炎多呈烧灼痛;肋间神经痛为阵发性灼痛或刺痛;心绞痛呈绞榨样痛并有重压窒息感,心肌梗死则疼痛更为剧烈并有恐惧、濒死感;气胸在发病初期有撕裂样疼痛;夹层动脉瘤常呈突然发生的胸背部撕裂样剧痛或锥痛;肺梗死亦可突然发生胸部剧痛或绞痛,常伴呼吸困难。

(四) 疼痛持续时间

平滑肌痉挛或血管狭窄缺血所致的疼痛为阵发性,炎症、肿瘤、栓塞或梗死所致疼痛呈持续性。如心绞痛发作时间短暂(持续数分钟),而心肌梗死疼痛持续时间很长(数小时或更长)且不易缓解。

(五) 影响疼痛的因素

主要为疼痛发生的诱因、加重与缓解的因素。例如心绞痛可在劳力或精神紧张时诱发,休息后或含服硝酸甘油后缓解,而对心肌梗死所致疼痛则服药效果较差。食管疾病多在进食时发作或加剧,服用抗酸剂和促动力药物可减轻或消失。胸膜炎及心包炎的胸痛可因咳嗽或用力呼吸而加剧。

三、伴随症状

1. 伴咳嗽、咳痰和 / 或发热　常见于气管、支气管和肺部疾病。

2. 伴呼吸困难　常提示病变累及范围较大,如气胸、渗出性胸膜炎和肺栓塞等。

3. 伴咯血　主要见于肺栓塞、支气管肺癌。

4. 伴苍白、大汗、血压下降或休克　多见于心肌梗死、夹层动脉瘤、主动脉窦瘤破裂和大块肺栓塞。

5. 伴吞咽困难　多提示食管疾病。

第五节　腹　　痛

腹痛(abdominal pain)多数由腹部脏器疾病引起,但腹腔外疾病及全身性疾病也可引起。可为器质性,亦可为功能性。临床上一般将腹痛按起病缓急、病程长短分为急性和慢性。

一、病因

(一)急性腹痛

1. 腹腔器官急性炎症　急性胃炎、急性肠炎、急性胰腺炎、急性胆囊炎、急性阑尾炎等。

2. 空腔脏器阻塞或扩张　肠梗阻、胆道结石、胆道蛔虫症、泌尿系统结石等。

3. 脏器扭转或破裂　肠扭转、胃肠穿孔、肠系膜或大网膜扭转、卵巢囊肿蒂扭转、肝破裂、脾破裂、异位妊娠破裂等。

4. 腹膜炎症　多由胃肠穿孔引起。

5. 腹腔内血管阻塞　缺血性肠病、腹主动脉瘤及门静脉血栓形成等。

6. 腹壁疾病　腹壁挫伤、脓肿及腹壁皮肤带状疱疹。

7. 胸腔疾病所致的腹部牵涉痛　肺炎、肺梗死、心绞痛、心肌梗死、急性心包炎、胸膜炎、胸椎结核。

8. 全身性疾病所致的腹痛　腹型过敏性紫癜、糖尿病酮症酸中毒、尿毒症、铅中毒等。

(二)慢性腹痛

1. 腹腔脏器慢性炎症　慢性胃炎、十二指肠炎、慢性胆囊炎及胆道感染、慢性胰腺炎、结核性腹膜炎、溃疡性结肠炎、克罗恩病等。

2. 胃、十二指肠溃疡

3. 脏器包膜的牵张　肝淤血、肝炎、肝脓肿、肝癌等。

4. 腹腔脏器扭转或梗阻　慢性胃扭转、肠扭转、慢性肠梗阻。

5. 中毒与代谢障碍　铅中毒、尿毒症等。

6. 肿瘤压迫及浸润　以恶性肿瘤居多。

7. 消化道运动障碍　功能性消化不良、肠易激综合征等。

二、临床表现

(一)腹痛部位

多为病变所在部位。

（二）诱发因素

胆囊炎或胆石症发作前常有进油腻食物史,急性胰腺炎发作前常有酗酒和/或暴饮暴食史,进食可诱发或加重胃溃疡的疼痛;幼儿常见先天畸形、肠套叠等;育龄妇女要考虑卵巢囊肿扭转、宫外孕等;胃黏膜脱垂患者左侧卧位可使疼痛减轻;反流性食管炎患者烧灼痛在躯体前屈时明显,而直立位时减轻。

（三）腹痛性质和程度

上腹持续性隐痛多为慢性胃炎或胃、十二指肠溃疡;上腹部持续性钝痛或刀割样疼痛呈阵发性加剧多为急性胰腺炎;胆石症或泌尿系统结石常为阵发性绞痛,疼痛剧烈,致使患者辗转不安;阵发性剑突下钻顶样疼痛是胆道蛔虫症的典型表现;绞痛多为空腔脏器痉挛、扩张或梗阻引起。

三、伴随症状

1. **伴发热、寒战**　提示有炎症存在。

2. **伴黄疸**　可能与肝胆胰疾病有关。

3. **伴休克**　合并贫血可能是腹腔脏器破裂;无贫血者则见于胃肠穿孔、绞窄性肠梗阻、肠扭转等。腹腔外疾病如心肌梗死、肺炎也可有腹痛与休克。

4. **伴呕吐、反酸、腹泻**　提示食管、胃肠病变。呕吐、停止排气排便提示肠梗阻;反酸、嗳气则提示胃、十二指肠溃疡或胃炎;腹泻提示消化吸收障碍或肠道炎症、溃疡或肿瘤。

5. **伴血尿**　可能为泌尿系疾病如结石。

第六节　呕血与便血

呕血(hematemesis)是上消化道疾病(指十二指肠悬韧带以上的消化道,包括食管、胃、十二指肠、肝、胆、胰及胃空肠吻合术后的空肠上段的疾病)或全身性疾病所致的上消化道出血,血液经口腔呕出。常伴有黑便,严重时可有急性周围循环衰竭的表现。

便血(hematochezia)是指消化道出血,血液由肛门排出。便血颜色可呈鲜红、暗红或黑色。少量出血不造成粪便颜色改变,需经隐血试验才能确定者,称为隐血(occult blood)。

一、病因

1. **食管疾病**　包括反流性食管炎、食管癌、食管贲门黏膜撕裂综合征(Mallory-Weiss综合征)。门静脉高压所致的食管静脉曲张破裂及食管异物戳穿主动脉均可造成大量呕血,并危及生命。

2. **胃及十二指肠疾病**　最常见的为消化性溃疡。

3. **上消化道邻近器官或组织的疾病**　胆道结石、胆道蛔虫、胆囊癌、胰腺癌等。

4. **全身性疾病**　血液系统疾病、感染性疾病、结缔组织病等。

二、临床表现

（一）呕血与黑便

当出血量较少或在胃内停留时间长,则因血红蛋白与胃酸作用形成酸化正铁血红蛋白,呕吐物可呈棕褐色或咖啡渣样。呕血的同时因部分血液经肠道排出体外,可形成黑便。

（二）失血性周围循环衰竭

出血量占循环血容量 10% 以下时，患者一般无明显临床表现；出血量达循环血容量的 20% 以上时，则有冷汗、四肢厥冷、心慌、脉搏增快等急性失血症状；若出血量在循环血容量的 30% 以上，则有神志不清、面色苍白、心率加快、脉搏细弱、血压下降、呼吸急促等急性周围循环衰竭的表现。

（三）血液学改变

出血早期可无明显血液学改变，出血 3~4h 以后出现血红蛋白及血细胞比容逐渐降低。

三、伴随症状

（一）伴上腹痛

慢性反复发作的上腹痛，有一定周期性与节律性，多为消化性溃疡；中老年人慢性上腹痛，疼痛无明显规律性并伴有厌食、消瘦或贫血者，应警惕胃癌。

（二）伴肝脾肿大

脾肿大、有腹壁静脉曲张或有腹腔积液者，提示肝硬化；肝区疼痛、肝大、质地坚硬、表面凹凸不平或有结节者多为肝癌。

（三）伴黄疸

黄疸、寒战、发热伴右上腹绞痛并呕血者，可能由胆道疾病引起；黄疸、发热及全身皮肤黏膜有出血者，见于某些感染性疾病，如败血症及钩端螺旋体病等。

第七节 水 肿

水肿（edema）是指人体组织间隙有过多的液体积聚使组织肿胀。可分为全身性与局部性。一般情况下，水肿这一术语，不包括内脏器官局部的水肿，如脑水肿、肺水肿等。

一、发生机制

在正常人体中，血管内液体不断地从毛细血管小动脉端滤出至组织间隙成为组织液，另外组织液又不断从毛细血管小静脉端回吸收入血管内，两者经常保持动态平衡，因而组织间隙无过多液体积聚。当维持体液平衡的因素发生障碍出现组织间液的生成大于回吸收时，则可产生水肿。产生水肿机制如下。

1. 毛细血管血流动力学改变　①毛细血管内静水压增加；②血浆胶体渗透压降低；③组织液胶体渗透压增高；④组织间隙机械压力降低；⑤毛细血管通透性增强。

2. 水钠潴留

3. 静脉、淋巴回流障碍　多产生局部性水肿。

二、病因与临床表现

（一）全身性水肿

1. 心源性水肿（cardiac edema）　主要见于右心衰竭。为有效循环血量减少、肾血流量减少、继发性醛固酮增多引起水钠潴留以及静脉淤血、毛细血管内静水压增高、组织液回吸收减少所致。特点是首先出现于身体低垂部位（低垂部流体静水压较高）。能起床活动者，最早出现于踝内侧，行走活动后明显，休息后减轻或消失；经常卧床者以腰骶部较为明显。

颜面一般不出现水肿。水肿为对称性、凹陷性。此外,通常有颈静脉怒张、肝大、静脉压升高,严重时还出现胸腔积液、腹腔积液等右心衰竭的其他表现。

2. **肾源性水肿**(renal edema)　可见于各型肾炎和肾病。水钠潴留是肾源性水肿的基本机制。特点是疾病早期,患者晨间起床时有眼睑与颜面水肿,以后很快发展为全身水肿。常有尿常规改变、高血压及肾功能损害的表现。肾源性水肿与心源性水肿的鉴别见表3-1。

表 3-1　肾源性水肿与心源性水肿的鉴别

鉴别点	肾源性水肿	心源性水肿
开始部位	从眼睑、颜面开始而延及全身	从足部开始,向上延及全身
发展快慢	迅速	缓慢
水肿性质	软而移动性大	比较坚实,移动性较小
伴随改变	高血压、尿检改变、肾功能异常	心脏增大、心脏杂音、肝大、静脉压升高

3. **肝源性水肿**(hepatic edema)　肝硬化失代偿是最常见的原因,主要表现为腹腔积液。门静脉高压、低蛋白血症、肝淋巴液回流障碍、继发性醛固酮增多等因素是水肿与腹腔积液形成的主要机制。

4. **内分泌代谢疾病所致水肿**

(1)甲状腺功能减退症:由于组织间隙亲水物质增加而引起的一种特殊类型水肿,称为黏液性水肿。该水肿特点为非凹陷性,水肿不受体位影响,水肿部位皮肤增厚、粗糙、苍白、温度减低。

(2)甲状腺功能亢进症:部分患者可出现凹陷性水肿及局限性黏液性水肿,其原因可能与蛋白质分解加速而致低蛋白血症及组织间隙黏多糖、黏蛋白等胶体物质沉积有关。

(3)原发性醛固酮增多症:可出现下肢及面部轻度水肿,其主要原因为醛固酮及去氧皮质酮分泌过多致水钠潴留。

5. **营养不良性水肿**(nutritional edema)　由于慢性消耗性疾病、长期营养缺乏、蛋白丢失性胃肠病、重度烧伤等所致低蛋白血症或维生素 B_1 缺乏症,可产生水肿。其特点是水肿发生前常有体重减轻的表现,皮下脂肪减少所致组织松弛和组织压降低会加重水肿液的潴留。水肿常从足部开始逐渐蔓延至全身。

6. **其他**

(1)妊娠性水肿:大多数妇女在妊娠的后期出现不同程度的水肿,其中多数属于生理性水肿,待分娩后水肿可自行消退。

(2)结缔组织疾病所致水肿:可见于系统性红斑狼疮、硬皮病、皮肌炎等。

(3)变态反应性水肿:常见致敏原有致病微生物、异种血清、动植物毒素、某些食物及动物皮毛等。

(4)药物所致水肿:如解热镇痛药、磺胺类、某些抗生素、雷公藤、肾上腺皮质激素、性激素、胰岛素等。

(5)经前期紧张综合征:育龄妇女在月经来潮前 7~14d 出现眼睑、下肢水肿,其原因可能与内分泌激素改变有关。

(6)特发性水肿:水肿原因不明,可能与内分泌功能失调有关,绝大多数见于女性,水肿多发生在身体低垂部位等。

(二) 局部性水肿

1. **静脉回流障碍性水肿**　见于静脉曲张、静脉血栓和血栓性静脉炎、上腔静脉阻塞综合征、下腔静脉阻塞综合征等。

2. **淋巴回流障碍性水肿**　见于非特异性淋巴管炎、淋巴结切除后、丝虫病等。

3. **血管神经性水肿**

4. **其他**　神经源性水肿、局部黏液性水肿、炎症性水肿。

三、伴随症状

1. **伴肝肿大**　可为心源性、肝源性与营养不良性水肿,而同时有颈静脉怒张者则为心源性水肿。

2. **伴蛋白尿**　重度常为肾源性水肿,而轻度蛋白尿也可见于心源性水肿。

3. **伴呼吸困难与发绀**　常为右心衰竭、上腔静脉阻塞综合征等所致。

4. **伴心跳缓慢、血压偏低**　可见于甲状腺功能减退症。

5. **伴消瘦、体重减轻**　可见于营养不良。

6. **水肿与月经周期有明显关系**　可见于经前期紧张综合征。

7. **伴手足麻木、四肢运动障碍**　见于维生素 B_1 缺乏。

第八节　血　尿

血尿(hematuria)包括镜下血尿和肉眼血尿,前者尿色正常,须经显微镜检查方能确定,通常离心沉淀后的尿液镜检每高倍视野有红细胞 3 个以上。后者是指尿呈洗肉水色或血色,肉眼即可见的血尿。

一、病因

(一) 泌尿系统疾病

肾小球疾病如急、慢性肾小球肾炎、IgA 肾病、遗传性肾炎和薄基底膜肾病,以及各种间质性肾炎、尿路感染、泌尿系统结石、结核、肿瘤、多囊肾、血管异常等。

(二) 全身性疾病

1. **感染性疾病**　败血症、流行性出血热、猩红热等。

2. **血液病**　白血病、再生障碍性贫血、血小板减少性紫癜、过敏性紫癜和血友病等。

3. **自身免疫性疾病**　系统性红斑狼疮、结节性多动脉炎、皮肌炎、类风湿关节炎、系统性硬化症等引起的肾损害。

4. **心血管疾病**　亚急性感染性心内膜炎、急进性高血压、慢性心力衰竭、肾动脉栓塞和肾静脉血栓形成等。

(三) 尿路邻近器官疾病

急、慢性前列腺炎,精囊炎,急性盆腔炎或脓肿,宫颈癌,直肠和结肠癌等。

(四) 化学物品或药品对尿路的损害

如磺胺药、甘露醇、重金属对肾小管的损害;环磷酰胺引起的出血性膀胱炎;抗凝剂如肝素过量也可出现血尿。

（五）功能性血尿

平时运动量小的健康人,突然加大运动量可出现运动性血尿。

二、伴随症状

1. **伴肾绞痛**　为肾或输尿管结石的特征。
2. **伴尿流中断**　见于膀胱和尿道结石。
3. **伴尿流细和排尿困难**　见于前列腺炎、前列腺癌。
4. **伴尿频尿急尿痛**　见于膀胱炎和尿道炎,同时伴有腰痛、高热、畏寒常为肾盂肾炎。
5. **伴水肿、高血压、蛋白尿**　见于肾小球肾炎。
6. **伴肾肿块**　单侧可见于肿瘤、肾积水和肾囊肿;双侧肿大见于先天性多囊肾。
7. **伴皮肤黏膜出血**　见于血液病和某些感染性疾病。
8. **合并乳糜尿**　见于丝虫病、慢性肾盂肾炎。

第九节　意　识　障　碍

意识障碍(disturbance of consciousness)是指人对周围环境及自身状态的识别和觉察能力出现障碍。

一、病因

1. **重症急性感染**　如败血症、肺炎、中毒性菌痢、伤寒、斑疹伤寒、恙虫病和颅脑感染(脑炎、脑膜脑炎、脑型疟疾)等。
2. **颅脑非感染性疾病**　①脑血管疾病:脑缺血、脑出血、蛛网膜下腔出血、脑栓塞、脑血栓形成、高血压脑病等;②脑占位性疾病:如脑肿瘤、脑脓肿等;③颅脑损伤:脑震荡、脑挫裂伤、外伤性颅内血肿、颅骨骨折等;④癫痫。
3. **内分泌与代谢障碍**　如甲状腺危象、甲状腺功能减退症、尿毒症、肝性脑病、肺性脑病、糖尿病、低血糖、妊娠中毒症等。
4. **心血管疾病**　如重度休克、心律失常引起的 Adams-Stokes 综合征等。
5. **水、电解质平衡紊乱**　如低钠血症、低氯性碱中毒、高氯性酸中毒等。
6. **外源性中毒**　如安眠药、有机磷杀虫药、氰化物、一氧化碳、酒精和吗啡等中毒,以及毒蛇咬伤等。
7. **物理性及缺氧性损害**　如高温中暑、日射病、触电、高山病等。

二、发生机制

由于脑缺血、缺氧、葡萄糖供给不足、酶代谢异常等因素可引起脑细胞代谢紊乱,从而导致网状结构功能损害和脑活动功能减退,均可产生意识障碍。

三、临床表现

（一）嗜睡（somnolence）

是最轻的意识障碍,是一种病理性倦睡,患者陷入持续的睡眠状态,可被唤醒,并能正确回答和作出各种反应,但当刺激去除后很快又再入睡。

（二）意识模糊（confusion）

是意识水平轻度下降,较嗜睡为深的一种意识障碍。患者能保持简单的精神活动,但对时间、地点、人物的定向能力发生障碍。

（三）昏睡（stupor）

是接近于人事不省的意识状态。患者处于熟睡状态,不易唤醒。虽在强烈刺激下(如压迫眶上神经,摇动患者身体等)可被唤醒,但很快又再入睡。醒时答话含糊或答非所问。

（四）昏迷（coma）

是严重的意识障碍,表现为意识持续的中断或完全丧失。按其程度可分为三阶段:①轻度昏迷:意识大部分丧失,无自主运动,对声、光刺激无反应,对疼痛刺激尚可出现痛苦的表情或肢体退缩等防御反应。角膜反射、瞳孔对光反射、眼球运动、吞咽反射等可存在。②中度昏迷:对周围事物及各种刺激均无反应,对于剧烈刺激可出现防御反射。角膜反射减弱,瞳孔对光反射迟钝,眼球无转动。③深度昏迷:全身肌肉松弛,对各种刺激全无反应。深、浅反射均消失。

此外,还有一种以兴奋性增高为主的高级神经中枢急性活动失调状态,称为谵妄(delirium)。表现为意识模糊、定向力丧失、感觉错乱(幻觉、错觉)、躁动不安、言语杂乱。可发生于急性感染的发热期间,或某些药物中毒(如颠茄类药物中毒)、急性酒精中毒、代谢障碍(如肝性脑病)、循环障碍或中枢神经疾病等。

四、伴随症状

1. **伴发热**　先发热然后有意识障碍见于重症感染性疾病;先有意识障碍然后有发热,见于脑出血、蛛网膜下腔出血、巴比妥类药物中毒等。

2. **伴呼吸缓慢**　是呼吸中枢受抑制的表现,见于吗啡、巴比妥类、有机磷杀虫药等中毒、银环蛇咬伤等。

3. **伴瞳孔散大**　见于颠茄类、酒精、氰化物等中毒以及癫痫、低血糖状态等。

4. **伴瞳孔缩小**　见于吗啡类、巴比妥类、有机磷杀虫药等中毒。

5. **伴心动过缓**　颅内高压症、房室传导阻滞以及吗啡类、毒蕈等中毒。

6. **伴高血压**　见于高血压脑病、脑血管意外、肾炎尿毒症等。

7. **伴低血压**　见于各种原因的休克。

8. **伴皮肤黏膜改变**　出血点、瘀斑和紫癜等见于严重感染和出血性疾病;口唇呈樱桃红色提示一氧化碳中毒。

9. **伴脑膜刺激征**　见于脑膜炎、蛛网膜下腔出血等。

第十节　腰　背　痛

腰背痛(lumbodorsalgia)是临床常见的症状之一。局部病变引起者占多数,邻近器官病变波及或放射性腰背痛也很常见。

一、病因与临床表现

（一）脊椎病变

1. **脊椎骨折**　骨折部有压痛和叩痛,脊椎可能有后突或侧突畸形,并有活动障碍。

2. **椎间盘突出**　常有搬重物或扭伤史,主要表现为腰痛和坐骨神经痛。

3. **增生性脊柱炎**　又称退行性脊柱炎,多见于 50 岁以上患者,晨起时感腰痛、酸胀、强直而活动不便,活动腰部后疼痛好转,但过多活动后腰痛又加重。疼痛以傍晚时明显,平卧可缓解。

4. **结核性脊椎炎**　是感染性脊椎炎中最常见的疾病,腰椎最易受累,其次为胸椎。背痛常为结核性脊椎炎的首发症状。疼痛局限于病变部位,呈隐痛、钝痛或酸痛,夜间明显,活动后加剧,伴有低热、盗汗、乏力、食欲下降等。晚期可有脊柱畸形、冷脓肿及脊髓压迫症状。

5. **脊椎肿瘤**　以转移性恶性肿瘤多见,如前列腺癌、甲状腺癌和乳腺癌等转移或多发性骨髓瘤累及脊椎。其表现为顽固性腰背痛,剧烈而持续,休息和药物均难缓解,并有放射性神经根痛。

(二) 脊柱旁组织病变

1. **腰肌劳损**　表现为腰骶酸痛、钝痛,休息时缓解,劳累后加重。

2. **腰肌纤维炎**　表现为腰背部弥漫性疼痛,以腰椎两旁肌肉及髂嵴上方为主,晨起时加重,活动数分钟后好转,但活动过多疼痛又加重。

(三) 脊神经根病变

1. **脊髓压迫症**　主要表现为神经根激惹征,患者常感觉颈背痛或腰痛,并沿一根或多根脊神经后根分布区放射,疼痛剧烈,呈烧灼样或绞窄样痛,脊柱活动、咳嗽、喷嚏时加重。有一定定位性疼痛,并可有感觉障碍。见于椎管内原发性或转移性肿瘤、硬膜外脓肿或椎间盘突出等。

2. **蛛网膜下腔出血**　血液刺激脊膜和脊神经后根时可引起剧烈的腰背痛。

3. **腰骶神经根炎**　主要为下背部和腰骶部疼痛,并有强直感,疼痛向臀部及下肢放射,腰骶部有明显压痛,严重时有节段性感觉障碍,下肢无力,肌萎缩,腱反射减退。

(四) 内脏疾病

1. **泌尿系统疾病**　肾炎呈深部胀痛,位于腰肋三角区,并有轻微叩痛;肾盂肾炎腰痛较鲜明,叩痛较明显;肾脓肿多为单侧腰痛,常伴有局部肌紧张和压痛;肾结石多为绞痛,叩痛剧烈;肾肿瘤引起的腰痛多为钝痛或胀痛,有时呈绞痛。

2. **盆腔器官疾病**　男性前列腺炎和前列腺癌常引起下腰骶部疼痛,伴有尿频、尿急、排尿困难;女性慢性附件炎、宫颈炎、子宫脱垂和盆腔炎等可引起腰骶部疼痛,且伴有下腹坠胀感和盆腔压痛。

3. **消化系统疾病**　胃、十二指肠溃疡,后壁慢性穿孔时直接累及脊柱周围组织,引起腰背肌肉痉挛出现疼痛。上腹部疼痛的同时,可出现下胸上腰椎区域疼痛;急性胰腺炎常有左侧腰背部放射痛。

4. **呼吸系统疾病**　胸膜炎、肺结核和支气管肺癌等可引起后胸和侧胸肩胛部疼痛。背痛的同时常伴有呼吸系统症状及体征,胸膜病变时常在深呼吸时加重,而脊柱本身无病变、无压痛、运动不受限。

二、伴随症状

1. **伴脊柱畸形**　外伤后畸形多因脊柱骨折、错位所致;自幼畸形多为先天性脊柱疾病所致;缓慢起病者见于脊柱结核和强直性脊柱炎。

2. **伴活动受限**　见于脊柱外伤、强直性脊柱炎、腰背部软组织急性扭挫伤。

3. 伴发热　伴长期低热者见于脊柱结核和类风湿关节炎；伴高热者见于化脓性脊柱炎和椎旁脓肿。

4. 伴尿频、尿急及排尿不尽　见于尿路感染、前列腺炎或前列腺肥大；腰背剧痛伴血尿，见于肾或输尿管结石。

5. 伴嗳气、反酸和上腹胀痛　见于胃、十二指肠溃疡或胰腺病变。

6. 伴腹泻或便秘　见于溃疡性结肠炎或克罗恩病。

7. 下腰痛伴月经异常、痛经、白带过多　见于宫颈炎、盆腔炎、卵巢及附件炎症或肿瘤。

（刘　政）

第四章　体格检查

体格检查(physical examination)是指医师运用自己的感官(眼、耳、鼻、手)和借助于传统或简便的检查工具(体温表、血压计、叩诊锤、听诊器、检眼镜等),来检查患者身体状况的一系列最基本的检查方法。检查所获得的临床征象称为体征。许多疾病通过体格检查再结合病史就可以作出初步临床诊断。

体格检查的方法有五种:视诊、触诊、叩诊、听诊和嗅诊。

第一节　体格检查的基本方法

一、体格检查的基本要求

1. 医师应仪表端庄,举止大方,态度和蔼,认真负责,体贴关心患者,建立良好的医患关系,要有高度的责任感和良好的医德修养。

2. 检查过程中,应注意避免交叉感染。

3. 医师应站在患者右侧,以右手进行为好,操作应轻柔细致,系统全面,重点突出。检查患者前,应有礼貌地对患者做自我介绍,并说明体格检查的原因、目的和要求,便于更好地取得患者密切配合。检查结束应对患者的配合与协作表示感谢。

4. 检查患者时环境应安静,光线应适当,室内温度适宜,被检查部位暴露应充分。必要时应有第三者在场。

5. 体格检查要按一定顺序进行,力求建立规范的检查顺序。避免重复和遗漏,避免反复翻动患者。通常首先进行生命征和一般检查,然后按头、颈、胸、腹、脊柱、四肢和神经系统的顺序进行检查,必要时进行生殖器、肛门和直肠检查。

6. 对危重患者不允许进行全面检查时,应根据病史先重点检查,并立即进行抢救,待病情稳定后再进行补充检查。

7. 在体格检查过程中,应注意左、右及相邻部位等的对照检查。

8. 患者的病情是不断变化的,因此应根据病情变化及时进行复查,及时补充和修正诊断并采取相应的诊疗措施。

二、视诊

视诊(inspection)是医师用视觉能力来观察患者全身状况或局部表现的诊断方法。视诊的内容包括全身视诊及局部视诊。特殊部位的视诊需借助于某些仪器如耳镜、鼻镜、检眼镜及内镜等进行检查。

视诊时应充分暴露被观察的部位,并在自然光线下进行。这样有利于观察黄疸、发绀、皮疹、出血点等。视诊必须以丰富医学知识和临床经验作为基础,才能减少和避免视而不见的现象;只有深入、细致、敏锐地观察,将视诊与其他检查方法紧密结合起来,才能发现并确定具有重要诊断意义的临床征象。

三、触诊

触诊(palpation)是用医师手指或触觉来进行体格检查的方法。通过触、摸、按、压被检查部位,以了解体表(皮肤及皮下组织等)及脏器(心、肺、肝、脾、肾、子宫等)的物理特征,如大小、轮廓、硬度、触痛、移动度等。它可帮助医师对检查部位及脏器是否发生病变提供直观的重要依据。

由于目的不同,施加的压力有轻有重,触诊可分为浅部触诊法和深部触诊法。以腹部触诊为例,触诊时,检查者应以整个手掌平放在患者腹部。触诊前应教会患者进行深而均匀的腹式呼吸。检查时要注意患者的表情,尤其是检查压痛、反跳痛等。

触诊的注意事项有如下几点。

1. 检查前医师要向患者讲清触诊的目的,消除患者的紧张情绪,取得患者的密切配合。

2. 医师手应温暖,手法应轻柔,以免引起肌肉紧张,影响检查效果。在检查过程中,应随时观察患者表情。

3. 被检查患者一般取平卧位,双下肢屈曲,使腹肌放松后进行触诊。取右侧卧位触诊脾脏;取直立位,上身稍前倾来触诊肾脏。

4. 触诊应先从正常部位开始,逐渐移向病变区域,最后检查病变部位,检查压痛及反跳痛要放在最后进行。一般常规体检先从左下腹开始,循逆时针方向,由下而上,先左后右,由浅入深,将腹部各区仔细进行触诊,并注意比较病变区与健康部位。

5. 触诊下腹部时,应嘱患者排尿,以免将充盈的膀胱误认为腹腔包块,有时也须排便后检查。

6. 触诊时医师应手脑并用,边检查边思索。应注意病变的部位、特点、毗邻关系,以明确病变的性质和来源。

四、叩诊

叩诊(percussion)是用手指叩击身体表面某一部位,使之震动而产生声音,根据震动和声音的音调的特点来判断被检查部位的脏器状态有无异常的诊断方法。

根据叩诊的目的和叩诊手法的不同,分为直接叩诊和间接叩诊法两种。

叩诊注意事项有以下几点。

1. 环境应安静,以免影响叩诊音的判断。

2. 根据叩诊部位不同,患者应采取适当体位,如叩诊胸部时,可取坐位或卧位;叩诊腹部时常取仰卧位;确定有无少量腹水时,可嘱患者取肘膝位。

3. 叩诊时应注意对称部位的比较与鉴别。

4. 叩诊时不仅要注意叩诊音响的变化,还要注意不同病灶的震动感差异,两者应相互配合。

5. 叩诊操作应规范,用力要均匀适当,一般叩诊可达到的深度约 5~7cm。叩诊力量应视不同的检查部位、病变组织性质、范围大小或位置深浅等情况而定。病灶或检查部位范围小或位置浅,宜采取轻(弱)叩诊,如确定心、肝相对浊音界及叩诊脾界时;当被检查部位范围比较大或位置比较深时,则需要用中度力量叩诊,如确定心、肝绝对浊音界;若病灶位置距体表约达 7cm 时则需用重(强)叩诊。

五、听诊

听诊(auscultation)是医师根据患者身体各部分活动时发出的声音判断正常与否的一种诊断方法。听诊可分为直接听诊和间接听诊两种方法。直接听诊法是医师将耳直接贴附于被检查者的体壁上进行听诊,这是听诊器出现之前所采用的听诊方法,目前也只有在某些特殊和紧急情况下才会采用。间接听诊法是用听诊器进行听诊的一种检查方法。此法方便,可以在任何体位听诊时应用,听诊效果好,因听诊器对器官活动的声音有一定的放大作用,且能阻断环境中的噪音。应用范围广,除用于心、肺、腹的听诊外,还可以听取身体其他部位发出的声音,如血管音、皮下气肿音、肌束颤动音、关节活动音、骨折面摩擦音等。

听诊注意事项有如下几点。

1. 听诊环境要安静,避免干扰;要温暖、避风以免患者由于肌束颤动而出现的附加音。

2. 切忌隔着衣服听诊,听诊器体件直接接触皮肤以获取确切的听诊结果。

3. 应根据病情和听诊的需要,嘱患者采取适当的体位。

4. 要正确使用听诊器。听诊器(stethoscope)通常由耳件、体件和软管三部分组成,其长度应与医师手臂长度相适应。听诊前应注意检查耳件方向是否正确,硬管和软管管腔是否通畅。体件有钟型和膜型两种类型,钟型体件适用于听取低调声音,如二尖瓣狭窄的隆隆样舒张期杂音,使用时应轻触体表被检查部位,但应注意避免体件与皮肤摩擦而产生的附加音;膜型体件适用于听取高调声音,如主动脉瓣关闭不全的杂音及呼吸音、肠鸣音等,使用时应紧触体表被检查部位。

5. 听诊时注意力要集中,听肺部时要摒除心音的干扰,听心音时要摒除呼吸音的干扰,必要时嘱患者控制呼吸配合听诊。

用听诊器进行听诊是临床医师的一项基本功,是许多疾病,尤其是心肺疾病诊断的重要手段。听诊是体格检查基本方法中的重点和难点,尤其对肺部和心脏的听诊,必须要勤学苦练、仔细体会、反复实践、善于比较,才能达到切实掌握和熟练应用的目的。

六、嗅诊

嗅诊(olfactory examination)是通过嗅觉来判断发自患者的异常气味与疾病之间关系的一种方法。来自患者皮肤、黏膜、呼吸道、胃肠道、呕吐物、排泄物、分泌物、脓液和血液等的气味,根据疾病的不同,其特点和性质也不一样。

正常汗液无特殊强烈刺激气味。酸性汗液见于风湿热和长期服用水杨酸、阿司匹林等解热镇痛药物的患者;特殊的狐臭味见于腋臭等患者。

正常痰液无特殊气味,若呈现血腥味多见于大量咯血的患者;如有恶臭味,提示厌氧菌感染,见于支气管扩张症或肺脓肿。

呼吸呈刺激性蒜味见于有机磷杀虫药中毒;烂苹果味见于糖尿病酮症酸中毒者;氨味见于尿毒症;肝腥味见于肝性脑病者。

口臭为口腔发出难闻气味,一般见于口腔炎症、胃炎等消化道疾病。

粪便具有腥臭味见于细菌性痢疾;腐败性臭味见于消化不良或胰腺功能不良者。

临床工作中,嗅诊可迅速提供具有重要意义的诊断线索,但必须要结合其他检查才能作出正确的诊断。

第二节　生命体征

生命体征(vital sign)包括体温、脉搏、呼吸和血压,是必须检查的项目,是评估生命活动质量的重要征象,测量之后应及时而准确地记录于病历和体温记录单上。

一、体温

测量体温是临床常规检查之一,对某些基本的诊断和观察有很重要的参考价值。住院患者一般要求每日测量 2 次,发热患者每日测量 4~6 次。

(一)体温测量及正常范围

测量体温的方法通常有以下 3 种。

1. **口测法**　将消毒后的体温计置于患者舌下,让其紧闭口唇,5min 后读数。正常值为 36.3~37.2℃。

2. **肛测法**　让患者取侧卧位,将肛门体温计头端涂以润滑剂后,徐徐插入肛门内达体温计长度的一半为止,5min 后读数。正常值为 36.5~37.7℃。

3. **腋测法**　将体温计头端置于患者腋窝深处,嘱患者用上臂将体温计夹紧,10min 后读数。正常值 36~37℃。

(二)体温的记录方法及临床意义

体温测定的结果,应按时记录于体温记录单上,描绘出体温曲线。生理情况下,体温有一定的波动。早晨体温略低,下午略高,在 24h 内波动幅度一般不超过 1℃;运动或进食后体温略高;老年人体温略低。

体温高于正常称为发热,可见于感染、恶性肿瘤、创伤等疾病。37.3~38℃为低热;38.1~39℃为中度发热;39.1~41℃为高热;41℃以上为超高热。体温低于正常称为体温过低,见于休克、严重感染后期、甲状腺功能减退或严重营养不良等疾病。

二、呼吸

正常成人静息状态下,呼吸为 12~20 次/min,呼吸与脉搏之比为 1∶4。新生儿呼吸约 44 次/min,随着年龄的增长而逐渐减慢。

异常的呼吸类型及临床意义如下。

1. **呼吸过速(tachypnea)**　指呼吸频率超过 20 次/min。见于发热、疼痛、贫血、甲状腺功能亢进及心力衰竭等。一般体温升高 1℃,呼吸大约增加 4 次/min。

2. **呼吸过缓(bradypnea)**　指呼吸频率低于 12 次/min。呼吸浅慢见于麻醉剂或镇静剂过量和颅内压增高等。

3. **呼吸深度的变化**　当情绪激动或过度紧张时,亦常出现呼吸深快,并有过度通气的现象,此时动脉血二氧化碳分压降低,引起呼吸性碱中毒,患者常感口周及肢端发麻,严重者可发生手足搐搦及呼吸暂停。当严重代谢性酸中毒时,亦出现深而慢的呼吸,此因细胞外液碳酸氢不足,pH 降低,通过肺脏排出 CO_2,进行代偿,以调节细胞外酸碱平衡之故。此种深长的呼吸又称为库斯莫尔呼吸（Kussmaul respiration），见于糖尿病酮症酸中毒和尿毒症酸中毒等。

4. 潮式呼吸 又称 Cheyne-Stokes 呼吸，是一种由浅慢逐渐变为深快，然后再由深快转为浅慢，随之出现一段呼吸暂停后，又开始如上变化的周期性呼吸。潮式呼吸周期可长达30s 至 2min，暂停期可持续 5~30s，所以要较长时间仔细观察才能了解周期性节律变化的全过程。此种异常呼吸节律变化的机制是由于呼吸中枢的兴奋性降低，使调节呼吸的反馈系统失常。只有缺氧严重，二氧化碳潴留至一定程度时，才能刺激呼吸中枢，促使呼吸恢复和加强；当积聚的二氧化碳呼出后，呼吸中枢又失去有效的兴奋性，使呼吸又再次减弱进而暂停。这种呼吸节律的变化多发生于中枢神经系统疾病，如脑炎、脑膜炎、颅内压增高及某些中毒，如糖尿病酮症酸中毒、巴比妥中毒等。

三、脉搏

检查时需两侧脉搏情况对比，正常人两侧脉搏差异很小，某些疾病时，两侧脉搏明显不同，如缩窄性大动脉炎或无脉症。正常成人脉率在安静、清醒的情况下为 60~100 次 /min，老年人偏慢，女性稍快，儿童较快，<3 岁的儿童多在 100 次 /min 以上。除观察脉率快慢外，还应观察脉率与心率是否一致。

常见异常脉搏有以下几种。

1. 脉搏短绌和脱落脉 正常人脉律规则，各种心律失常患者均可影响脉律，如心房颤动者脉律绝对不规则，脉搏强弱不等和脉率少于心率，后者称脉搏短绌；有期前收缩呈二联律或三联律者可形成二联脉、三联脉；二度房室传导阻滞者可有脉搏脱漏，称脱落脉（dropped pulse）。

2. 水冲脉（water hammer pulse） 脉搏骤起骤落，犹如潮水涨落，故名水冲脉。检查者握紧患者手腕掌面，将其前臂高举过头部，可明显感知桡动脉犹如水冲的急促而有力的脉搏冲击。常见于主动脉瓣关闭不全、先天性心脏病动脉导管未闭、动静脉瘘等。

3. 奇脉（paradoxical pulse） 是指吸气时脉搏明显减弱或消失，系左心室搏血量减少所致。当有心脏压塞或心包缩窄时，吸气时由于右心舒张受限，回心血量减少而影响右心输出量，右心室排入肺循环的血量减少，致使肺静脉回流入左心房血量减少，因而左室排血也减少。这些因素致使吸气时脉搏减弱，甚至不能触及。

四、血压

血压（blood pressure，BP）通常指体循环动脉血压，是重要的生命体征。

（一）测量方法及血压标准

患者安静环境下安静休息至少 5min，取坐位或仰卧位测血压，被检查者上肢裸露伸直并轻度外展，肘部置于心脏同一水平，将气袖均匀紧贴皮肤缠于上臂，使其下缘在肘窝以上约 2~3cm，气袖之中央位于肱动脉表面。检查者触及肱动脉搏动后，将听诊器体件置于搏动上准备听诊。然后，向袖带内充气，边充气边听诊，待肱动脉搏动声消失，再升高 30mmHg后，缓慢放气，双眼随汞柱下降，平视汞柱表面，根据听诊结果读出血压值。首先听到的响亮拍击声代表收缩压，随后拍击声有所减弱，最终声音消失即舒张压。血压至少应测量 2 次，间隔 1~2min。

（二）血压标准

根据《中国高血压防治指南（2018年修订版）》，目前我国采纳国际上统一的血压标准（表4-1）。

表4-1　血压水平的定义和分类

类别	收缩压（SBP）/mmHg		舒张压（DBP）/mmHg
正常血压	<120	和	<80
正常高值	120~139	和/或	80~89
高血压	≥140	和/或	≥90
1级高血压（轻度）	140~159	和/或	90~99
2级高血压（中度）	160~179	和/或	100~109
3级高血压（重度）	≥180	和/或	≥110
单纯收缩期高血压	≥140	和	<90

注：当SBP和DBP分属于不同级别时，以较高的分级为准。

（三）血压变动的临床意义

1. **高血压**　血压测值受多种因素的影响，如情绪激动、紧张、运动等；测量至少3次非同日血压值达到或超过收缩压140mmHg和/或舒张压90mmHg，即可认为有高血压，如果仅收缩压达到标准则称为单纯收缩期高血压。高血压绝大多数是原发性高血压，约5%继发于其他疾病，称为继发性高血压，如慢性肾炎、肾上腺肿瘤、肾动脉狭窄等。

2. **低血压**　凡血压低于90/60mmHg时称低血压。见于休克、心肌梗死、急性心脏压塞等。低血压也可有体质的原因，也可见于少数正常人。

3. **双侧上肢血压差别显著**　正常双侧上肢血压差别可达5~10mmHg，若超过此范围则属异常，见于多发性大动脉炎或先天性动脉畸形等。

4. **四肢血压差异常**　正常下肢血压高于上肢血压达20~40mmHg，如下肢血压低于上肢应考虑主动脉缩窄，或胸腹主动脉型大动脉炎等。

5. **脉压改变**　脉压明显增大，结合病史，可考虑甲状腺功能亢进、主动脉瓣关闭不全和动脉硬化等。若脉压减小，可见于主动脉瓣狭窄、心包积液及严重心力衰竭患者。

第三节　一般检查

一、全身状态检查

（一）发育

发育（development）通常以年龄、智力、身高、体重及第二性征之间的关系进行综合评价。正常发育与种族、遗传、内分泌、营养代谢、生活条件及体育锻炼等多种因素密切相关。

成人发育正常的指标包括：①头部的长度为身高的1/8~1/7；②胸围为身高的1/2；③双上肢展开后，左右指端的距离与身高基本一致；④坐高等于下肢的长度。正常人各年龄组的身高与体重之间存在一定的对应关系，理想体重（kg）=身高（cm）-105。

临床上的病态发育与内分泌的改变密切相关。在发育成熟前，如出现腺垂体功能亢进，可致体格异常高大称为巨人症（gigantism）；如发生垂体功能减退，可致体格异常矮小称为垂体性侏儒症（pituitary dwarfism）。

（二）体型

体型（habitus）是身体各部发育的外观表现，包括骨骼、肌肉的生长与脂肪分布的状态等。成年人的体型可分为以下 3 种。

1. **无力型**　亦称瘦长型，表现为体高肌瘦、颈细长、肩窄下垂、胸廓扁平、腹上角小于 90°。

2. **正力型**　亦称匀称型，表现为身体各个部分结构匀称适中，腹上角 90° 左右，见于多数正常成人。

3. **超力型**　亦称矮胖型，表现为体格粗壮、颈粗短、面红、肩宽平、胸围大、腹上角大于 90°。

（三）营养状态

营养状态（state of nutrition）与食物的摄入、消化、吸收和代谢等因素密切相关。

临床上通常用良好、中等、不良三个等级对营养状态进行描述。①良好：黏膜红润、皮肤光泽、弹性良好，皮下脂肪丰满而有弹性，肌肉结实，指甲、毛发润泽，肋间隙及锁骨上窝深浅适中，肩胛部和股部肌肉丰满。②不良：皮肤黏膜干燥、弹性降低，皮下脂肪菲薄，肌肉松弛无力，指甲粗糙无光泽、毛发稀疏，肋间隙、锁骨上窝凹陷，肩胛骨和髂骨嶙峋突出。③中等：介于两者之间。

临床上常见的营养状态异常包括营养不良和营养过度两个方面。营养不良多由于摄食障碍、消化功能障碍导致进食减少、消化及吸收不良或各种慢性疾病、代谢性疾病、恶性肿瘤等导致消耗增多所致。当超过标准体重的 20% 以上者称为肥胖（obesity），亦可计算体重指数［体重（kg）/身高的平方（m^2）］，按 WHO 的标准，男性大于 27kg/m^2，女性大于 25kg/m^2 即为肥胖症。肥胖的最常见原因为热量摄入过多，超过消耗量，常与内分泌、遗传、生活方式、运动和精神因素有关。

（四）意识状态

意识（consciousness）是大脑功能活动的综合表现，即对环境的知觉状态。正常人意识清晰，定向力正常，反应敏锐精确，思维和情感活动正常，语言流畅、准确、表达能力良好，凡能影响大脑功能活动的疾病均可引起程度不等的意识改变，称为意识障碍。患者可出现兴奋不安、思维紊乱、语言表达能力减退或失常、情感活动异常、无意识动作增加等。根据意识障碍的程度可将其分为嗜睡、意识模糊、谵妄、昏睡以及昏迷。

二、皮肤及黏膜

（一）颜色

皮肤颜色（skin color）与毛细血管的分布、血液的充盈度、色素量的多少、皮下脂肪的厚薄有关。

1. **苍白（pallor）**　皮肤苍白可由贫血、末梢毛细血管痉挛或充盈不足所致，如寒冷、惊恐、休克、虚脱以及主动脉瓣关闭不全等。

2. **发红（redness）**　皮肤发红是由于毛细血管扩张充血、血流加速、血量增加以及红细胞量增多所致，在生理情况下见于运动、饮酒后；病理情况下见于发热性疾病，如肺炎球菌肺炎、肺结核、猩红热、阿托品及一氧化碳中毒等。皮肤持久性发红见于 Cushing 综合征及真性红细胞增多症。

3. 发绀（cyanosis）　发绀是皮肤呈青紫色，常出现于口唇、耳郭、面颊及肢端。见于还原血红蛋白增多或异常血红蛋白血症。

4. 黄染（stained yellow）　皮肤黏膜发黄称为黄染，主要由于血清内胆红素浓度增高所致。常见的原因有胆道阻塞、肝细胞损害及溶血性疾病。过多食用胡萝卜、南瓜、橘子、橘子汁等可引起血中胡萝卜素增高，也可使皮肤黄染，停止食用富含胡萝卜素的蔬菜或果汁后，皮肤黄染逐渐消退。

5. 色素沉着（pigmentation）　是由于表皮基底层的黑色素增多所致的部分或全身皮肤色泽加深。生理情况下，身体的外露部分以及乳头、腋窝、生殖器官、关节、肛门周围等处皮肤色素较深。如这些部位的色素明显加深，则考虑为病理征象。常见于慢性肾上腺皮质功能减退、肝硬化、晚期肝癌、肢端肥大症以及使用某些药物如砷剂和抗肿瘤药物等。

（二）皮下出血

皮下出血（subcutaneous hemorrhage）直径小于 2mm 称为瘀点（petechia），3~5mm 称为紫癜（purpura），大于 5mm 称为瘀斑（ecchymosis）；片状出血并伴有皮肤显著隆起称为血肿（hematoma）。皮下出血常见于造血系统疾病、重症感染、某些血管损害性疾病以及毒物或药物中毒等。

（三）蜘蛛痣与肝掌

皮肤小动脉末端分支性扩张所形成的血管痣，形似蜘蛛，称为蜘蛛痣（spider angioma），多出现于上腔静脉分布的区域内，如面、颈、手背、上臂、前胸和肩部等处，其大小不等。检查时用棉签或火柴杆压迫蜘蛛痣的中心，其辐射状小血管网立即消失，去除压力后又复出现。手掌大、小鱼际处常发红，加压后褪色，称为肝掌（liver palm）。一般认为蜘蛛痣和肝掌的出现与肝脏对雌激素的灭活作用减弱有关，常见于急、慢性肝炎、肝硬化及肝癌。

（四）水肿

皮下组织的细胞内及组织间隙内液体积聚过多称为水肿（edema）。根据水肿的轻重，可分为轻、中、重三度。轻度：仅见于眼睑、眶下软组织、胫骨前、踝部皮下组织，指压后可见组织轻度下陷，平复较快。中度：全身组织均见明显水肿，指压后可出现明显的或较深的组织下陷，平复缓慢。重度：全身组织严重水肿，身体低位皮肤紧张发亮，甚至有液体渗出。此外，胸腔、腹腔等浆膜腔内可见积液，外阴部亦可见严重水肿。

三、浅表淋巴结

淋巴结分布于全身，正常情况下淋巴结较小，直径多在 0.2~0.5cm 之间，质地柔软，表面光滑，与毗邻组织无粘连，不易触及，亦无压痛。浅表淋巴结呈组群分布，每一组群淋巴结接受一定部位的淋巴液。如耳、乳突区的淋巴结接受来自头皮的淋巴液；颌下淋巴结群接受口底、颊黏膜、齿龈等处淋巴液；颏下淋巴结群收集颏下三角区内组织、唇和舌部的淋巴液。颈深部淋巴结收集鼻咽、喉、气管、甲状腺等处淋巴液；右锁骨上淋巴结接受气管、胸膜、肺等处淋巴液；左锁骨上淋巴结接受食管、胃肠等器官的淋巴液。躯干上部、乳腺、胸壁等处淋巴液回流入腋窝淋巴结；下肢、会阴部淋巴液回流入腹股沟淋巴结。

发现淋巴结肿大时，应注意其部位、大小、数目、硬度、压痛、活动度、有无粘连，局部皮肤有无红肿、瘢痕、瘘管等，同时注意寻找引起淋巴结肿大的原发病灶。为了避免遗漏应特别注意淋巴结的检查顺序。头颈部淋巴结的检查顺序是：耳前、耳后、枕部、颌下、颏下、颈前、颈后、锁骨上淋巴结。上肢淋巴结的检查顺序是：腋窝淋巴结、滑车上淋巴结。腋窝淋巴结应按尖群、中央群、胸肌群、肩胛下群和外侧群的顺序进行。下肢淋巴结的检查顺序是:腹股沟部(先查上群、后查下群)、腘窝部。

淋巴结肿大按其分布可分为局限性淋巴结肿大和全身性淋巴结肿大。

(一)局限性淋巴结肿大

1. 非特异性淋巴结炎 由引流区域的急、慢性炎症所引起,如急性化脓性扁桃体炎、齿龈炎可引起颈部淋巴结肿大。肿大的淋巴结柔软、有压痛,表面光滑,无粘连,肿大至一定程度即停止。

2. 淋巴结结核 肿大的淋巴结常发生于颈部血管周围,多发性,质地稍硬,大小不等,可相互粘连,或与周围组织粘连,如发生干酪性坏死,则可触及波动感。晚期破溃后形成瘘管,愈合后可形成瘢痕。

3. 恶性肿瘤淋巴结转移 恶性肿瘤转移所致肿大的淋巴结一般无压痛,质地坚硬,表面可光滑或突起,与周围组织粘连,不易推动。胸部肿瘤如肺癌可向右侧锁骨上窝或腋窝淋巴结群转移;胃癌多向左侧锁骨上窝淋巴结群转移,因此处系胸导管进颈静脉的入口,这种肿大的淋巴结称为 Virchow 淋巴结,常为胃癌、食管癌转移的标志。

(二)全身性淋巴结肿大

1. 感染性疾病 常见于传染性单核细胞增多症、艾滋病、梅毒、钩端螺旋体病、黑热病等。

2. 非感染性疾病

(1)结缔组织疾病:如系统性红斑狼疮、干燥综合征、结节病等。

(2)血液系统疾病:如急慢性白血病、淋巴瘤、恶性组织细胞病等。

第四节 头部和颈部检查

一、头颅

头颅(skull)的视诊应注意大小、外形变化和有无异常活动。头颅的大小以头围来衡量,头围在发育阶段有一定的变化:新生生儿约 34cm,出生后的前半年增加 8cm,后半年增加 3cm,第二年增加 2cm,第三、四年内约增加 1.5cm,4~10 岁共增加约 1.5cm,到 18 岁可达 53cm 或以上,以后几乎不再变化。小儿囟门多在 12~18 个月内闭合,如过早闭合可形成小颅畸形(microcephalia),这种畸形同时伴有智力发育障碍。小儿矢状缝与冠状缝过早闭合导致头顶部尖突高起,造成与颜面的比例异常,见于先天性尖颅(oxycephaly),常合并指 / 趾畸形(acto-cephalosyndactylia),即 Apert 综合征。前额左右突出,头顶平坦呈方形为方颅(squared skull),见于小儿佝偻病或先天性梅毒。额、顶、颞及枕部突出膨大呈圆形为巨颅(large skull),颈部静脉充盈,对比之下颜面很小,见于脑积水。

二、头部器官

(一)眼

1. 眼睑(eyelids)

(1)睑内翻(entropion):由于瘢痕形成使睑缘向内翻转,见于沙眼。

(2)上睑下垂(ptosis):双侧睑下垂见于先天性上睑下垂、重症肌无力;单侧上睑下垂见于蛛网膜下腔出血、脑炎、外伤等引起的动眼神经麻痹。

（3）眼睑闭合障碍：双侧眼睑闭合障碍可见于甲状腺功能亢进症；单侧闭合障碍见于面神经麻痹。

（4）眼睑水肿：眼睑皮下组织疏松，轻度或初发水肿常在眼睑表现出来。常见原因为肾炎、慢性肝病、营养不良、贫血、血管神经性水肿等。

2. 结膜（conjunctiva）　充血时黏膜发红可见血管充盈，见于结膜炎、角膜炎；颗粒与滤泡见于沙眼；结膜苍白见于贫血；结膜发黄见于黄疸；若有多少不等散在的出血点时，可见于感染性心内膜炎；如伴充血、分泌物，见于急性结膜炎；若有大片的结膜下出血，可见于高血压、动脉硬化。

3. 眼球（eyeball）　检查时注意眼球的外形与运动。

（1）眼球突出（exophthalmos）：双侧眼球突出见于甲状腺功能亢进症；单侧眼球突出，多由于局部炎症或眶内占位性病变所致，偶见于颅内病变。

（2）眼球下陷（enophthalmos）：双侧下陷见于严重脱水；单侧下陷见于 Horner 综合征和眶尖骨折。

（3）眼球运动：眼球运动受动眼、滑车、外展三对脑神经支配，若有某一方向运动受限提示该对配偶肌功能障碍，并伴有复视（diplopia）。由支配眼肌运动的神经核、神经或眼外肌本身器质性病变所产生的斜视，称为麻痹性斜视（paralytic squint），多由颅脑外伤、鼻咽癌、脑炎、脑脓肿、脑血管病变所引起。双侧眼球发生一系列有规律的快速往返运动，称为眼球震颤（nystagmus）。自发的眼球震颤见于耳源性眩晕、小脑疾患和视力严重低下等。

（4）眼内压增高：见于眼压增高性疾病，如青光眼。

4. 角膜（cornea）　检查时用斜照光更易观察其透明度，注意有无云翳、白斑、软化、溃疡、新生血管等。云翳与白斑如发生在角膜的瞳孔部位可以引起不同程度的视力障碍；角膜周边的血管增生可能为严重沙眼所造成。

5. 巩膜（sclera）　巩膜不透明，又因血管极少，故为瓷白色。在发生黄疸时，巩膜比其他黏膜更先出现黄染而容易被发现。中年以后在内眦部可出现黄色斑块，为脂肪沉着所形成，这种斑块呈不均匀性分布，应与黄疸鉴别。

6. 瞳孔（pupil）　正常直径为 3~4mm。对瞳孔的检查应注意瞳孔的形状、大小、位置，双侧是否等圆、等大，对光及集合反射等。病理情况下，瞳孔缩小，见于虹膜炎症、中毒（有机磷类农药）、药物反应（毛果芸香碱、吗啡、氯丙嗪）等。瞳孔扩大见于外伤、颈交感神经刺激、青光眼绝对期、视神经萎缩、药物影响（阿托品、可卡因）等。双侧瞳孔散大并伴有对光反射消失为濒死状态的表现。双侧瞳孔大小不等常提示有颅内病变，如脑外伤、脑肿瘤、中枢神经梅毒、脑疝等。瞳孔对光反射迟钝或消失，见于昏迷患者。动眼神经功能损害时，睫状肌和双眼内直肌麻痹，集合反射和调节反射均消失。

（二）耳

耳是听觉和平衡器官，分外耳、中耳和内耳三个部分。

1. 外耳

（1）耳郭（auricle）：注意耳郭的外形是否有发育畸形、红肿、结节和触痛。痛风患者可在耳郭上触及痛性小结节，为尿酸盐沉着的结果。耳郭红肿并有局部发热和疼痛，见于感染。牵拉和触诊耳郭引起疼痛，常提示有炎症。

（2）外耳道（external auditory canal）：如有黄色液体流出并有痒痛者为外耳道炎；外耳道

内有局部红肿疼痛,并有耳郭牵拉痛则为疖肿。有脓液流出并有全身症状,则应考虑急性中耳炎。有血液或脑脊液流出则应考虑到颅底骨折。

2. **中耳**　观察鼓膜是否穿孔,注意穿孔位置,如有溢脓并有恶臭,可能为胆脂瘤。

3. **乳突(mastoid)**　患化脓性中耳炎引流不畅时可蔓延为乳突炎,检查时可发现耳郭后方皮肤有红肿,乳突有明显压痛,有时可见瘘管。

4. **听力(auditory acuity)**　正常人一般在1m处可闻机械表声或捻指声。听力减退见于耳道有耵聍或异物、听神经损害、局部或全身血管硬化、中耳炎、耳硬化等。

(三) 鼻

1. **鼻的外形**　视诊时注意鼻部皮肤颜色和鼻外形的改变。如鼻梁部皮肤出现红色斑块,病损处高起皮面并向两侧面颊部扩展,见于系统性红斑狼疮。鼻骨骨折是最常见的骨折之一,凡鼻外伤引起鼻出血患者都应仔细检查有无鼻骨或软骨的骨折或移位。

2. **鼻翼扇动(nasal ale flap)**　吸气时鼻孔张大,呼气时鼻孔回缩,见于伴有呼吸困难的高热性疾病(如大叶性肺炎)、支气管哮喘和心源性哮喘发作时。

3. **鼻中隔**　正常成人的鼻中隔多数稍有偏曲,如有明显的偏曲,并产生呼吸障碍,称为鼻中隔偏曲,严重的高位偏曲可压迫鼻甲,引起神经性头痛。

4. **鼻出血(epistaxis)**　多为单侧,见于外伤、鼻腔感染、局部血管损伤、鼻咽癌、鼻中隔偏曲等。双侧出血则多由全身性疾病引起,妇女如发生周期性鼻出血则应考虑到子宫内膜异位症。

5. **鼻腔黏膜**　急性鼻黏膜肿胀多为炎症充血所致,伴有鼻塞和流涕,见于急性鼻炎。慢性鼻黏膜肿胀多为黏膜组织肥厚。

6. **鼻窦(nasal sinus)**　鼻窦为鼻腔周围含气的骨质空腔,共四对,上颌窦、额窦、筛窦、蝶窦,都有窦口与鼻腔相通,当引流不畅时容易发生炎症。鼻窦炎时出现鼻塞、流涕、头痛和鼻窦压痛。

(四) 口

1. **口唇**　健康人口唇红润光泽,当毛细血管充盈不足或血红蛋白含量降低,口唇即呈苍白,见于贫血、虚脱、主动脉瓣关闭不全等;急性发热性疾病时口唇颜色深红,为血液循环加速、毛细血管过度充盈所致。口唇发绀见于心力衰竭和呼吸衰竭等。口唇疱疹为口唇黏膜与皮肤交界处发生的成簇的小水泡,半透明,初发时有痒或刺激感,随后出现疼痛,1周左右即结棕色痂,愈后不留瘢痕,多为单纯疱疹病毒感染所引起,常伴发于大叶性肺炎、感冒、流行性脑脊髓膜炎、疟疾等。

2. **口腔黏膜**　正常口腔黏膜光洁呈粉红色。如出现蓝黑色色素沉着斑片多为肾上腺皮质功能减退症(Addison病)。若在相当于第二磨牙的颊黏膜处出现帽针头大小白色斑点,称为麻疹黏膜斑(Koplik斑),为麻疹的早期特征。雪口病(鹅口疮)为白念珠菌感染,多见于衰弱的病儿或老年患者,也可出现于长期使用广谱抗生素和抗癌药之后。

3. **舌(tongue)**　正常人舌质淡红、湿润,伸舌居中、运动自如,舌苔薄白。舌质干燥见于脱水、大出血、休克、尿崩症等;舌体肿大伴疼痛可见于舌炎、舌蜂窝织炎、脓肿等。

4. **咽部及扁桃体**　咽部黏膜充血、红肿,黏膜腺分泌增多,多见于急性咽炎。若咽部黏膜充血、表面粗糙,并可见淋巴滤泡呈簇状增殖,见于慢性咽炎。扁桃体发炎时,腺体红肿、增大,在扁桃体隐窝内有黄白色分泌物,或渗出物形成的苔片状假膜,很易剥离,这点与咽白喉在扁桃体上所形成的假膜不同,白喉假膜不易剥离,若强行剥离则易引起出血。扁桃体增大一般分为三度:不超过咽腭弓者为Ⅰ度;超过咽腭弓者为Ⅱ度;达到或超过咽后壁中线者为Ⅲ度。

5. 腮腺　腮腺(parotid gland)位于耳屏、下颌角、颧弓所构成的三角区内,正常腮腺体薄而软,触诊时摸不出腺体轮廓。腮腺肿大见于急性流行性腮腺炎、急性化脓性腮腺炎、腮腺良恶性肿瘤等。

三、颈部

(一)颈部血管

1. 颈静脉怒张　正常人立位或坐位时颈外静脉常不显露,平卧时可稍见充盈,充盈的水平仅限于锁骨上缘至下颌角距离的下 2/3 以内。在坐位或半坐位(身体呈45°)时,如颈静脉明显充盈、怒张或搏动,为异常征象,提示颈静脉压升高,见于右心衰竭、缩窄性心包炎、心包积液、上腔静脉阻塞综合征。

2. 颈部动脉搏动　正常人只在剧烈活动后心搏出量增加时可见,且很微弱。如在安静状态下出现颈动脉的明显搏动,则多见于主动脉瓣关闭不全、高血压、甲状腺功能亢进及严重贫血患者。

3. 颈部血管听诊　如在颈部大血管区听到血管性杂音,应考虑颈动脉或椎动脉狭窄。

(二)甲状腺

甲状腺(thyroid)位于甲状软骨下方和两侧,正常约 15~25g,表面光滑,柔软不易触及。甲状腺肿大可分三度:不能看出肿大但能触及者为Ⅰ度;能看到肿大又能触及,但在胸锁乳突肌以内者为Ⅱ度;超过胸锁乳突肌外缘者为Ⅲ度。

引起甲状腺肿大的常见疾病如下。

1. 单纯性甲状腺肿　腺体肿大突出,可为弥漫性,也可为结节性,不伴有甲状腺功能亢进体征。

2. 甲状腺功能亢进　肿大的甲状腺质地柔软,触诊时可有震颤,可能听到"嗡鸣"样血管杂音,是血管增多、增粗、血流增速的结果。

3. 甲状腺癌　包块质硬、不规则、可有结节感。病理检查可以确诊。

4. 慢性淋巴性甲状腺炎(桥本甲状腺炎)　呈弥漫性或结节性肿大,易与甲状腺癌相混淆。

(三)气管

正常人气管位于颈前正中部。检查时让患者取舒适坐位或仰卧位,医师将示指与环指分别置于两侧胸锁关节上,然后将中指置于气管之上,观察中指是否在示指与环指中间来判断气管有无偏移。气管推向健侧见于大量胸腔积液、气胸、纵隔肿瘤、单侧甲状腺肿大,而肺不张、肺硬化、胸膜粘连可将气管拉向患侧。

第五节　胸部检查

一、胸部的体表标志

(一)骨骼标志

1. 胸骨上切迹(suprasternal notch)　位于胸骨柄的上方。正常情况下气管位于切迹正中。

2. **胸骨柄**（manubrium sterni）　为胸骨上端略呈六角形的骨块。其上部两侧与左右锁骨的胸骨端相连接,下方则与胸骨体相连。

3. **胸骨角**（sternal angle）　又称 Louis 角。位于胸骨上切迹下约 5cm,由胸骨柄与胸骨体的连接处向前突起而成。其两侧分别与左右第 2 肋软骨连接,为计数肋骨和肋间隙顺序的主要标志。胸骨角还标志支气管分叉、心房上缘和上下纵隔交界及相当于第 5 胸椎的水平。

4. **剑突**（xiphoid process）　为胸骨体下端的突出部分,呈三角形,其底部与胸骨体相连。正常人剑突的长短存在很大的差异。

5. **肩胛骨**（scapula）　位于后胸壁第 2~8 肋骨之间。肩胛骨的最下端称肩胛下角。被检查者取直立位两上肢自然下垂时,肩胛下角可作为第 7 或第 8 肋骨水平的标志,或相当于第 8 胸椎的水平。此可作为后胸部计数肋骨的标志。

（二）垂直线标志

1. **锁骨中线**（midclavicular line）（**左、右**）　为通过锁骨的肩峰端与胸骨端两者中点的垂直线,即通过锁骨中点向下的垂直线。

2. **腋前线**（anterior axillary line）（**左、右**）　为通过腋窝前皱襞沿前侧胸壁向下的垂直线。

3. **腋后线**（posterior axillary line）（**左、右**）　为通过腋窝后皱襞沿后侧胸壁向下的垂直线。

4. **腋中线**（midaxillary line）（**左、右**）　为自腋窝顶端于腋前线和腋后线之间向下的垂直线。

5. **肩胛线**（scapular line）（**左、右**）　为双臂下垂时通过肩胛下角与后正中线平行的垂直线。

二、胸廓与乳房

（一）胸廓

正常胸廓两侧大致对称,呈椭圆形。成年人胸廓的前后径较左右径为短,两者的比例约为 1:1.5。小儿和老年人胸廓的前后径略小于左右径或几乎相等,故呈圆柱形。

常见的几种异常胸廓外形如下。

1. **扁平胸**（flat chest）　胸廓呈扁平状,其前后径不及左右径的一半。见于瘦长体型者,亦可见于慢性消耗性疾病,如肺结核等。

2. **桶状胸**（barrel chest）　胸廓前后径增加,有时与左右径几乎相等或超过左右径,呈圆桶状。肋间隙增宽且饱满,腹上角增大,且呼吸时改变不明显。见于严重肺气肿的患者,亦可发生于老年或矮胖体型者。

3. **佝偻病胸**（rachitic chest）　为佝偻病所致的胸廓改变,多见于儿童。沿胸骨两侧各肋软骨与肋骨交界处常隆起,形成串珠状,谓之佝偻病串珠（rachitic rosary）。胸廓的前后径略长于左右径,其上下距离较短,胸骨下端常前突,胸廓前侧壁肋骨凹陷,称为鸡胸（pigeon chest）。若胸骨剑突处显著内陷,形似漏斗,谓之漏斗胸（funnel chest）。

4. **胸廓一侧变形**　胸廓一侧膨隆多见于大量胸腔积液、气胸,或一侧严重代偿性肺气肿。胸廓一侧平坦或下陷常见于肺不张、肺纤维化、广泛性胸膜增厚和粘连等。

（二）乳房

儿童及男子乳房（breast）一般不明显，乳头位置大约位于锁骨中线第4肋间隙。女性在青春期逐渐增大，呈半球形，乳头也逐渐长大呈圆柱形。孕妇及哺乳期妇女乳房明显增大，向前突出或下垂，乳晕扩大，色素加深，腋下丰满，乳房皮肤可见浅表静脉扩张。

正常女性坐位时一般情况下两侧乳房基本对称，两侧乳房不对称常见于乳房发育不良、先天畸形、囊肿形成、炎症或肿瘤等。乳房皮肤红肿发热同时伴有疼痛常见于急性乳腺炎。乳房局部肿胀，皮肤发红，毛囊及毛囊孔明显下陷，皮肤外观呈"橘皮"或"猪皮"样，常见于乳腺癌晚期。近期发生乳头倒置、内翻或回缩则可能为乳腺癌。乳头出现血性分泌物常提示导管内良性乳突状瘤或乳腺癌。乳头分泌物由清亮变为绿色或黄色，常见于慢性囊性乳腺炎。

乳房如触及包块应注意部位、大小、外形、硬度、压痛、活动度。一般包块边缘光滑、边界清楚、质地柔软、活动度好、与周围组织无粘连多为良性肿块，如乳腺囊肿、乳腺增生；反之如肿块边缘不清楚、质地较硬、边缘与周围组织粘连、活动度差多为乳腺癌。

三、肺

（一）视诊

1. 呼吸运动　正常情况下吸气为主动运动，此时胸廓增大，胸膜腔内负压增高，肺扩张，空气经上呼吸道进入肺内。一般成人静息呼吸时，潮气量约为500ml。呼气为被动运动，此时肺脏弹力回缩，胸廓缩小，胸膜腔内负压降低，肺内气体随之呼出。正常男性和儿童的呼吸以膈肌运动为主，胸廓下部及上腹部的动度较大，而形成腹式呼吸；女性的呼吸则以肋间肌的运动为主，故形成胸式呼吸。实际上这两种呼吸运动均不同程度同时存在。

某些疾病可使呼吸运动发生改变，肺或胸膜疾病如肺炎、重症肺结核和胸膜炎或胸壁疾病如肋间神经痛、肋骨骨折等，均可使胸式呼吸减弱而腹式呼吸增强。腹膜炎、大量腹水、肝脾极度肿大，腹腔内巨大肿瘤及妊娠晚期时，膈肌向下运动受限，则腹式呼吸减弱，胸式呼吸增强。上呼吸道部分阻塞患者，因气流不能顺利进入肺，故当吸气时呼吸肌收缩，造成肺内负压极度增高，从而引起胸骨上窝、锁骨上窝及肋间隙向内凹陷，称为"三凹征"（three depressions sign）。三凹征是吸气性呼吸困难的特征，常见于气管阻塞，如气管肿瘤、异物等。相反，当下呼吸道阻塞患者，因气流呼出不畅，呼气需要用力，从而引起肋间隙膨隆，因呼气时间延长，又称之为呼气性呼吸困难，常见于支气管哮喘和阻塞性肺气肿。

2. 呼吸频率及节律改变　见本章第二节"呼吸"。

（二）触诊

1. 胸廓扩张度（thoracic expansion）　即呼吸时的胸廓动度，于胸廓前下部检查较易获得，因该处胸廓呼吸时动度较大。胸廓扩张受限常见于大量胸腔积液、气胸、胸膜增厚和肺不张等。

2. 语音震颤　当被检查者发出语音时，声波起源于喉部，沿气管、支气管及肺泡，传到胸壁所引起共鸣的震动，可由检查者的手触及，称触觉震颤（tactile fremitus）。根据其震动的增强或减弱，可判断胸内病变的性质。语音震颤的强弱主要取决于气管、支气管是否通畅，以及胸壁传导是否良好。正常成人、男性和消瘦者较儿童、女性和肥胖者为强；前胸上部和右胸上部较前胸下部和左胸上部为强。

语音震颤减弱或消失主要见于：①肺泡内含气量过多，如肺气肿；②支气管阻塞，如阻塞性肺不张；③大量胸腔积液或气胸；④胸膜高度增厚粘连；⑤胸壁皮下气肿。

语音震颤增强主要见于：①肺泡内有炎症浸润，因肺组织实变使语颤传导良好，如大叶性肺炎实变期、大片肺梗死等；②接近胸膜的肺内巨大空腔，声波在空洞内产生共鸣，如空洞型肺结核、肺脓肿等。

（三）叩诊

胸部叩诊音可分为清音、过清音、鼓音、浊音和实音，在强度、音调、时限和性质方面具有各自的特点。正常胸部叩诊为清音，音调低，音响长而大，其音响强弱和高低与肺脏的含气量的多寡、胸壁的厚薄以及邻近器官的影响有关。肺张力减弱而含气量增多时，如肺气肿等，叩诊呈过清音（hyperresonance）。肺内空腔性病变如其腔径大于 3~4cm，且靠近胸壁时，如空洞型肺结核、液化了的肺脓肿和肺囊肿等，叩诊可呈鼓音（tympany），音调较高、音响长，类似击鼓的声音；胸膜腔积气，如气胸时，叩诊亦可为鼓音。肺部大面积含气量减少的病变，如肺炎、肺不张、肺结核、肺梗死、肺水肿及肺硬化等，肺内不含气的占位病变，如肺肿瘤、肺包虫或囊虫病、未液化的肺脓肿等，以及胸腔积液、胸膜增厚等病变，叩诊均为浊音（dullness）或实音（flatness），音调高，音响低，震动时间较短暂。

正常人平静呼吸时，肺下界位于锁骨中线第 6 肋间隙上，腋中线第 8 肋间隙上，肩胛线第 10 肋间隙上。正常的位置可因体型、发育情况的不同而有所差异。病理情况下，肺下界降低见于肺气肿、腹腔内脏下垂，肺下界上升见于肺不张、腹水、气腹、肝脾肿大、腹腔内巨大肿瘤及膈肌麻痹等。正常人在深呼吸时肺下界的移动范围为 6~8cm。肺下界移动度减弱见于肺组织弹性消失，如肺气肿、肺组织萎缩、肺不张及肺组织炎症和水肿。当胸腔大量积液、积气、广泛胸膜增厚粘连及膈神经麻痹时肺下界及其移动度不能叩得。

（四）听诊

1. 正常呼吸音 正常人肺泡呼吸音的强弱与性别、年龄、呼吸的深浅、肺组织弹性的大小及胸壁的厚薄等有关。男性肺泡呼吸音较女性为强，儿童的肺泡呼吸音较老年人强，乳房下部及肩胛下部肺泡呼吸音最强，其次为腋窝下部，而肺尖及肺下缘区域则较弱。此外，矮胖体型者肺泡呼吸音亦较瘦长者为弱。

正常呼吸音（normal breath sound）有以下几种：

（1）气管呼吸音（tracheal breath sound）：是空气进出气管所发出的声音，粗糙、响亮且高调，吸气与呼气相几乎相等，于胸外气管上面可听及。

（2）支气管呼吸音（bronchial breath sound）：为口鼻吸入的气流在声门、气管或主支气管形成湍流所产生的声音，似将舌抬高后呼气时所发出"哈"的音响，该呼吸音强而高调。正常人于喉部、胸骨上窝、背部第 6、7 颈椎及第 1、2 胸椎附近均可听到支气管呼吸音，且越靠近气管区，其音响越强，音调亦渐降低。

（3）支气管肺泡呼吸音（bronchovesicular breath sound）：又称混合性呼吸音，兼有支气管呼吸音和肺泡呼吸音的特点。正常人于胸骨两侧第 1、2 肋间隙，肩胛间区第 3、4 胸椎水平以及肺尖前后部可听及支气管肺泡呼吸音。

（4）肺泡呼吸音（vesicular breath sound）：是由于空气在细支气管和肺泡内进出移动的结果。肺泡呼吸音为一种叹息样的或柔和吹风样的"夫"声，在大部分肺野内均可听及。其音调相对较低。

2. 异常呼吸音（abnormal breath sound）

（1）异常肺泡呼吸音

1）肺泡呼吸音减弱或消失：发生的原因有：①胸廓活动受限，如胸痛、肋软骨骨化和肋骨切除等；②呼吸肌疾病，如重症肌无力、膈肌瘫痪和膈肌升高等；③支气管阻塞，如阻塞性肺气肿、支气管狭窄等；④压迫性肺膨胀不全，如胸腔积液或气胸等；⑤腹部疾病，如大量腹水、腹部巨大肿瘤等。

2）肺泡呼吸音增强：发生的原因有：①运动、发热或代谢亢进时机体需氧量增加，引起呼吸深长和增快；②贫血时缺氧，兴奋呼吸中枢，导致呼吸运动增强；③血液酸度增高刺激呼吸中枢，使呼吸深长，如酸中毒等。一侧肺泡呼吸音增强，见于一侧肺胸病变引起肺泡呼吸音减弱，此时健侧肺可发生代偿性肺泡呼吸音增强。

3）粗糙性呼吸音：支气管或肺部炎症时支气管黏膜轻度水肿或狭窄，使气流进出不畅所形成的粗糙呼吸音。

（2）异常支气管呼吸音：在正常肺泡呼吸音部位听到支气管呼吸音，则为异常的支气管呼吸音，或称管样呼吸音，可由下列因素引起。

1）肺组织实变：常见于大叶性肺炎的实变期，其支气管呼吸音强而高调。实变的范围越大、越浅，其声音越强，反之则较弱。

2）肺内大空腔：当肺内大空腔与支气管相通，且其周围肺组织又有实变存在时，音响在空腔内共鸣，并通过实变组织产生良好传导，故可听及清晰的支气管呼吸音，常见于肺脓肿或空洞型肺结核的患者。

3）压迫性肺不张：胸腔积液时，压迫肺脏，发生压迫性肺不张，因肺组织较致密，有利于支气管音的传导，故于积液区上方有时可听到支气管呼吸音，但强度较弱而且遥远。

3. 啰音（crackle，rale） 正常情况下并不存在，是呼吸音以外的附加音，按性质的不同可分为下列几种。

（1）湿啰音（moist crackle）：又称水泡音，为由于吸气时气体通过呼吸道内的分泌物如渗出液、痰液、血液、黏液和脓液等，形成的水泡破裂所产生的声音。湿啰音断续而短暂，一次常连续多个出现，部位较恒定，性质不易变，于吸气时或吸气终末较为明显，咳嗽后可减轻或消失。湿啰音分为粗、中、细湿啰音和捻发音。

1）粗湿啰音（coarse crackle）：又称大水泡音，多出现在吸气早期。见于支气管扩张、肺水肿及肺结核或肺脓肿空洞。

2）中湿啰音（medium crackle）：又称中水泡音，多出现于吸气的中期。见于支气管炎、支气管肺炎等。

3）细湿啰音（fine crackle）：又称小水泡音，多在吸气后期出现。常见于细支气管炎、支气管肺炎、肺淤血和肺梗死等。

4）捻发音（crepitus）：是一种极细而均匀一致的湿啰音，多在吸气的终末听及，好似在耳边用手指捻搓一束头发时所发出的声音。常见于细支气管和肺泡炎症或充血，如肺淤血、肺炎早期和肺泡炎等。但正常老年人或长期卧床的患者于肺底可听及捻发音，在数次深呼吸或咳嗽后可消失。

（2）干啰音（rhonchi）：系由于气管、支气管或细支气管狭窄或部分阻塞，空气吸入或呼出时发生湍流所产生的声音。干啰音音调较高，持续时间较长，吸气及呼气时均可听及，强度、性质及部位均易变换。发生于主支气管以上大气道的干啰音，有时不用听诊器亦可听及,谓之喘鸣。发生于双侧肺部的干啰音,常见于支气管哮喘、慢性支气管炎和心源性哮喘等。局限性干啰音,是由于局部支气管狭窄所致,常见于支气管内膜结核或肿瘤等。

4. 胸膜摩擦音(pleural friction rub) 正常胸膜表面光滑,胸膜腔内有微量液体存在,呼吸时胸膜脏层和壁层之间相互滑动并无音响发生。当胸膜面由于炎症,脏、壁两层胸膜表面变粗糙,则随着呼吸便可出现胸膜摩擦音。最常听到的部位是前下侧胸壁,一般于吸气末或呼气初较为明显,屏气时即消失。胸膜摩擦音常发生于纤维素性胸膜炎、肺梗死、胸膜肿瘤及尿毒症等患者。

四、心脏检查

(一)视诊

1. 心尖搏动 正常成人心尖搏动位于第 5 肋间,左锁骨中线内侧 0.5~1.0cm,搏动范围以直径计算为 2.0~2.5cm。

心尖搏动位置的改变可受多种生理性和病理性因素的影响:

(1)生理性因素:正常仰卧时心尖搏动略上移;左侧卧位,心尖搏动向左移 2.0~3.0cm;右侧卧位可向右移 1.0~2.5cm。体型瘦长心脏呈垂位,心尖搏动移向内下,可达第 6 肋间。

(2)病理性因素:①左心室增大,心尖搏动向左下移位,常见于主动脉瓣关闭不全;②右心室增大,心尖搏动向左侧移位,常见于二尖瓣狭窄;③左、右心室增大,心尖搏动向左下移位并伴心界向两侧扩大,常见于扩张型心肌病;④先天性右位心,心尖搏动在右侧与正常心尖搏动相对应位置,位于胸骨右缘第 5 肋间;⑤心外的因素如一侧胸膜增厚或肺不张导致纵隔移位,心尖搏动向患侧移位;⑥一侧胸腔积液或气胸导致纵隔移位,心尖搏动向病变对侧移位。当有大量腹水、腹腔巨大肿瘤时,横膈抬高使心脏横位,心尖搏动随之向上外移位。

2. 心前区隆起和异常搏动 先天性心脏病或儿童时期患风湿性心脏瓣膜病伴心脏增大,尤其是右心室增大时,挤压正在发育中的左侧前胸壁而向外隆起。消瘦者的剑突下搏动可能来自正常的腹主动脉搏动或心脏垂位时的右心室搏动;病理情况下,肺源性心脏病或者腹主动脉瘤患者均可致右心室肥大,右心室收缩期搏动,出现剑突下搏动;胸骨左缘第 2 肋间搏动,多见于肺动脉扩张或肺动脉高压,也可见于少数正常青年人(特别是瘦长体型者)在体力活动或情绪激动时。胸骨右缘第 2 肋间收缩期搏动,多为主动脉弓动脉瘤或升主动脉扩张。

(二)触诊

心脏触诊除可进一步确定心尖搏动的位置及判断心尖或心前区的抬举性搏动外,尚可发现心脏病特有的震颤及心包摩擦感。检查者先用右手全手掌开始检查,置于心前区,然后逐渐缩小到用手掌尺侧(小鱼际)或示指和中指指腹并拢同时触诊,必要时也可单指指腹触诊。

左心室肥大时,手指触及强有力的心尖搏动抬起,这种较大范围增强的外向运动称为抬举性搏动。当触诊时手掌感到的一种细小震动感,与在猫喉部摸到的呼吸震颤类似,称为震颤(thrill),又称猫喘,是心血管器质性疾病的特征性体征之一,常见于某些先天性心血管病或狭窄性瓣膜病变。发现震颤后首先应确定部位及来源,其次确定其处于心动周期中的时相,最后分析其临床意义。根据不同部位与时相将震颤分为收缩期、舒张期和连续性震颤(表 4-2)。

表 4-2　心前区震颤的临床意义

时相	部位	常见病变
收缩期	胸骨右缘第 2 肋间	主动脉狭窄
	胸骨左缘第 2 肋间	肺动脉狭窄
	胸骨左缘第 3~4 肋间	室间隔缺损
	心尖区	重度二尖瓣狭窄
舒张期	心尖区	二尖瓣狭窄
连续性	胸骨左缘第 2 肋间	动脉导管未闭

(三) 叩诊

心浊音界包括相对及绝对浊音界两部分,心脏左右缘被肺遮盖的部分,叩诊呈相对浊音,而不被肺遮盖的部分则叩诊呈绝对浊音,心脏相对浊音界反映心脏的实际大小。以胸骨中线至心浊音界线的垂直距离(cm)表示正常成人心相对浊音界(表 4-3)。

表 4-3　正常成人心脏相对浊音界

右界 /cm	肋间	左界 /cm
2~3	II	2~3
2~3	III	3.5~4.5
3~4	IV	5~6
	V	7~9

注:正常人左锁骨中线距胸骨中线为 8~10cm。

心浊音界改变及其临床意义如下。

1. 心脏以外因素　可以造成心脏移位或心浊音界改变,如一侧大量胸腔积液或气胸可使心界移向健侧,一侧胸膜粘连、增厚与肺不张则使心界移向病侧。大量腹水或腹腔巨大肿瘤可使横膈抬高、心脏横位,以致心界向左增大等。肺气肿时心浊音界变小。

2. 心脏本身病变　包括心房、心室增大与心包积液等,常见于主动脉瓣关闭不全、肺源性心脏病或房间隔缺损、扩张型心肌病、二尖瓣狭窄、肺动脉段扩大及主动脉扩张、升主动脉瘤等。

(四) 听诊

1. 心脏瓣膜听诊区　通常有 5 个听诊区,分别为:①二尖瓣区:心尖搏动最强点,又称心尖区;②肺动脉瓣区:胸骨左缘第 2 肋间;③主动脉瓣区:胸骨右缘第 2 肋间;④主动脉瓣第二听诊区:胸骨左缘第 3 肋间,又称 Erb 区;⑤三尖瓣区:胸骨下端左缘,即胸骨左缘第 4、5 肋间。

2. 听诊内容　包括心率、心律、心音、额外心音、杂音和心包摩擦音。

(1) 心率(heart rate):指每分钟心搏次数。正常成人在安静、清醒的情况下心率范围为 60~100 次 /min,女性稍快,儿童较快。凡成人心率超过 100 次 /min,婴幼儿心率超过 150 次 /min 称为心动过速。心率低于 60 次 /min 称为心动过缓。

（2）心律（cardiac rhythm）：指心脏跳动的节律，正常人心律基本规则。最常见的心律失常有期前收缩（premature beat）和心房颤动（atrial fibrillation）。期前收缩是指在规则心律基础上，突然提前出现一次心跳，其后有一较长间歇。心房颤动的听诊特点是心律绝对不规则、第一心音强弱不等和脉率少于心率，后者称脉搏短绌（pulse deficit），心房颤动的常见原因有二尖瓣狭窄、高血压病、冠心病和甲状腺功能亢进症等。

（3）心音（heart sound）：按其在心动周期中出现的先后次序，依次命名为第一心音（S_1）、第二心音（S_2）、第三心音（S_3）和第四心音（S_4）。通常情况下，只能听到第一、第二心音。部分青少年中可闻及第三心音。第四心音一般听不到，如听到第四心音，属病理性。

第一心音出现在心室开始收缩早期，是由于二尖瓣、三尖瓣瓣膜关闭，瓣叶突然紧张产生振动而发出声音，音调较低钝，强度较响，历时较长（持续约 0.1s），与心尖搏动同时出现，在心尖部最响；第二心音出现在心室舒张的开始，是血流在主动脉与肺动脉内突然减速和半月瓣突然关闭引起瓣膜振动所致，音调较高而脆，强度较 S_1 弱，历时较短（约 0.08s），不与心尖搏动同步，在心底部最响；第三心音出现在心室舒张早期，快速充盈期之末，是由于血液自心房冲击室壁，使心室壁、腱索和乳头肌突然紧张、振动所致，音调轻而低，持续时间短（约 0.04s），局限于心尖部及其内上方，仰卧位、呼气时较清楚；第四心音出现在心室舒张末期（收缩期前），与心房收缩使房室瓣及其相关结构（瓣环、腱索和乳头肌）突然紧张、振动有关，心尖部及其内侧较明显。心脏听诊最基本的技能是判定第一和第二心音。

（4）心音的改变及其临床意义

1）心音强度改变：影响心音强度的主要因素是心肌收缩力与心室充盈程度，瓣膜位置的高低，瓣膜的结构、活动性。

①第一心音强度的改变：S_1 增强常见于二尖瓣狭窄。由于左心室充盈减慢减少，以致在心室开始收缩时二尖瓣位置低垂，造成瓣膜关闭振动幅度大，因而 S_1 亢进。另外，在心肌收缩力增强和心动过速时，如高热、贫血、甲状腺功能亢进等均可使 S_1 增强。S_1 减弱常见于二尖瓣关闭不全。由于左心室舒张期过度充盈，使二尖瓣漂浮，以致在心室收缩前二尖瓣位置较高，关闭时振幅小，因而 S_1 减弱。其他如心肌炎、心肌病、心肌梗死或心力衰竭时，由于心肌收缩力减弱均可致 S_1 减弱。S_1 强弱不等常见于心房颤动和完全性房室传导阻滞。

②第二心音强度的改变：体循环或肺循环阻力的大小和半月瓣的病理改变是影响 S_2 的主要因素。S_2 有两个主要部分即主动脉瓣部分（A_2）和肺动脉瓣部分（P_2）。S_2 增强：常见于高血压、动脉粥样硬化、主动脉缩窄，主动脉压增高，主动脉瓣关闭有力，振动大。同样，肺循环阻力增高或血流量增多时，肺动脉压力增高，P_2 亢进常见于肺源性心脏病、左向右分流的先天性心脏病（如房间隔缺损、室间隔缺损、动脉导管未闭等）。S_2 减弱：由于体循环或肺循环阻力降低、血流减少、半月瓣钙化或严重纤维化时均可分别导致第二心音的 A_2 或 P_2 减弱，如低血压、主动脉瓣或肺动脉瓣狭窄等。

2）心音分裂（splitting of heart sound）：正常生理条件下，心室收缩与舒张时两个房室瓣与两个半月瓣的关闭并非绝对同步，三尖瓣较二尖瓣延迟关闭 0.02~0.03s，肺动脉瓣迟于主动脉瓣约 0.03s，上述时间差不能被人耳分辨，听诊仍为一个声音。当 S_1 或 S_2 的两个主要成分之间的间距延长，导致听诊闻及心音分裂为两个声音即称心音分裂。

①S_1 分裂：当左、右心室收缩明显不同步时，心室电或机械活动延迟，使三尖瓣关闭明显迟于二尖瓣。常见于完全性右束支传导阻滞、肺动脉高压等。

②S_2 分裂：临床上较常见，以肺动脉瓣区明显。见于下列情况：生理性分裂（physiologic

splitting)常见于青少年,由于深吸气时胸腔负压增加,右心回心血流增加,右室排血时间延长,使肺动脉瓣关闭延迟,出现 S_2 分裂。通常分裂(general splitting)是临床上最为常见的 S_2 分裂,也受呼吸影响,见于某些使右室排血时间延长的情况,如二尖瓣狭窄伴肺动脉高压、肺动脉瓣狭窄等,也可见于左室射血时间缩短,使主动脉瓣关闭时间提前(如二尖瓣关闭不全、室间隔缺损等)。

(5)额外心音(extra cardiac sound):指在正常 S_1、S_2 之外听到的病理性附加心音,多数为病理性。

1)奔马律(gallop rhythm):是心肌严重损害的体征,当伴显著心动过速时,额外心音与原有的 S_1、S_2 组成类似马奔跑时的蹄声,故称奔马律。常见于心力衰竭、急性心肌梗死、重症心肌炎、心肌病、高血压性心脏病等。

2)开瓣音(opening snap):又称二尖瓣开放拍击声,由于舒张早期血液自高压力的左房迅速流入左室,导致弹性尚好的瓣叶迅速开放后又突然停止,使瓣叶振动引起的拍击样声音。开瓣音的存在说明二尖瓣瓣叶弹性及活动尚好,是二尖瓣分离术适应证的重要参考条件。

3)心包叩击音(pericardial knock):见于缩窄性心包炎,为舒张早期心室快速充盈时,由于心包增厚,阻碍心室舒张以致心室在舒张过程中被迫骤然停止,导致室壁振动而产生的声音。

(6)心脏杂音(cardiac murmur):是指在心音与额外心音之外,在心脏收缩或舒张过程中的异常声音,杂音性质的判断对于心脏病的诊断具有重要的参考价值。

1)杂音产生的机制:杂音是由于血流加速或血流紊乱而产生湍流,冲击心壁、大血管壁、瓣膜、腱索等使之振动而在相应部位产生杂音。

①血流加速:血流速度越快,就越容易产生漩涡,杂音也越响。例如剧烈运动、严重贫血、高热、甲状腺功能亢进等。

②瓣膜口狭窄:血流通过狭窄处会产生湍流而形成杂音。如二尖瓣狭窄、主动脉瓣狭窄、肺动脉瓣狭窄、先天性主动脉缩窄等。此外,由于心腔或大血管扩张导致的瓣口相对狭窄,亦可形成湍流而出现杂音。

③瓣膜关闭不全:血液反流经过关闭不全的部位也会产生漩涡而出现杂音。如主动脉瓣关闭不全的主动脉瓣区舒张期杂音,高血压性心脏病左心室扩大导致的二尖瓣相对关闭不全的心尖区收缩期杂音。

④异常通道:如室间隔缺损、动脉导管未闭等,血流经过这些异常通道时会形成漩涡而产生杂音。

⑤心腔异常结构:如心内膜炎的赘生物或断裂的腱索残端漂浮,均可能扰乱血液层流而出现杂音。

⑥大血管瘤样扩张:血液在流经该血管瘤(主要是动脉瘤)时会形成涡流而产生杂音。

2)杂音的特性与听诊要点

①最响部位:杂音最响部位常与病变部位有关,如杂音在心尖部最响,提示二尖瓣病变;杂音在主动脉瓣区或肺动脉瓣区最响,则分别提示为主动脉瓣或肺动脉瓣病变;如在胸骨左缘第3、4肋间闻及响亮而粗糙的收缩期杂音,应考虑室间隔缺损等。

②杂音性质:临床上常形容杂音为吹风样、隆隆样(雷鸣样)、机器样、喷射样、叹气样(哈气样)、乐音样和鸟鸣样等。杂音的频率常与形成杂音的血流速度成正比。临床上可根据杂

音的性质,推断不同的病变。如心尖区舒张期隆隆样杂音是二尖瓣狭窄的特征;心尖区粗糙的吹风样全收缩期杂音,常提示二尖瓣关闭不全;心尖区柔和而高调的吹风样杂音常为功能性杂音;主动脉瓣第二听诊区舒张期叹气样杂音为主动脉瓣关闭不全等。

③杂音强度:收缩期杂音的强度一般采用 Levine 6 级分级法。Ⅰ级:杂音很微弱,时间短,需仔细听;Ⅱ级:柔和、较易听到的弱杂音;Ⅲ级:中等强度的杂音;Ⅳ级:响亮的杂音伴震颤;Ⅴ级:响亮、震耳伴震颤,听诊器离开胸壁听不到;Ⅵ级:极响、强烈震颤,听诊器离开胸壁一定距离也能听到。对舒张期杂音的分级也可参照此标准,分为轻、中、重度三级。

杂音分级的记录方法:杂音级别为分子,6 为分母;如响度为 2 级的杂音则记为 2/6 级杂音。一般认为 3/6 级或以上的杂音多为器质性病变。

3)杂音的临床意义:杂音对判断心血管疾病有重要价值,但杂音并不是诊断心脏病的必要条件。根据产生杂音的心脏部位有无器质性病变可区分为器质性杂音与功能性杂音;根据杂音的临床意义又可以分为病理性杂音和生理性杂音。功能性杂音包括:生理性杂音;全身性疾病如甲状腺功能亢进使血流速度明显增加引起的杂音;有心脏病理意义的相对性关闭不全或狭窄引起的相对性杂音。生理性杂音必须符合以下条件:只限于收缩期、心脏无增大、杂音柔和、吹风样、无震颤。生理性与器质性收缩期杂音的鉴别见表4-4。

表 4-4　生理性与器质性收缩期杂音的鉴别要点

	生理性	器质性
年龄	儿童、青少年多见	见于任何年龄
部位	肺动脉瓣区和 / 或心尖部	见于任何瓣膜区
性质	柔和,吹风样	粗糙,吹风样或喷射样
持续时间	短	较长,常为全收缩期
强度	≤2/6 级	常≥3/6 级
震颤	无	3/6 级以上常伴有震颤
传导	较局限	较广泛而远

根据杂音出现在心动周期中的时期与部位,将杂音的特点和临床意义分述如下:
①收缩期杂音

二尖瓣区:A. 功能性:常见于运动、发热、贫血、妊娠与甲状腺功能亢进等,具有病理意义的相对性杂音一般见于左心增大引起的二尖瓣相对性关闭不全,如高血压性心脏病、冠心病、贫血性心脏病和扩张型心肌病等。B. 器质性:主要见于风湿性心瓣膜病二尖瓣关闭不全、二尖瓣脱垂等。

主动脉瓣区:A. 功能性:见于升主动脉扩张,如高血压和主动脉粥样硬化。B. 器质性:多见于各种病因的主动脉瓣狭窄。

肺动脉瓣区:A. 功能性:其中生理性杂音在青少年及儿童中多见。具有病理意义的相对性杂音见于肺淤血及肺动脉高压导致肺动脉扩张产生的肺动脉瓣相对性狭窄的杂音,常见于二尖瓣狭窄、先天性心脏病的房间隔缺损等。B. 器质性:见于肺动脉瓣狭窄。

三尖瓣区:A. 相对性:多见于右心室扩大的患者,如二尖瓣狭窄、肺心病,因右心室扩大导致三尖瓣相对性关闭不全。杂音可随病情好转、心腔缩小而减弱或消失。B. 器质性:极少见,听诊特点与器质性二尖瓣关闭不全类似,但不传至腋下,可伴颈静脉和肝脏收缩期搏动。

②舒张期杂音

二尖瓣区:A. 相对性:主要见于中、重度主动脉瓣关闭不全,导致左室舒张期容量负荷过高,使二尖瓣基本处于半关闭状态,呈现相对狭窄而产生杂音,称 Austin Flint 杂音。应注意与器质性二尖瓣狭窄的杂音鉴别。B. 器质性:主要见于风湿性心瓣膜病的二尖瓣狭窄。

主动脉瓣区:常见原因为风湿性心瓣膜病或先天性心脏病的主动脉瓣关闭不全、特发性主动脉瓣脱垂、梅毒性升主动脉炎和马方综合征所致主动脉瓣关闭不全。

肺动脉瓣区:器质性病变引起者极少,多为由于肺动脉扩张导致相对性关闭不全所致的功能性杂音,常见于二尖瓣狭窄伴明显肺动脉高压。

三尖瓣区:局限于胸骨左缘第 4、5 肋间,低调隆隆样,深吸气末杂音增强,见于三尖瓣狭窄,极为少见。

③连续性杂音:常见于先天性心脏病动脉导管未闭。此外,先天性心脏病主肺动脉间隔缺损、冠状动静脉瘘、冠状动脉窦瘤破裂也可出现连续性杂音。

(7)心包摩擦音(pericardial friction sound):指脏层与壁层心包因炎症致纤维蛋白沉积而粗糙,以致在心脏搏动时产生摩擦而出现的声音。在心前区或胸骨左缘第 3、4 肋间最响亮,坐位前倾及呼气末更明显。当心包腔有一定积液量后,摩擦音可消失。常见于各种感染性心包炎,也可见于急性心肌梗死、尿毒症和系统性红斑狼疮等非感染性情况。

五、血管检查

(一)脉搏
见本章第二节。

(二)血压
见本章第二节。

(三)血管杂音及周围血管征

1. **静脉杂音**　由于静脉压力低,不易出现涡流,故杂音一般不明显。在颈根部近锁骨处甚至在锁骨下,尤其是右侧可出现低调、柔和、连续性杂音,又称颈静脉营营声(无害性杂音),坐位及站立明显,系颈静脉血液快速回流入上腔静脉所致。

2. **动脉杂音**　甲状腺功能亢进症所致甲状腺侧叶的连续性杂音临床上极为多见;多发性大动脉炎的狭窄病变部位可听到收缩期杂音;肾动脉狭窄时,在上腹部或腰背部闻及收缩期杂音;肺内动静脉瘘时,在胸部相应部位有连续性杂音;外周动静脉瘘时则在病变部位出现连续性杂音。

3. **周围血管征**　水冲脉、枪击音、Duroziez 双重杂音、毛细血管搏动征合称为周围血管征。常见于主动脉瓣重度关闭不全、甲状腺功能亢进、严重贫血和动脉导管未闭等。

(1)枪击音(pistol shot sound):在四肢较大动脉表面可闻及与心跳一致、短促如射枪的声音。

(2)Duroziez 双重杂音:在股动脉处以听诊器钟型体件稍加压力,可闻及收缩期与舒张期双期吹风样杂音,Duroziez 首先描述此双重杂音。

(3)毛细血管搏动征(capillary pulsation):用手指轻压患者指甲末端或以玻片轻压患者口唇黏膜,使局部发白,白色的局部边缘可有规律的红、白交替出现。

第六节 腹 部 检 查

腹部检查是体格检查的重要组成部分,检查方法包括视诊、触诊、叩诊、听诊四种方法,尤以触诊最为重要。为了避免触诊引起胃肠蠕动增加,使肠鸣音发生变化,腹部检查的顺序为视、听、触、叩,但记录时为了统一格式仍按视、触、叩、听的顺序。

一、腹部的体表标志及分区

(一)体表标志

1. **肋弓下缘**(costal margin) 由第 8~10 肋软骨连接形成的肋缘和第 11、12 浮肋构成。肋弓下缘是腹部体表的上界,常用于腹部分区,肝、脾的测量和胆囊的定位。

2. **剑突**(xiphoid process) 是胸骨下端的软骨。是腹部体表的上界,常作为肝脏测量的标志。

3. **腹上角**(upper abdominal angle) 是两侧肋弓至剑突根部的交角,常用于判断体型及肝的测量。

4. **髂前上棘**(anterior superior iliac spine) 是髂嵴前方突出点,是腹部九区分法的标志和骨髓穿刺的部位。

5. **腹直肌外缘**(lateral border of rectus muscles) 相当于锁骨中线的延续,常为手术切口和胆囊点的定位。

6. **腹股沟韧带**(inguinal ligament) 是腹部体表的下界,是寻找股动、静脉的标志,常是腹股沟疝的通过部位和所在。

7. **肋脊角**(costovertebral angle) 是两侧背部第 12 肋骨与脊柱的交角,为检查肾叩痛的位置。

(二)腹部分区

腹部有不同的分区法,常用的有四区法和九区法。

1. **四区分法** 通过脐划一水平线与一垂直线,将腹部分为四区,即左、右上腹部和左、右下腹部。

2. **九区分法** 以两侧肋弓下缘连线和两侧髂前上棘连线为两条水平线,以及通过左、右髂前上棘至腹中线连线中点的两条垂直线,四线相交将腹部划分为井字形九区。即左、右上腹部(季肋部)、左、右侧腹部(腰部)、左、右下腹部(髂窝部)及上腹部、中腹部(脐部)和下腹部(耻骨上部)。

二、腹部检查内容

(一)视诊

腹部视诊的主要内容有腹部外形、呼吸运动,腹壁皮肤,腹壁静脉,胃肠型和蠕动波等。

1. **腹部外形** 应注意有无全腹或局部的膨隆或凹陷,有腹水或腹部肿块时,还应测量腹围的大小。健康正常成年人平卧时,以肋缘与耻骨联合作一假想的平面,作为是否腹部膨隆的参考标准。若前腹壁大致处于平面的上下方附近,称为腹部平坦;若明显在平面之上为膨隆;明显在此平面以下为凹陷。

(1)腹部膨隆:平卧时前腹壁明显高于肋缘与耻骨联合的平面,外观呈凸起状,称腹部膨隆(abdominal distension),除生理状况肥胖、妊娠外,腹腔积液、腹内积气、巨大肿瘤等可引起全腹膨隆;局限性膨隆常为脏器肿大、腹内肿瘤或炎性肿块、胃或肠胀气,以及腹壁上的肿物和疝所致。有时局部膨隆是由腹壁上的肿块(如皮下脂肪瘤、结核性脓肿等)而非腹腔内病变造成。

(2)腹部凹陷:仰卧时前腹壁明显低于肋缘与耻骨联合的平面,称腹部凹陷(abdominal concavity),常见于显著消瘦和严重脱水者。严重时前腹壁凹陷几乎贴近脊柱,肋弓、髂嵴和耻骨联合显露,使腹外形如舟状,称舟状腹(scaphoid abdomen),见于恶病质,如结核病、恶性肿瘤等慢性消耗性疾病。

2. 呼吸运动　正常人腹壁随呼吸运动上下起伏,即为腹式呼吸运动,男性及小儿以腹式呼吸为主,而成年女性则以胸式呼吸为主。腹式呼吸减弱常因腹膜炎症、腹水、急性腹痛、腹腔内巨大肿物或妊娠等。腹式呼吸消失常见于胃肠穿孔所致急性腹膜炎或膈肌麻痹等。

3. 腹壁静脉　正常人腹壁静脉一般不显露,皮肤较薄而松弛的老年人可见静脉显露于皮肤,但常为较直条纹,并不迂曲。腹壁静脉曲张明显表示已有侧支循环建立,见于以下几种情况:

(1)门静脉高压:门静脉阻塞有门静脉高压时,腹壁曲张静脉常以脐为中心向四周伸展,血液经脐静脉脐孔而入腹壁浅静脉流向四方。门静脉高压显著时,脐部可见到一簇曲张静脉向四周放射,如水母头,常在此处听到静脉血管杂音。

(2)上腔静脉阻塞:上腹壁或胸壁的浅静脉曲张血流方向均转流向下,借简单的指压法即可鉴别。

(3)下腔静脉阻塞:腹部及胸部出现血流自下而上的明显扩张的静脉。

4. 胃肠型和蠕动波　正常人腹部一般看不到胃和肠的轮廓及蠕动波形,当胃肠道发生梗阻时,梗阻近端的胃或肠段饱满而隆起,可显出各自的轮廓,称为胃型或肠型(gastral or intestinal pattern),伴有该部位的蠕动加强,可以看到蠕动波(peristalsis)。在观察蠕动波时,从侧面观察更易察见,亦可用手轻拍腹壁而诱发之。

(二)触诊

触诊是腹部检查的主要方法,可以进一步确定视诊所见,并可发现一些潜在的异常。医师应站立于被检查者右侧,面对被检查者,以轻柔动作按顺序触诊,先触诊健康部位,逐渐移向病变区域,一般自左下腹开始逆时针方向至右下腹,再至脐部。触诊内容包括压痛、反跳痛和腹壁肌紧张、腹内肿物等。

1. 腹壁紧张度　正常人腹壁柔软,某些病理情况可使全腹或局部腹肌紧张度增加或减弱。

(1)腹壁紧张度增加:按压腹壁时阻力较大,有明显的抵抗感,多因腹腔内有急性炎症,刺激腹膜而引起反射性腹肌痉挛。腹壁紧张可分为几种情况。当急性胃肠穿孔或脏器破裂所致急性弥漫性腹膜炎,腹壁常有明显紧张,甚至强直、硬如木板,称板状腹(board like rigidity);局部腹壁紧张常由脏器炎症波及腹膜而引起,如上腹或左上腹肌紧张常见于急性胰腺炎,右上腹肌紧张常见于急性胆囊炎,右下腹肌紧张常见于急性阑尾炎,但也可见于胃穿孔。腹膜慢性炎症时可出现揉面感,常见于结核性炎症、癌性腹膜炎。

(2)腹壁紧张度减低:腹壁松软无力,失去弹性、全腹紧张度减低,多见于慢性消耗性疾病或大量放腹水后,亦见于经产妇或年老体弱者。脊髓损伤所致腹肌瘫痪和重症肌无力可使腹壁张力消失。

2. 压痛及反跳痛　正常腹部在触摸时一般不引起疼痛,压痛(tenderness)多来自腹壁或腹腔内的病变,如脏器的炎症、淤血、肿瘤、破裂、扭转以及腹膜的刺激等。压痛的部位常提示存在相关脏器的病变。一些位置较固定的压痛点常反映特定的疾病,如位于脐与右髂前上棘连线中、外 1/3 交界处的 McBurney 点(麦氏点)压痛,标志阑尾的病变;位于右锁骨中线与肋缘交界处的胆囊点压痛标志胆囊的病变等。

当触诊腹部出现压痛后,压于原处稍停片刻,然后迅速将手抬起,如此时患者感觉腹痛骤然加重,称为反跳痛(rebound tenderness)。反跳痛是炎症累及腹膜壁层的征象。

腹膜炎患者常有腹肌紧张、压痛与反跳痛,称腹膜刺激征(peritoneal irritation sign),亦称腹膜炎三联征。

3. 脏器触诊

(1)肝脏触诊:主要用于了解肝脏下缘的位置和肝脏的质地、表面、边缘及搏动等。检查者立于患者右侧用单手或双手触诊。单手触诊法:触诊时将右手四指并拢,掌指关节伸直,与肋缘大致平行地放在右上腹部,从右锁骨中线的延长线自脐水平以下开始,逐步向上移动右手,手法应与呼吸运动密切配合。双手触诊法:在单手触诊法的基础上,将左手托住被检查者右腰部,触诊时左手向上推,这样吸气时下移的肝脏就更易碰到右手指,可提高触诊的效果。

正常成人的肝脏,一般在肋缘下触不到,肝脏下移常见于内脏下垂、肺气肿、右侧胸腔大量积液导致膈肌下降;局限性肝大见于肝脓肿、肝肿瘤及肝囊肿;弥漫性肿大见于病毒性肝炎、肝淤血、脂肪肝、早期肝硬化、白血病、血吸虫病、华支睾吸虫病等。肝脏缩小见于急性和亚急性重型肝炎、门脉性肝硬化晚期,提示病情极为严重。肝脏触诊还应描述其质地,正常肝脏质地柔软,如触撅起之口唇;急性肝炎及脂肪肝时肝质地稍韧,慢性肝炎及肝淤血质韧如触鼻尖;肝硬化质硬,肝癌质地最坚硬,如触前额。

(2)脾脏触诊:正常情况下脾脏不能触及,能触到脾脏则提示脾脏肿大至正常 2 倍以上。脾脏触诊一般用双手触诊法进行检查,如同触诊肝脏一样,直至触到脾缘或左肋缘为止。在脾脏轻度肿大而仰卧位不易触到时,可嘱患者取右侧卧位,双下肢屈曲,此时用双手触诊则容易触到。脾脏肿大的测量法:第Ⅰ线测量(甲乙线),指左锁骨中线与左肋缘交点至脾下缘的距离,以厘米表示(下同),脾脏轻度肿大时只作第Ⅰ线测量;第Ⅱ线测量(甲丙线),指左锁骨中线与左肋缘交点至脾脏最远点的距离;第Ⅲ线测量(丁戊线),指脾右缘与前正中线的距离(图 4-1)。如脾脏高度增大向右越过前正中线,则测量脾右缘至前正中线的最大距离,以"+"表示;未超过前正中线则测量脾右缘与前正中线的最短距离,以"−"表示。

临床记录中,常将脾肿大分为轻、中、高三度。脾缘不超过肋下 2cm 为轻度肿大;超过 2cm,在脐水平线以上为中度肿大;超过脐水平线或前正中线则为高度肿大,即巨脾。脾脏高度肿大时,应加测第Ⅱ、第Ⅲ线,并作图表示。

脾脏肿大常见于急慢性肝炎、伤寒、粟粒型结核、急性疟疾、败血症、肝硬化、慢性淋巴细胞白血病、慢性溶血性黄疸、淋巴瘤、黑热病、慢性疟疾和骨髓纤维化等。脾周围炎或脾梗死时,脾脏触诊时有摩擦感且有明显压痛,听诊时也可闻及摩擦音。

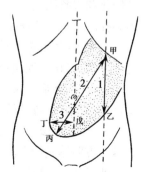

图 4-1　脾肿大的测量法

（3）胆囊触诊：可用单手滑行触诊法或钩指触诊法进行。正常时胆囊不能触及。胆囊肿大可在右肋缘下、腹直肌外缘处触到，一般呈梨形或卵圆形，常有触痛，随呼吸上下移动。常见于急性胆囊炎、壶腹周围癌、胆囊结石或胆囊癌等。

急性胆囊炎有时触诊不能查到胆囊，此时可探测胆囊触痛。以左手掌平放于患者右胸下部，以拇指指腹勾压于右肋下胆囊点处，嘱患者缓慢深吸气，在吸气过程中发炎的胆囊下移时碰到用力按压的拇指，即可引起疼痛，此为胆囊触痛，如因剧烈疼痛而致吸气中止称Murphy 征（Murphy sign）阳性。

（4）肾脏触诊：肾脏一般用双手触诊法。可采取平卧位或立位。正常人肾脏一般不易触及，有时可触到右肾下极。身材瘦长者，肾下垂、游走肾或肾脏代偿性增大时，肾脏较易触到。肾脏肿大常见于肾盂积水或积脓、肾肿瘤、多囊肾等。当肾脏和尿路有炎症，可在季肋点、上输尿管点、中输尿管点、肋脊点及肋腰点相应部位出现压痛点，肋脊点和肋腰点压痛常见于肾盂肾炎、肾脓肿和肾结核等；季肋点压痛亦提示肾脏病变；上输尿管点或中输尿管点出现压痛，提示输尿管结石、结核或化脓性炎症。

（5）胰腺触诊：由于胰腺位于腹膜后，一般不能触及。急性胰腺炎时，在上腹中部或左上腹有横行呈带状压痛及肌紧张；如在上腹部触及质硬而无移动性横行条索状的肿物时，应考虑为慢性胰腺炎。如呈坚硬块状，表面不光滑似有结节，则可能为胰腺癌。

（6）膀胱触诊：正常膀胱空虚时隐存于盆腔内，不易触到。只有当膀胱积尿，充盈胀大时，才越出耻骨上缘而在下腹中部触到。膀胱触诊一般采用单手滑行法。膀胱胀大最多见于尿道梗阻、脊髓病变、昏迷、腰椎或骶椎麻醉后以及手术后患者。

4. 液波震颤　腹腔内有大量游离液体时，如用手指叩击腹部，可感到液波震颤，或称波动感。此法检查腹水，需有 3 000~4 000ml 以上液量才能查出，不如移动性浊音敏感。

（三）叩诊

直接叩诊法和间接叩诊法均可应用于腹部，但一般多采用间接叩诊法。腹部叩诊内容如下。

1. 腹部叩诊音　正常情况下，腹部叩诊大部分区域均为鼓音，只有肝、脾、增大的膀胱、子宫占据的部位，以及两侧腹部近腰肌处叩诊为浊音。叩诊可从左下腹开始逆时针方向至右下腹部，再至脐部。当胃肠高度胀气和胃肠穿孔致气腹时，则鼓音范围明显增大。

2. 肝脏叩诊　叩诊法主要确定肝上、下界。当由清音转为浊音时，即为肝上界，再向下叩 1~2 肋间，则浊音变为实音，称肝绝对浊音界；确定肝下界时，由鼓音转为浊音处即是。肝浊音界扩大见于肝癌、肝脓肿、肝炎、肝淤血和多囊肝等。肝浊音界缩小见于急性重型肝炎、肝硬化和胃肠胀气等。肝浊音界消失代之以鼓音者，多由于肝表面覆有气体所致，是急性胃肠穿孔的一个重要征象。肝区叩击痛对于诊断肝炎、肝脓肿或肝癌有一定的意义。

3. 移动性浊音　是检查腹腔内有无液体的方法。当腹腔内游离腹水在 1 000ml 以上时，即可查出移动性浊音。

4. 肋脊角叩击痛　主要用于检查肾脏病变。正常时肋脊角处无叩击痛，当有肾炎、肾盂肾炎、肾结石、肾结核及肾周围炎时，肾区有不同程度的叩击痛。

5. 膀胱叩诊　膀胱空虚时叩诊呈鼓音，叩不出膀胱的轮廓。当膀胱内有尿液充盈时，耻骨上方叩诊呈圆形浊音区。女性在妊娠时子宫增大，子宫肌瘤或卵巢囊肿时，在该区叩诊也呈浊音，应予鉴别。

(四) 听诊

1. **肠鸣音**　当肠蠕动时,肠管内气体和液体随之而流动,产生一种断断续续的咕噜声,称为肠鸣音(bowel sound)。在正常情况下,肠鸣音大约每分钟 4~5 次。肠蠕动增强时,肠鸣音达每分钟 10 次以上,见于急性胃肠炎、服泻药后或胃肠道大出血时。如肠梗阻持续存在,肠鸣音数分钟才听到一次,称为肠鸣音减弱,见于老年性便秘、腹膜炎、电解质紊乱(低血钾)及胃肠动力低下等。如持续听诊 3~5min 未听到肠鸣音,称为肠鸣音消失,见于急性腹膜炎或麻痹性肠梗阻。

2. **振水音**　胃内气体与液体撞击而发出的声音称为振水音。正常人在进食过多的液体后可出现,但若在进食后 6~8h 以上仍有振水音,则提示幽门梗阻或胃扩张。

3. **血管杂音**　正常人腹部无血管杂音。病理性血管杂音常见于肾动脉狭窄、门静脉高压、肝血管瘤或肝癌等。

第七节　生殖器、肛门、直肠检查

生殖器、肛门和直肠的检查是全身体格检查的一部分,不可不查。对有检查指征的患者应对其说明检查的目的、方法和重要性,使之接受并配合检查。男医师检查女患者时,须有女医务人员在场。

一、男性生殖器检查

男性生殖器包括阴茎、阴囊(睾丸、附睾及精索)、前列腺和精囊等。先检查外生殖器阴茎及阴囊,后检查内生殖器前列腺及精囊。外生殖器的发育应与年龄相称,若与年龄不相称常提示内分泌疾病。

1. **阴茎(penis)**　观察有无包茎、包皮过长、红肿,尿道口有无压痛、黏液或脓液,龟头上有无溃疡、充血、分泌物及结节等。同时应观察阴茎大小与形态,成年人阴茎过小呈婴儿型阴茎,见于垂体功能或性腺功能不全患者;在儿童期阴茎过大呈成人型阴茎,见于性早熟,如促性腺激素过早分泌。假性性早熟见于睾丸间质细胞瘤患者。

2. **阴囊(scrotum)**　观察皮肤有无皮疹、脱屑溃烂、水肿、肿块及腹股沟疝等。阴囊皮肤增厚呈苔藓样,有大量浆液渗出,伴有顽固性奇痒,常见于阴囊湿疹;阴囊水肿除考虑局部炎症或过敏反应,还应考虑可能为全身性水肿的一部分,如肾病综合征。

3. **精索(spermatic cord)**　精索在左、右阴囊腔内各有一条,位于附睾上方,正常精索呈柔软的索条状,无压痛。若呈串珠样肿胀,见于输精管结核;若有挤压痛且局部皮肤红肿多为精索急性炎症。

4. **睾丸(testis)**　左、右各一,椭圆形,表面光滑柔韧。睾丸压痛明显常见于急性睾丸炎;睾丸慢性肿痛多由结核引起;一侧睾丸肿大、质硬并有结节,应考虑睾丸肿瘤或白血病细胞浸润。睾丸过小常为先天性或内分泌异常引起。

5. **附睾(epididymis)**　位于睾丸后外侧,是贮存精子和促进精子成熟的器官。急性炎症时肿痛明显,且常伴有睾丸肿大;慢性附睾炎则附睾肿大而压痛轻。若附睾肿胀而无压痛,质硬并有结节感,伴有输精管增粗且呈串珠状,可能为附睾结核。

6. **前列腺(prostate)**　正常前列腺质韧而有弹性,左、右两叶之间可触及正中沟。良性前列腺肥大时正中沟消失,表面光滑有韧感,无压痛及粘连,多见于老年人。前列腺肿大且有明显压痛,多见于急性前列腺炎;前列腺肿大、质硬、无压痛,表面有硬结节者多为前列腺癌。

二、女性外生殖器检查

一般情况下女性患者的生殖器不作常规检查,疑有妇产科疾病时应由妇产科医师进行检查。对未婚女性不做阴道检查,必要时直肠指检。

1. **阴阜(mons veneris)**　位于耻骨联合前面,性成熟后皮肤有阴毛。若阴毛先浓密后脱落而明显稀少或缺如,见于性功能减退症或席汉病等;阴毛明显增多,呈男性分布,多见于肾上腺皮质功能亢进。

2. **大阴唇(labium majus pudendi)**　为一对纵行长圆形隆起的皮肤皱襞,性成熟后表面有阴毛。未生育妇女两侧大阴唇自然合拢遮盖外阴;经产妇两侧大阴唇常分开;老年人或绝经后则常萎缩。

3. **小阴唇(labium minus pudendi)**　位于大阴唇内侧。小阴唇炎症时常有红肿疼痛。局部色素脱失见于白斑症;若有结节、溃烂应考虑癌变可能。如有乳突状或蕈样突起见于尖锐湿疣。

4. **阴蒂(clitoris)**　为两侧小阴唇前端会合处与大阴唇前连合之间的隆起部分,阴蒂过小见于性发育不全;过大应考虑两性畸形;红肿见于外阴炎症。

5. **阴道前庭(vestibulum vaginae)**　为两侧小阴唇之间的菱形裂隙,前部有尿道口,后部有阴道口。如有炎症则局部红肿、硬痛并有脓液溢出。肿大明显而压痛轻,可见于前庭大腺囊肿。

三、肛门与直肠检查

1. **视诊**　检查者用手分开患者臀部,观察肛门及其周围皮肤颜色及皱褶、有无红肿、血性与脓性分泌物;还应观察有无内外痔,有无肛门皲裂,有无直肠脱垂。

2. **触诊**　包括肛门或直肠指诊。触诊时医师右手示指戴指套或手套,并涂以润滑剂,将示指置于肛门外口轻轻按摩,等患者肛门括约肌适应放松后,再徐徐插入肛门、直肠内。注意有无压痛及黏膜是否光滑,有无肿块及搏动感。男性还可触诊前列腺与精囊,女性则可检查子宫颈、子宫、输卵管等。必要时配用双合诊。直肠剧烈触痛,常因肛裂及感染引起;触痛伴有波动感见于肛门、直肠周围脓肿;直肠内触及柔软、光滑而有弹性的包块常为直肠息肉;触及坚硬、凹凸不平的包块,应考虑直肠癌;指诊后指套表面带有黏液、脓液或血液,应取其涂片镜检或作细菌学检查。

第八节　脊柱与四肢检查

一、脊柱检查

脊柱(spine)由7个颈椎、12个胸椎、5个腰椎、5个骶椎、4个尾椎组成,是支撑体重、维持躯体各种姿势的重要支柱。脊柱检查时患者可处站立位和坐位,按视、触、叩的顺序进行。脊柱有病变时表现为局部疼痛、姿势或形态异常以及活动度受限等。

(一)正常脊柱

正常人直立时,脊柱有四个生理弯曲,即颈段稍向前凸,胸段稍向后凸,腰椎明显向前凸,骶椎则明显向后凸。检查脊柱的活动度时,应让患者作前屈、后伸、侧弯、旋转等动作,以观察脊柱的活动情况及有无变形。正常的活动度为:颈段前屈后伸45°,左右侧弯60°,腰段前屈后伸45°,左右侧弯各30°,旋转45°。

(二)异常脊柱

1. **颈椎变形**　观察立位时有无侧偏、前屈、过度后伸和僵硬感。颈侧偏见于先天性斜颈,患者头向一侧倾斜,患侧胸锁乳突肌隆起。

2. **脊柱后凸**　脊柱过度后弯称为脊柱后凸(kyphosis),也称为驼背(gibbus),脊柱胸段后凸常见于佝偻病、结核病、强直性脊柱炎、脊椎退行性变及外伤所致脊椎压缩性骨折。

3. **脊柱前凸**　脊柱过度向前凸出性弯曲,称为脊柱前凸(lordosis)。多发生于晚期妊娠、大量腹水、腹腔巨大肿瘤、第五腰椎向前滑脱、水平骶椎(腰骶角 >34°)、髋关节结核及先天性髋关节后脱位等。

4. **脊柱侧凸**　脊柱离开后正中线向左或右偏曲称为脊柱侧凸(scoliosis)。侧凸严重时可出现肩部及骨盆畸形。

5. **脊柱活动受限**　脊柱颈椎段活动受限常见于:①颈部肌纤维织炎及韧带受损;②颈椎病;③结核或肿瘤浸润;④颈椎外伤、骨折或关节脱位。脊柱腰椎段活动受限常见于:①腰部肌纤维织炎及韧带受损;②腰椎椎管狭窄;③腰椎间盘突出;④腰椎结核或肿瘤;⑤腰椎骨折或脱位。

6. **脊柱压痛与叩击痛**　落枕时斜方肌中点处有压痛;颈部肌纤维织炎时压痛点在颈肩部;胸腰椎病变如结核、椎间盘突出及外伤或骨折,均在相应脊椎棘突有压痛;若椎旁肌肉有压痛,常为腰背肌纤维炎或劳损。叩击痛的部位多为病变部位。如叩击痛阳性见于脊柱结核、脊椎骨折及椎间盘突出等。

二、四肢与关节检查

四肢(four limbs)及其关节(arthrosis)的检查通常用视诊与触诊,四肢检查除大体形态和长度外,应以关节检查为主。正常人四肢和关节左右对称,形态正常、无肿胀及压痛、活动不受限。

(一)四肢

1. **形态异常**　包括杵状指、膝内外翻畸形、足内外翻畸形、肢端肥大、四肢水肿、肌肉萎缩、骨折或关节脱位等。

2. **运动功能障碍与异常**　包括随意运动和不随意运动功能的障碍、肌力的下降及肌张力的升高和下降等。

(二)关节

1. **形态异常**　包括各种原因导致的腕关节、指关节、膝关节变形等。

2. **运动功能障碍与异常**

(1)神经肌肉组织的损害:肢体随意运动的肌力障碍称为瘫痪,可分为完全性和不完全性瘫痪。

(2)关节的运动异常:病变可使关节运动受限以及关节主动和被动运动障碍。常见于相应部位的炎症、骨折、脱臼、肌腱及软组织的损伤。

第九节　神经系统检查

一、脑神经检查

脑神经(cranial nerves)共 12 对,检查脑神经对颅脑病变的定位诊断极为重要。检查时应按序进行,以免遗漏,同时注意双侧对比。

脑神经按其功能分为三种。

1. **单纯感觉神经**　如嗅神经、视神经、听神经(包括蜗神经和前庭神经)。
2. **单纯运动神经**　如动眼神经、滑车神经、外展神经、面神经、副神经和舌下神经。
3. **混合神经**　如三叉神经、舌咽神经、迷走神经,此类神经兼有感觉和运动两种神经纤维。

二、感觉神经检查

检查时,患者必须意识清晰,嘱患者闭目,以避免主观或暗示作用。如果患者无神经系统疾病的临床症状,检查仅仅选择触觉、痛觉和振动觉。否则,患者需依次进行下列的感觉功能检查。

(一) 浅感觉检查

1. **痛觉(pain sensation)**　用别针的针尖轻刺患者皮肤,询问患者是否疼痛,注意两侧对称比较。痛觉障碍见于脊髓丘脑侧束损害。
2. **触觉(touch sensation)**　用棉签轻触患者的皮肤或黏膜,询问有无感觉。触觉障碍见于脊髓丘脑前束和后索病损。
3. **温度觉**　用盛有热水(40~50℃)或冷水(5~10℃)的玻璃试管交替接触患者皮肤,嘱患者辨别冷、热感。温度觉障碍见于脊髓丘脑侧束损害。

(二) 深感觉检查

1. **运动觉**　轻轻夹住患者的手指或足趾两侧,上或下移动,令患者根据感觉说出"向上"或"向下"。运动觉障碍见于后索病损。
2. **位置觉**　将患者的肢体摆成某一姿势,请患者描述该姿势,位置觉障碍见于后索病损。
3. **振动觉(vibration sense)**　用振动着的音叉柄置于骨突起处,询问有无振动感觉,判断两侧有无差别,障碍见于后索病损。

(三) 复合感觉检查

复合感觉是大脑综合分析的结果,也称皮质感觉,包括皮肤定位觉、两点辨别觉、实体觉、体表图形觉等。复合感觉障碍常见于皮质或额叶病变。

三、运动功能检查

运动包括随意运动、不随意运动和共济运动。检查时应观察患者肢体运动范围、肌力和肌张力,注意两侧对比。

(一) 随意运动和肌力

随意运动是意识支配下的主动运动,肌力(muscle strength)是指肌肉运动时的最大收缩力。检查时令患者作肢体伸屈动作,检查者从相反方向给予阻力,测试患者对阻力的克服力量,并注意两侧比较。

肌力的记录采用 0~5 级的六级分级法。0 级:完全瘫痪,测不到肌肉收缩;1 级:仅测到肌肉收缩,但不能产生动作;2 级:肢体在床面上能水平移动,但不能抵抗自身重力,即不能抬离床面;3 级:肢体能抬离床面,但不能抗阻力;4 级:能做抗阻力动作,但不完全;5 级:正常肌力。肌力减退按程度分为完全性瘫痪和不完全性瘫痪(轻瘫)。根据瘫痪不同部位分为:①单瘫:单一肢体瘫痪,多见于脊髓灰质炎;②偏瘫:为一侧肢体瘫痪,多见于颅内病变或脑卒中;③交叉性偏瘫:为一侧肢体瘫痪及对侧颅神经损害,多见于脑干病变;④截瘫:为双侧下肢瘫痪,是脊髓横贯性损伤的结果,见于脊髓外伤、炎症等。

(二) 肌张力

肌张力(muscular tension)是指在静息状态下肌肉紧张度和被动运动时遇到的阻力。检查时嘱患者肌肉放松,根据肌肉的硬度以及伸屈其肢体时感知肌肉对被动伸屈的阻力作判断。

1. 肌张力增高　触摸时肌肉坚实,伸屈肢体时阻力增加。可分为两种:①强直性肌张力增高:又称铅管样强直,表现为伸肌和屈肌的肌张力均始终增高,见于锥体外系损害现象。②痉挛性肌张力增高:又称折刀现象,表现为被动伸屈其肢体时,起始阻力大,终末突然阻力减弱,常见于锥体束损害。

2. 肌张力降低　触摸时肌肉松软,伸屈其肢体时阻力低,见于下运动神经元病变(如周围神经炎、脊髓前角灰质炎等)、小脑病变和肌源性病变等。

(三) 不自主运动

不自主运动(involuntary movement)又称不随意运动,是指随意肌不自主收缩所产生的一些无目的的异常动作,多为锥体外系损害的表现。最常见的不自主运动有震颤、舞蹈样运动、手足徐动、手足搐搦、惊厥等。

(四) 共济运动

机体任一动作的完成,除需正常肌力,前庭神经系统的平衡功能,眼睛、头、身体动作的协调外,还需依靠小脑以协调肌肉活动、维持平衡和帮助控制姿势;以及感觉系统对位置的感觉共同参与作用。这些部位的任何损伤均可出现共济失调(ataxia)。共济运动常用的检查方法有指鼻试验、跟 - 膝 - 胫试验、快速轮替动作及闭目难立征等。

四、神经反射检查

神经反射是神经系统的基本活动,由反射弧完成。反射弧包括感受器、传入神经元、中枢、传出神经元和效应器等。反射弧中任一部分有病变都可使反射活动受到影响。神经反射包括生理反射和病理反射,生理反射又分为浅反射和深反射。

(一) 浅反射

刺激皮肤、黏膜引起的反射称为浅反射。浅反射包括角膜反射(corneal reflex)、腹壁反射(abdominal reflex)、提睾反射(cremasteric reflex)、跖反射(plantar reflex)、肛门反射(anal reflex)等。此检查对神经损害定位有诊断意义。脊髓反射弧及锥体束损害时腹壁及提睾反射消失或减弱;骶髓 1~2 节损伤时跖反射消失;肛门反射消失常为骶髓 1~2 节病变。

(二) 深反射

刺激骨膜、肌腱引起的深部感受器反应称为深反射,又称腱反射。检查时患者要合作,肢体肌肉应放松。深反射包括肱二头肌反射(biceps tendon reflex)、肱三头肌反射(triceps tendon reflex)、桡骨膜反射(brachioradialis tendon reflex)、膝反射(patellar tendon reflex)、跟腱反射(achilles tendon reflex)。深反射减弱或消失多系反射弧受损或脑和脊髓的急性损伤所引起。

(三)病理反射

病理反射指锥体束病损时,大脑失去了对脑干和脊髓的抑制作用而出现的异常反射。1岁半以内的婴幼儿由于神经系统发育未完善,也可出现这种反射,不属于病理性。常见的病理反射有巴宾斯基征(Babinski sign)、奥本海姆征(Oppenheim sign)、戈登征(Gordon sign)、查多克征(Chaddock sign)、霍夫曼征(Hoffmann sign)和阵挛(clonus)等。

(四)脑膜刺激征

脑膜刺激征为脑膜受激惹的体征,包括颈强直、克尼格征(Kernig sign)、布鲁津斯基征(Brudzinski sign),常见于脑膜炎、蛛网膜下腔出血和颅内压增高等。

五、自主神经功能检查

自主神经主要功能是调节内脏、血管与腺体等活动,分为交感与副交感神经两个系统。大部分内脏接受交感和副交感神经纤维的双重支配,在大脑皮质的调节下,协调整个机体内、外环境的平衡。常用检查方法有眼心反射、卧立位试验、皮肤划痕试验和竖毛反射发汗试验等。

自主神经对内脏器官的作用见表4-5。

表4-5　自主神经对内脏器官的作用

器官	交感神经作用	副交感神经作用
心脏	心跳加快加强	心跳减慢,心房收缩减弱
冠状动脉	扩张	影响不明显
支气管	舒张、黏液分泌减少	收缩、促进黏膜腺分泌
胃肠道	抑制胃肠运动,分泌减少	促进胃肠运动,分泌增加
膀胱	内括约肌收缩,排空抑制	内括约肌舒张,排空加强
瞳孔	扩大	缩小
汗腺	汗腺分泌增多	汗腺分泌减少
代谢	促进糖原分解,促进肾上腺髓质分泌	促进胰岛素分泌

(游　娜　黄晓丹)

第五章　病历书写的规范和要求

第一节　病历书写的基本规范和要求

病历是医务人员在诊疗工作中形成的文字、符号、图表、影像、组织切片信息等资料总和,包括门(急)诊病历和住院病历。按照病历记录形式不同,可区分为纸质病历和电子病历,病历归档后形成病案。病历书写是医务人员通过问诊、体格检查、实验室及器械检查、诊断、治疗、护理等医疗活动获得有关资料,并进行归纳、分析、整理形成医疗工作记录的行为。病历是临床医师进行正确诊断、抉择治疗和制定预防措施的科学依据。它既反映医院管理、医疗质量和业务水平,也是临床教学、科研和信息管理的重要资料,同时还是考核医务人员医德、评价医疗服务质量、医院工作绩效的主要依据。病历也是具有法律效力的医疗文件。电子病历与纸质病历具有同等效力。因此,医务人员必须以认真负责的精神和实事求是的态度,严肃规范地书写病历。

病历书写应遵循以下基本规则和要求。

1. 病历应当使用蓝黑墨水、碳素墨水书写。计算机打印的病历(电子病历)应当符合病历保存的要求。

2. 病历书写内容应当客观、真实、准确、及时、完整、规范、重点突出、层次分明;表述准确、语句简练、通畅;书写工整、清楚;标点符号正确;书写不超过线格;在书写过程中,若出现错字、错句,应在错字、错句上用双横线标示,不得采用刀刮、胶贴、涂黑、剪贴等方法抹去原来的字迹。

3. 病历应当按照规定的内容书写,并由相应医务人员签名。实习医务人员、试用期医务人员书写的病历,应当经过其所在医疗机构合法执业的医务人员审阅、修改并签名,审查修改应保持原记录清楚可辨,并注明修改时间。修改、签名一律用红笔。修改病历应在72h内完成。

4. 进修医务人员应当由接收进修的医疗机构根据其胜任本专业工作的实际情况认定后书写病历。

5. 实习医师、毕业后第一年住院医师书写的住院病历,经上级医师补充修改、确认并签字以示负责后,上级医师可不再书写入院记录,但必须认真书写首次病程记录。

6. 门诊病历及时书写,急诊病历在接诊同时或处置完成后及时书写。

7. 住院病历、入院记录应于次日上级医师查房前完成,最迟应于患者入院后24h内完成。

8. 急危重症患者的病历应及时完成,因抢救急危重症患者未能及时书写病历的,应在抢救结束后 6h 内据实补记,并注明抢救完成时间和补记时间。

9. 病历书写应当使用中文和医学术语。通用的外文缩写和无正式中文译名的症状、体征、疾病名称、药物名称可以使用外文。患者述及的既往所患疾病名称和手术名称应加引号。

10. 疾病诊断、手术、各种诊疗操作的分类编码应符合《国际疾病分类》(ICD-10、ICD-9-CM-3)的规范要求。

11. 各项记录应注明年、月、日,急诊、抢救等记录应注明至时、分,采用 24 小时制和国际记录方式。如 2014 年 9 月 8 日下午 3 点 8 分,可写成 2014-09-08,15:08(月、日、时、分为个位数时,应在数字前加 0)。

12. 各种表格栏内必须按项认真填写,无内容者划 "—"。每张记录纸均须完整填写眉栏(患者姓名、科别、病区、床号、住院号)及页码等。

13. 各项记录书写结束时应在右下角签全名,字迹应清楚易认。上级医师审核签名应在署名医师的左侧,并以斜线相隔。

14. 凡药物过敏者,应在病历中用红笔注明过敏药物的名称。

15. 对按照有关规定须取得患者书面同意方可进行的医疗活动(如特殊检查、特殊治疗、手术、实验性临床医疗等),应当由患者本人签署同意书。患者不具备完全民事行为能力时,应当由其法定代理人签字;患者因病无法签字时,应当由其授权的人员或近亲属、关系人签字;为抢救患者,在法定代理人或被授权人无法及时签字的情况下,可由医疗机构负责人或者其授权的负责人签字。

因实施保护性医疗措施不宜向患者说明情况的,应当将相关情况通知患者近亲属,由患者近亲属签署同意书,并及时记录。患者无近亲属的或者患者近亲属无法签署同意书的,由患者的法定代理人或者关系人签署同意书。

医疗美容应取得就诊者本人或监护人签字同意。

16. 规范使用汉字,简化字、异体字以《新华字典》为准,不得自行杜撰。消灭错别字。病历中一律使用阿拉伯数字书写日期和时间。

17. 各种检查报告单应分门别类按日期顺序呈叠瓦状粘贴整齐。实施电子病历后,能支持检验报告单满页打印者,可将检验报告单分门别类按报告时间顺序满页打印。

18. 专科、专病表格式病历(包括护理的各种表格),必须基本符合住院病历格式的内容和要求,包括本专科、专病的全部内容,经省辖市卫生行政部门审批后,报省卫生行政部门备案。

第二节　门(急)诊病历

1. 门诊病历、住院证可用蓝黑墨水、碳素墨水书写,字迹应清楚易认。

2. 门诊病历封面应设有姓名、性别、出生年月、民族、婚姻、职业、住址、工作单位、药物过敏史、身份证号及门诊病历编号等项目并认真填写完整。

3. 每次就诊均应填写就诊日期(年、月、日)和就诊科别,急危重症患者应注明就诊时间(年、月、日、时、分)。

4. 急危重症患者除简要病史和重要体征外,还必须记录体温、脉搏、呼吸、血压、意识状态、诊断和抢救措施等。抢救无效死亡病例要记录抢救经过、死亡时间、死亡诊断等。

5. 使用通用门诊病历时,就诊医院应在紧接上次门诊记录下空白处盖上"××年××月××日××医院××科门诊"蓝色章,章内空白处由接诊医师填写。

6. 儿科患者、意识障碍患者、创伤患者及精神病患者就诊须写明陪伴者姓名及与患者的关系,必要时写明陪伴者工作单位、住址和联系电话。

7. 患者在其他医院所作检查或检验,应注明该医院名称及检查或检验项目、报告单号、日期和结果。

8. 初步诊断、诊断、医师签名写于右下方。如需上级医师审核签名,则签在署名医师左侧并划斜线相隔,如×××/×××。医师应签全名,字迹应清楚易认。处理措施写在左半侧。

9. 法定传染病,应注明疫情报告情况。

10. 开具疾病诊断证明及休息证明应记录在病历中。

具体来讲,门(急)诊初诊、复诊病历的书写要求如下。

(一)门诊初诊

1. **主诉** 主要症状(或体征)及持续时间。

2. **病史** 现病史要重点突出(包括本次患病的起病日期、主要症状、伴随症状、体征、他院诊治情况及疗效),并简要叙述与本次疾病有关的既往史、个人史及家族史(不需列题)。

3. **体检** 一般情况下,重点记录阳性体征及有助于鉴别诊断的阴性体征。

4. **辅助检查** 实验室检查、器械检查或会诊记录。

5. **初步诊断** 需写出本次就诊的初步诊断。如暂不能明确,可写"××症状或体征原因待查",也可在疑诊病名后面加"?",并尽可能注明复诊应注意的事项。

6. **处理措施** ①处方及治疗方法记录应分行列出。药品应记录药名、剂量、总量、用法。②进一步检查措施或建议。③法定传染病应注明疫情报告情况。④休息方式及期限,收住院患者写明收住院科室。

7. **医师签名** 字迹应清楚易认。

(二)门诊复诊

1. **主诉** 可写"×××疾病复诊"或书写主诉。

2. **现病史** 主要描述上次诊治后的病情变化和治疗反应,不可只用"病情同前"字样来代替现病史。

3. **体检** 着重记录原来阳性体征的变化和新发现的阳性体征。

4. **辅助检查** 需补充的实验室或器械检查项目。

5. **会诊** 在同一医疗机构内三次不能确诊的患者,接诊医生应请上级医师或相关科室会诊,上级医师或会诊医师应写明会诊意见及会诊日期和时间并签名。

6. **诊断** 对上次已确定的诊断及补充的新诊断一并写出。

7. **处理措施** 要求同初诊。

8. **其他** 持通用门诊病历变更就诊医院、就诊科别或与前次不同病种的复诊患者,应视作初诊患者并按初诊病历要求书写病历。

9. **医师签名** 字迹应清楚易认。

注:门诊放疗、化疗及血液透析等病历书写按相关专科规范执行。

(三)急诊初诊和复诊病历

急诊患者应注明就诊时间(年、月、日、时、分),时间按24小时制记录。其余内容同门诊初诊、复诊病历。急危重症患者必须记录患者体温、脉搏、呼吸、血压、意识状态、诊断和抢救措施。

(四)急诊观察病历

对收入急诊观察室的患者,应书写观察病历,并书写出医院观察室记录。

抢救危重患者时,应当书写抢救记录。门(急)诊抢救记录书写内容及要求按照住院病历抢救记录书写内容及要求执行。抢救无效的死亡病例,要记录抢救经过,参加抢救人员姓名、职称或职务,死亡日期及时间,死亡诊断等。

急诊观察病历应包括以下主要内容:体温单、医嘱单、急诊观察病历、急诊观察病程记录、出医院观察室记录等。

第三节　住院病历

住院病历格式及内容

姓名:　　　　　　　　　　　　职业:

性别:　　　　　　　　　　　　工作单位:

年龄:　　　　　　　　　　　　住址:

婚姻:　　　　　　　　　　　　供史者(与患者关系):

出生地:　　　　　　　　　　　入院日期:

民族:　　　　　　　　　　　　记录日期:

主诉:系指促使患者就诊的主要原因,包括主要症状(或体征)及持续时间。

现病史:系指患者本次疾病的发生、演变、诊疗等方面的详细情况(按时间顺序书写)。内容包括发病情况、主要症状特点及其发展变化情况、伴随症状、发病后诊疗经过及结果、睡眠、饮食等一般情况的变化以及与鉴别诊断有关的阳性或阴性资料。

与本次患病虽无紧密关系,但确需治疗的其他疾病情况,可在现病史后另起一段予以记录。

既往史(系统回顾):记录患者过去的健康和疾病情况,包括既往一般健康情况、疾病史、传染病史、预防接种史、手术史、外伤史、输血史、药物过敏史等。

个人史:

婚育史、月经史:

家族史:

体格检查

体温___℃　脉搏___次/min　呼吸___次/min　血压___/___mmHg

一般状况　发育(正常、不良、超常),营养(良好、中等、不良、肥胖、恶病质),神志(清晰、淡漠、模糊、嗜睡、谵妄、昏迷),体位(自主、被动、强迫),面容与表情(安静,忧虑,烦躁,痛苦,急、慢性病容或特殊病容),检查能否合作。

皮肤、黏膜　颜色(正常、潮红、苍白、发绀、黄染、色素沉着),温度,湿度,弹性,有无水肿、皮疹、瘀点、紫癜、皮下结节、肿块、蜘蛛痣、肝掌、溃疡和瘢痕,毛发的生长及分布。

淋巴结　全身或局部淋巴结有无肿大(部位、大小、数目、硬度、活动度或粘连情况,局部皮肤有无红肿、波动、压痛、瘘管、瘢痕等)。

头部及器官

头颅:大小,形状,有无肿块、压痛、瘢痕,头发(量、色泽、分布)。

眼:眉毛(脱落、稀疏),睫毛(倒睫),眼睑(水肿、运动、下垂),眼球(凸出、凹陷、运动、斜视、震颤),结膜(充血、水肿、苍白、出血、滤泡),巩膜(黄染),角膜(云翳、白斑、软化、溃疡、瘢痕、反射、色素环),瞳孔(大小、形态、对称或不对称、对光反射及调节与辐辏反射)。

耳:有无畸形、分泌物、乳突压痛、听力。

鼻:有无畸形、鼻翼扇动、分泌物、出血、阻塞,有无鼻中隔偏曲或穿孔,有无鼻窦压痛。

口腔:气味,有无张口呼吸,唇(畸形、颜色、疱疹、皲裂、溃疡、色素沉着),牙(龋齿、缺齿、义齿、残根、斑釉牙,注明位置右——十——左),牙龈(色泽、肿胀、溃疡、溢脓、出血、铅线),舌(形态、舌质、舌苔、溃疡、运动、震颤、偏斜),颊黏膜(发疹、出血点、溃疡、色素沉着),咽(色泽、分泌物、反射、悬雍垂位置),扁桃体(大小、充血、分泌物、假膜),喉(发声清晰、嘶哑、喘鸣、失声)。

颈部 对称,有无抵抗、强直,有无颈静脉怒张及肝颈静脉回流征、颈动脉异常搏动,气管位置,甲状腺(大小、硬度、压痛、结节、震颤、血管杂音)。

胸部 胸廓(对称,畸形,有无局部隆起或塌陷、压痛),呼吸(频率、节律、深度),乳房(大小、乳头,有无红肿、压痛和肿块),胸壁有无静脉曲张、皮下气肿等。

肺:

视诊 呼吸运动(两侧对比),呼吸类型,有无肋间隙增宽或变窄。

触诊 呼吸活动度,语颤(两侧对比),有无胸膜摩擦感、皮下捻发感等。

叩诊 叩诊音(清音、过清音、浊音、实音、鼓音及其部位),肺下界及肺下界移动度。

听诊 呼吸音(性质、强弱、异常呼吸音及其部位),有无干、湿性啰音和胸膜摩擦音;语音传导(增强、减弱、消失)等。

心:

视诊 心前区隆起,心尖搏动或心脏搏动位置、范围和强度。

触诊 心尖搏动的性质及位置,有无震颤(部位、期间)和摩擦感。

叩诊 心脏左、右浊音界用左、右第二、三、四、五肋间距正中线的距离(cm)表示。须注明左锁骨中线距离前正中线的距离(cm)。

右 /cm	肋间	左 /cm
	II	
	III	
	IV	
	V	

听诊 心率,心律,心音的强弱,P_2 和 A_2 强度的比较,有无心音分裂、额外心音、杂音(部位、性质、收缩期或舒张期或连续性、强度、传导方向以及与运动、体位和呼吸的关系;收缩期杂音强度用六级分法,如描述 3 级收缩期杂音,应写作"3/6 级收缩期杂音";舒张期杂音分为轻、中、重三度)和心包摩擦音等。

腹部

腹围(腹水或腹部包块等疾病时测量)。

视诊 形状(对称、平坦、膨隆、凹陷),呼吸运动,胃肠蠕动波,有无皮疹、色素、条纹、瘢痕、腹壁静脉曲张及血流方向,疝和局部隆起(器官或包块)的部位、大小、轮廓,腹部体毛。

触诊　腹壁紧张度,有无压痛、反跳痛、液波震颤、肿块(部位、大小、形状、硬度、压痛、移动度、表面情况、搏动)。

肝脏:大小(右叶以右锁骨中线肋下缘、左叶以前正中线剑突下至肝下缘多少厘米表示),质地(Ⅰ度:软;Ⅱ度:韧;Ⅲ度:硬),表面(光滑度),边缘,有无结节、压痛和搏动等。

胆囊:大小,形态,有无压痛、Murphy 征。

脾脏:大小,质地,表面,边缘,移动度,有无压痛、摩擦感,脾脏明显肿大时以三线测量法表示。

肾脏:大小、形状、硬度、移动度、有无压痛。

膀胱:膨胀、肾及输尿管压痛点。

叩诊　肝上界在第几肋间,肝浊音界(缩小、消失),肝区叩击痛,有无移动性浊音、高度鼓音、肾区叩击痛等。

听诊　肠鸣音(正常、增强、减弱、消失、金属音),有无振水音和血管杂音等。

肛门、直肠　视病情需要检查。有无痔疮、肛裂、脱肛、肛瘘。直肠指诊(括约肌紧张度,有无狭窄、肿块、触痛、指套染血;前列腺大小、硬度,有无结节及压痛等)。

外生殖器　根据病情需要作相应检查。

男性:包皮,阴囊,睾丸,附睾,精索,有无发育畸形、溃疡、肿块、静脉曲张、鞘膜积液等。

女性:参见妇科检查。检查时必须有女医护人员在场,必要时请妇科医生检查。

脊柱　活动度,有无畸形(侧凸、前凸、后凸)、压痛和叩击痛等。

四肢　有无畸形,杵状指／趾,静脉曲张,骨折及关节红肿、疼痛、压痛、积液、脱臼、强直、畸形,水肿,肌肉萎缩,肌张力变化或肢体瘫痪等。

神经反射

生理反射:浅反射(角膜反射、腹壁反射、提睾反射)。

深反射(肱二头肌、肱三头肌及膝腱、跟腱反射)。

病理反射:Babinski 征、Oppenheim 征、Gordon 征、Chaddock 征、Hoffmann 征。

脑膜刺激征:颈强直、Kernig 征、Brudzinski 征。

必要时作运动、感觉等及神经系统其他特殊检查。

专科情况　如外科情况、眼科情况、妇科情况等,根据专科需要记录专科特殊情况。

实验室及器械检查

记录与诊断相关的实验室及器械检查结果及检查日期,包括患者入院后 24h 内应完成的检查结果,如血、尿、粪常规和其他有关实验室检查,X 线、心电图、超声波、肺功能、内镜、CT、血管造影、放射性核素等检查。如系在其他医院所作的检查,应注明该医院名称及检查日期。

摘要

简明扼要综述病史要点、体格检查、实验室及器械检查的重要阳性和阴性发现,提示诊断和鉴别诊断的依据。内容以不超过 300 字为宜。

诊断

诊断名称应确切,分清主次,顺序排列,主要疾病在前,次要疾病在后,并发症列于有关主病之后,伴发病排列在最后。诊断应尽可能地包括病因诊断、病理解剖部位和功能诊断。对一时难以肯定诊断的疾病,可在病名后加"?"。一时既查不清病因,也难以判定在形态和功能方面改变的疾病,可暂以某症状待诊或待查,并应在其下注明一两个可能性较大或待排除疾病的病名,如"发热待查,肠结核?"。

初步诊断

住院医师或以下医师书写的住院病历,入院时的诊断一律写"初步诊断"。初步诊断写在住院病历或入院记录末页中线右侧,并签名。

入院诊断

住院后主治及以上医师第一次检查患者所确定的诊断为"入院诊断",入院诊断写在初步诊断的下方,并注明日期;如住院病历或入院记录系主治医师书写,则可直接写"入院诊断",而不写"初步诊断"。入院诊断与初步诊断相同时上级医师只需在病历上签名,则初步诊断即被视为入院诊断,不需重复书写入院诊断。

修正诊断(包含入院时遗漏的补充诊断)

凡以症状待诊的诊断以及初步诊断、入院诊断不完善或不符合,上级医师(主治及以上医师)必须用红笔作出"修正诊断",修正诊断写在住院病历或入院记录末页中线左侧,并注明日期,修正医师签名。修正诊断必须与出院记录、死亡记录、病案首页一致。

住院过程中增加新诊断或转入科对转出科原诊断的修正,不宜在住院病历、入院记录上作增补或修正,只在转入记录、出院记录、病案首页上书写,同时于病程记录中写明其依据。

书写格式如下:

修正诊断:	初步诊断:
医师签名:	医师签名:
年　月　日	入院诊断:
	主治医师签名:
	年　月　日

第四节　入院记录

入院记录是指患者入院后,由住院医师(或床位医师)通过问诊、查体、辅助检查获得有关资料,并对这些资料归纳分析书写而成的记录。要求在患者住院后24h内完成。其内容要求原则上与住院病历相同,但应简明扼要,重点突出。格式及内容如下:

入院记录

姓名:	职业:
性别:	工作单位:
年龄:	住址:
婚姻:	供史者(与患者关系):
出生地:	入院日期:
民族:	记录日期:

主诉:

现病史:

既往史:

个人史:

婚育史、月经史:

家族史：

体格检查

体温＿＿℃　脉搏＿＿次/min　呼吸＿＿次/min　血压＿＿/＿＿mmHg

按系统循序进行书写，包括：一般情况，皮肤，黏膜，全身浅表淋巴结，头部及其器官，颈部，胸部（胸廓、肺、心、血管），腹部（肝、脾等），直肠肛门，外生殖器，脊柱，四肢，神经系统。

专科情况应根据专科需要记录专科特殊情况（在居中位置另立专行）。

实验室及器械检查

记录与诊断相关的实验室和器械检查及其结果，写明检查日期。如系在其他医院所作检查，应注明医院名称及检查日期。

初步诊断：

医师签名：

年　　月　　日

* 入院记录初步诊断、入院诊断、修正诊断书写要求同住院病历。

第五节　再次住院病历（再入院记录）

1. 患者因同一疾病再次入住同一医疗机构时，由实习医师书写"第 X 次住院病历"，住院医师书写"第 X 次入院记录"。

2. 如因旧病复发再次住院，需将过去病历摘要及上次出院后至本次入院前的病情与治疗经过详细记入现病史中，但重点描述本次发病情况。

3. 如因新发病再次住院，则需按住院病历或入院记录的要求书写，并将过去的住院诊断列入既往史中。

4. 既往史、个人史、家族史可以从略，只补充新的情况，但需注明"参阅前病历"及前次病历的住院号。

第六节　24h 内入、出院记录或 24h 内入院死亡记录

1. 入院不足 24h 出院的患者，可以书写 24h 内入、出院记录。仍需如实记录病程记录。内容包括姓名、性别、年龄、婚姻、出生地、民族、职业、工作单位、住址、供史者（与患者关系）、入院时间、记录时间、主诉、入院情况（简要的病史及体检）、相关实验室及器械检查记录、入院诊断、诊治经过、出院时间、出院情况、出院诊断、出院医嘱、医师签名等。

2. 入院 24h 内死亡的患者，可以书写 24h 内入院死亡记录。仍需如实记录病程记录。内容包括姓名、性别、年龄、婚姻、出生地、民族、职业、工作单位、住址、供史者（与患者关系）、入院时间、记录时间、主诉、入院情况（简要的病史及体检）、相关实验室及器械检查记录、入院诊断、诊治经过（抢救经过）、死亡时间、死亡原因、死亡诊断、医师签名等。

第七节　日间病房病历

1. 日间病房病历书写标准参照病历书写规范的基本规则和要求执行。

2. 入院后，在手术（治疗）前完成入院首次病程记录，做好各项准备并签署日间病房知

情同意书、手术（治疗）知情同意书及麻醉知情同意书（局部浸润麻醉除外）。非患者本人签署的知情同意书按病历书写规范要求执行。

3. 手术（操作）记录、麻醉记录以及术后病程记录要当班完成。对于病情变化情况要及时在病程记录中如实记录。

4. 出院时完善"日间病房入、出院记录"，由主治及以上医师审签。

5. 病情变化需要继续住院治疗的收住入院，按住院要求书写入院记录，日间病房所有医疗文件归入住院病历中。

6. 患者门诊做的各种术前检查、检验单要保存在日间病房病历中。

第八节　常用医疗文件

一、病程记录

1. 病程记录是指继住院病历或入院记录后，经治医师对患者病情诊疗过程所进行的连续性记录。内容包括患者的病情变化、重要的检查结果及临床意义、上级医师查房意见、会诊意见、医师分析讨论意见、所采取的诊疗措施及效果、医嘱更改及理由、向患者及其近亲属告知的重要事项等。

2. 首次病程记录系指患者入院后由经治医师或值班医师书写的第一次病程记录，应当在患者入院后 8h 内完成，注明书写时间（应注明年、月、日、时、分）。首次病程记录的内容包括病例特点、拟诊讨论（诊断依据及鉴别诊断）、诊疗计划等。

3. 日常病程记录系指对患者住院期间诊疗过程的经常性、连续性记录。书写日常病程记录时，首先标明记录时间，另起一行记录具体内容。对病危患者应当根据病情变化随时书写病程记录，每天至少 1 次，记录时间应当具体到分钟。对危重患者，至少每 2 天记录一次病程记录。对病情稳定的患者，至少每 3 天记录一次病程记录。

4. 病程记录以经治医师书写为主，也可以由实习医务人员或试用期医务人员书写，但应有经治医师签名，上级医师必须有计划地进行检查，作必要修改和补充并审阅签字。

5. 病程记录内容应确切，重点突出，有分析、有综合、有判断。具体内容包括：

（1）患者自觉症状、心理活动、睡眠、饮食等情况的变化，新症状的出现及体征的改变，并发症的发生等。

（2）对现病史或其他方面的补充资料。

（3）病情、主要治疗反应和预后，今后（近、远期）的诊疗计划。

（4）实验室、器械检查的结果及分析判断，诊疗操作的经过情况，特殊治疗的效果及反应或疗程小结，重要医嘱的更改及事由。

（5）他科会诊意见和执行情况。

（6）患者或其近亲属及有关人员的反映及要求，向患者或其近亲属、代理人、关系人等介绍病情的谈话要点（必要时可请其签字）。

（7）诊断的确定、补充或原诊断的修正依据。

（8）对住院时间较长的患者，应每月作阶段小结（包括小结日期、入院日期、患者姓名、性别、年龄、主诉、人员情况、入院诊断、诊治经过、目前诊断、目前情况、诊疗计划、医师签名）。交（接）班记录、转科记录可代替阶段小结。

（9）患者需要输血时,应在病程记录中记录患者输血情况如输血指征、拟输血成分、输血前有关检查结果、输血风险及可能产生的不良后果,记载有无输血反应,患者在手术中有输血者应在手术记录中注明已输血量等输血执行情况。患者用血后应有输注效果评价的记录。

（10）法定传染病的疫情报告情况等。

（11）有创诊疗操作记录应当在操作完成后由操作者即刻书写。内容包括操作名称、操作时间、操作步骤、结果及患者一般情况,记录过程是否顺利、有无不良反应,术后注意事项及是否向患者说明,操作医师签名。

（12）危重病例的抢救记录、手术及疑难病例讨论记录、临床路径管理记录、同级医疗机构检验检查结果互认记录、病情评估记录等。

二、会诊记录

1. 会诊记录系指患者在住院期间需要其他科医师或者其他医疗机构协助诊疗时,分别由申请医师和会诊医师书写的记录。申请会诊记录内容包括简要病史、体征、重要实验室和器械检查资料、拟诊疾病诊断、申请会诊的理由和目的。会诊单的书写应简明扼要。紧急会诊应在申请单右上角书写"急"字处并画圈。

2. 会诊内容由经治医师书写,主治医师审签,院外会诊需经科主任或主任医师审签并经医务处(科)备案。

3. 会诊单记录内容应包括会诊日期及时间、会诊医师对病史及体征的补充,对病情的分析、诊断和进一步检查治疗的意见,会诊医师签名。

4. 单科或单人的会诊记录由会诊医师将会诊意见直接书写在会诊单上。

5. 多科或多人的会诊记录由经治医师负责整理,详细书写于病程记录上,不另立专页,但要在横线适中位置标明"会诊记录"字样。会诊记录内容包括会诊意见、会诊医师姓名、职称、所在的科别或者医疗机构名称、会诊时间等,主持人审核签名。申请会诊科室的医师应在会诊当日的病程记录中记录会诊意见执行情况。

6. 常规会诊意见记录应当由会诊医师在会诊申请发出后48h内完成。急会诊时会诊医师应当在会诊申请发出后10min内到场,并在会诊结束后即刻完成会诊记录。

三、转科记录

1. 转科记录指患者住院期间需转科时,经转入科室会诊并同意接收后,由转出科室和转入科室经治医师分别书写的记录。

2. 转出记录应由转出科室经治医师在患者转出科室前书写(紧急情况下除外)。转出记录不另立专页,仅在横行适中位置标明"转出记录"。转出记录的内容包括入院日期、转出日期,患者姓名、性别、年龄、主诉、入院情况、入院诊断、诊疗经过、目前情况、目前诊断,转科目的、提请接收科室注意的事项。转出记录需经主治医师审签。

3. 转入记录由转入科室医师于患者转入后及时书写,最迟不超过24h。另立专页,并在横线适中位置标明"转入记录"。转入记录内容包括入院日期、转入日期,患者姓名、性别、转入前病情,转入原因,转入本科后问诊、体检及重要检查结果,转入后的诊断及治疗计划。

4. 转入科室如修正原诊断或增加新诊断,不需在住院病历或入院记录上修改,只在转入记录、出院(死亡)记录、病案首页上书写即可。

四、出院记录

1. 出院记录指经治医师对患者此次住院期间诊疗情况的总结,应在患者出院时及时完成。

2. 出院记录一式两份,另立专页;正页归档,附页交患者或其近亲属,如系表格式专页,按表格项目填写。

3. 出院记录由经治医师书写,主治医师审签。

4. 记录内容

(1)姓名、性别、年龄、婚姻、职业、住院号、入院日期、出院日期、入院诊断、出院诊断、住院天数。

(2)入院时情况:主要症状、体征、有诊断意义的实验室和器械检查的结果及检查号码(X线号、病理检查号等)。

(3)诊疗经过:住院期间的病情变化,检查治疗经过,手术日期及手术名称,切口愈合情况。

(4)出院时情况:包括出院时存在的症状、体征、实验室检查及其他检查阳性结果。

(5)出院诊断及各诊断的治疗结果(治愈、好转、未愈、其他),或转院诊断及转院原因。

(6)出院医嘱:继续治疗(药物、剂量、用法、疗程期限),休息期限,复诊时间及应注意事项;或转院时病情及注意事项。

(7)门诊随访要求。

五、死亡记录

1. 死亡记录指经治医师对患者住院期间诊疗和抢救经过所作的记录,应在患者死亡后及时完成(最迟不超过24h)。

2. 死亡记录一式两份,另立专页;正页归档,附页交患者近亲属,如系表格式专页,按表格项目填写。

3. 死亡记录由经治医师书写,科主任或具有副主任医师以上专业技术任职资格的医师审签。

4. 记录内容

(1)患者姓名、性别、年龄、职业、婚姻、民族、工作单位、住址、入院日期、入院诊断、死亡日期及时间、住院天数。

(2)入院时情况:主要症状、体征,有关实验室及器械检查结果。

(3)诊疗经过:入院后病情演变及诊治情况。重点记录死亡前的病情变化和抢救经过,死亡原因和死亡时间(具体到分钟)。

(4)死亡诊断。

(5)与患者近亲属商谈尸检的情况。

六、手术记录、手术安全核查及手术清点记录

1. 手术记录系指手术者书写的反映手术一般情况、手术经过、术中发现及处理等情况的特殊记录,应当在手术后及时(当日、当班)完成。特殊情况下由第一助手书写时,必须有手术者签名。如系表格式专页,按表格项目填写。涉及多个专科医师同台手术的复杂情况

时,按照各个专科情况分别由各专科医师书写各专科手术记录。

2. 记录内容

(1) 手术记录应当另页书写,内容包括一般项目(患者姓名、性别、科别、病区、床号、住院病历号或病案号)、手术日期、术前诊断、术中诊断、手术名称、手术者及助手姓名、麻醉方法及麻醉医师、手术经过、术中出现的情况及处理等基本项目。

(2) 手术经过

1) 术时患者体位,皮肤消毒方法,无菌巾的铺盖,切口部位、方向、长度,解剖层次及止血方式。

2) 探查情况及主要病变部位、大小、与邻近脏器或组织的关系;肿瘤应记录有无转移、淋巴结肿大等情况。如与临床诊断不符合时,更应详细记录。

3) 手术的理由、方式及步骤应包括离断、切除病变组织或脏器的名称及范围;修补、重建组织与脏器的名称;吻合口大小及缝合方法;缝线名称及粗细号数;引流材料的名称、数目和放置部位;吸引物的性质及数量。手术方式及步骤必要时可绘图说明。

4) 术毕敷料及器械清点情况。

5) 送检化验、培养、病理标本的名称及病理标本的肉眼所见情况。

6) 术中患者耐受情况,失血量,术中用药,输血量,特殊处理和抢救情况。

7) 术中麻醉情况,麻醉效果是否满意。

3. 手术安全核查系指由手术医师、麻醉医师和巡回护士三方,在麻醉实施前、手术开始前和患者离室前,共同对患者身份、手术部位、手术方式、麻醉及手术风险、手术使用物品清点等内容进行核对的记录,输血的患者还应对血型、用血量进行核对。应由手术医师、麻醉医师和巡回护士三方核对、确认并签字。

必须按照原卫生部《手术安全核查制度》的规定步骤完成手术安全核查的内容及流程,按照要求依次进行,每一步核查无误后方可进行下一步操作,不得提前填写表格。

4. 手术清点记录是指巡回护士对手术患者术中所用血液、器械、敷料等的记录,应当在手术结束后即时完成。手术清点记录应当另页书写,内容包括患者姓名、住院病历号(或病案号)、手术日期、手术名称、术中所用各种器械和敷料数量的清点核对、巡回护士和手术器械护士签名等。

七、术后病程记录

1. 术后病程记录应另立专页,并在横行适中位置标明"术后记录"。

2. 第一次术后病程记录由手术者或第一助手于手术后即时书写。

3. 记录内容应包括手术时间、术中诊断、麻醉方式、手术方式、手术简要经过、引流物、术后处理措施、术后应特别注意观察的事项等。

4. 术后病程记录应连续记录3d,以后按病程记录规定要求记录。

5. 伤口愈合情况及拆线日期等应在术后病程记录中反映。

八、知情同意书

为保护医患双方的合法权益,保障医疗安全,提高医疗质量,根据《中华人民共和国侵权责任法》《中华人民共和国执业医师法》《医疗机构管理条例》《医疗事故处理条例》和《医疗美容服务管理办法》等法律法规、规章和医疗规范,凡在临床诊疗过程中,需行手术治疗、特殊检查、特殊治疗、实验性临床医疗和医疗美容的患者,应对其履行告知义务,并详尽填写相关知情同意书。如手术知情同意书、麻醉知情同意书、输血/血液制品治疗知情同意书、特殊检查、特殊治疗知情同意书等。

第九节　电子病历

一、电子病历的概念

电子病历是指医务人员在医疗活动过程中,使用医疗机构信息系统生成的文字、符号、图表、图形、数据、影像等数字化信息,并能实现存储、管理、传输和重现的医疗记录,是病历的一种记录形式。

使用文字处理软件编辑、打印的病历文档,不属于原卫生部《电子病历基本规范(试行)》所称的电子病历。

二、电子病历的功能

1. 让病历书写者按照《病历书写基本规范》格式及内容"写出"病历,随后可以打印出完整病历,并保留文本以供他用。系统设置了一些录入、编辑及支持功能,使"写作"更方便,还可以提供临床试验病例及教学病例标识,查阅相关知识库等。

2. 电子病历系统可为患者建立个人信息数据库(包括姓名、性别、出生年月、民族、婚姻状况、职业、工作单位、住址、有效身份证件号码、社会保障号码或医疗保险号码、联系电话等),授予唯一标识号码并确保与患者的医疗记录相对应。

3. 同一患者的相同信息可以复制,复制内容必须校对,不得出现原则性错误及整段的复制与粘贴,不同患者的信息不得复制。

4. 电子病历系统应当满足国家信息安全等级保护制度与标准。严禁篡改、伪造、隐匿、抢夺、窃取和毁坏电子病历。

5. 电子病历系统可为病历质量控制、医疗卫生服务信息及数据统计分析和医疗保险费用审核提供技术支持,包括医疗费用分类查询、手术分级管理、临床路径管理、单病种质量控制、平均住院日、术前平均住院日、床位使用率、合理用药监控、药物占总收入比例的医疗质量管理与控制指标的统计,利用系统优势建立医疗质量考核体系,提高工作效率,保证医疗质量,规范诊疗行为,提高医院管理水平。

三、电子病历的书写和管理

1. 电子病历书写按照国家卫生健康委员会(原卫生部)的《病历书写基本规范》和《电子病历基本规范(试行)》执行。

2. 电子病历系统应当设置医务人员审查、修改的权限和时限。医务人员采用身份标识登录电子病历系统完成操作并确认后,系统限制医务人员电子签名。实习医务人员、试用期医务人员记录的病历,应经过在本医疗机构合法执业的医务人员审阅、修改并予以电子签名确认。医务人员修改时,电子病历系统应进行身份识别,保存历次修改痕迹、标记准确的修改时间和修改人信息。

3. 门(急)诊电子病历记录以接诊医师录入确认即为归档,归档后不得修改。

4. 住院病历在患者出院时经上级医师审核后归档。归档后的电子病历由电子病历管理部门统一管理,必要时可打印纸质版本,打印的纸质版本需统一规格、字体、格式等。

5. 电子病历系统应具有严格的复制管理功能,不同患者的信息不得复制。

6. 电子病历保存期限同纸质病历,电子病历与纸质病历具有同等效力。

7. 患者就诊活动过程中产生的非文字资料,如 CT、磁共振、超声等医学影像信息、心电图、录音、影像等,应纳入电子病历系统管理,确保随时调阅、内容完整。对目前还不能电子化的知情同意书、植入资料条形码等医疗信息资料,可采取措施使之信息化后纳入电子病历并留存原件。

第十节　表格式病历

为了方便临床工作,尽量使病历简洁划一,容易记录及阅读,病历中许多内容可设计成为表格。病历表格的设计、印制由医务处(科)或信息科负责,并指定专人负责表格的设计、引进、征求意见、审定、决定印数、清样校对、质量验收及指导使用等工作。各级卫生行政部门和医疗规范所要求的内容应遵照执行,不得擅自更改。可以设计为病历表格的病历资料有:各专科的病历,各种记录,各种检验、检查的申请单和报告单,会诊单,各种评分表,医嘱单以及医患沟通相关的各种医疗文书。病历表格分为纸质表格和电子病历表格,电子病历表格的设计原则上按纸质表格的要求进行。

(季国忠　张发明)

第六章 实验室检查

第一节 临 床 检 验

一、血液检验

血液通过循环系统与全身各个组织器官密切联系,参与机体的各项生理活动,以维持机体正常新陈代谢和内外环境的平衡。在病理情况下,造血系统的各种疾患以及全身其他系统和组织发生病变可直接或间接引起血液成分发生改变。因此,血液检验不仅是诊断各种血液病的主要依据,对其他系统疾病的诊断和鉴别诊断也可提供许多重要信息,是临床医学检验中最常用、最重要、最有效的检验内容。由于血液一般检验取材容易,检测便捷、及时、准确,故是筛查疾病时的首选。

(一)红细胞计数

红细胞计数(red blood cell count,RBC)是血液常规检验的基本项目,通过对红细胞和血红蛋白的各项检查,可为贫血及红细胞增多症的诊断提供科学的依据,并可进行病情监测,进而指导治疗和判断预后。

【参考值】

成年男性:$(4.3 \sim 5.8) \times 10^{12}/L$;成年女性:$(3.8 \sim 5.1) \times 10^{12}/L$;新生儿:$(6.0 \sim 7.0) \times 10^{12}/L$;儿童:$(4.0 \sim 4.5) \times 10^{12}/L$。

【临床意义】

1. **生理性变化** 年龄与性别会造成红细胞计数的差异,如新生儿、25~30岁男性、13~15岁女性红细胞计数偏高;同时,精神因素、剧烈运动、气压降低,均可使红细胞数增高;妊娠中后期的孕妇、6个月至2岁的婴幼儿、某些老年人红细胞计数则偏低。

2. **病理性变化**

(1)病理性增多:红细胞绝对性增多见于原发性红细胞增多症或继发于一些疾病的红细胞增多。相对性增多常见于呕吐、严重腹泻、高热、多汗、多尿、大面积烧伤、晚期消化道肿瘤、长期不能进食等情况。

(2)病理性减少:临床上见于各种贫血,主要由于急、慢性红细胞丢失过多,红细胞寿命缩短以及造血不良所引起。同时骨髓造血功能减退也是引起红细胞减少的主要因素。

(二)血红蛋白

血红蛋白(hemoglobin,Hb或HGB)是人体红细胞的运输蛋白,其主要功能是从肺携带氧经由动脉血运送给组织,又能携带组织代谢所产生的二氧化碳经静脉血送到肺再排出体外。

【参考值】

成年男性:130~175g/L;成年女性:115~150g/L;新生儿:170~200g/L。

【临床意义】

血红蛋白测定临床意义与红细胞计数相似,但对于判断贫血程度优于红细胞计数。

(三) 血细胞比容

血细胞比容(hematocrit,HCT)是指一定体积内的全血中红细胞占容积的相对比例。

【参考值】

成年男性:0.40~0.50;成年女性:0.35~0.45。

【临床意义】

1. 增高

(1) 在真性红细胞增多症时HCT可明显增高,它也可作为真性红细胞增多症诊断指标[当HCT>0.7,RBC为$(7\sim10)\times10^{12}$/L,Hb>180g/L即可诊断]。

(2) 各种原因引起的血液浓缩(如大面积烧伤、脱水等)HCT增高,故可作为补液的参考指标。

(3) 血液流变学指标:HCT增高表明红细胞数量偏高,可导致全血黏度增加,易引起微循环障碍、组织缺氧。故与其他血液流变学指标联合运用,对血栓前状态进行动态检测。

2. 降低　血细胞比容降低见于各种贫血。

(四) 红细胞平均指数

红细胞平均指数包括红细胞平均体积(mean corpuscular volume,MCV)、红细胞平均血红蛋白量(mean corpuscular hemoglobin,MCH)、红细胞平均血红蛋白浓度(mean corpuscular hemoglobin concentration,MCHC)(表6-1)

表6-1　MCV、MCH、MCHC参考值

人群	MCV/fl	MCH/pg	MCHC/$(g \cdot L^{-1})$
成年人	82~100	27~34	316~354
1~3岁	79~104	25~32	280~350
新生儿	86~120	27~36	250~370

【临床意义】

见表6-2。

表6-2　贫血形态学分类及临床意义

贫血形态学分类	MCV	MCH	MCHC	临床意义
正细胞性贫血	正常	正常	正常	急性失血、急性溶血、再生障碍性贫血、白血病等
大细胞性贫血	增高	增高	正常	维生素 B_{12}、叶酸缺乏或吸收障碍等
单纯小细胞性贫血	降低	降低	正常	慢性炎症、尿毒症等
小细胞低色素性贫血	降低	降低	降低	铁缺乏、维生素 B_6 缺乏、珠蛋白生成障碍性贫血、慢性失血等

(五) 红细胞体积分布宽度

红细胞体积分布宽度(red blood cell volume distribution width, RDW)是一种较新的红细胞参数,它是由血液分析仪根据红细胞体积的直方图导出,反映机体红细胞大小差异程度,常以所测得红细胞体积大小的变异系数(CV,%)来表示,它比血涂片上红细胞形态大小是否均匀的观察更加客观、准确。

【参考值】

11.6%~14.6%。

【临床意义】

见表6-3。

表6-3 贫血 MCV/RDW 分类法

贫血类型	MCV/RDW 特征	常见病因
小细胞均一型	MCV 减小,RDW 正常	轻型地中海贫血;某些继发性贫血
小细胞不均一型	MCV 减小,RDW 增大	缺铁性贫血;HbH 病;β- 珠蛋白生成障碍性贫血
正细胞均一型	MCV 正常,RDW 正常	再生障碍性贫血;白血病;某些慢性肝病、肾病贫血;急性失血;长期或大剂量化学治疗后;遗传性球形红细胞增多症
正细胞不均一型	MCV 正常,RDW 增大	部分早期缺铁性贫血;溶血性贫血;铁粒幼细胞贫血;混合型营养缺乏性贫血;血红蛋白病;骨髓纤维化
大细胞均一型	MCV 增大,RDW 正常	慢性再生障碍性贫血;骨髓增生异常综合征;部分肝病、肾病性贫血
大细胞不均一型	MCV 增大,RDW 增大	巨幼细胞贫血;某些肝病性贫血

(六) 白细胞计数

白细胞计数(white blood cell count, WBC)是测定单位体积血液中各种白细胞的总数。

【参考值】

成人:$(3.5~9.5) \times 10^9$/L;6 个月 ~2 岁:$(11~12) \times 10^9$/L;新生儿:$(15~20) \times 10^9$/L。

【临床意义】

1. 白细胞增多

(1)生理性增多:新生儿、妊娠晚期、分娩期、月经期、剧烈运动、餐后、疼痛、极度恐惧及冷水浴后可见白细胞生理性增加。

(2)病理性增多:见于急性细菌性感染引起的炎症、尿毒症、白血病、传染性单核细胞增多症、组织损伤、急性出血、严重烧伤、手术创伤后等。

2. 白细胞病理性减少 多见于病毒感染、疟原虫、伤寒、副伤寒、黑热病、再生障碍性贫血、极度严重感染、脾功能亢进、X 射线照射、肿瘤的放疗化疗后等。

(七) 白细胞分类计数

【参考值】

见表6-4。

表 6-4 成人白细胞分类参考值

检测内容	百分率	绝对值
中性杆状核粒细胞	1%~5%	$(0.04~0.5)\times10^9$/L
中性分叶核粒细胞	40%~75%	$(2~7)\times10^9$/L
淋巴细胞	20%~50%	$(0.8~4)\times10^9$/L
嗜酸性粒细胞	0.4%~8.0%	$(0.05~0.5)\times10^9$/L
嗜碱性粒细胞	0%~1%	$(0~1)\times10^9$/L
单核细胞	3%~10%	$(0.12~0.8)\times10^9$/L

【临床意义】

1. 中性粒细胞计数

（1）生理性增多：见于胎儿、新生儿，妊娠 5 个月以上白细胞增多可达 15×10^9/L，导致中性粒细胞计数相对增多，分娩时疼痛和产伤可使其进一步增高，如无合并症于产后 2 周左右恢复正常；剧烈运动、严寒、暴热等刺激也可见白细胞和中性粒细胞增多。

（2）病理性增多

1）反应性增多：是机体的应激反应，动员骨髓储备池中的粒细胞释放或边缘粒细胞进入血液循环。主要见于急性感染性炎症、广泛组织损伤或坏死、急性溶血、急性失血、急性中毒、恶性肿瘤等。

2）异常增生性增多：为造血干细胞克隆性疾病，造血组织中粒细胞大量增生。主要见于白血病、骨髓增殖性疾病等。

（3）减少：当中性粒细胞绝对值低于 1.5×10^9/L 时，称为粒细胞减少症，低于 0.5×10^9/L 时，称为粒细胞缺乏症。主要见于某些感染，如伤寒、副伤寒、流感等；血液病，如典型的再生障碍性贫血呈现"三系减低"（红细胞、白细胞、血小板均减低）现象；还可见于慢性理化损伤、自身免疫性疾病、脾功能亢进。

2. 嗜酸性粒细胞计数

（1）生理变化：一日内的波动与糖皮质激素分泌有关，白天低、夜间高，上午波动大、下午较恒定；劳动、寒冷、饥饿等会使嗜酸性粒细胞减低。

（2）增多：某些过敏性疾患、寄生虫病、皮肤病可见血中嗜酸性粒细胞轻或中度增多。此外，肾上腺皮质激素可抑制嗜酸性粒细胞生成，而前者又与急性感染、手术、烧伤等应激状态有关，所以嗜酸性粒细胞计数可作为上述疾病病情变化的监测指标。

（3）减少：嗜酸性粒细胞减少多无临床意义。在长期应用肾上腺皮质激素时，由于它抑制组胺合成，可间接导致嗜酸性粒细胞减少。

3. 嗜碱性粒细胞计数

（1）增多：慢性粒细胞白血病时常伴嗜碱性粒细胞增多，可达 10% 或更多；罕见的嗜碱性粒细胞白血病，嗜碱性粒细胞异常增多，可达 20% 以上，多为幼稚型；骨髓纤维化和某些转移癌时也可见嗜碱性粒细胞增多。

（2）减少：由于嗜碱性粒细胞所占百分率甚低，故其减少多无临床意义。

4. **淋巴细胞计数**

（1）增多

1）生理性增多：出生一周的婴儿淋巴细胞可达50%以上，可持续到6~7岁，其后逐渐接近成人的水平。

2）病理性增多：①相对性增多：再生障碍性贫血、粒细胞缺乏症等，因中性粒细胞明显减少以致淋巴细胞百分率相对增高。②绝对性增多：某些病毒或细菌所致的传染病，如传染性单核细胞增多症、传染性淋巴细胞增多症、百日咳等常见淋巴细胞增多；某些慢性感染如结核病恢复期亦可见淋巴细胞增多；急、慢性淋巴细胞白血病时，前者以原幼淋巴细胞为主，后者则以白血病性成熟淋巴细胞为主，并均可导致白细胞总数增高。

（2）减少：主要见于长期接触放射线和应用肾上腺皮质激素之后，在急性化脓性感染时由于中性粒细胞明显增加以致淋巴细胞百分率相对降低。

5. **单核细胞计数**

（1）增多

1）生理性增多：出生两周的婴儿血中单核细胞增多，可达15%，儿童亦可较成人稍高。

2）病理性增多：感染性疾病，如亚急性感染性心内膜炎、疟疾、黑热病、急性感染的恢复期、活动性结核、急性单核细胞白血病均可见单核细胞增多。

（2）减少：单核细胞减少的意义不大。

（八）血小板计数

【参考值】

（125~350）× 10^9/L。

【临床意义】

1. **生理性变化**　血小板计数（platelet count，PLT），正常人一天内可有6%~10%的变化。其变化特点为早晨较低，在此前后略高；春季较低，冬季略高；平原居民较低，高原较高；静脉血比毛细血管血高10%；月经前降低，月经后升高；妊娠中晚期升高，分娩后即降低；运动后升高，休息后恢复。

2. **病理性变化**

（1）减少：在临床上，除创伤之外，血小板减少是引起出血的常见原因。当血小板计数小于50×10^9/L时可有出血症状。引起血小板减少的常见疾病有：

1）血小板生成障碍：如急性白血病、再生障碍性贫血等。

2）血小板破坏过多：如特发性血小板减少性紫癜（ITP）、脾功能亢进、系统性红斑狼疮等。

3）血小板消耗增多：如弥散性血管内凝血（DIC）、血栓性血小板减少性紫癜等。

（2）增多：骨髓增生性疾病，如慢性粒细胞白血病、真性红细胞增多症等；原发性血小板增多症；急性大出血、急性溶血、急性化脓性感染等；脾切除手术后。

（九）平均血小板体积

平均血小板体积（mean platelet volume，MPV）指血液中血小板体积的平均值。它与血小板计数呈非线性负相关。

【参考值】

7.6~13.2fl。

【临床意义】

1. **鉴别血小板减低的原因**　MPV 增高,见于外周血血小板破坏过多导致的血小板减低;MPV 减低,见于骨髓病变引起的血小板减低。

2. **评估骨髓造血功能恢复情况**　局部炎症时,骨髓造血受抑制,MPV 正常;败血症时,骨髓造血功能被抑制,MPV 减低;白血病缓解时,MPV 增高,为骨髓恢复的标志;如 MPV 和血小板计数持续减低,为骨髓造血衰竭征兆;MPV 越小,骨髓受抑制越严重;骨髓功能恢复时,首先 MPV 上升,然后血小板逐渐上升。

3. **MPV 与血小板功能的关系**　MPV 与血小板体外功能明显相关,有出血倾向者 MPV 显著低于无出血倾向者。

(十) 网织红细胞计数

网织红细胞(reticulocyte,RET)是晚幼红细胞脱核后到成熟红细胞之间的过渡阶段的细胞,略大于成熟红细胞(直径 8.0~9.5μm),其胞质中残存有嗜碱性物质(核糖核酸 RNA),经碱性染料(煌焦油蓝)活体染色后,形成蓝黑色或紫色的网状或点状结构的沉淀物,故称网织红细胞。骨髓中的网织红细胞不但数量比外周血约高 3 倍,而且亦较幼稚。网状结构越多,表示该细胞越幼稚。

【参考值】

成人和儿童:0.005~0.02(每 1 000 个 RBC 中有 5~20 个 RET)。

新生儿:0.02~0.06(每 1 000 个 RBC 中有 20~60 个 RET)。

网织红细胞绝对值:(24~84) × 10^9/L。

【临床意义】

网织红细胞计数是反映骨髓造血功能重要指标。

1. **评价骨髓增生能力,判断贫血类型**

(1) 增多:表示骨髓造血功能旺盛,常见于:

1) 溶血性贫血(RET 在 0.05~0.2 之间);急性大量溶血时,甚至高达 0.40~0.50。

2) 急性大量失血性贫血网织红细胞也明显增加。失血后 5~10dRET 达高峰,2 周后恢复正常。

3) 缺铁性贫血或巨幼细胞贫血患者给予铁剂或维生素 B_{12}、叶酸治疗后,网织红细胞可逐渐增高。

4) 慢性失血、疟疾、汞中毒、铬中毒、月经后、妊娠后也可见增高。

(2) 减少:见于再生障碍性贫血。若网织红细胞计数 <0.005、网织红细胞绝对值低于 $15 × 10^9$/L,则为诊断再生障碍性贫血的标准之一。此外还可见于急性白血病、叶酸缺乏性贫血、铅中毒、苯中毒、放射线治疗、肝硬化等。

2. **评价疗效**

(1) 观察贫血疗效:缺铁性贫血或巨幼细胞贫血患者有效治疗后,2~3d 后 RET 开始上升,7~10d 达高峰,2 周后逐渐降至正常水平。反之不升高则治疗无效。

(2) 骨髓移植后监测骨髓造血恢复:骨髓移植后第 21 天,网织红细胞绝对值大于 $15 × 10^9$/L,表示无移植并发症;若网织红细胞绝对值低于 $15 × 10^9$/L 并伴中性粒细胞和血小板增高,可能骨髓移植失败。

3. **放疗和化疗的监测**

（十一）红细胞沉降试验

红细胞沉降率（erythrocyte sedimentation rate,ESR）简称血沉,是指在规定条件下,离体抗凝全血中红细胞自然下沉的速度。是传统且较广泛运用的疾病诊断指标,有一定的动态观察病情疗效的作用,但其诊断特异性较差,不适用于独立诊断任何疾病。

【参考值】

（魏氏法）成年男性:0~15mm/h;成年女性:0~20mm/h。

【临床意义】

1. 增快

（1）生理性增快:血沉受年龄、月经周期影响。一般新生儿红细胞数量较多、血沉较低,儿童与青少年和成年男性一致。妊娠妇女（孕3个月～产后3周）、月经期、50岁后血浆纤维蛋白原含量逐渐增高,血沉增快。

（2）病理性增快:见于组织损伤及坏死、恶性肿瘤、各种炎症（如急性细菌感染、风湿病活动期、结核病时）、贫血、自身免疫性疾病（如多发性骨髓瘤、系统性红斑狼疮）、肝硬化、慢性肾炎、动脉粥样硬化、糖尿病等。

2. 减慢 血沉减慢一般临床意义较小,主要见于真性红细胞增多症、低纤维蛋白原血症（弥散性血管内凝血）、红细胞形态异常及各种原因所致的脱水性血液浓缩。

（十二）血栓和止血常用筛检试验

1. 血小板计数 详见"（八）血小板计数"。

2. 平均血小板体积 详见"（九）平均血小板体积"。

3. 血小板相关免疫球蛋白（platelet-associated immunoglobulin,PAIg）检测

【参考值】

PAIgG:0~78.8ng/10^7血小板。

PAIgM:0~7.0ng/10^7血小板。

PAIgA:0~2.0ng/10^7血小板。

PAC_3:0~18ng/10^7血小板。

【临床意义】

在免疫性血小板减少性紫癜时,90%的患者PAIgG增高,若同时测定PAIgM、PAIgA和PAC_3,则阳性率可高达100%。且随治疗好转,PAIgA水平下降,故本试验为免疫性血小板减少性紫癜诊断、疗效及预后估计的有价值指标,也有助于其他疾病的免疫机制研究。但缺乏特异性,在恶性淋巴瘤、慢性活动性肝炎、系统性红斑狼疮（SLE）、慢性淋巴细胞白血病、多发性骨髓瘤、Evans综合征等都有不同程度的增高。

4. 血管性血友病因子抗原测定 血管性血友病因子（von Willebrand factor,vWF）在止血过程中起重要作用,除介导血小板黏附于血管的受损处外,它还作为因子Ⅷ的载体。

【参考值】

火箭电泳法:（94.09±32.46）%;酶联免疫吸附法:（1.02±0.56）U/ml。

【临床意义】

vWF抗原浓度减低:是诊断血管性血友病（vWD）的重要指标。

vWF抗原浓度增高:vWF是一种急性反应蛋白,在很多应激情况下都可增高,常见于血栓性疾病,如肌梗死、心绞痛、脑血管病变、糖尿病、肾小球疾病、尿毒症、肺部疾病、肝脏疾病、妊娠高血压综合征、大手术后和剧烈运动等。

5. 血浆纤维蛋白原　临床上主要用于观察纤维蛋白原减少的程度。血浆纤维蛋白原（fibrinogen，FIB）属于急性时相反应蛋白，在糖尿病、心脑血管疾病、烧伤、手术后和某些急性传染病，血浆纤维蛋白可能增高，血浆凝固性有增强的倾向。

【参考值】

成人：2~4g/L；新生儿：1.25~3g/L。

【临床意义】

（1）增高：在组织坏死和炎症时，在24h内可增高数倍。妊娠和使用雌性激素时，FIB可增高。FIB水平超过参考值上限是冠状动脉粥样硬化心脏病和脑血管病发病独立的危险因素之一。FIB增高还见于糖尿病、恶性肿瘤等。

（2）减低：见于严重肝脏疾病、DIC、大量出血、先天性纤维蛋白原缺乏症等。

（3）溶栓治疗的监测。

（4）FIB测定可用于溶栓治疗（UK、t-PA）、蛇毒治疗（抗栓酶、去纤酶）的监测。

6. 活化部分凝血酶时间测定　活化部分凝血酶时间测定（activated partial thromboplastin time，APTT）是检查内源性凝血系统是否正常的筛选试验。APTT反映了血浆中凝血酶原、纤维蛋白原和内源凝血因子的水平。

【参考值】

25~35s（通常小于35s），测定值较正常对照延长10s以上有临床意义。

【临床意义】

（1）延长：APTT结果超过正常对照10s以上即为延长。主要见于血友病，血中抗凝物如凝血因子抑制物、狼疮抗凝物、华法林或肝素水平增高。

（2）缩短：见于DIC早期、血栓前状态及血栓性疾病。

（3）监测肝素治疗：APTT对血浆肝素的浓度很为敏感，是目前广泛应用的实验室监测指标。一般在肝素治疗期间，APTT维持在正常对照的1.5~3.0倍为宜。此时要注意APTT测定结果必须与肝素治疗范围的血浆浓度呈线性关系，否则不宜使用。

7. 血浆凝血酶原时间、国际标准化比值测定　血浆凝血酶原时间测定（prothrombin time，PT）反映外源凝血因子是否异常，是筛检止血功能最基本最常用的试验之一。

凝血酶原时间比值（PTR）＝被检血浆PT（s）/正常参比血浆PT（s）。

国际标准化比值（INR）＝PTR$^{国际敏感度指数(ISI)}$。

【参考值】

PT平均值为（12±1）s，成人11~15s，新生儿延长2~3s，早产儿延长3~5s（3~4d后达成人水平）。

PTR参考值为0.85~1.15；INR参考值因ISI而异。

【临床意义】

（1）延长：PT超过正常3s以上或PTR超过参考值范围即为延长。主要见于：先天FⅡ、FⅤ、FⅦ、FⅩ减低及纤维蛋白原缺乏，或无纤维蛋白原血症、异常纤维蛋白原血症。获得性凝血因子缺乏，如DIC（PT是DIC实验室筛检诊断标准之一）、原发性纤溶亢进症、肝病阻塞性黄疸和维生素缺乏、血液循环抗凝物质增多等。

（2）缩短：见于先天性FⅤ增多、DIC早期、口服避孕药及其他血栓前状态及血栓性疾病。

（3）口服抗凝药物的监测：临床上常将PT维持在正常对照值的1.5~2.5倍，INR2~3作为口服抗凝剂治疗适用范围。

8. 凝血酶时间测定 凝血酶时间测定(thrombin time,TT)主要用于检测有无纤维蛋白原异常,以及是否发生纤溶、存在抗凝物的情况。

【参考值】

16~18s。

【临床意义】

受检 TT 延长超过正常对照 3s 为延长。延长见于:低(无)纤维蛋白原血症、遗传或获得性异常纤维蛋白原血症;弥散性血管内凝血(DIC);血中存在肝素和类肝素物质(如肝素治疗、SLE 和肝脏疾病)。TT 对肝素、水蛭素非常敏感。但 TT 测定不能区别继发性纤溶(如 DIC)和原发性纤溶症。

9. 血浆 D- 二聚体测定 血浆 D- 二聚体(D-Dimer,D-D)是交联的纤维蛋白降解产物,其测定可反映高凝状态以后发生的纤溶。可用于鉴别原发与继发纤溶亢进。随着年龄的增加,D-Dimer 也有增高趋势。

【参考值】

0~0.256mg/L。

【临床意义】

D-Dimer 测定可用于原发性或继发性纤溶亢进症的鉴别诊断,由于纤维蛋白原及其降解产物均不与 D-Dimer 抗体反应,因此,D-Dimer 增高可认为是继发性纤溶如 DIC 或其他血管内血栓形成的证据。

D-Dimer 增高见于 DIC、继发纤溶亢进、深静脉血栓形成、肺栓塞、先兆子痫、冠心病、慢性肾脏病、动脉血栓栓塞、镰状细胞贫血引起的血管阻塞危象等。其他情况如妊娠、恶性肿瘤、手术等。显著升高时应同时做 3P 试验,以确定是否为 DIC。

D-Dimer 检测阴性,基本可排除血栓形成。

10. 血浆纤溶蛋白降解产物测定 血浆纤溶蛋白降解产物(fibrinogen degradation products,FDP)是诊断 DIC 的敏感和可靠的指标之一。

【参考值】

红细胞凝集抑制试验:<10mg/L;胶乳凝集试验:<5mg/L。

【临床意义】

(1)FDP 轻度增高(10~40mg/L):常见于急性静脉血栓、急性心肌梗死、严重肺炎、大手术后、恶性肿瘤和休克。

(2)FDP 明显增高(>40mg/L):见于原发性纤溶症、DIC、急性早幼粒细胞白血病及应用链激酶等。

(十三)骨髓细胞学检验

1. 骨髓细胞形态分析的意义 骨髓是人出生后的主要造血组织。研究骨髓中血细胞数量和质量的变化,对造血系统疾病的诊断和防治有重要意义。通过骨髓中各系列血细胞数量的增减及其比例的改变,以及形态的异常,可以了解骨髓的造血功能和病理变化,对多数血液病及某些其他系统疾病的诊断和辅助诊断具有一定价值。同时,在临床治疗过程中,动态观察骨髓象的变化,也有助于观察病情、判断疗效和估计预后。

2. 骨髓有核细胞分析 骨髓增生程度:骨髓片中有核细胞的多少可反映骨髓的增生情况,其增生程度是以成熟红细胞与有核细胞的比例来表示的。正常骨髓增生活跃,成熟红细胞与有核细胞的比例为 20：1。

【临床意义】

骨髓增生程度及常见病因如下（以下括号中为成熟红细胞与有核细胞之比）：

（1）增生极度活跃（1：1）：常见于大多数急、慢性白血病及红白血病等。

（2）增生明显活跃（10：1）：常见于急、慢性白血病和各种增生性贫血。

（3）增生活跃（20：1）：常见于正常人及某些贫血。

（4）增生减低（50：1）：常见于再生障碍性贫血及阵发性血红蛋白尿综合征。

（5）增生极度减低（300：1）：见于典型的再生障碍性贫血。

3. 骨髓象分析

（1）骨髓粒细胞系统

【参考值】

骨髓粒细胞占有核细胞的 40%~60%，包括原粒细胞、早幼粒细胞、中幼粒细胞、晚幼粒细胞、嗜酸性粒细胞和嗜碱性粒细胞。其细胞大小、形态、染色基本正常。

【临床意义】

1）增高：见于各种类型急性粒细胞白血病、慢性粒细胞白血病急变、慢性粒细胞白血病、中性粒细胞类白血病反应等。

①原始粒细胞增多：急性粒细胞白血病时常伴有不同程度的早幼粒细胞的增多，原粒＋早幼粒细胞 >30%；慢性粒细胞白血病急变时原粒＋早幼粒细胞 >30%，嗜酸性和嗜碱性粒细胞可见增多。

②早幼粒细胞增多：急性早幼粒细胞白血病时，异常早幼粒细胞 >30%；粒细胞缺乏症的恢复期亦增高，但常 <10%。

③中幼粒细胞增多：见于慢性粒细胞白血病；M2b 白血病（骨髓中以异常的中性中幼粒细胞增生为主，常 >30%）；中性粒细胞类白血病反应（除可见中幼粒细胞增多外，还易见到中性晚幼粒细胞及杆状核细胞增多）。

④中性晚幼粒细胞及杆状核粒细胞增多：见于慢性粒细胞白血病、中性粒细胞类白血病反应。

⑤嗜酸性粒细胞增多：见于变态反应性疾病、寄生虫感染、某些皮肤病、某些血液病（如慢性粒细胞白血病、嗜酸性粒细胞白血病、淋巴瘤）等。

⑥嗜碱性粒细胞增多：见于慢性粒细胞白血病及其急变期、嗜碱性粒细胞白血病等。

2）减低：见于再生障碍性贫血、粒细胞减少症、粒细胞缺乏症、急性造血停滞等。

（2）骨髓红细胞系统

【参考值】

有核红细胞占有核细胞的 20%~25%，包括原始红细胞、早幼红细胞和中、晚幼红细胞，细胞形态与染色正常。成熟红细胞的大小、形态、染色大致正常。

【临床意义】

1）增高：见于急性红血病及红白血病、各种增生性贫血、珠蛋白生成障碍性贫血、慢性病灶及慢性感染性贫血等。

①原始及早幼红细胞增多：明显增多可见于急性红血病及红白血病、巨幼细胞贫血、溶血性贫血等。

②中幼及晚幼红细胞增多：见于各种增生性贫血，如溶血性贫血、缺铁性贫血、巨幼细胞

贫血、地中海性贫血、慢性病性贫血等。

③晚幼红细胞增多:见于缺铁性贫血、慢性再生障碍性贫血等。

④巨幼红细胞增多:见于巨幼细胞贫血、应用抗代谢药物后等。

⑤铁粒幼红细胞增多:见于铁粒幼细胞贫血。

2)减低:见于再生障碍性贫血、纯红细胞再生障碍性贫血等。

(3)粒细胞与红细胞比值

【参考值】

正常为(2~4):1。成熟红细胞的大小、形态、染色大致正常。

【临床意义】

1)比值增高(大于5:1)可见于:粒细胞系明显增多时,如粒细胞白血病、急性化脓性感染等;红细胞系严重减少时,如单纯性红细胞性再生障碍性贫血。

2)比值减低(小于2:1)可见于:红细胞系增多时,如各种增生性贫血;粒细胞系减少时,如粒细胞缺乏症。

(4)骨髓淋巴细胞系统

【参考值】

骨髓淋巴细胞占有核细胞的20%,小儿可达40%,均为成熟淋巴细胞。

【临床意义】

1)良性增生:见于再生障碍性贫血、传染性淋巴细胞增多症、传染性单核细胞增多症、淋巴细胞型类白血病等,还可见于病毒性感染、百日咳等。

2)恶性增生:原始及幼稚淋巴细胞增多可见于急性淋巴细胞白血病,慢性淋巴细胞白血病急变、淋巴瘤并发白血病时;成熟淋巴细胞增多可见于慢性淋巴细胞白血病、高分化性淋巴瘤等。

(5)骨髓单核细胞系统

【参考值】

骨髓中单核细胞一般小于4%,均为成熟型。

【临床意义】

1)良性增生:可见于活动性结核病、传染性单核细胞增多症、疟疾及粒细胞缺乏症等。

2)恶性增生:可见于血液病,如急性单核细胞白血病、骨髓增生异常综合征等。

(6)骨髓浆细胞系统

【参考值】

骨髓浆细胞系占骨髓有核细胞比例小于3%,均为成熟阶段细胞。

【临床意义】

1)良性增高:见于再生障碍性贫血、某些寄生虫感染、某些慢性细菌性感染、粒细胞缺乏症、结缔组织病等。

2)恶性增高:见于多发性骨髓瘤、浆细胞白血病等。

(7)骨髓巨核细胞系统

【参考值】

原巨核细胞0%~5%,幼巨核细胞0%~10%,颗粒型巨核细胞10%~50%,产血小板型巨核细胞20%~70%,裸核型巨核细胞0%~30%。以产血小板型巨核细胞居多。

【临床意义】

1）增多：见于特发性血小板减少性紫癜、Evans 综合征、急性大出血、急性血管内溶血等；以及骨髓增殖性疾病，如真性红细胞增多症、慢性粒细胞白血病、原发性血小板增多症等。

2）减少：可见于再生障碍性贫血、急性白血病、骨髓纤维化、周期性血小板减少症等，以及如药物或化学物质中毒及放射病等疾病。

（8）骨髓组织细胞

【参考值】

正常时在骨髓中，组织细胞不易见到。

【临床意义】

良性增高见于某些感染引起的反应性组织细胞增多症，如结核、病毒性肝炎、伤寒、败血症等。恶性增高见于恶性组织细胞病。

（9）骨髓中的非造血细胞

【临床意义】

骨髓中可见少量非造血细胞，如网状细胞、内皮细胞、组织嗜碱性粒细胞等，虽然它们各占很低的百分率，但均为骨髓成分的标志。骨髓中的核分裂细胞不易见到，仅约为 10%。

（10）骨髓中的寄生虫和异常细胞

骨髓中不应见到寄生虫；异常细胞包括转移癌细胞、戈谢细胞、Niemann-Pick 细胞和霍奇金细胞等。

【临床意义】

临床常见的有疟原虫、黑热病原虫、回归热螺旋体、血丝虫等。患疟疾时，骨髓、血象中均可查到疟原虫；黑热病患者可找到利杜体；回归热螺旋体在骨髓及其他单核吞噬细胞系统中都可以发现。血液寄生虫常引起肝、脾、淋巴结肿大，高热，并继发不同程度的贫血。

异常细胞：转移癌细胞提示有肿瘤骨髓转移；戈谢细胞为戈谢病的特有细胞；Niemann-Pick 细胞为 Niemann-Pick 病的特有细胞；霍奇金细胞为霍奇金淋巴瘤特有的细胞。

4. 血细胞的细胞化学染色

（1）过氧化物酶（POX）染色

【临床意义】

胞质中无蓝黑色颗粒者为阴性反应，出现细小颗粒、分布稀疏者为弱阳性反应，颗粒粗大而密集者为强阳性反应。急性粒细胞白血病时，白血病细胞多呈强阳性反应；急性单核细胞白血病时呈弱阳性或阴性反应；急性淋巴细胞白血病则呈阴性反应。POX 染色对急性粒细胞白血病与急性淋巴细胞白血病的鉴别最有价值。

（2）苏丹黑 B（SB）染色

【临床意义】

结果与 POX 染色大致相同。粒细胞系自早幼粒细胞起至成熟中性粒细胞，阳性反应随细胞的成熟逐渐增强。单核细胞系大多呈弱阳性反应。淋巴细胞系呈阴性反应。急性粒细胞白血病时原粒细胞就可出现阳性反应，故 SB 染色较 POX 染色反应更为灵敏。

（3）中性粒细胞碱性磷酸酶染色：中性粒细胞碱性磷酸酶（NAP）主要存在于成熟阶段的中性粒细胞，其他血细胞均呈阴性反应。

【参考值】

成人 NAP 阳性率 10%~40%；积分值 40~80（分）

【临床意义】

NAP 活性可因年龄、性别、应激状态、月经周期、妊娠及分娩等因素有一定的生理性变化。在病理情况下，NAP 活性的变化常有助于某些疾病的诊断和鉴别诊断。

1）感染性疾病：急性化脓菌感染时 NAP 活性明显增高，病毒性感染时其活性在正常范围或略减低。

2）慢性粒细胞白血病的 NAP 活性明显减低，积分值常为 0。类白血病反应的 NAP 活性极度增高，故可作为与慢性粒细胞白血病鉴别的一个重要指标。

3）急性粒细胞白血病时 NAP 积分值减低；急性淋巴细胞白血病的 NAP 积分值多增高；急性单核细胞白血病时一般正常或减低。

4）再生障碍性贫血时 NAP 活性增高，阵发性睡眠性血红蛋白尿时活性减低，因此也可作为两者鉴别的参考。

5）其他血液病：恶性淋巴瘤、慢性淋巴细胞白血病、骨髓增殖性疾病如真性红细胞增多症、原发性血小板增多症、骨髓纤维化症等 NAP 活性中度增高，恶性组织细胞病时 NAP 活性降低。

6）腺垂体或肾上腺皮质功能亢进，应用肾上腺皮质激素、促肾上腺皮质激素（ACTH）、雌激素等 NAP 积分值可增高。

（4）酸性磷酸酶（ACP）染色

【临床意义】

胞质内出现棕黑色颗粒者为阳性反应。

1）协助诊断多毛细胞白血病（hairy cell leukemia, HCL）：多毛细胞白血病时多毛细胞 ACP 染色呈阳性或强阳性反应，且其活性不被 L- 酒石酸所抑制，有助于对本病的诊断。

2）协助鉴别 T 淋巴细胞与 B 淋巴细胞：T 淋巴细胞呈阳性反应，B 淋巴细胞呈阴性反应，有助于急性淋巴细胞白血病的免疫学分型。

3）协助鉴别 Gaucher 病与 Niemann-Pick 病：Gaucher 细胞 ACP 染色呈阳性，而 Niemann-Pick 细胞为阴性反应。

4）单核细胞、组织细胞、网状细胞、巨核细胞 ACP 染色均呈阴性反应。

（5）氯化醋酸 AS-D 萘酚酯酶染色

【临床意义】

1）急性粒细胞白血病时原粒细胞和早幼粒细胞酶活性明显增强，染色呈强阳性反应。

2）急性单核细胞白血病及急性淋巴细胞白血病时均呈阴性反应。

3）急性粒 - 单核细胞白血病时，部分白血病细胞（粒系）呈阳性反应，而有些白血病细胞（单核系）呈阴性反应。

（6）α- 醋酸萘酚酯酶染色

【临床意义】

1）急性单核细胞白血病细胞呈强阳性反应，但单核细胞中的酶活性可被氟化钠（NaF）抑制，故在进行染色时，常同时做氟化钠抑制试验。

2）急性粒细胞白血病时呈阴性反应或弱阳性反应，但阳性反应不被氟化钠抑制。

（7）糖原染色

【临床意义】

1）红血病或红白血病时幼红细胞呈强阳性反应，积分值明显增高，有助于与其他红细胞系统疾病的鉴别，严重缺铁性贫血、重型海洋性贫血及巨幼细胞贫血，部分病例的个别幼红细胞可呈阳性反应。

2）急性粒细胞白血病，原粒细胞呈阴性反应或弱阳性反应，阳性反应物质呈细颗粒状或均匀淡红色；急性淋巴细胞白血病原淋和幼淋细胞常呈阳性反应，阳性反应物质呈粗颗粒状或块状；急性单核细胞白血病原单核细胞大多为阳性反应，呈弥漫均匀红色或细颗粒状，有时在胞质边缘处颗粒较粗大。因此，糖原染色的过碘酸 - 希夫（PAS）反应对三种急性白血病类型的鉴别有一定参考价值。

3）其他巨核细胞 PAS 染色呈阳性反应，有助于识别不典型巨核细胞，如急性巨核细胞白血病和骨髓增生异常综合征中的小巨核细胞；Gaucher 细胞 PAS 染色呈强阳性反应，有助于与 Niemann-Pick 细胞鉴别；腺癌细胞呈强阳性反应，骨髓转移时 PAS 染色可帮助与白血病细胞鉴别。

（8）铁染色：人体内的铁有一定量以铁蛋白和含铁血黄素的形式贮存在骨髓中的单核 - 吞噬细胞胞质内，幼红细胞的线粒体中也含有含铁血黄素。这些铁在酸化的低铁氰化钾溶液中反应，生成蓝色的铁氰化铁沉淀（普鲁士蓝），定位于含铁的部位。

【临床意义】

1）细胞外铁：按阳性反应的强度分为 5 级：

"–"：骨髓小粒无蓝色显现（提示骨髓贮存铁缺乏）。

"+"：有少量铁颗粒，或偶见少量铁小珠。

"++"：有较多的铁颗粒和铁小珠。

"+++"：有很多铁颗粒、小珠和少数蓝黑色小块。

"++++"：有极多的铁颗粒和小珠，并有很多密集成堆的小块。

2）细胞内铁：为幼红细胞内的铁。正常幼红细胞（主要是晚幼红细胞）的细胞核周围可见到 1~5 个呈蓝色的细小铁颗粒。

3）正常情况下，细胞外铁 +~++，大多为 ++；细胞内铁 20%~90%，平均值为 65%。由于各实验室的实验条件不同，此参考值也有差异。

4）缺铁性贫血时，早期骨髓中贮存铁就已耗尽，细胞外铁呈 "–"。铁粒幼细胞百分率减低，常 <15%，甚至为 0。经铁剂治疗后，数天内铁颗粒出现在幼红细胞中，但细胞外铁需待贫血纠正后一段时间才会出现。因此，铁染色是目前诊断缺铁性贫血及指导铁剂治疗的一项可靠和临床实用的检验方法。

5）非缺铁性贫血如珠蛋白生成障碍性贫血、铁粒幼细胞贫血、溶血性贫血、巨幼细胞贫血、再生障碍性贫血及骨髓病性贫血等，细胞外铁多增加，常 >+++~++++。

6）铁粒幼细胞贫血时，因血红素合成障碍，铁利用不良，铁粒幼细胞增多，可见到环状铁粒幼细胞，占幼红细胞的 15% 以上，骨髓增生异常综合征（MDS）中，难治性贫血伴环状铁粒幼细胞增多（RAS）者环状铁粒幼细胞 >15%。

二、尿液检验

尿液检验是一种取材容易，操作简便快捷，能反映许多疾病的重要检查方法，因此成为临床上最常用的检验指标之一。

尿液检验主要用于：①泌尿系统疾病的诊断、疗效观察、预后估计；②凡能引起尿液生化成分改变的其他系统疾病的诊疗；③安全用药的监测和健康状况的初评。

(一) 尿液常规项目检查

1. **尿量** 尿量随气候、出汗量、饮水量等不同而异。

【参考值】

健康成人约为 1.0~1.5L/24h，即 1ml/(kg·h) 体重；小儿按 kg 体重计算尿量较成人多 3~4 倍。

【临床意义】

（1）尿量增多

1）生理性增多：见于饮水过多，饮浓茶、咖啡及酒精类或精神紧张等。

2）病理性增多：常见于糖尿病、尿崩症、慢性肾炎及神经性多尿等。

（2）尿量减少

1）生理性减少：见于饮水少、出汗多等。

2）病理性减少：常见于休克、脱水、严重烧伤、急慢性肾炎、心功能不全、肝硬化腹水、流行性出血热少尿期、尿毒症、急慢性肾衰等。

2. **尿气味** 糖尿病酮症酸中毒：尿液有烂苹果气味。有机磷农药中毒：尿液有蒜臭味。慢性膀胱炎及尿潴留：新鲜尿液有氨味。进食较多葱、蒜后，尿液亦可有特殊气味。

3. **尿颜色及透明度** 正常新鲜尿液：呈淡黄色、透明，放置后常因盐类析出而微浊。异常改变：血尿、血红蛋白尿、胆红素尿、脓尿和菌尿、乳糜尿。

（1）血尿：每升尿液内含血量超过 1ml 即可出现淡红色，称肉眼血尿。常见于泌尿系统、出血性和全身性疾病。

（2）血红蛋白尿：尿液呈酱油色或浓茶色，镜检无红细胞但隐血试验阳性，见于阵发性血红蛋白尿、血型不合的输血反应等。

（3）胆红素尿：见于阻塞性黄疸和肝细胞性黄疸。

（4）脓尿和菌尿：呈白色或黄色、浑浊，脓尿放置后可有白色云絮状沉淀，菌尿呈云雾状且静置后不下沉。此两种尿液不论加热或加酸，其浑浊均不消失。常见于泌尿系统感染。

（5）乳糜尿：呈乳白色，见于丝虫病、肾周围淋巴管阻塞等。

4. **尿比重**

【参考值】

随机尿：1.003~1.030；晨尿：>1.20；新生儿：1.002~1.004。

【临床意义】

尿比重增高常见于腹水、糖尿病、心力衰竭、高热、周围循环衰竭、急性肾小球肾炎、泌尿系统梗阻、妊娠高血压综合征等。尿比重减低则见于慢性肾功能不全、慢性肾炎、慢性肾盂肾炎、肾小球损害、急性肾功能不全的多尿期、尿毒症多尿期、蛋白质缺乏症、尿崩症、肾性尿崩症、恶性高血压、肾性和原发性隐性糖尿病、低钙血症、抗利尿激素抵抗（见于高钙血症）、锂中毒、先天性或获得性肾小管功能异常等。

5. **尿酸碱度** 尿液酸碱度即尿的 pH，可反映肾脏调节体液酸碱平衡的能力。

【参考值】

正常人在普通膳食的条件下尿液 pH 为 4.5~8.0。

【临床意义】

（1）尿 pH 降低：酸中毒、慢性肾小球肾炎、痛风、糖尿病等排酸增加，尿液呈酸性；呼吸性酸中毒时，因二氧化碳潴留等因素，尿亦多呈酸性。

（2）尿 pH 升高：呕吐、服用重碳酸盐、尿路感染、换气过度及丢失二氧化碳过多的呼吸性碱性中毒时尿呈碱性。

（3）尿液 pH 一般与细胞外液 pH 平行，但应注意以下情况：

1）低钾血症性碱中毒时，由于肾小管分泌 H^+ 增加，尿酸性增强；反之高钾血症性酸中毒时，排 K^+ 增加，肾小管分泌 H^+ 减少，可呈碱性尿。

2）变形杆菌性尿路感染时，由于尿素分解成氨，呈碱性尿。

3）肾小管酸中毒时，因肾小管形成 H^+ 和 H^+、Na^+ 交换能力下降，尽管体内已出现明显酸中毒，但尿 pH 却偏于碱性。酸负荷试验（即给患者酸负荷后）精确测定尿 pH，有助于肾小管酸中毒的诊断及分型。

6. 尿蛋白质（定性）　尿蛋白的检测可用于初步判断肾脏的功能、协助诊断其他系统多种疾病、进行疾病的动态观察及疗效评判等。

【参考值】

阴性。

【临床意义】

尿中蛋白质持续超过 150mg/24h 时或定性检查持续阳性即有临床意义。

尿蛋白增高，可分为肾小球性蛋白尿（急慢性肾小球肾炎、肾小球肾病、糖尿病肾小球硬化症、狼疮肾炎、过敏性紫癜肾炎、肾静脉血栓形成、肾动脉硬化、心功能不全、肾肿瘤等）、肾小管性蛋白尿（活动性肾盂肾炎、Fanconi 综合征、肾移植、镉等重金属中毒等）、溢出性蛋白尿（多发性骨髓瘤、重链病、轻链病等）和假性蛋白尿（膀胱炎、尿道炎等）。

7. 尿葡萄糖（定性）　尿中是否出现葡萄糖取决于血糖水平、肾小球滤过葡萄糖的速度、近端肾小管重吸收葡萄糖的速度、尿流量等。血糖值 >8.88mmol/L 时可出现糖尿。

【参考值】

阴性。

【临床意义】

（1）尿糖试验阳性不足以作出糖尿病的诊断，确诊需要做进一步检查。同时测定尿糖和血糖，则比单项尿糖或血糖检查更有意义。

（2）除糖尿病外，内分泌疾病（如肢端肥大症、肾上腺皮质功能亢进症、甲状腺功能亢进症、嗜铬细胞瘤等）、泌尿生殖系统疾病（慢性肾炎、肾病综合征、妊娠性糖尿病等）、中枢神经系统疾病也可引起糖尿。

8. 尿酮体　尿酮体包括乙酰乙酸、β-羟丁酸、丙酮等，是体内脂肪酸氧化的中间产物，酮体在肝脏中产生，在血液中循环。当糖供应不足和组织中葡萄糖氧化分解降低时，则血中酮体增加而出现酮血症，严重者尿液中排出酮体，即为酮尿。

【参考值】

阴性。

【临床意义】

（1）尿酮体增加见于非糖尿病性酮尿（婴儿和儿童急性发热伴有呕吐或腹泻、寒冷、剧烈运动、妊娠期、低糖性食物、禁食、呕吐、甲状腺功能亢进等）和糖尿病性酮尿。

（2）尿酮体检测有助于对糖尿病的监测,如任何时候检测均无尿酮体,可认为糖尿病已被控制;反之,如尿酮体仍呈阳性则提示疾病尚未控制。

9. 尿胆原

【参考值】

阴性。

【临床意义】

尿胆原与尿胆红素一样,均作为临床上黄疸鉴别的实验室检查指标,但也需与血清胆红素、粪便粪胆原等检测结果一起综合分析。

10. 尿胆红素

【参考值】

阴性。

【临床意义】

（1）当血中胆红素浓度超过 15mg/L 时即可出现于尿中(胆红素的肾阈值为 10mg/L)。尿胆红素检测的方法有氧化法和偶氮法两大类。

（2）尿胆红素检测在正常人为阴性,在溶血性黄疸时亦为阴性,肝细胞性黄疸为阳性,阻塞性黄疸为强阳性。

11. 尿亚硝酸盐

【参考值】

阴性。

【临床意义】

见于可产亚硝酸盐的细菌导致的尿路感染,大肠埃希菌感染时检出率可达 40%~80%。

12. 尿沉渣细胞　尿沉渣中有许多来自肾和尿道的有形成分,如白细胞、红细胞、上皮细胞等。尿沉渣细胞学检查对了解泌尿系统疾病有重要价值。

【临床意义】

尿沉渣中可见细胞有:红细胞(肾病、下尿道疾病、肾外疾病、药物引起的中毒反应等);白细胞(几乎所有的泌尿生殖系统疾病都可有尿白细胞增加);嗜酸性粒细胞(增加可见于肾小管间质性疾病);淋巴细胞和单核细胞(增加可见于慢性炎症)等;此外还可见肾上皮细胞、下尿道上皮细胞等。

13. 尿沉渣管型

【临床意义】

（1）透明管型可见于正常人、发热、心功能不全、肾实质病变、痛风性肾病、药物影响等。

（2）红细胞管型通常反映存在肾小球疾病和肾实质出血,常见于急性肾小球肾炎、慢性肾小球肾炎急性发作、急性肾小管坏死、肾移植后急性排斥反应等。

（3）白细胞管型常见于急性肾盂肾炎、间质性肾炎、肾病综合征、狼疮肾炎。

（4）颗粒管型反映了肾单位有淤滞现象,可见于剧烈运动、高热、纯碳水化合物饮食、肾间质疾病、肾移植后的排斥反应、肾盂肾炎、病毒感染、慢性铅中毒、恶性高血压、淀粉样变、阻塞性黄疸与药物等。

（二）尿液化学检验

1. 尿蛋白定量测定　尿液中蛋白定量有助于肾脏实质性损伤的判定。

【参考值】

<150mg/24h。

【临床意义】

（1）尿中蛋白质持续超过 150mg/24h 时或定性检查持续阳性即有临床意义。

（2）肾小球性蛋白尿（急慢性肾小球肾炎、肾小球肾病、糖尿病肾小球硬化症、狼疮肾炎、过敏性紫癜肾炎、肾静脉血栓形成、肾动脉硬化、心功能不全、肾肿瘤等）。

（3）肾小管性蛋白尿（活动性肾盂肾炎、Fanconi 综合征、肾移植、镉等重金属中毒等）、溢出性蛋白尿（多发性骨髓瘤、重链病、轻链病等）。

（4）假性蛋白尿（膀胱炎、尿道炎等）。

2. 尿本周蛋白测定

【参考值】

阴性。

【临床意义】

一般认为，当浆细胞恶性增殖时，可能有过多的轻链产生或重链的合成被抑制，致使过多的轻链通过尿液排出。约 50% 的多发性骨髓瘤患者以及约 15% 的巨球蛋白血症患者，其尿液可出现本周蛋白。肾脏淀粉样变、慢性肾盂肾炎及恶性淋巴瘤患者等，亦可出现本周蛋白。

3. 尿含铁血黄素测定　尿含铁血黄素试验是用于诊断血管内溶血的定性试验，主要用于判断阵发性睡眠性血红蛋白尿症。含铁血黄素是不稳定的铁蛋白聚合体，可经肾脏随尿排出。

【参考值】

阴性。

【临床意义】

慢性血管内溶血，如阵发性睡眠性血红蛋白尿症可引起含铁血黄素尿。在溶血初期，尿中虽然有血红蛋白，由于血红蛋白尚未被上皮细胞所摄取，未能形成含铁血黄素，含铁血黄素试验可呈阴性，需追踪检查。

4. 尿葡萄糖定量试验

【参考值】

0.1~1.0mmol/L。

【临床意义】

尿糖定量 >1.0mmol/L，可判断为尿糖阳性，其余临床意义同"尿葡萄糖（定性）"。

5. 尿液乳糜试验　乳糜尿是指乳糜微粒与蛋白质的混合物致使尿呈乳化状态的尿液。

【参考值】

阴性。

【临床意义】

（1）因丝虫或其他原因阻塞淋巴管，使尿路淋巴管破裂而形成乳糜尿。

（2）丝虫病患者的乳糜尿沉渣中常见红细胞及大量淋巴细胞，并可找到淋巴细胞。

6. 尿肌酐测定　肌酐经肾小球滤过后不被肾小管重吸收，通过肾小管排泄。测定尿液肌酐、血清肌酐，计算内生肌酐清除率（Ccr），有助于肾实质性损伤的判断。

【临床意义】

（1）用于肾功能损害程度的评估：内生肌酐清除率小于正常值的 80%，提示肾小球滤过功能减退。清除率在 51~70ml/min 为肾小球滤过功能轻度受损，在 31~50ml/min 为中度受损，小于 30ml/min 为重度受损。清除率在 11~20ml/min 为早期肾功能不全，在 6~10ml/min 为晚期肾功能不全，小于 5ml/min 为终末期肾功能不全。

（2）判断肾小球损害：Ccr 低至 50ml/min 时，血肌酐、尿素氮仍可在正常范围，因此认为 Ccr 是较早反映肾小球损害的敏感指标之一。

（3）可用于指导临床治疗：抗肿瘤药物、免疫抑制剂在大剂量或长期使用中易产生肾损害，在用药过程中通过观察 Ccr 了解有无肾损害，并在 Ccr 下降时调整药量。

（4）也可作为观察肾移植成功与否的客观指标。

（5）肌酐产生量较恒定，当肾功能损伤不严重时，尿中肌酐的排泄受尿液浓缩和稀释的影响，故尿中肌酐浓度测定常用作尿中其他物质排泄的参照。

（6）与血清肌酐相似，尿肌酐排出量可作为肌肉的指标。

7. 尿免疫球蛋白轻链测定 免疫球蛋白轻链（κ、λ 链）为分子量 18 000~24 000 的小分子蛋白，能自由通过肾小球基底膜，然后在肾小管被重吸收，重新回到血液循环中。正常人尿液中仅有极少量游离轻链存在，采用目前的定量方法一般难以检出。但当肾脏病变或免疫增生病时，尿中轻链含量可出现不同程度升高。

【临床意义】

良、恶性单克隆丙种球蛋白病时，轻链 κ、λ 含量显著增加。可用于早期诊断、判断糖尿病肾脏的损害，多发性骨髓瘤的疗效追踪，以及原发性高血压早期肾脏损害的评判。

8. 尿 17- 酮类固醇测定 尿中 17- 酮类固醇是肾上腺皮质激素及雄性激素的代谢产物，大部分为水溶性的葡萄糖醛酸酯或硫酸酯，是评价雄性激素状态的重要指标。

【参考值】

成年男性：28.5~61.8μmol/24h；成年女性：20.8~52.1μmol/24h。

【临床意义】

（1）降低

1）见于男性原发性性腺功能减退（克兰费尔特综合征、睾丸摘除）、继发性性腺功能减退（全垂体功能减退）以及原发性肾上腺皮质功能减退症（Addison 病）。

2）某些慢性病如结核、肝病和糖尿病等。

3）给予皮质类固醇、雌激素、口服避孕药、吗啡、苯妥英等药物后也会出现降低。

（2）增高

1）见于睾丸肿瘤（间质细胞瘤）患者、肾上腺增生、肾上腺癌、Cushing 综合征以及多毛症的某些妇女。

2）给予 ACTH、促性腺激素及甲吡丙酮等酮类固醇药物也会出现增高。

9. 尿 17- 羟皮质类固醇测定 尿中 17- 羟皮质类固醇的特征是在第 17 位碳原子上有一个羟基，它是皮质醇的主要代谢物，为肾上腺皮质所分泌的激素。测定尿中 17- 羟皮质类固醇的量可间接反映出皮质醇的分泌率。

【参考值】

成年男性：（27.88 ± 6.6）μmol/24h；成年女性：（23.74 ± 4.47）μmol/24h。

【临床意义】

（1）增高：肾上腺皮质功能亢进，如库欣综合征、肾上腺皮质腺瘤及双侧肾上腺皮质腺增生、肥胖症和甲状腺功能亢进，尤以肾上腺皮质腺瘤最为显著。

（2）减低：肾上腺皮质功能不全，如艾迪生病、希恩综合征；某些慢性病，如肝病、结核等。

10. 尿液电解质测定

（1）尿钾测定：人体中的钾盐主要通过肾脏进行排泄，通过测定尿钾来了解肾脏的功能。

【参考值】

25~100mmol/24h。

【临床意义】

1）病理性增高：见于肾上腺皮质功能亢进，如库欣综合征、原发性醛固酮增多症、肾小管性酸中毒、肾性高血压、糖尿病酮症及服用利尿剂等。

2）病理性降低：见于肾上腺皮质功能不全、急慢性肾功能衰竭、肾小管排钾障碍等。

（2）尿钠测定：肾脏是钠盐主要排泄器官，通过测定尿钠来了解肾脏的功能。

【参考值】

130~260mmol/24h。

【临床意义】

1）病理性增高：见于急慢性肾功能衰竭、严重的肾小管损害、肾盂肾炎、肾病综合征、肾上腺皮质功能不全、服用利尿剂等。

2）病理性降低：见于肾上腺皮质功能亢进，如库欣综合征、原发性醛固酮增多症，以及慢性肾功能衰竭终末期。

（3）尿氯测定

【参考值】

170~250mmol/24h。

【临床意义】

1）病理性增高：见于服用某些药物，如氢氯噻嗪、呋塞米、利尿酸钠等利尿药物时。

2）病理性降低：多见于肾上腺皮质功能减退、慢性肾炎。

（4）尿钙测定：肾脏是钙排泄的重要器官，经肾小球滤过后 99% 的钙会被重新吸收，仅有 1% 的钙随尿液排出。

1）尿钙定性试验

【参考值】

当血钙 <2.0mmol/L 时，尿钙定性试验阴性。

【临床意义】

阴性表示尿含钙极微，见于甲状旁腺功能减退、维生素 D 缺乏、骨质软化症、缺钙性婴儿手足搐搦症等。强阳性（即 +++~++++）表示尿钙和血钙增加，见于甲状旁腺功能亢进或用大量维生素 D 或钙剂治疗后。

2）尿钙定量试验

【参考值】

2.5~7.5mmol/24h。

【临床意义】

病理性增高：见于高钙血症，如甲状腺功能亢进（甲亢）、甲状旁腺功能亢进、维生素 D 中毒、白血病、多发性骨髓瘤等。

病理性降低：见于低钙血症，如甲状旁腺功能低下、维生素 D 缺乏、小儿手足抽搐、恶性肿瘤骨转移、肾病综合征、急性胰腺炎、妊娠等。

（5）尿淀粉酶（AMY）测定：血清中淀粉酶可经肾小球滤出，测定尿液淀粉酶主要用于急性胰腺炎和腮腺炎的诊断。

【参考值】

100~500U/L。

【临床意义】

1）尿液 AMY 检测的意义同血清 AMY，急性胰腺炎时尿 AMY 升高较晚，发病后 12~14h 开始升高，下降较慢，可持续 1~2 周。但尿 AMY 浓度由于受尿液浓缩或稀释的影响，随意留尿测定 AMY 的诊断价值受到一定限制，因此建议留 6h 或 24h 尿液测其 AMY 总含量更为可靠。

2）病理性升高：多见于急性胰腺炎、胰管阻塞、胰腺癌、胰腺损伤、急性胆囊炎、胃溃疡、腮腺炎等，以上疾病时，往往患者的血清淀粉酶与尿中淀粉酶同时升高。

3）病理性降低：主要见于重症肝炎、肝硬化、糖尿病等。

4）巨淀粉酶血症时，尿淀粉酶正常，但血清淀粉酶明显升高。

应当注意，尿液淀粉酶的结果与患者的饮水量密切相关，判定时需结合具体情况。

（6）尿蛋白电泳分析：近年来，对尿液蛋白的成分分析，因是无痛性检查，取材方便、快捷，越来越受到临床医生的重视。

【临床意义】

1）对尿液中蛋白进行电泳分析后，呈现出中、高分子量蛋白质区带，主要反映肾小球病变。

2）呈现低分子量蛋白区带，可见于肾小管病变及溢出性蛋白尿。

3）混合性蛋白尿则可见高、中、低各种分子量蛋白区带，提示肾小管及肾小球均受累及。

（三）尿液人绒毛膜促性腺激素检验

人绒毛膜促性腺激素（hCG）是由胎盘绒毛膜滋养层细胞所合成，可促进性腺发育的糖蛋白激素。

【临床意义】

1. 本试验主要用于妊娠的诊断，为较敏感的方法，在受孕 2~6d 即呈阳性。

2. 用于与妊娠相关疾病和肿瘤的诊断及鉴别。

3. 稽留流产或不全流产子宫内膜仍有活胎盘组织时，本试验仍呈阳性。

4. 人工流产后，如果仍呈阳性，说明宫内尚有残存胚胎组织。

5. 宫外孕时，hCG 低于正常妊娠，仅有 60% 呈阳性。

三、粪便检验

正常人粪便主要由食物残渣、消化道分泌物、细菌、无机盐及水等组成。

粪便检查的主要目的是：①了解消化道有无炎症、出血、寄生虫感染、恶性肿瘤等情况；

②根据粪便的性状与组成,间接地判断胃肠、胰腺、肝胆系统的功能状况;③了解肠道菌群分布是否合理,检查粪便中有无致病菌,以协助诊断肠道传染病。

(一)粪便常规项目检验

1. 粪外观

【临床意义】

粪便的外观包括颜色与性状。正常成人的粪便排出时为黄褐色成形便,质软;婴儿粪便可呈黄色或金黄色糊状。久置后,粪便的胆色素被氧化而致颜色加深。粪外观的判断在临床上有着极其重要的意义,为粪常规检查不可缺少的一项。

临床常见病理性粪性状有:

(1)球形硬便:便秘时可见。

(2)黏液稀便:见于肠壁受刺激或炎症时,如肠炎、痢疾等。

(3)黏液脓性血便:多见于细菌性痢疾。

(4)酱色黏液便(可带脓):多见于阿米巴痢疾。

(5)稀汁样便:可见于急性胃肠炎,大量时可见于假膜性肠炎及隐孢子虫感染。

(6)米泔样便:见于霍乱、副霍乱。

(7)扁平带状便:见于直肠或肛门狭窄等。

2. 粪气味

【临床意义】

正常粪便有臭味,来源于细菌作用的产物,如吲哚、粪臭素、硫醇、硫化氢等物质。肉食者粪便的臭味重,素食者臭味较轻。粪便恶臭且呈碱性反应时,乃因未消化的蛋白质发生腐败所致。

3. 粪隐血试验
隐血是指虽有消化道出血,但因出血量很少,肉眼不见血色,加之少量红细胞又被消化分解,以致显微镜下也无从发现红细胞的出血状况。

【临床意义】

隐血试验主要采用化学法,此法虽简单易行,但缺乏特异性和准确性,当前推出了免疫学方法来检测粪便隐血。免疫学方法具有很好的灵敏度,一般当粪便的血红蛋白量达到0.03mg/g 粪便,就可得到阳性结果,且有很高的特异性。

4. 粪胆色素检查
正常粪便中无胆红素而有粪胆原及粪胆素存在。粪胆色素检查包括胆红素、粪胆原、粪胆素等检查。

【临床意义】

(1)粪胆红素检查:婴儿因正常肠道菌群尚未建立,或成人因腹泻致使肠蠕动加速时,可以使胆红素来不及被肠道菌还原,均可使粪便呈金黄色或深黄色,胆红素定性试验为阳性,如部分被氧化成胆绿素则粪便呈绿色。

(2)粪胆原定性或定量检查:粪胆原定性或定量检查对于黄疸类型的鉴别诊断具有一定价值,低于或高于参考值可初诊为梗阻性黄疸或溶血性黄疸。

(3)粪胆素检查:粪胆素是由粪胆原在肠道中停留并被进一步氧化而成,粪便由于粪胆素的存在而呈棕黄色。当因胆管结石、肿瘤而致胆管完全阻塞时,粪便中因无胆色素而呈白陶土色。可用 Schmidt 氯化高汞试剂联合检测粪胆红素及粪胆素。

5. 显微镜检查
粪便直接涂片后进行显微镜检查是临床的常规检验项目。可以从中发现病理成分,如各种细胞、寄生虫卵、真菌、细菌、原虫等,并可通过观察各种食物残渣的情况来了解消化吸收功能。

【临床意义】

（1）细胞：正常粪便中不见或偶见白细胞，无红细胞。吞噬细胞为一种吞噬较大异物的单核细胞。以下情况属于异常：①细菌性痢疾和直肠炎症时粪便中可见吞噬细胞；②将乙状结肠癌、直肠癌患者的血性粪便进行及时涂片染色，可见到成堆的具有异形性的癌细胞。

（2）食物残渣：正常粪便中的食物残渣均系已充分消化后的无定形细小颗粒，偶见淀粉颗粒和脂肪小滴等未经充分消化的食物残渣。异常情况如下：①淀粉颗粒在慢性胰腺炎、胰腺功能不全、碳水化合物消化不良时可在粪便中大量出现，并常伴有较多的脂肪小滴和肌肉纤维；②脂肪大量存在时提示有胰腺功能不全；③胶原纤维和弹性纤维在有胃部疾患而缺乏胃蛋白酶时可较多出现；④粪便中的形态多样化植物细胞，可呈圆形、长圆形、多角形、花边形等，须注意与虫卵鉴别。

（3）结晶：在正常粪便中可见到少量磷酸盐、碳酸钙结晶，均无病理意义。以下结晶属于异常：①夏科 - 莱登结晶：为无色透明的菱形结晶。两端尖长，大小不等，折光性强，常在阿米巴痢疾、钩虫病及过敏性肠炎患者的粪便中出现，同时可见到嗜酸性粒细胞。②血晶：为棕黄色斜方形结晶，见于胃肠道出血后的粪便内，不溶于氢氧化钾溶液，遇硝酸后呈蓝色。

（4）细菌：粪便中细菌极多，占干重的1/3，多属正常菌群。在健康婴儿粪便中主要有双歧杆菌、拟杆菌、肠杆菌、肠球菌、少量芽孢菌（如梭状菌属）、葡萄球菌等。成人粪便中以大肠埃希菌、厌氧菌和肠球菌为主要菌群，约占80%。正常人粪便中菌量和菌谱处于相对稳定状态，保持着细菌与宿主间的生态平衡。

若正常菌群突然消失或比例失调，临床上称为肠道菌群失调症。长期使用广谱抗生素与免疫抑制剂、慢性消耗性疾病患者易发生肠道菌群紊乱，或发生二重感染，后者即为假膜性肠炎。

霍乱弧菌肠毒素具有极强的致病力，它可作用于小肠黏膜而引起液体的大量分泌，导致严重水电解质平衡紊乱，严重者可导致死亡。可用粪便进行霍乱弧菌培养，如发现霍乱弧菌则需及时进行传染病报告。

（5）肠道真菌：念珠菌在正常粪便中极少见，常见于长期使用广谱抗生素、激素、免疫抑制剂和放、化疗之后。

肠道真菌的分类：①普通酵母菌：是一种环境中常见的真菌，可随环境污染而进入肠道，也可见于服用酵母片后。②人体酵母菌：为一种寄生于人体中的真菌。③假丝酵母菌：即念珠菌，正常粪便中极少见。粪便中可见卵圆形、薄壁、折光性强、可生芽的酵母样菌，革兰氏染色阳性，可见分支状假菌丝和厚壁孢子。

（6）寄生虫卵：从粪便中检查寄生虫卵是诊断肠道寄生虫感染最常用的化验指标。粪便中常见的寄生虫卵有蛔虫卵、钩虫卵、鞭虫卵、蛲虫卵、华支睾吸虫卵、血吸虫卵、姜片虫卵和带绦虫卵等。

（二）粪便特殊检验

1. 粪便轮状病毒抗原测定 轮状病毒（rotavirus，RV）是全球范围婴幼儿腹泻的主要原因，也能引起较大儿童和成人腹泻。

【临床意义】

阳性结果判读为轮状病毒感染，需针对治疗。

2. 粪便幽门螺杆菌抗原检测 幽门螺杆菌（*H. pylori*）感染是慢性活动性胃炎、消化性溃疡、胃黏膜相关淋巴组织（MALT）淋巴瘤和胃癌的主要致病因素。

【临床意义】

阳性结果是 Hp 现症感染的标志，表明有活动性感染，具有较高的特异性和敏感性。

四、其他体液检验

（一）脑脊液检验

脑脊液（CSF）是循环流动于脑和脊髓表面的一种无色透明液体，正常脑脊液容量成人为 120~180ml。中枢神经系统任何部位发生感染、炎症、肿瘤、外伤、水肿、出血、缺血和阻塞都可以引起脑脊液成分的改变。因此，通过对脑脊液的检查对神经系统疾病的诊断、疗效观察和预后判断均有重要意义。

1. **颜色**　正常脑脊液无色透明，但新生儿因血液中胆红素的移行，故脑脊液标本的颜色几乎都是黄色。当中枢神经系统发生感染、出血、肿瘤等疾病时，脑脊液中可出现过多的白细胞、红细胞和其他色素，使得颜色发生改变。

【临床意义】

（1）红色：脑脊液中混有血液时，因红细胞溶解、破坏，可使标本呈现红色，常见于穿刺损伤出血、蛛网膜下腔出血和脑出血。穿刺损伤出血仅见于最初几滴为红色，以后脑脊液逐渐变得清晰，脑脊液离心后其上清液无色透明，显微镜下见红细胞完整，形态无改变或皱缩，取其上清液做隐血试验，由于红细胞未溶解，没有游离血红蛋白产生，故呈阴性结果。

（2）黄色：脑脊液中含有变性血红蛋白或多量蛋白质，或因颅内静脉血运和脑脊液循环淤滞，均可使脑脊液呈黄色。

（3）米汤样乳白色：由于白细胞或脓细胞增多所致。

（4）绿色：见于铜绿假单胞菌、肺炎链球菌、甲型链球菌所引起的脑膜炎。

（5）褐色或黑色：见于中枢神经系统（尤其是脑膜）黑色素肉瘤或黑色素瘤等。

2. **透明度**　正常脑脊液清晰透明。

【临床意义】

如果脑脊液中的白细胞总数超过 $300 \times 10^6/L$ 时则变得浑浊。当蛋白质含量增高或含有大量细菌、霉菌等，也可使其变得浑浊。检验结果报告时，一般用"清亮""微浑"和"浑浊"等来描述。结核性脑膜炎时脑脊液呈毛玻璃状，化脓性脑膜炎时则呈脓样。

3. **脑脊液比重**　正常脑脊液中细胞数量和蛋白质等物质的含量均明显低于血浆，故脑脊液的比重亦明显低于血浆（后者比重为 1.025）。正常脑脊液比重为 1.006~1.008。

【临床意义】

凡能使脑脊液细胞数增加、蛋白质数量增高的疾病，均可使脑脊液比重增高。

可使细胞数增加的疾病有中枢神经系统感染、寄生虫病、脑血管病、脑肿瘤等；可使蛋白质数量明显增高的疾病有脊髓和脑的炎症、出血、脑退化性病变、神经梅毒、脑脊液循环梗阻的疾病以及脑肿瘤等。颅内感染时脑脊液的比重可达 1.012~1.015。

4. **脑脊液 pH**　正常脑脊液的 PCO_2 高于血浆值，而 HCO_3^- 低于血浆值。由于 CO_2 可较容易地通过血脑屏障，故脑脊液中的 PCO_2 常受血液和脑组织中产生的 CO_2 的影响而发生变化；而 HCO_3^- 则不易随血浆的 HCO_3^- 的变动而急剧变动，因此，脑脊液的 pH 稳定机制中重碳酸盐起了重要的作用。

【临床意义】

中枢神经系统炎症时,一般脑脊液的 pH 降低;而颅内肿瘤时 pH 变化不定,故实用价值不高。

5. 脑脊液蛋白潘氏定性试验　脑脊液中蛋白质主要是球蛋白,正常脑脊液蛋白含量仅仅是血浆蛋白的 1/200,即 0.2~0.4g/L,故蛋白定性试验结果为阴性或极弱阳性。

【临床意义】

潘氏蛋白定性试验的结果判读:

阴性(-):无浑浊,清晰透明,不显雾状。

极弱阳性(±):微呈白雾状,对光不易看到,在黑色背景下才能看到。

弱阳性(+):呈灰白色白雾状。

阳性(++):呈白色薄云雾状浑浊。

强阳性(+++):呈白色絮状沉淀或白色浓云块状。

最强阳性(++++):立即形成白色凝块。

有脑组织和脑膜疾患时,潘氏蛋白试验常呈阳性反应,如化脓性脑膜炎、结核性脑膜炎、梅毒性中枢神经系统疾病、脊髓灰质炎、流行性脑脊髓膜炎等。脑出血多呈强阳性反应,腰穿时如有外伤性血液混入亦可呈阳性反应。

检查结果为"++++"时常见于化脓性脑膜炎,"++"时常见于结核性脑膜炎,"+"常见于乙型脑炎。

6. 脑脊液显微镜检查　由于血脑屏障的特殊结构,正常脑脊液中很少有血细胞成分,既很少有红细胞(除因腰椎穿刺损伤可出现正常形态的红细胞外),白细胞也较少。病理情况下,脑脊液中白细胞的增高是脑、脊髓、神经根受刺激或存在炎症所致。

【临床意义】

(1)中枢神经系统病毒感染、结核性或真菌性脑膜炎时,细胞数可中度增多,常以淋巴细胞为主。细菌感染时(如化脓性脑膜炎),细胞数则显著增加,以中性粒细胞为主。细胞数的增减程度和发生变化的细胞种类与某些疾病的程度有关,如化脓性脑膜炎经过有效的抗生素治疗后,细胞总数迅速下降;结核性脑膜炎患者在早期以中性分叶核细胞为主,以后则淋巴细胞较多。

(2)感染性疾病时脑脊液细胞病理学变化可分为三个不同时期:①急性炎性渗出期,表现为粒细胞反应;②亚急性增殖期,表现为激活淋巴细胞或单核吞噬细胞反应;③修复期,表现为淋巴细胞反应。一般来说,急性炎症时细胞数明显增高,慢性炎症则轻度增高,但相同的疾病在不同的患者、不同的病程中变动较大。化脓性细菌感染时白细胞常达$(1~20)×10^9/L$,且常在初起的 2~3d 内以淋巴细胞为主。

(3)化脓性脑膜炎的急性期变化最突出,持续时间最长,此期脑脊液中细胞数每微升可高达数千,当用抗生素治疗后脑脊液细胞数迅速下降。

(4)病毒性脑炎亚急性期出现较早,持续时间较长,脑脊液中细胞数轻度增加,以淋巴细胞为主,在单纯疱疹病毒性脑炎的脑脊液淋巴样细胞中可发现胞质内包涵体。

(5)结核性脑膜炎时其脑脊液细胞数可增加,但超过 $500×10^6/L$ 者较为罕见,在发病初期以中性粒细胞为主,但很快下降,由于患者多在发病数天后才来诊治,因此首次腰穿时,脑脊液中的中性粒细胞已趋下降而以淋巴细胞为多。粒细胞、淋巴细胞及浆细胞同时存在是结核性脑膜炎的特点。

（6）新型隐球菌性脑膜炎可在脑脊液中直接发现隐球菌,必要时用印度墨汁染色予以确诊。

（7）脑血管病变时进行脑脊液细胞学检查有助于鉴别脑出血或腰穿损伤性出血,前者在发病后数小时可见大量红细胞和明显中性粒细胞增多,2~3d内达到高峰,在脑脊液中还可发现吞噬细胞,出血后数小时至第3天可出现含有红细胞的吞噬细胞,5d后可见含铁血黄素吞噬细胞。如为穿刺损伤性出血则不会有上述反应。若脑血管意外患者脑脊液中的红细胞数目减少,预示着出血即将停止或已经停止。

7. 脑脊液氯化物测定

【参考值】

成人:120~130mmol/L;儿童:111~123mmol/L。

【临床意义】

（1）细菌性脑膜炎和真菌性脑膜炎发病早期脑脊液中氯化物含量常降低。

（2）结核性脑膜炎脑脊液中氯化物降低尤其明显,其氯化物降低的出现早于糖含量的降低,这是由于此时血氯含量降低、脑膜的渗透性发生改变,使氯离子从脑脊液流向血液,且脑脊液内蛋白质增高使得氯离子代偿性流向血液所致。

（3）呕吐、肾上腺皮质功能减退症和肾脏病变时,由于血氯降低,脑脊液中氯化物含量也降低。

（4）病毒性脑炎、脊髓灰质炎、脑肿瘤时脑脊液中氯化物含量不降低或稍降低。

（5）氯化物含量增高主要见于尿毒症、脱水和心力衰竭等,均由于血氯升高所致。

8. 脑脊液总蛋白测定　　脑脊液蛋白质含量与年龄成正比,儿童含量较低,成人稍高,老年人又比成年人高。

【参考值】

腰椎穿刺脑脊液蛋白含量:0.2~0.4g/L;小脑延髓池穿刺脑脊液蛋白含量:0.1~0.25g/L;侧脑室穿刺脑脊液蛋白含量:0.05~0.15g/L。

【临床意义】

脑脊液蛋白质含量增高为血脑屏障被破坏的标志。含血的脑脊液蛋白质含量明显增高。

（1）中枢神经系统炎症:脑部感染时,脑膜和脉络丛毛细血管通透性增加,蛋白质分子容易透过,脑脊液中首先是白蛋白增高,随后是球蛋白和纤维蛋白增高。

（2）神经根病变:如急性感染性多发性神经炎（Guillain-Barré 综合征）,多数病例脑脊液中有蛋白质增高,而细胞数正常或接近正常,即出现蛋白 - 细胞分离现象。

（3）椎管内梗阻:此类患者的脑与蛛网膜下腔互不相通,血浆蛋白由脊髓中的静脉渗出,脑脊液蛋白质含量显著增高,有时高达 30~50g/L,这时脑脊液颜色变黄,可自行凝固,引起椎管内梗阻的疾病有脊髓肿瘤、转移癌、粘连性蛛网膜炎等。此外,早产儿的脑脊液蛋白含量可达 2g/L,新生儿为 0.8~1.0g/L,出生两个月后逐渐降至正常水平。

9. 脑脊液葡萄糖测定　　正常脑脊液内葡萄糖含量仅为血糖的 50%~80%,早产儿及新生儿因血脑屏障通透性较高,糖的含量比成人高。

【参考值】

成人:2.8~4.4mmol/L;儿童:3.1~4.4mmol/L。

【临床意义】

（1）增高:①饱餐或静脉注射葡萄糖后,机体葡萄糖的摄入增高,血液中葡萄糖含量升高;②血性脑脊液;③影响到脑干的急性外伤或中毒;④患者本身患有糖尿病等。

(2)降低:①急性化脓性脑膜炎(葡萄糖低于2.2mmol/L,甚至为零)、结核性脑膜炎和真菌性脑膜炎患者脑脊液中糖的含量均降低,而且其糖的含量越低,则预后愈差;②脑肿瘤,特别是恶性肿瘤,脑脊液的葡萄糖含量下降;③神经性梅毒;④低血糖等。

10. 脑脊液 ADA 测定 脑脊液腺苷脱氨酶(adenosine deaminase,ADA)的测定主要用于中枢神经系统疾病诊断和鉴别诊断。

【参考值】

0~8U/L。

【临床意义】

结核性脑膜炎患者脑脊液中 ADA 升高,且与其他性质的脑膜炎相比有显著性差异,可用于结核性脑膜炎的诊断及鉴别诊断。

11. 脑脊液 LDH 测定 乳酸脱氢酶(LDH)在脑脊液中的活力相当于血清中的十分之一。资料表明年龄越小,LDH 平均值越高,新生儿 53.1U,乳儿 32.6U,儿童 28.3U,成人 3~25U。脑脊液中 LDH 的测定对鉴别细菌性与病毒性脑膜炎、脑肿瘤的进展、疗效观察等均有一定帮助。

【临床意义】

在脑组织坏死时乳酸脱氢酶增高,如细菌性脑膜炎、脑血管病、脑肿瘤和脱髓鞘病等,测其同工酶时细菌性脑膜炎以 LDH1、LDH2、LDH3 增高为主,病毒性脑膜炎以 LDH4、LDH5 增高为主。

脑脊液中 LDH 活性增高见于:

(1)脑梗死、脑出血和蛛网膜下腔出血的急性期,LDH 活性明显增加,随病情好转而恢复。

(2)脑肿瘤进展期 LDH 的活性显著上升,在缓解期活性下降,成功治愈者活性恢复至正常。

(3)凡有脑坏死时一般均伴有 LDH 增高。

(4)细菌性脑膜炎时,LDH 的活性增加 90% 以上;病毒性脑膜炎则增加率在 10% 以下,可以此来鉴别两者。

(5)脱髓鞘病,尤其是多发性硬化症的急性期与恶性期,LDH 活性明显增高,缓解期恢复正常。此外,中枢神经系统退行性变化时 LDH 活性也增高。

(二)浆膜腔积液检验

人体的浆膜腔包括胸腔、腹腔、心包腔等,在正常情况下仅有少量液体存在,它们在腔内主要起润滑作用,一般不易采集到。在病理情况下则可能有多量液体潴留而形成浆膜腔积液,这些积液随部位不同而分为胸腔积液、腹腔积液、心包腔积液等。区分积液的性质对疾病的诊断和治疗有重要意义。按积液的性质可分为漏出液及渗出液两大类,也可再将乳糜液列为另一类。

1. 积液量

【参考值】

正常成人胸腔液在 20ml 以下,腹腔液小于 50ml,心包腔液为 10~30ml。

【临床意义】

在正常情况下浆膜腔内有少量液体起润滑作用,若有多量液体潴留,形成积液,即为病理变化。这些积液因部位不同而分别称为胸膜积液（胸水）、腹膜积液（腹水）、心包积液等。临床上将浆膜腔积液分为漏出液和渗出液两类,漏出液常为非炎症所致,渗出液常为炎症、肿瘤所致。

2. **颜色**　多为深浅不同的黄色,一般漏出液颜色较淡,渗出液颜色则较深。

【临床意义】

（1）红色见于结核病、各种肿瘤、血友病、肝破裂、脾破裂等。

（2）黄色见于黄疸、肺炎链球菌感染、葡萄球菌感染、大肠杆菌感染等。

（3）白色见于丝虫病、肿瘤、淋巴管堵塞等。

（4）绿色见于铜绿假单胞菌（绿脓杆菌）感染。

（5）脓样多系化脓性感染所致。

3. **透明度**　可根据标本的不同情况用清、微浑、浑浊来报告。

【临床意义】

（1）漏出液为清晰透明的或微浑液体。

（2）渗出液常因含大量细胞、细菌而呈现不同程度的浑浊。

（3）乳糜液因含大量脂肪也呈浑浊外观。

4. **凝块**　漏出液中因所含纤维蛋白原少,一般不易凝固。渗出液可因含有纤维蛋白原等凝血因子以及细菌、组织裂解产物等物质,往往自行凝固或有凝块出现。当其中含有纤维蛋白溶酶时可将已形成的纤维蛋白再次溶解,反而可能看不见凝固或凝块。

【临床意义】

当积液中含有大量细胞、细菌、脂肪时呈现浑浊。有大量纤维蛋白时则可出现凝块。

5. **比重**　比重高低主要取决于蛋白质的含量。漏出液的比重一般低于 1.015,而渗出液一般高于 1.018。

【临床意义】

漏出液比重多在 1.015 以下,渗出液中因含有多量蛋白与细胞,比重多高于 1.018。

6. **浆膜腔积液黏蛋白试验**　浆膜上皮细胞在炎性反应的刺激下,分泌黏蛋白量增加。

【临床意义】

漏出液黏蛋白为阴性,渗出液黏蛋白则常为阳性,但实际工作中并不能单靠本试验来判断漏出液或渗出液。

7. **浆膜腔显微镜检查**

（1）浆膜腔积液细胞计数:细胞计数即测定积液中细胞的数量,一般用显微镜计数法和标本稀释法来测定。直接计数法适用于外观清晰、细胞数少者。

【参考值】

漏出液多低于 100×10^6/L;渗出液多高于 500×10^6/L。

【临床意义】

本检查可用于漏出液和渗出液的鉴别。①红细胞如超过 0.1×10^{12}/L,可见于肿瘤、肺栓塞、创伤和结核病等。②白细胞如超过 200×10^6/L,可见于结核病、肿瘤等;如超过 $1\,000 \times 10^6$/L,可见于化脓性细菌感染等。

（2）白细胞分类

【参考值】

中性分叶核粒细胞:一般没有（偶有 1~2 个）。

淋巴细胞：占 70% 左右。

嗜酸性粒细胞：无。

间皮细胞：无。

其他细胞：无。

【临床意义】

漏出液中的细胞较少，以淋巴细胞与间皮细胞为主。渗出液中细胞较多，各种细胞增加的临床意义如下：

1）中性分叶核粒细胞增多常见于化脓性渗出液，细胞总数常超过 $1\,000 \times 10^6/L$。在早期结核性浆膜腔炎的渗出液中，也可见以中性粒细胞增加为主。

2）淋巴细胞增多主要提示存在慢性炎症，如结核、梅毒、肿瘤或结缔组织病所致的渗出液。有条件者可测定 T 细胞亚群，一般积液中 T 淋巴细胞数大于外周血中的 T 细胞。若胸水中见到浆细胞样淋巴细胞可能是增殖型骨髓瘤。浆膜腔积液中出现少量浆细胞则无临床意义。

3）嗜酸性粒细胞增多常见于变态反应和寄生虫所致的渗出液。另外，多次反复穿刺的刺激、人工气胸、手术后积液、系统性红斑狼疮、间皮瘤等积液中嗜酸性粒细胞亦增多。

4）间皮细胞增多提示浆膜受到刺激或受损，该细胞在瑞氏染色后，大小为 15~30μm，呈圆形、椭圆形或不规则形，核在中心或偏位，多为一个核，也可见两个或多个核，胞质多呈淡蓝色，有时有空泡。间皮细胞在渗出液中可退变，使形态不规则。还可见幼稚型间皮细胞，染色较粗糙致密，但核仁不易见到，这些均应注意与癌细胞区别。

5）其他细胞：①炎症情况下，在大量出现中性粒细胞的同时，常伴有组织细胞的出现；②狼疮细胞可偶见于浆膜腔积液中；③在陈旧性出血的积液中可见到含铁的血黄素细胞。

（三）痰液检验

痰是气管、支气管和肺泡分泌物的混合物，健康人痰量很少，当下呼吸道黏膜和肺泡受刺激时痰量可增加。在病理状态下，不仅痰量增多，其性质也发生变化。

1. 量 排痰量以 ml/24h 计量，健康人一般无痰。

【临床意义】

患者的排痰量依病种和病情而异，急性呼吸系统感染者较慢性炎症时痰少；细菌性炎症较病毒感染时痰量多；慢性支气管炎、支气管扩张、空洞型肺结核和肺水肿患者痰量可显著增多，甚至超过 100ml/24h。

2. 颜色及性状 正常人偶有少量的白色或灰色黏液痰。

【临床意义】

（1）黄色脓性痰：其主要成分为脓细胞，提示呼吸道有化脓性感染，见于化脓性支气管炎、金黄色葡萄球菌肺炎、支气管扩张、肺脓肿等。肺脓肿时可呈浆液脓性痰，放置后可分为四层：上层为泡沫和黏液，中层为浆液，下层为脓细胞，底层为暗色组织碎片。铜绿假单胞菌感染时可有绿色脓痰。

（2）红色或棕红色痰：系呼吸道出血所致，痰中含有血液成分者可见于肺癌、肺结核、支气管扩张等疾病。

（3）铁锈色痰：乃因痰中含有的血红蛋白发生变性所致，可见于大叶性肺炎、肺梗死等。

（4）粉红色浆液泡沫痰：是由于肺淤血导致局部毛细血管通透性增加所致，见于左心功能不全、肺水肿患者。

（5）烂桃样痰：见于肺吸虫病引起肺组织坏死分解时。

（6）棕褐色痰：见于阿米巴性肺脓肿、慢性充血性心力衰竭肺淤血时。

（7）大量吸入煤炭粉末或长期吸烟者可见灰黑色痰。

3. 气味　正常人新咳出的少量痰液无气味。

【临床意义】

（1）血性痰可带有血腥气味。

（2）肺脓肿、支气管扩张合并感染者的痰液常有恶臭。

（3）晚期肺癌患者的痰液可有特殊臭味。

（4）膈下脓肿并与肺穿通时患者的痰液可有粪臭味。

4. 痰液特殊检出物

（1）支气管管型：是纤维蛋白、黏液和白细胞等在支气管内凝聚而成的树枝状物，呈灰白色或棕红色。其直径与形成部位的支气管内径相关，一般较短，亦有长达 15cm 的。在刚咳出的痰液中常卷曲成团，放入生理盐水中后即可展开，呈现典型的树枝状。见于纤维蛋白性支气管炎、肺炎链球菌性肺炎和累及支气管的白喉患者。

（2）干酪样小块：是肺组织坏死、崩解后产生，形似干酪状或豆腐渣状。多见于肺结核患者的痰中。取干酪样小块作涂片检查时可发现结核分枝杆菌的阳性率较高。

（3）硫磺样颗粒：为放线菌的菌丝团，呈淡黄色或灰白色，形似硫磺的颗粒，约粟粒大小。压片镜检可见密集的菌丝呈放射状排列，状若菊花，革兰氏染色阳性，可进一步培养加以鉴定。

（4）肺石：淡黄色或白色的碳酸钙或磷酸钙结石小块，表面不规则，呈丘状突起。可能为肺结核患者的干酪样物质钙化而产生，亦可由侵入肺内的异物钙化而成。

（5）库施曼螺旋体：淡黄色或灰白色富有弹性的丝状物，常卷曲成团，展开后呈螺旋状。见于支气管哮喘和某些慢性支气管炎患者的痰中。

（6）寄生虫：有时于痰内可检出寄生虫，如卫氏并殖吸虫、蛔蚴和钩蚴等，须用显微镜进一步确认。

5. 痰液涂片检查

（1）红细胞：正常人的痰液涂片中查不到红细胞。

【临床意义】

痰中出现红细胞的原因较多，大多由肺、支气管出血所致。

（2）白细胞：正常人的痰涂片中可查到少量白细胞。

【临床意义】

正常人痰中可见少许中性粒细胞，并无临床意义。呼吸系统有细菌感染时痰中白细胞可显著增加，常成堆存在，多为脓细胞。支气管哮喘、过敏性支气管炎、肺吸虫病、热带嗜酸性粒细胞增多症患者的痰中嗜酸性粒细胞常增多。

（3）上皮细胞：正常的痰液中仅有少量上皮细胞存在。

【临床意义】

1）圆形上皮细胞大量出现见于肺部炎症或为肺组织碎屑。

2）柱状上皮细胞增多见于支气管炎、气管炎及支气管哮喘等。

3）鳞状上皮细胞增多见于急性喉炎及上呼吸道感染等。

（4）肺泡吞噬细胞：肺泡吞噬细胞存在于肺泡隔中，又称隔细胞，是一种较大的圆形或卵圆形细胞,可通过肺泡壁进入肺泡腔,吞噬颗粒和其他异物后形成尘细胞,随痰液排出体外。

【临床意义】

1) 载炭细胞见于煤炭工人及长期吸烟者,最常见于炭末沉着症患者痰中。

2) 心力衰竭细胞为吞噬细胞吞噬黄褐色含铁血黄素颗粒而形成,常见于心功能不全导致的肺淤血者及肺炎、肺栓塞、肺出血等。

3) 肺泡吞噬细胞也可出现于肺梗死和肺出血患者的痰中,尤其多见于慢性肺出血,如特发性肺含铁血黄素沉着症患者的痰中。

(5) 癌细胞:正常人痰中不可能出现癌细胞。

【临床意义】

若在非染色的痰涂片中见到形态异常、难以认别的细胞,应进行染色鉴别,并注意寻找癌细胞。

(6) 弹性纤维:为细长、弯曲、折光性强、轮廓清晰的丝条状物,呈无色或微黄色,由小支气管壁、肺泡壁等处的坏死组织脱落所形成。

【临床意义】

见于肺脓肿、肺坏疽、肺癌等患者的痰中。

(7) 夏科 - 莱登结晶:为两端锐利的无色菱形结晶,其折光性强、大小不一,常与嗜酸性粒细胞及库施曼螺旋体共存,在嗜酸性粒细胞堆中易找见。新咳出的痰中往往查不到,稍放置后可大量出现,可能是由嗜酸性粒细胞崩解而来。

【临床意义】

夏科 - 莱登结晶常与嗜酸性粒细胞同时出现,可伴有库施曼螺旋体、肺吸虫虫卵,阿米巴滋养体出现。

(8) 脂肪滴和髓磷脂小体:二者形态相似,呈油滴状,但较大的髓磷脂小体常含有同心性或不规则的螺旋条纹。偶见于健康人的清晨痰中。

【临床意义】

慢性支气管炎患者的痰中易见髓磷脂小体。

(9) 寄生虫和虫卵:正常人痰液中无寄生虫及虫卵存在。

【临床意义】

1) 阿米巴滋养体见于阿米巴性肺脓肿或与肺穿通的阿米巴肝脓肿患者的痰中。

2) 卡氏肺孢子虫见于肺孢子虫病的患者痰中,但检出的阳性率不高。

3) 当肺内寄生虫棘球蚴囊破裂时,患者痰中可检出原头蚴和囊壁碎片。

4) 肺吸虫病患者的痰中多能查到卫氏并殖吸虫卵,尤其是有脓血性痰时更易查到。也可用富集法查卫氏并殖吸虫卵。

(10) 细菌:正常人痰液中含有大量非致病革兰氏阴性、阳性球杆菌,四联、八叠球菌,多数正常。

细菌检查一般采用革兰氏染色镜检。

【临床意义】

1) 报告"找到革兰氏阳性球菌"常为疑似葡萄球菌感染。

2) 报告"找到革兰氏阳性双球菌"常为疑似肺炎球菌感染。

3) 报告"找到革兰氏阳(阴)性球(杆)形细菌",则为不易识别的细菌,需引起重视。

（11）结核杆菌涂片检查:将干酪样或脓性部分痰制成涂片,一般采用抗酸染色镜检,根据结果报告"找到 / 未找到抗酸性杆菌"。

【临床意义】

结果阳性为高度疑似结核菌感染;必要时作结核杆菌培养鉴定。

(四) 泌尿生殖系统分泌物检验

1. **精液检查**   精液中水约占 90%,固体成分约占 10%。有形成分除精子外,尚含有少量白细胞和生殖道脱落的上皮细胞等,各种精浆蛋白(白蛋白、免疫球蛋白、纤维蛋白原、纤维蛋白等,总浓度为 55~75g/L)、酶类(酸性磷酸酯酶、乳酸脱氢酶 X、溶菌酶等)、激素、微量金属元素等。

（1）精液量:需要在精液完全液化后方可测定其排出量。有生育能力的正常男性一次射精量为 2~6ml,平均 3.5ml。一次射精量与射精频度呈负相关,若禁欲 5~7d 射精量仍少于 2ml,视为精液减少;若不能射精则称为无精液症。精浆是精子活动的介质,并可中和阴道的酸性分泌物,以免影响精子活力。精液量减少(精浆不足)不利于精子通过阴道进入子宫和输卵管,影响受精。若一次射精量超过 8ml,精子易被稀释,也不利于受精。

同时进行颜色检查,正常精液呈灰白色,自行液化后为半透明的乳白色,久未射精者的精液可略显浅黄色。

【临床意义】

1）若数日未射精但精液量仍少于 1.5ml 者为异常,说明精囊或前列腺可能有病变;若精液量减至数滴,甚至排不出来则称为无精液症,见于生殖系统的特异性感染,如结核、淋病和非特异性炎症等。

2）若精液量过多(一次超过 8ml),则精子被稀释而导致数量相应减少,有碍生育。

3）黄色或棕色脓样精液见于精囊炎或前列腺炎等。

4）鲜红或暗红色血性精液见于生殖系统的炎症、结核和肿瘤等。

（2）精液液化试验:正常情况下新排出的精液迅速凝成胶冻状,然后逐渐液化。

【临床意义】

1）精液黏稠度低,似米汤样:可因精子量减少所致,见于生殖系统炎症。

2）液化时间过长或不液化:可抑制精子的活动而影响生育,常见于前列腺炎症等。

（3）精液 pH 检查:精液 pH 测定应在射精后 1h 内完成,放置时间延长可致 pH 下降。

【临床意义】

精液 pH<7.0 多见于少精或无精症,常反映输精管阻塞、先天性精囊缺如或附睾病变等。精液 pH>8.0 常见于泌尿系统的急性感染,如精囊炎、前列腺炎等。

（4）精液细胞检查:精液中可见少量白细胞,但无红细胞。

【临床意义】

1）精液中白细胞增多,常见于精囊炎、前列腺炎及结核等。

2）精液中红细胞增多,常见于精囊结核、前列腺癌等。

3）精液中若查到癌细胞,对生殖系统癌症有诊断意义。

（5）精子计数:通过精子计数可求得精子浓度,乘以精液量还可求得一次射精排出的精子总数。正常成年男性的精子数量个体间差异较大,精子浓度为(50~100)×10^9/L,少于 20×10^9/L 为少精子症。正常人一次射精的排精总数≥400×10^6。

【临床意义】

1）精子计数少于 $20×10^9/L$ 或一次排精总数少于 $100×10^6$ 为不正常,见于精索静脉曲张、铅金属等有害物质污染、大剂量放射线及某些药物的影响。

2）精液多次未查到精子为无精症,主要见于睾丸生精功能低下、先天性输精管与精囊缺陷、输精管阻塞。输精管结扎术 2 个月后精液中应无精子,否则说明手术失败。

3）老年人从 50 岁开始精子数量减少以至逐步消失。

（6）精子活动力检测

1）精子活动率:射精后 1h 内有Ⅲ级（a 级）精子大于等于 25%；或Ⅲ级（a 级）与Ⅱ级（b 级）精子之和大于等于 50%。

2）精子活动力:一般分为 4 个等级:

0 级（d 级）表示精子不能活动,不运动；

Ⅰ级（c 级）表示精子非向前运动,原地运动；

Ⅱ级（b 级）表示精子缓慢或呆滞向前移动,缓慢运动；

Ⅲ级（a 级）表示精子快速直线前向运动,直线运动。

【临床意义】

1）如果 0 级（死精子,无活动能力,加温后仍不活动）和Ⅰ级（活动不良,精子原地旋转、摆动或抖动,运动迟缓）精子在 50% 以上,常为男性不育症的重要原因之一。

2）精子活动力下降常见于精索静脉曲张、泌尿生殖系的非特异性感染（如大肠埃希菌感染）,另外,某些代谢药、抗疟药、雌激素、甲氧氮芥等也可使精子活动力下降。

（7）精子形态检查:通常用于精子形态学检查的方法有两种,一种是制成新鲜湿片后用相差显微镜观察；另一种是将精子固定、染色后用亮视野光学显微镜观察。两种方法检查的精子形态无明显差别,染色后精子头可能稍有缩小。

精子形态检查:

畸形精子:<10%~15%。

凝集精子:<10%。

细胞:<1%。

【临床意义】

1）精索静脉曲张患者的畸形精子增多,提示精子在不成熟时已进入精液；或静脉回流不畅造成阴囊内温度过高和睾丸组织缺氧；或血液带有毒性代谢产物从肾或肾上腺静脉逆流至睾丸,上述原因均有损于精子形态。

2）精液中凝集精子增多,提示生殖系统感染或免疫功能异常。

3）睾丸曲细精管生精功能受到药物或其他因素影响或伤害时,精液中可出现较多未成熟的精细胞。

2. 前列腺液检查　　前列腺液是精液的重要组成部分,约占精液量的 30%。前列腺液检查主要用于慢性前列腺炎的诊断、病原微生物检查及疗效观察等,也可用于性病的检查。

（1）前列腺液一般检验

【参考值】

颜色:淡乳白色、稀薄液体。

量:数滴至 2ml。

pH:6.7~7.3。

【临床意义】

1）颜色：前列腺病变（如前列腺炎、前列腺癌）可出现红色絮状物或浅黄色脓样液体。

2）量：前列腺炎时排泄量显著减少，甚至无液可采。

3）pH：超过50岁时稍增高。前列腺液中混入精囊液较多时pH也增高。

（2）前列腺液显微镜涂片检查

1）卵磷脂小体：卵磷脂小体呈圆形或卵圆形，折光性强，大小不均匀，体积多大于血小板，卵磷脂小体在正常前列腺液涂片上均匀分布，布满视野。

【临床意义】

前列腺炎时卵磷脂小体减少，分布不均，有成簇分布现象，严重者卵磷脂小体可消失。

2）红细胞：正常前列腺液中偶见红细胞，前列腺按摩时手法过重也可造成红细胞增多。

【临床意义】

前列腺的炎症、结核、结石和恶性肿瘤时可见红细胞增多。

3）白细胞：正常前列腺液中白细胞 <10个/高倍镜视野（HP），细胞散在分布。

【临床意义】

若 WBC>10个/HP，呈成簇分布，是慢性前列腺炎的特征之一。

4）前列腺颗粒细胞：前列腺颗粒细胞的胞体较大，所含的卵磷脂颗粒较多，可能就是吞噬了卵磷脂颗粒的吞噬细胞，正常前列腺液中此种细胞不超过1个/HP。

【临床意义】

前列腺炎时颗粒细胞可增多数倍至10倍，老年人的前列腺液中也可见到此种细胞增多。

5）淀粉样小体：淀粉样小体为圆形或卵圆形，具有同心圆线纹的层状结构，颜色呈微黄或褐色，形似淀粉颗粒，故命名为淀粉样小体，其中心常含有碳酸钙沉积物。

【临床意义】

淀粉样小体如与胆固醇结合可形成结石。前列腺液中的淀粉样小体随年龄增长呈递增趋势，但无临床意义。

6）精子：可能因精囊受挤压而排出，而非存在泌尿生殖系统疾病，因此并无临床意义。

7）滴虫：见于滴虫性前列腺炎。

【临床意义】

若在前列腺液中发现滴虫，常由于滴虫性前列腺炎所引起，需由专科医师进行相应的治疗，而且治疗要及时。

3. **阴道分泌物检查**　阴道分泌物是女性生殖系统分泌的液体，主要由阴道黏液、宫颈腺体、前庭大腺及子宫内膜分泌物混合而成，又称为白带。它常用于雌激素水平和女性生殖系统炎症、肿瘤及性传播性疾病（STD）的判断。

（1）阴道分泌物一般检验

1）外观：正常阴道分泌物为白色稀糊状，一般无气味，量多少不定，与雌激素水平高低及生殖器官充血情况有关，临近排卵期时量多、清澈透明、稀薄似鸡蛋清，排卵2~3d后量减少并变混浊黏稠，行经前量又增加。妊娠期白带量较多，绝经后量减少。

【临床意义】

①黄色脓性：见于滴虫性阴道炎、化脓性细菌感染、慢性宫颈炎、老年性阴道炎、子宫内膜炎和阴道内有异物等。

②红色血性:白带带血、血量不等、有特殊臭味,见于子宫颈息肉、子宫黏膜下肌瘤、老年性阴道炎、严重的慢性宫颈炎、阿米巴性阴道炎、恶性肿瘤和宫内节育器产生的副作用等。中老年女性患者应尤为警惕恶性肿瘤。

③豆腐渣样:见于真菌性阴道炎。患者常伴有外阴瘙痒。

④黄色水样:见于子宫黏膜下肌瘤、宫颈癌、子宫内膜癌和输卵管癌等。

⑤大量、无色透明:见于卵巢颗粒细胞瘤或女性激素分泌功能异常,以及应用雌激素药物后。

⑥奶油状:见于阴道加德纳菌感染。

2)阴道分泌物 pH:正常阴道分泌物呈酸性,pH=4~4.5。

【临床意义】

pH 增高,见于各种阴道炎及幼女和绝经后的妇女。

3)清洁度检查:将阴道分泌物与少许生理盐水混合涂片,镜检观察白细胞、上皮细胞、阴道杆菌和其他杂菌的数量,进行阴道清洁度的判断。清洁度分四级(表6-5)。

表 6-5 阴道分泌物清洁度判断标准

清洁度	阴道杆菌	上皮细胞	白细胞或脓细胞(个/HP)	杂菌
I	++++	++++	0~5	–
II	++	++	5~15	–
III	–	–	15~30	++
IV	–	–	>30	++++

【参考值】

I~II(无致病菌和特殊细菌)。

【临床意义】

阴道清洁度与病原体侵袭等因素有关,阴道炎症时清洁度 III~IV,特异性阴道炎还可查见对应的病原微生物。

阴道清洁度与卵巢功能有关,卵巢功能不足、雌激素减低时由于阴道上皮增生较差,可见到阴道杆菌减少,易于感染杂菌。

(2)阴道分泌物病原学检查

1)原虫:引起阴道感染的原虫主要有阴道毛滴虫和溶组织内阿米巴,分别可致滴虫性阴道炎和阿米巴性阴道炎。将分泌物采用生理盐水悬滴法置于低倍显微镜下观察,可观察到阴道毛滴虫的活动。

【参考值】

阴性(无原虫)。

【临床意义】

滴虫性阴道炎:由阴道毛滴虫引起,患者表现为外阴瘙痒、灼痛、分泌物呈稀脓性或泡沫样,常累及尿道、膀胱和肾盂等。能通过性接触或污染的毛巾、泳衣、浴巾等物品交叉传播。

阿米巴性阴道炎:在阴道分泌物中可找到阿米巴滋养体。

2)真菌:阴道真菌有时在阴道中存在而无害,在阴道抵抗力减低时容易发病,找到真菌为真菌性阴道炎诊断依据,阴道真菌多为白色假丝酵母菌,偶见阴道纤毛菌、放线菌等。采用悬滴法于低倍镜下可见到白色假丝酵母菌的卵圆形孢子和假菌丝。如取阴道分泌物涂片并进行革兰氏染色后油镜观察,可见到卵圆形革兰氏阳性孢子或与出芽细胞相连接的假菌丝,呈链状及分支状。

3）淋病奈瑟菌:临床上淋病多呈现急性症状,少数为慢性过程。革兰氏染色后油镜检查,为革兰氏阴性双球菌,形似肾或咖啡豆状,凹面相对,除散在于白细胞之间外,还可见其被吞噬于中性粒细胞胞质之内,因淋病奈瑟菌对各种理化因子抵抗力弱,涂片法可被漏诊,必要时可进行淋病奈瑟菌培养,且有利于菌株分型和药敏试验。对于淋病非显性感染者,其淋病奈瑟菌的镜检和培养检查常为阴性,但却是淋病的重要传染源。

4）阴道加德纳菌:阴道加德纳菌和某些厌氧菌共同引起的细菌性阴道病亦属于性传播疾病之一。染色后寻找阴道分泌物中的线索细胞,是诊断加德纳菌性阴道病的重要指标。

5）衣原体:泌尿生殖道沙眼衣原体感染是目前很常见的性传播疾病之一,可引起急性阴道炎和宫颈炎。

6）病毒

①单纯疱疹病毒(HSV):有两个血清型,即HSV-Ⅰ型和HSV-Ⅱ型。引起生殖道感染的以Ⅱ型为主,约占85%。表现为生殖器官疱疹、溃疡,并通过胎盘引起胎儿感染,发生死胎、流产和畸形。

②人巨细胞病毒:是先天感染的主要病原。一次感染后终年潜伏于体内,在机体免疫力低下时病毒激活,可表现为巨细胞包涵体病。孕期胎儿中枢神经系统受到侵犯可致小头畸形、智力低下、视听障碍等后遗症。

③人乳头状瘤病毒(HPV):HPV感染细胞后的主要表现为:①增殖感染,即病毒在宿主细胞内复制,病毒DNA还可以整合入宿主细胞DNA中,随细胞DNA同步复制。②细胞转化,引起肿瘤发生,主要是引起生殖道鳞状上皮肉瘤样变,尤其是宫颈癌患者以检查出16、18型为多见。

（3）宫颈刮片/脱落细胞检查:宫颈细胞学检查是确诊宫颈癌前期病变的主要方法之一。

【临床意义】

主要依据临床病理学医师的明确诊断。

第二节　生物化学检验

一、糖类检验

（一）血葡萄糖测定

【参考值】

空腹血葡萄糖浓度:

成人:3.89~6.11mmol/L。

儿童:2.80~4.50mmol/L。

新生儿:3.90~5.00mmol/L。

【临床意义】

1. **血糖增高** 血糖增高见于下列情况：①生理性或暂时性血糖增高：见于餐后 1~2h、紧张训练、剧烈运动、高糖饮食、注射葡萄糖后、情绪紧张致肾上腺素分泌增加或注射肾上腺素后，但不应超过 10mmol/L；②胰岛功能低下、胰岛素分泌相对或绝对不足的糖尿病；③升高血糖的激素分泌增多：如嗜铬细胞瘤、肾上腺皮质功能亢进、垂体功能性腺瘤（肢端肥大症、巨人症）、甲状腺功能亢进、胰岛 α 细胞瘤等；④颅内压升高：颅内出血、颅外伤、脑膜炎、脑卒中等；⑤药物影响：口服避孕药、噻嗪类利尿剂、地塞米松、大量服用泼尼松等；⑥肝源性血糖升高：严重的肝脏病变患者出现葡萄糖不能转化为肝糖原贮存而出现餐后血糖升高；⑦胰腺疾病：急性或慢性胰腺炎、胰腺癌、流行性腮腺炎引起的胰腺炎、血色病（血红蛋白沉着症）、胰腺大部分切除术后等；⑧其他：心肌梗死、妊娠呕吐、呕吐、腹泻和高热等引起的脱水、缺氧、麻醉、窒息等均可出现血糖升高。

2. **血糖降低** 血糖降低见于下列情况：①生理性或暂时性低血糖降低：见于饥饿、妊娠、哺乳、剧烈运动后、注射胰岛素后和服用降糖药后；②胰岛素分泌过多：如胰岛 β 细胞瘤、胰腺腺瘤；③血糖升高激素分泌减少：腺垂体功能减退、肾上腺皮质功能减退、甲状腺功能减退等；④肝糖原贮存不足：长期营养不良、严重肝炎、肝硬化、肝癌、急性重型肝炎、糖原贮积症、磷及砒霜中毒等；⑤机体对糖的利用增加：胰岛素用量过多、口服降糖药用量过大、甲状腺切除术后等；⑥其他：长时间不能进食的疾病、酒精中毒、根皮苷引起的肾小管中毒性糖尿等。

（二）口服葡萄糖耐量试验（OGTT）

【参考值】

WHO 推荐的标准化 OGTT：试验前三天应摄入足够的碳水化合物（300g 以上），当日须空腹 10~16h，坐位取血后五分钟内，饮入 250ml 含 75g 无水葡萄糖的糖水（妊娠妇女用量为 100g；儿童按 1.75g/kg 体重计算，不超过 75g）。之后 30min、60min、120min、180min，各取 1 次静脉血，采血同时留尿检测尿糖。

空腹血糖（FPG）<6.1mmol/L，且餐后两小时血葡萄糖（2hPG）<7.8mmol/L 为正常糖耐量。

FPG 介于 6.1~7.0mmol/L，且 2hPG<7.8mmol/L 为空腹血糖受损（IFG）。

FPG<7.0mmol/L，且 2hPG 介于 7.8~11.1mmol/L 为葡萄糖耐量受损（IGT）。

FPG≥7.0mmol/L，且 2hPG≥11.1mmol/L 为 IGT。

健康被检者各次尿糖应均为阴性。

【临床意义】

口服糖耐量试验和糖尿病诊断的血糖参考值见表 6-6。

表 6-6 口服糖耐量试验和糖尿病诊断的血糖参考值

糖耐量试验	正常参考值 /（mmol·L^{-1}）	糖尿病诊断的血糖标准 /（mmol·L^{-1}）
空腹	3.9~6.1	≥7.0
30min	6.1~9.0	≥11.1
60min	6.7~9.0	≥11.1
90min	5.6~7.0	≥11.1
120min	3.9~6.7	≥7.0

糖耐量降低指空腹血糖 6.2~7.0mmol/L,服糖后 2h 血糖为 7.8~11.1mmol/L;血糖达高峰时间可以延至 1h 后,血糖恢复正常时间可推至 2~3h 后,且出现尿糖阳性的情况。多见于糖尿病、腺垂体及肾上腺皮质功能亢进。另外甲状腺功能亢进时,血糖高峰提前并超过正常,但恢复时间正常。肝脏疾病时,血糖高峰超过正常,但恢复时间仍接近正常。

糖耐量降低也可见于痛风、肥胖症、胰腺炎、胰腺癌、糖原贮积症、某些感染性疾病等。

葡萄糖耐量曲线低平,空腹血糖水平降低,服糖后血糖上升不明显,2h 血糖仍处于低水平。常见于甲状腺功能减退、肾上腺皮质功能减退、腺垂体功能减退及胰岛 β 细胞瘤等。

（三）糖化血红蛋白（glycosylated hemoglobin,GHb）

GHb 是红细胞中的血红蛋白与糖类进行非酶促糖化反应的产物,其生成是一个缓慢、不可逆的过程,其生成量与血糖浓度、高血糖存在的时间以及红细胞的寿命相关。GHb 由 HbA_{1a}、HbA_{1b}、HbA_{1c} 组成,其中 HbA_{1c} 约占 70%,且结构稳定,因此被用作糖尿病控制的监测指标。测定糖化血红蛋白所占的百分比率能反映测定前 6~8 周内的血糖水平,而与血糖短期波动无关。因为 HbA_{1c} 测定较客观,不依赖于患者的其他条件(如抽血时间、是否空腹、是否应用胰岛素等),所以对血糖和尿糖波动较大的糖尿病患者,HbA_{1c} 测定不但可用于诊断,而且是监测病情的良好指标。尤其对胰岛素依赖型糖尿病和妊娠糖尿病的治疗监控有较高的临床应用价值。

【参考值】

HbA_{1c}:4.0%~6.0%（高效液相色谱法）。

【临床意义】

GHb 升高主要见于糖尿病及其他高血糖患者的血液中,测定糖化血红蛋白能反映测定前 6~8 周内的血糖水平,糖尿病时 HbA_{1c} 值较正常升高 2~3 倍,糖尿病被控制后 HbA_{1c} 下降比血糖和尿糖晚 3~4 周。对鉴别糖尿病性高血糖与应激性高血糖有价值,前者 GHb 水平多增高,后者正常。

二、蛋白质检验

（一）血清总蛋白

血清总蛋白(total protein,TP)可分为白蛋白和球蛋白两大类,是生物体的基本组成成分之一,也是含量最丰富的高分子物质,约占人体固体成分的 45%。

【参考值】

60~85g/L（WS/T 404.2—2012）。

【临床意义】

1. **血清总蛋白增高见于下列情况**　①血清中水分减少,使总蛋白浓度相对增高。尤其是急性失水时(如呕吐、腹泻、高热及大量出汗等)导致的血液浓缩;血清总蛋白浓度有时可达 100~150g/L。又如休克时,由于毛细血管通透性的变化,血浆也可发生浓缩。②肾上腺皮质功能减退患者,由于钠的丢失而致继发性水分丢失,所致血浆发生浓缩;③蛋白质合成增多,如多发性骨髓瘤、巨球蛋白血症、系统性红斑狼疮等,主要是球蛋白增多。

2. **血清总蛋白减少见于下列情况**　①血液水分增加,血浆被稀释,如水钠潴留或过多低渗液体输注;②摄入不足,如营养不良、长期患消耗性疾病和消化吸收障碍;③丢失过多,如急性大出血、严重烧伤时大量血浆渗出、肾病综合征、蛋白丢失性胃肠病等;④消耗增加,如严重结核、恶性肿瘤、甲状腺功能亢进等;⑤合成障碍,主要为肝脏功能严重损害时,蛋白质的合成减少,以白蛋白的下降最为显著。如肝硬化、肝坏死所致的肝功能不全。

(二) 血清白蛋白

血清白蛋白(albumin,Alb)由肝实质细胞合成,在血浆中的半衰期为18~20d,是血浆中含量最多的蛋白质,占血浆总蛋白的40%~60%。它是血浆中主要的载体,许多水溶性物质可以通过与白蛋白的结合而被运输。血浆白蛋白另一重要功能是维持血浆的胶体渗透压,并具有相当的缓冲酸与碱的能力。

【参考值】

40~55g/L(WS/T 404.2—2012)。

【临床意义】

1. 血清白蛋白浓度可以受饮食中蛋白质摄入量影响,在一定程度上可以作为个体营养状态的评价指标。

2. 血清白蛋白的增高较少见,在严重失水时,对监测血液浓缩有诊断意义。但引起失水的许多因素如慢性腹泻、呕吐等又影响肠道对氨基酸的吸收,使白蛋白合成减少,抵消白蛋白浓度的增加。

3. 血清白蛋白降低常见于:①白蛋白合成减少,见于急、慢性肝病;②营养不良或吸收不良;③消耗增加,如严重结核、恶性肿瘤、甲状腺功能亢进等慢性消耗性疾病;④白蛋白的异常丢失,如肾病综合征、慢性肾小球肾炎、糖尿病、系统性红斑狼疮、烧伤及渗出性皮炎、急性大出血、蛋白丢失性胃肠病等;⑤白蛋白的分布异常,如门静脉高压引起的腹水中有大量蛋白质;⑥遗传性缺陷,如无白蛋白血症(罕见)。

此外,妊娠者血清白蛋白浓度下降,是因其血容量增大以及胎儿生长所需。

(三) 血浆球蛋白

血浆球蛋白(globulin,G)的形状近似于球形或圆形,是多种蛋白质的混合物,包括免疫球蛋白、蛋白质类激素、补体、糖蛋白、脂蛋白、金属结合蛋白和酶类。

【参考值】

球蛋白(G):20~40g/L(WS/T 404.2—2012)。

白蛋白/球蛋白比值(A/G):(1.0~2.4):1(WS/T 404.2—2012)。

【临床意义】

1. **血浆球蛋白浓度增高**　临床上常以γ球蛋白升高为主。球蛋白浓度增高的原因,除水分丢失的间接原因外,主要有下列因素:①炎症反应:如结核病、疟疾、黑热病、血吸虫病、麻风病等;②自身免疫性疾病:如系统性红斑狼疮、硬皮病、风湿热、类风湿关节炎、肝硬化等;③骨髓瘤和淋巴瘤:此时γ球蛋白可增至20~50g/L。

2. **血浆球蛋白浓度降低**　主要是合成减少。正常婴儿出生后3岁内,由于肝脏和免疫系统尚未发育完全,球蛋白浓度较低,此属于生理性低球蛋白血症。肾上腺皮质激素和其他免疫抑制剂有抑制免疫功能的作用,会导致球蛋白合成降低。

3. **血浆白蛋白/球蛋白比值(A/G)**　可以提示病情的进展和预后的判断。常用于衡量肝脏病情的严重程度。当A/G比值小于1.0时,为慢性肝炎或肝硬化的特征之一。A/G降低常见于肝硬化、慢性肾炎、多发性骨髓瘤、巨球蛋白血症、结缔组织病等。增高一般少见,主要见于低球蛋白血症或先天性无γ球蛋白血症。

(四) 血清蛋白电泳

由于各实验室采用的电泳条件(包括电泳仪、支持体、缓冲液和染料等)不同,故参考值可能有差异,各实验室宜根据自己的条件定出参考区间。

醋酸纤维薄膜电泳法可将其分为 5~6 个组分,从快到慢分别为白蛋白、α_1 球蛋白、α_2 球蛋白、β 球蛋白(β_1 球蛋白,β_2 球蛋白有时只有一条 β 球蛋白)、γ 球蛋白。

【参考值】

血清蛋白电泳氨基黑 10B 染色后直接扫描法见表 6-7。

血清蛋白电泳氨基黑 10B 染色后洗脱比色法见表 6-8。

表 6-7　血清蛋白电泳氨基黑 10B 染色后直接扫描法

蛋白质组分	蛋白量 /(g·L^{-1})	占总蛋白百分比 /%
白蛋白(Alb)	48.8 ± 5.1	66.6 ± 6.6
α_1 球蛋白	1.5 ± 1.1	2.0 ± 1.0
α_2 球蛋白	3.9 ± 1.4	5.3 ± 2.0
β 球蛋白	6.1 ± 2.1	8.3 ± 1.6
γ 球蛋白	13.1 ± 25.5	17.7 ± 5.8

表 6-8　血清蛋白电泳氨基黑 10B 染色后洗脱比色法

蛋白质组分	占总蛋白百分比 /%
白蛋白(Alb)	66.2 ± 7.6
α_1 球蛋白	4.2 ± 1.7
α_2 球蛋白	6.6 ± 2.1
β 球蛋白	10.2 ± 3.1
γ 球蛋白	17.3 ± 4.2

注:醋酸纤维素薄膜电泳法。

【临床意义】

在许多疾病仅表现蛋白量轻微改变时,电泳结果没有特异的临床诊断意义。因此大部分电泳图形是非特异性的。在各种疾病时血清蛋白电泳结果的主要变化如下:①肝脏疾患:肝功能损害的疾患往往导致血清白蛋白降低,而由肝外合成的球蛋白尤其 γ 球蛋白增高。肝硬化时,可有典型的肝病血清蛋白图形,γ 球蛋白明显增加。由于快 γ 球蛋白的出现,使 γ 和 β 球蛋白连成一片不易分开,称为 β-γ 连桥(β-γ bridging)。②肾脏疾患:肾病综合征患者血清蛋白电泳图形特点为白蛋白减低,α_2 球蛋白显著增高,γ 球蛋白减低或正常。慢性肾炎常可见 γ 球蛋白中度增高。③M 蛋白血症与骨髓瘤:M 蛋白在 α_2-γ 球蛋白区形成浓密区带,有时呈锯齿状。另外约 90% 患者血清总蛋白含量增高(70% 的患者 >100g/L),10% 的患者正常甚至偏低。④炎症:在炎症反应时,有许多球蛋白都可以增加,如 α_1 和 α_2 球蛋白增高,γ 球蛋白正常,常见于链球菌感染、急性肺炎及上呼吸道感染等。在慢性炎症或感染时,由于网状内皮系统增生,产生抗体,可出现 γ 球蛋白增高。几种疾病时的血清蛋白电泳图谱特征如表 6-9。

表 6-9 几种疾病时血清蛋白电泳图谱特征

疾病状况	Alb	α_1	α_2	β	γ
肾病	↓↓	↑	↑↑	↑	↓
肝硬化	↓↓	↓	↓	β-γ 连桥	↑↑
多发性骨髓瘤	—	—	—	↑	↑↑
肾淀粉样变	↓	↑↑	—	—	—
系统性红斑狼疮	↓	↑↑	—	—	↑
类风湿关节炎	↓	—	↑	—	—
无(低)丙种球蛋白血症	—	—	—	↓↓	—
慢性炎症	↓	↑	↑	—	↑
原发性肝癌	↓↓	甲胎蛋白(AFP)	—	—	↑

注:↓表示减少,↑表示增高,↓↓表示明显减少,↑↑表示明显增高。

(五)C 反应蛋白

【参考值】

<10mg/L(免疫透射比浊法)。

【临床意义】

C 反应蛋白(CRP)测定的主要意义在于其浓度增高。

1. 作为急性时相反应的一个极灵敏的指标,血浆中 CRP 浓度在急性心肌梗死、创伤、放射线损伤、感染、炎症、外科手术、肿瘤浸润时迅速显著地增高。

2. 作为风湿病的病情观察指标,急性期和活动期 CRP 升高,病情好转时降低。可用于随访风湿病、系统性红斑狼疮、白血病等。

3. 可预测心肌梗死的相对危险度,须采用比常规 CRP 更灵敏的指标——超敏 CRP(hsCRP),以检测低水平的 CRP 的微小变化,在诊断和预测心血管事件的发生和发展时更敏感。hsCRP<1mg/L 时心肌梗死的相对危险度往往较低。

(六)β_2-微球蛋白

β_2-微球蛋白(β_2-microglobulin,β_2-MG)分子量为 11 800,存在于所有有核细胞的表面,特别是淋巴细胞和肿瘤细胞,并由此释放入血液循环。它是细胞表面人类淋巴细胞抗原(HLA)的 β 链部分,可从肾小球滤过,但正常时几乎完全可由肾小管重吸收和分解。

【参考值】

(血清 β_2-MG)18~59 岁:1.0~2.3mg/L;≥60 岁:1.3~3.0mg/L(WS/T 404.9—2018)。

尿液 β_2-MG:<300μg/L。

【临床意义】

1. **血 β_2-MG 增高** 提示肾小球滤过功能减退,如肾炎、肾盂肾炎或某些药物导致的肾功能不全;或恶性肿瘤(如肝癌、肺癌及胃癌),尤其与 B 淋巴细胞相关肿瘤。

2. **尿 β_2-MG 增高** 可反映肾小管功能损伤,如先天性近曲小管功能缺陷、后天性近曲小管功能受损及移植发生排异反应等。

(七)铁蛋白

铁蛋白(serum ferritin,SF)是体内贮存铁的主要形式,血浆中铁蛋白的浓度和体内贮存铁的多少成正比,故能反映体内贮存铁量,在诊断缺铁性贫血、营养状况调查等方面有重要检测价值。血清铁蛋白升高还与肿瘤有关,作为一种肿瘤标志物对某些临床恶性肿瘤的诊断也具有一定的参考价值。

【参考值】

男性:15~200μg/L;女性:12~150μg/L。

【临床意义】

1. **铁蛋白增高**　各种恶性肿瘤、炎症、肝硬化、肝坏死及其他肝脏疾病,反复输血。

2. **铁蛋白降低**　缺铁性贫血;营养不良。

(八)血浆游离血红蛋白

血浆游离血红蛋白(plasma free hemoglobin,FHb)是红细胞受到破坏时,释放入血的游离血红蛋白,可形成血红蛋白血症,测定血浆游离血红蛋白可反映溶血性贫血时患者血中红细胞破坏的情况。

【参考值】

<40mg/L(4mg/dl)或 <15.52mmol/L。

【临床意义】

血管内溶血性贫血、溶血性输血反应、自身溶血性贫血、阵发性睡眠性血红蛋白尿症、黑尿症可增高;血浆游离血红蛋白是红细胞破坏释放产物,在体外循环手术时,可观察血液在机器中循环时红细胞破坏的程度;血浆游离血红蛋白增加是血管内溶血的指征,未被结合珠蛋白结合的游离血红蛋白从肾小球滤出,形成血红蛋白尿。

三、血脂检验

(一)总胆固醇

【参考值】

国际上以显著增加冠心病风险的总胆固醇(TC)作为划分界限,2019 年《中国成人血脂异常防治指南》以增加动脉硬化性心血管疾病(ASCVD)的发病危险的血脂检测合适水平和异常切点给出建议区间。

合适水平:<5.2mmol/L;边缘水平:5.2~6.2mmol/L;升高:>6.2mmol/L。

【临床意义】

1. **胆固醇增高**　①血脂代谢紊乱:原发性高胆固醇血症,Ⅰ、Ⅱ、Ⅲ、Ⅴ型高脂蛋白血症,动脉粥样硬化,某些高血压患者等,血清 TC 增高。②肝脏疾病:如脂肪肝、肝脏肿瘤等,后者因其压迫胆管可使胆固醇随胆汁排出的量少,血清中 TC 量增高。③肾脏疾病及内分泌紊乱疾病:肾病综合征、甲状腺功能减退、严重糖尿病患者血清 TC 增高。妊娠中后期也可见血清 TC 增高。

2. **胆固醇降低**　血清胆固醇降低常见于严重肝实质性病变,如急性重型肝炎、肝硬化。甲状腺功能亢进、恶性贫血、溶血性贫血、再生障碍性贫血、感染和营养不良也可见 TC 降低。TC 测定值在 2.5mmol/L 以下者,常伴有严重的肝功能不全且易发生脑出血。

(二)甘油三酯(TG)

【参考值】

合适水平:<1.7mmol/L;边缘水平:1.7~2.3mmol/L;升高:>2.3mmol/L。

【临床意义】

1. **TG 升高**　常见于动脉粥样硬化、肾病综合征、糖尿病、原发性高脂血症、胰腺炎、脂肪肝及其他肝病、阻塞性黄疸、心肌梗死、系统性红斑狼疮、糖原贮积症、胰岛素抵抗症、肥胖症和高胰岛素血症、酒精性肝硬化、恶性贫血等。妊娠和口服避孕药也可引起甘油三酯增高。先天性脂蛋白脂肪酶缺陷时 TG 异常升高。

2. **TG 降低**　TG<0.56mmol/L 见于原发性无 β 脂蛋白血症和低 β 脂蛋白血症,继发性降低常见于恶病质、甲状腺功能亢进、肝功能严重受损、营养不良和肾上腺皮质功能减退、脂蛋白缺乏症。

(三) 游离脂肪酸

【参考值】

0.4~0.9mmol/L,建议建立实验室参考区间。

【临床意义】

正常时血清含非酯化脂肪酸的量极微,饥饿、运动及情绪激动可以升高非酯化脂肪酸;在甲状腺功能亢进,注射肾上腺素或去甲肾上腺素及生长激素后升高。任何疾病影响血中激素水平者均对非酯化脂肪酸有影响。未治糖尿病,糖供给或利用有障碍时,血中脂肪酸可增加。静脉内高营养治疗也可影响血中脂肪酸含量。

(四) 高密度脂蛋白胆固醇(HDL-C)

【参考值】

>1.0mmol/L。

【临床意义】

1. HDL-C 降低是动脉粥样硬化症发生的危险因素之一。HDL-C 降低多见于吸烟、心肌梗死、创伤、糖尿病、急性或慢性肝病、甲状腺功能异常、慢性肾功能不全、慢性贫血、严重营养不良等疾病或静脉内高营养治疗等。高 TG 血症往往伴低 HDL-C。肥胖者 HDL-C 也多偏低。吸烟可使 HDL-C 下降。当血清 HDL-C<0.9mmol/L,胆固醇 >6.2mmol/L 是导致冠心病,心肌梗死、动脉粥样硬化的危险因素之一。

2. HDL_2-C(血清高密度脂蛋白亚类 - 胆固醇)在动脉粥样硬化或糖尿病时明显降低,其下降比率大于 HDL-C,但在临床检测存在分歧,国际仍没有统一的认识。

3. HDL-C 与总胆固醇的比值是良好的心血管疾病的危险性指标,正受到临床重视。

(五) 低密度脂蛋白胆固醇(LDL-C)

【参考值】

理想水平:<2.6mmol/L;合适水平:<3.4mmol/L;边缘水平:3.4~4.1mmol/L;升高:>4.1mmol/L。

【临床意义】

1. LDL 增高见于高脂血症、家族性 II 型高脂蛋白血症、冠心病、高胆固醇及高脂饮食、甲状腺功能减退、肾病综合征、多发性肌瘤、肝脏疾病、妊娠、糖尿病、阻塞性黄疸、某些药物的使用。LDL 增高是动脉粥样硬化发生发展的主要脂类危险因素。

2. LDL 降低见于遗传性无 β 脂蛋白血症、营养不良、急性心肌梗死、创伤、高甲状腺素血症、Reye 综合征及肝功能异常致载脂蛋白 B(Apo B)合成减少,导致 LDL 含量降低。

(六) 极低密度脂蛋白胆固醇(VLDL-C)

【参考值】

<0.78mmol/L。

【临床意义】

1. VLDL-C 增高主要是甘油三酯增高。临床多表现为Ⅱb、Ⅳ或Ⅴ型高脂蛋白血症,常伴有 HDL-C 和糖耐量降低、血尿酸过多等。可见于酗酒、胰腺炎、未控制的糖尿病、低甲状腺素血症、肾病综合征、尿毒症、系统性红斑狼疮及禁食、妊娠等。

2. 血中 VLDL 浓度增高可使血清呈乳浊状,4℃放置过夜时血清呈半乳状均匀悬混而无奶油样的白色上浮层。

(七) 脂蛋白(a)[Lp(a)]

【参考值】

<300mg/L。

【临床意义】

不同年龄、性别之间血清 Lp(a) 水平无明显差异,以 >300mg/L 作为判断心脑血管疾病危险因素界限。Lp(a) 异常可见于肝、肾脏疾病及糖尿病等。>200mg/L 为警惕水平,>300mg/L 则动脉粥样硬化性疾病(心脑血管病、周围动脉硬化)的危险性显著增加。Lp(a)已公认为动脉粥样硬化性心脑血管性疾病的独立危险因素。

(八) 脂蛋白电泳

脂蛋白是血脂在血中存在、运行及代谢的形式。各种脂蛋白因所含脂类及蛋白质的量不同,其密度、颗粒大小、表面电荷、电泳行为及免疫性均有不同。一般用电泳法及超速离心法可将血浆脂蛋白分为四类。超速离心按密度可分为 CM、VLDL、LDL、HDL 和 VLDL 代谢物中间密度脂蛋白(IDL)。

【参考值】

脂蛋白电泳检测内容正常参考值见表 6-10。

表 6-10　脂蛋白电泳检测内容正常参考值

检测内容	成人(男)	成人(女)	儿童
乳糜微粒(CM)	0	0	0
极低密度脂蛋白(VLDL)	(12±4)%	(8±4)%	(12±3)%
低密度脂蛋白(LDL)	(65±8)%	(60±6)%	(55±5)%
高密度脂蛋白(HDL)	(23±4)%	(32±5)%	(33±3)%

【临床意义】

通常将高脂蛋白血症分为Ⅰ、Ⅱa、Ⅱb、Ⅲ、Ⅳ、Ⅴ等6型。除Ⅱa型以外,都有高 TG。

1. Ⅰ型是极为罕见的高乳糜微粒血症。原因有二,一为家族性脂蛋白脂肪酶缺乏症;一为遗传性的 Apo CⅡ缺乏症。患者新鲜血清外观呈乳白色浑浊,4℃过夜,血浆上层出现"奶油样"上层。大部分患者伴有视网膜脂血症、急性胰腺炎及肝脾肿大。

2. Ⅱ型包括Ⅱa型和Ⅱb型:Ⅱa型又称家族性高胆固醇血症,血浆 LDL 和 TC 明显升高。血清脂蛋白电泳呈现浓染的 β 脂蛋白带,提示 β 脂蛋白含量升高,故又称高 β 脂蛋白血症;Ⅱb型又称高 β 脂蛋白血症及高前 β 脂蛋白血症,同时有 TG 和 TC 升高,即混合型高脂蛋白血症,认为是由于载脂蛋白 B 的合成增高,造成 LDL 和 VLDL 的高水平。Ⅱa型和Ⅱb型的主要区别是后者 LDL 受体活性正常,患者多合并肥胖、糖代谢及胰岛素分泌异常,易伴发黄色瘤及动脉粥样硬化症。

3. Ⅲ型又称为异常 β 脂蛋白血症,TG 与 TC 都高,其比例近于 1∶1(以 mg/dl 计),但无乳糜微粒血症。诊断还有赖于脂蛋白电泳显示"漂浮 β 或阔 β"带,血清在盐密度(1.006g/ml)下超速离心后上清液部分作醋酸纤维素薄膜电泳,见极低密度脂蛋白(VLDL)自 β 位置扩展到前 β 位置的"阔 β"带,化学分析显示 VLDL-C/血清 TG>0.3 或 VLDL-C/VLDL-TG>0.35,故也称为高 β-VLDL 血症。病因为 Apo E 异常,由于 Apo E 的异常,造成含有 Apo E 的脂蛋白(CM、VLDL 和 IDL)代谢障碍,属显性遗传。Apo E 基因常见 3 种等位基因,分别为 E2、E3、E4。异常 β 脂蛋白血症患者 Apo E 基因分型多为 E2/E3 纯合子。

4. Ⅳ型又称家族性高甘油三酯血症或高 VLDL 血症,仅血浆 TG 升高,LDL 正常,HDL 降低,反映型 VLDL 升高。但是 VLDL 很高时也会有 TC 轻度升高,所以Ⅳ型与Ⅱb 型有时难以区分,主要根据 LDL-C 水平作出判断。家族性高 TG 血症属于常染色体显性遗传。

5. Ⅴ型为乳糜微粒和 VLDL 都增多,TG 可高达 10g/L 以上。这种情况可以发生在原有的家族性高 TG 血症或混合型高脂血症的基础上,继发因素有糖尿病、妊娠、肾病综合征、巨球蛋白血症等,易于引发胰腺炎。

(九) 载脂蛋白 A Ⅰ

血浆脂蛋白中的蛋白质部分称载脂蛋白(apolipoprotein,Apo),不仅在结合和转运脂质及稳定脂蛋白的结构上发挥重要作用,而且还调节脂蛋白代谢关键酶活性,参与脂蛋白受体的识别,在脂蛋白代谢上发挥极为重要的作用。

Apo A Ⅰ 主要存在于高密度脂蛋白(HDL)中,具有清除脂质和抗动脉粥样硬化的作用。

【参考值】

男性:0.94~1.78g/L;女性:1.01~1.99g/L。随年龄变化不明显。

【临床意义】

1. **Apo A Ⅰ 与 HDL 的关系**　Apo A Ⅰ 是体内游离胆固醇的载体,是 HDL 的主要组成部分,血清 Apo A Ⅰ 可以代表 HDL 水平。但在病理状态下,由于 HDL 亚类发生改变,Apo A Ⅰ 的升降与 HDL 不一定成比例,同时测定 Apo A Ⅰ 和 HDL-C 对病理生理状态的分析更有帮助。

2. **Apo A Ⅰ 作为评价心血管硬化性疾病的危险指标**　血清 Apo A Ⅰ 的水平与冠心病发生呈显著负相关,冠心病患者 Apo A Ⅰ 明显低于健康者。

3. **Apo A Ⅰ 缺乏病**　Apo A Ⅰ 缺乏病(Tangier 病)属常染色体隐性遗传,血清中几乎无 Apo A Ⅰ 和 HDL,中年后发生冠心病多见。

4. **其他疾病时 Apo A Ⅰ 的改变**　肾病综合征、肝实质损害、营养不良、未控制的糖尿病等可见 Apo A Ⅰ 降低,Apo B 增高。脑血管病变、急性心肌梗死发病期时 Apo A Ⅰ 可明显下降。

(十) 载脂蛋白 B

【参考值】

男性:0.63~1.33g/L;女性:0.60~1.26g/L。

【临床意义】

1. **Apo B 与 LDL 的关系**　血清 Apo B 主要代表 LDL 水平,与 LDL-C 显著正相关。

2. **冠心病患者 Apo B 明显增高**　血清 Apo B 水平与高脂血症和动脉粥样硬化性疾病呈正相关。Apo B 是预测冠心病发病的重要指标。

3. 其他疾病时 Apo B 的改变　肾病综合征、肝实质损害、糖尿病、活动性肝炎等可见 Apo B 增高。

4. Apo A Ⅰ/Apo B 比值　Apo A Ⅰ/Apo B 比值是作为判断心血管疾病发病的一项良好指标。参考值为 1.0~2.0,冠心病患者比值明显降低。Apo A Ⅰ/Apo B 比值小于 1 可视为心血管疾病的危险指标。

四、电解质及微量元素检验

(一)血清钾

钾离子是细胞内主要阳离子。血清钾在调节机体渗透压和酸碱平衡方面起重要作用,并参与糖和蛋白质代谢,以维持神经、肌肉的正常功能。

【参考值】

3.5~5.3mmol/L(WS/T 404.3—2012)。

【临床意义】

1. 血清钾降低　血清钾低于 3.5mmol/L 为低血钾,可见于:①钾摄入不足:如饥饿、营养不良等;②钾过度丢失:如严重呕吐、腹泻;③钾的细胞内转移:家族性周期性四肢麻痹;④肾上腺皮质功能亢进:如库欣综合征、醛固酮增多症;⑤肾脏疾病;⑥药物作用:长期使用大剂量肾上腺皮质激素。

2. 血清钾增高　血清钾高于 5.5mmol/L 为高血钾,可见于:①肾脏功能障碍;②细胞内钾移出:如重度溶血反应、组织破坏等;③肾上腺皮质功能减退症;④组织缺氧;⑤含钾药物及保钾利尿剂的过度使用;⑥摄入过多:口服钾量过大或静脉输注含钾液体、输入大量库存血。

(二)血清钠

钠离子是细胞外液的主要阳离子,血清钠约占血清无机盐阳离子的 90%。在调节细胞外液渗透压、水分布和机体酸碱平衡方面起重要作用,并参与维持神经、肌肉的正常应激性。

【参考值】

137~147mmol/L(WS/T 404.3—2012)。

【临床意义】

1. 血清钠降低　血清钠低于 130mmol/L 时为低血钠症,最低可达 100mmol/L。①胃肠道失钠:呕吐、腹泻丢失大量的消化液而发生缺钠。②尿中钠排出增多:见于严重肾盂肾炎、肾小管严重损伤、肾上腺皮质功能不全、糖尿病、应用利尿剂等。③皮肤失钠:大量出汗、大面积烧伤、创伤,体液及钠从创口大量丢失,也可引起低血钠。

2. 血清钠增高　血清钠超过 147mmol/L 为高钠血症,临床上较为少见。①肾上腺皮质功能亢进:如库欣综合征、原发性醛固酮增多症。②高渗性脱水症:失水大于失钠,使血清钠相对增高。③脑性高钠血症:见于脑外伤、脑血管意外、垂体肿瘤等症。④钠摄入量过多;⑤体内钠潴留肾素增高,伴有水潴留,临床表现为水肿。

(三)血清氯

氯离子是细胞外液的主要阴离子,血清氯约占血清无机阴离子的 70%。在调节细胞外液渗透压、水分布和机体酸碱平衡方面起重要作用,并参与胃液中胃酸的形成。

【参考值】

99~110mmol/L(WS/T 404.3—2012)。

【临床意义】

1. 血清氯降低　①严重的呕吐、腹泻、胃肠道引起胃液、胆汁的大量丢失,导致失氯大于失水;②糖尿病酸中毒:因产酸过多,血浆部分氯离子被聚集的有机酸阴离子取代,多尿症丢失大量氯;③慢性肾功能衰竭:磷酸盐和硫酸盐潴留,使氯相应减少;④失盐性肾炎:尽管体内缺氯,因肾小管回收氯的功能障碍,引起氯的丢失;⑤肾小管重吸收氯不足;⑥心力衰竭长期限盐并大量利尿后;⑦在无酸碱平衡紊乱,血浆碳酸氢根正常时,低血钠可引起等量的低血氯。

2. 血清氯增高　①泌尿道阻塞,急性肾小球肾炎无尿者,尿液排出量减少;②肾血流量减少,如充血性心力衰竭;③进食食盐过量;④不适当地过量注射生理盐水。

(四)血钙

钙离子是人体内含量最多的阳离子。其中99%存在于骨组织,是人体最大储钙库。余下的约1%存在于软组织及细胞外液中,人体体液中的钙几乎全部存在于血浆中,分为可游离钙和结合钙两大类,大约各占一半,可互相转化。人体调节血钙和钙离子水平的三大器官是肠、骨和肾,许多调节钙代谢的激素也是通过这三大器官发挥作用。

【参考值】

2.11~2.52mmol/L(WS/T 404.6—2015)。

【临床意义】

1. 血清钙增高　①甲状旁腺功能亢进症。②维生素D增多症:血清钙、磷和尿钙均可增高,钙质沉积于肾脏可发展成肾脏钙化病。③多发性骨髓瘤:血Ca增高,常因球蛋白增高,与钙结合增高。④代谢性骨病:糖尿病、癫痫患者常有骨质疏松等代谢性骨病。⑤结节病:由于肠道过量吸收钙使血钙增高,血磷略高。

2. 血清钙减低　①甲状旁腺功能减退:甲状腺手术摘除时伤及甲状旁腺而引起功能减退,尿钙降低。假性甲状旁腺功能减退因肾脏缺乏对甲状旁腺激素起反应的cAMP,而引起血清钙减低。②慢性胃炎和尿毒症:慢性胃炎和尿毒症时,肾小管中维生素D_3-1羟化酶不足,活性维生素D不足,使血清总钙下降,由于血浆白蛋白减低使结合钙减低,代谢性酸中毒使离子钙增高,所以不易发生手足搐搦。③佝偻病:体内缺乏维生素D,使钙吸收障碍而得此病,血钙偏低或接近正常。④软骨病:血清钙和血磷偏低,碱性磷酸酶中度增高。⑤吸收不良性低钙血症:有严重的乳糜泻时,常有低血钙。因为饮食中的钙同不吸收的脂肪酸生成钙皂而排出。⑥输液不当:大量输入柠檬酸盐抗凝血后,可引起低血钙性手足搐搦。

(五)血磷

磷在人体内含量为17mol(530g),其中87%存在于骨中,其余在软组织、细胞内。血液中的磷以有机磷和无机磷两种形式存在。血磷通常是指血浆中的无机磷,血浆无机磷酸盐的80%~85%以磷酸二氢盐的形式存在。血钙与血磷之间也有一定的浓度关系,正常人钙、磷浓度(mg/dl)的乘积在36~40之间,病理条件下此值可高于40或低于36。无机磷的代谢主要受钙调节激素的影响。在酸碱平衡中,磷酸盐亦具有重要作用。

【参考值】

血清无机磷:0.85~1.51mmol/L(WS/T 404.6—2015)。

【临床意义】

1. 血清无机磷增高　①甲状旁腺功能减退症:由于激素分泌减少,使肾小管对磷的重吸收增强,因而使血磷增高。②假性甲状旁腺功能减退症也伴有血清磷增高。③维生素D

过多症:维生素 D 促进肠道吸收钙和磷,血钙和血磷均可增高。④肾功能不全或衰竭、尿毒症或慢性肾炎晚期等磷酸盐排泄障碍,使血磷增高。⑤多发性骨髓瘤、骨折愈合期血磷可轻度增高。

2. 血清无机磷减低　①甲状旁腺功能亢进症:肾小管重吸收磷受抑制而减弱,尿磷排泄增多,血磷常见减低,可低至 0.81mmol/L。②佝偻病和软骨病:由于维生素 D 吸收不足,或缺少阳光照射,伴有继发性甲状旁腺增生,使尿磷排泄增多而使磷减低。③肾小管变性病变,使肾小管重吸收功能发生障碍,血磷降低,尿磷增高。④血清磷 <0.48mmol/L 时,往往与溶血性贫血有关,应考虑多种治疗方法治疗。⑤血清磷 <0.81mmol/L,且有高血 Ca 情况时,支持甲状腺功能亢进的诊断。

(六) 血清镁

人体内镁约 60% 存在于骨骼中,其余大多存在于细胞内,小部分存在于细胞外液中。红细胞中镁浓度约为血浆的 3 倍。镁可以维持细胞的兴奋性,Mg 与 Ca 对于神经肌肉的应激性是协同的,对于心肌的作用有时是拮抗的。

【参考值】

0.75~1.02mmol/L(WS/T 404.6—2015)。

【临床意义】

1. 血清镁增高　①肾脏疾病:凡影响肾小球滤过率者均可使血清 Mg 滞留而增高;②内分泌疾病:甲状腺功能减退症(黏液性水肿)、甲状旁腺功能减退症、艾迪生病、未治疗的糖尿病昏迷(血清 Mg 可达 2.5~4.5mmol/L,治疗后迅速下降);③治疗措施不当:凡用 Mg 制剂治疗不当引起中毒者,血 Mg 增高;④痛风:血清 Mg 显著增高,促进嘌呤核苷酸合成,使 IMP 和 GMP 增加,导致尿酸增加;⑤流行性出血热:在低血压期、少尿期及多尿期血清 Mg 明显增高,病情越重,血清 Mg 越高;⑥其他疾病:如多发性骨髓瘤、严重脱水症、关节炎、急性病毒性肝炎、阿米巴肝脓肿、草酸中毒、铅中毒、慢性阻塞性肺疾病等,血清 Mg 增高。

2. 血清镁减低　①消化道丢失:长期禁食、吸收不良或长期丢失胃液者;②尿路丢失:慢性肾炎多尿期或利尿后,肝硬化腹水利尿后;③糖尿病;④心脑血管疾病:心肌炎、冠心病、风湿性心脏病、肺心病、室性心律失常、急性心肌梗死(AMI)、脑血管疾病,血清 Mg 均明显降低;⑤其他疾病:急性胰腺炎在胰腺周围可形成 Mg 灶,晚期肝硬化可继发醛固酮增多症,加之腹水利尿、低白蛋白血症能使 Mg 结合减少使血清 Mg 浓度降低;骨髓瘤、新生儿肝炎、婴儿肠切除后等,血清 Mg 也降低。

(七) 血清铁及血清总铁结合力

铁是人体必需的微量元素之一,体内含铁 3~5g,其中约 2/3 在红细胞的血红蛋白中,其余 1/3 为贮存铁,主要储存在肝、脾、骨髓等单核吞噬细胞系统和骨骼肌、肠黏膜等处。缺铁可引起贫血、缺氧、免疫功能低下及生长发育迟滞。

转铁蛋白是由肝脏、巨噬细胞合成的一种 β 球蛋白。与转铁蛋白结合的铁称为血清铁。血清铁处在不断变化的动态中,因此血清铁不能完全代表体内总铁含量的情况。

血清总铁结合力(total iron binding capacity,TIBC)是指血清中全部转铁蛋白能与铁结合的总量,实际上反映了血清中转铁蛋白的含量。正常情况下血液循环中血清铁仅与 33% 的转铁蛋白结合,大约 66% 的转铁蛋白未与铁结合。

【参考值】

血清铁(SI):

新生儿:18~45μmol/L;婴儿:7~18μmol/L;儿童:9~22μmol/L(建议建立儿童实验室参考区间)。

成人男性:10.6~36.7μmol/L;成人女性:7.8~32.2μmol/L。(WS/T 404.6—2015)

血清总铁结合力(TIBC):

男性:40~70μmol/L;女性:54~77μmol/L。

【临床意义】

1. 血清铁增高　见于下列情况:①溶血性贫血、巨细胞性贫血、再生障碍性贫血、白血病以及经常反复输血者、铁剂治疗者;②铅中毒、维生素 B_6 缺乏、铜缺乏、慢性酒精中毒;③急性病毒性肝炎、慢性活动性肝炎、肝硬化、含铁血黄素沉着症等;④6 周内的新生儿因溶血有暂时性血清铁升高。

2. 血清铁减低　见于:①铁摄入不足:如营养不良、胃肠道病变、缺铁性贫血等。②铁丢失增加:如泌尿道、胃肠道、生殖道的慢性长期失血。③铁的需要量增加:如妊娠及婴儿生长发育期。④体内单核巨噬细胞系统铁的释放减少:如急慢性感染、尿毒症和恶病质、严重急性呼吸综合征(SARS)患者发病初期等。⑤某些肿瘤患者血清铁水平明显降低,如子宫肌瘤及结直肠癌等恶性肿瘤。

3. TIBC 增高　见于缺铁性贫血、肝细胞坏死、长期缺铁饮食、铁吸收不良、痔疮、消化性溃疡、月经过多引起的慢性失血,还可见于妊娠、婴幼儿生长发育造成的需铁量增加。

4. TIBC 减低　见于非缺铁性贫血(感染性贫血和癌并发贫血等)、遗传性运铁蛋白缺乏症、尿毒症和血红蛋白沉着症、肝硬化等。

五、血清酶学检测

酶是由活细胞产生、具有催化功能的蛋白质,当机体发生疾病时,细胞内及体液中的酶含量常发生变化。它们分别对肝脏疾病、心脏疾病、胰腺疾病、前列腺疾病等的诊断有一定意义。准确地选择酶学检查项目,正确地分析酶学检测结果,对疾病诊断和鉴别是非常重要的。

(一)丙氨酸氨基转移酶

丙氨酸氨基转移酶(alanine transaminase,ALT)属细胞内功能酶,广泛存在于各种器官中,肝是含 ALT 最丰富的器官,其次为肾、心、骨骼肌等。ALT 大部分存在于肝细胞的胞质水溶性部分,当肝脏出现实质性病变时,细胞坏死或细胞膜通透性增加,此酶是反映肝损伤的一个很灵敏的指标。

【参考值】

试剂中不含 5- 磷酸吡哆醛:

成人男性:9~50U/L;成人女性:7~40U/L。(WS/T 404.1—2012)

试剂中含 5- 磷酸吡哆醛:

成人男性:9~60U/L;成人女性:7~45U/L。(WS/T 404.1—2012)

【临床意义】

1. ALT 生理性增高　见于:①剧烈运动:剧烈运动可使 ALT 明显增高,而且恢复较慢,在停止运动 1h 后测定,ALT 活性仍可增高 30%~50%。②进餐:进餐对 ALT 的影响因不同的个体而异,对少数个体,进餐可使 ALT 活性轻度增高。③新生儿:ALT 水平可比成人高 1倍,出生后 3 个月降至成人水平。

2. ALT 病理性增高 见于：①肝胆疾病：急性传染性肝炎、中毒性肝炎、肝癌、脂肪肝、胆管炎、胆囊炎等均可增高。肝硬化同时有活动性肝损害时，ALT 有不同程度的升高。肝硬化晚期，ALT 往往表现为正常。重症肝炎，急性重型肝炎早期 ALT 升高，可达 2 000~5 000U/L。症状恶化时，黄疸不断加重而 ALT 急剧下降，称为胆酶分离现象，说明有大片肝细胞坏死，提示预后不良。②心脏疾病：心肌炎、心肌梗死。③骨骼肌疾病：多发性肌炎及肌营养不良等。④其他：传染性单核细胞增多症、服用药物引起（氯丙嗪、异烟肼、利福平、吡嗪酰胺、锑剂、某些避孕药、苯巴比妥、乙醇及某些降脂药等）。

（二）天门冬氨酸氨基转移酶

天门冬氨酸氨基转移酶（aspartate transaminase，AST）广泛存在于人体许多器官中，按含酶量从多到少的顺序为心、肝、骨骼肌、肾、胰、脾、肺及红细胞中。肝中 AST 大部分（70%）存在于肝细胞线粒体中。AST 属细胞内功能酶，细胞内外有巨大的浓度差。

【参考值】

试剂中不含 5-磷酸吡哆醛：

成人男性：15~40U/L；成人女性：15~35U/L。（WS/T 404.1—2012）

试剂中含 5-磷酸吡哆醛：

成人男性：15~45U/L；成人女性：13~40U/L。（WS/T 404.1—2012）

【临床意义】

1. AST 增高 见于：①心脏疾病如心肌梗死、心肌炎等。②肝脏疾病如急性肝炎、药物中毒性肝炎、肝癌、肝硬化、慢性肝炎等。③其他疾病如胸膜炎、肾炎、肺炎、皮肌炎及挤压性肌肉损伤等。AST 用于诊断心肌梗死、心肌炎的意义大于诊断肝炎。重症肌无力和肌营养不良时 AST 增高可达正常参考值的 4~7 倍。胆道疾病 AST 常轻度增高。剧烈运动也可升高。

2. AST 降低 见于糖尿病、酮症酸中毒、严重肝病和脚气病。

3. AST/ALT 比值 肝脏中 AST 与 ALT 含量之比约为 2.5：1。ALT 主要存在于细胞质中，而 AST 主要存在于线粒体中。如急性肝炎时，血中 ALT 升高程度大于 AST，但在慢性肝炎，特别是肝硬化时，病变累及线粒体，此时 AST 升高程度超过 ALT，故同时测定 AST、ALT 并计算 AST/ALT 比值，有帮助于鉴别诊断和了解病情变化。①正常时，血清 AST/ALT 比值约为 1：1.5。②急性病毒性肝炎第 1、2、3 和 4 周分别为 0.7、0.5、0.3、0.2。如比值有升高倾向，则应注意有无发展为慢性肝炎的可能。③慢性肝炎、肝癌、重症肝炎、肝坏死时 AST/ALT>1。肝硬化可达 2.0，此比值对判断肝炎的转归有价值。④原发性肝癌时，AST/ALT>3。

（三）乳酸脱氢酶及其同工酶

乳酸脱氢酶（lactic acid dehydrogenase，LDH 或 LD）广泛存在于人体各组织中，以肾脏含量最高，心肌、骨骼肌、肝脏、红细胞中含量依次减少，正常血清中含有 LDH，而多数组织中此酶活性要比血清高出 1 000 倍。故测定总酶活性的临床价值有限，主要用于心肌梗死的辅助诊断。

LDH 是由两种不同亚基（M 和 H）组成的四聚体，形成 5 种结构不同的同工酶，即 LDH_1、LDH_2、LDH_3、LDH_4、LDH_5。不同组织中同工酶组成有差异，心肌、肾、红细胞以 LDH_1 和 LDH_2 最多，肝脏和骨骼肌以 LDH_4 和 LDH_5 为主，脾、胰、肺、甲状腺等以 LDH_3 为多。

【参考值】

血清 LDH：120~250U/L（WS/T 404.7—2015）。

【临床意义】

血清 LDH 增高见于：①新生儿：正常新生儿 LDH 水平很高，可达 775~2 000U/L。满月后为 180~430U/L，以后随年龄增长逐渐降低，12 岁后趋于恒定。②急性心肌梗死：心肌梗死后 9~20h 开始上升，36~60h 达到高峰，持续 6~10d 恢复正常。血清 LDH 活性增高的程度与其梗死面积密切相关，梗死范围越大，其酶活性越高，可作为急性心肌梗死后期的辅助诊断指标。③血液病：白血病患者血清 LDH 活性明显增高，其阳性率为 78.6%，其血清 LDH 活性与幼稚细胞数呈显著正相关。治疗后 LDH 活性随白细胞数和幼稚细胞数下降而下降，复发时随白细胞数和幼稚细胞数增加而增加。

脑脊液 LDH 测定主要用于：①脑神经系统（CNS）感染性质的鉴别：CNS 细菌性感染 LDH 活性明显升高，93.6% 结核性脑膜炎 LDH 高于正常，而病毒性脑膜炎则大多数正常。②脑血管病的鉴别：脑出血、蛛网膜下腔出血 CSF 中 LDH 活性明显升高，脑栓塞轻度升高，而脑栓塞急性期 CSF 中 LDH 活性则正常。

胸水 LDH 测定用于：①良、恶性疾病的鉴别诊断：恶性胸水者胸水 LDH（PLDH）> 血清 LDH（SLDH）值，而结核性胸水者 SLDH>PLDH。PLDH/SLDH>2，应考虑恶性之可能。②渗出液与漏出液的鉴别：PLDH/SLDH>0.6 为渗出液，反之为漏出液。

腹水 LDH 测定：肝硬化、结核性腹膜炎及腹膜癌腹水 LDH（ALDH）活性增高。当 ALDH/SLDH>0.6 为渗出液，反之为漏出液。

LDH_1>LDH_2 见于急性心肌梗死、心肌病、溶血性贫血、恶性贫血等；LDH_3>LDH_1 见于肺梗死；LDH_5>LDH_4 见于肝癌、肝损害；LDH_4 与 LDH_5 增高见于胆汁淤滞。LDH 同工酶对心肌梗死诊断的特异性可达 95% 以上，仅次于 CK-MB。

（四）γ- 谷氨酰基转移酶

血清中 γ- 谷氨酰基转移酶（γ-glutamyl transferase，γ-GT 或 GGT）主要来自肝脏，因此各种肝胆系统疾病时血中 GGT 可明显升高（肝胆疾病中阳性率最高的酶），但在骨骼系统疾病时未见血中 GGT 升高现象，故在鉴别肝脏与骨骼系统疾病时，可弥补碱性磷酸酶（ALP）的不足。

【参考值】

成人男性：10~60U/L；成人女性：7~45U/L。（WS/T 404.1—2012）

【临床意义】

1. 生理变异　年龄与妊娠对 GGT 影响不大，男性 GGT 活性明显高于女性，可能与前列腺有丰富的 GGT 有关。

2. GGT 增高见于：①传染性肝炎、肝硬化、脂肪肝和胰腺炎等，GGT 轻度或中度增高，一般为正常参考范围上限的 2~5 倍，其升高程度小于 ALT。②在肝炎恢复期，如 ALT 已恢复正常，GGT 活性持续升高，提示肝炎慢性化。③在慢性肝炎时，即使 ALT 正常，如 GGT 持续升高，在排除胆道疾病情况下，提示病变仍在活动。④原发性肝癌时，GGT 可明显升高，可达参考值范围上限的几十倍，当 GGT 活性 >150U/L 时，既有诊断价值，且 GGT 活性与肿瘤大小和病情严重程度呈平行关系。⑤继发性肝癌、肝阻塞性黄疸、胆汁性肝硬化、胆管炎、胰头癌、肝外胆道癌等 GGT 明显升高，增高程度可达正常参考范围上限的 5~30 倍。特别在诊断恶性肿瘤患者有无肝转移和肝癌术后有无复发时，阳性率可达 90%。⑥酒精性肝损害，如不伴有肝癌，戒酒后 GGT 迅速下降；如已有肝病存在，即使戒酒其 GGT 仍持续升高，因此 GGT 是诊断酒精中毒和酒精性肝损害的有效指标。⑦口服避孕药可使 GGT 活性值增高 20%。糖尿病和某些神经系统疾病，GGT 水平也可见升高。⑧肝胆疾病时 GGT 活性升高，但骨骼疾病时 GGT 活性在正常水平,因此,血清 GGT 可用于骨骼疾病和肝胆疾病的鉴别诊断。

3. 若 GGT<20U/L,可排除部分与 GGT 升高有关的疾病,并可作为自身 GGT 的对照。

4. 若 GGT>60U/L,此时应考虑 GGT 升高的各种可能情况。

5. 测定值在 60~150U/L 范围内,且碱性磷酸酶在正常范围内的患者,很可能在测定前有服药和饮酒的情况。

6. 高于 150U/L 时常有肝胆管疾病,应采取各种确认措施。

(五)肌酸磷酸激酶或肌酸激酶及其同工酶

肌酸激酶(creatine kinase,CK)又称肌酸磷酸激酶(creatine phosphokinase,CPK),主要存在于骨骼肌、心肌和平滑肌细胞的胞质和线粒体中,脑组织次之,此外还存在于一些含平滑肌的器官如胃肠道、肺和肾脏细胞及子宫内。当上述组织受损时,尤其骨骼肌或心肌细胞受损伤时,使 CK 释放入血液导致血清 CK 浓度升高。骨骼肌中 CK 同工酶主要为 CK-MM,不含 CK-BB,仅有少量 CK-MB。心肌中 CK 虽只有骨骼肌的 1/10,但 CK-MB 占 CK 总量的 14%~42%。

【参考值】

(血清 CK)男:50~310U/L;女:40~200U/L。(WS/T 404.7—2015)

【临床意义】

1. CK 增高　①急性心肌梗死:CK 是急性心肌梗死(AMI)早期诊断指标之一。心肌梗死 4~8h CK 急剧上升,最高可达正常上限的 10~12 倍,其峰值在 12~48h,因此发病后 24h CK 测定结果临床意义最大,3~4d 恢复正常。在心肌梗死病程中,如 CK 活力再次升高,往往说明心肌再次梗死。CK-MB 是目前公认诊断 AMI 较有价值的生化指标。②心肌炎:病毒性心肌炎时 CK 活性明显升高,对心肌炎的诊断和预后具有参考价值。③中枢神经疾病,如脑血管意外。④肌肉疾病:进行性假肥大性肌营养不良患者血清 CK 极度增高,甚至可高出正常值上限 50 倍,而后随病程延长下降。

2. CK 减低　长期卧床、甲状腺功能亢进、激素治疗等,CK(主要为 CK-MM)均减低。

(六)脂肪酶

【参考值】

血清脂肪酶:<40U/L。

【临床意义】

血清脂肪酶(LP)增高常见于急性胰腺炎及胰腺癌,偶见于慢性胰腺炎。急性胰腺炎时血清淀粉酶增高的时间较短,而血清 LP 升高可持续 10~15d。腮腺炎当未累及胰腺时,LP 通常在正常范围,因而 LP 对急性胰腺炎的诊断更具有特异性。血清 LP 增高还见于胆总管结石、胆总管癌、胆管炎、肠梗阻、十二指肠溃疡穿孔、急性胆囊炎、脂肪组织破坏(如骨折、软组织损坏、手术或乳腺癌)、肝炎、肝硬化等。吗啡及某些引起肝胰壶腹收缩的药物可使 LP 升高。

(七)腺苷脱氨酶

腺苷脱氨酶(adenosine deaminase,ADA)直接或间接影响核酸及能量代谢。广泛分布于淋巴组织、肝、小肠、脾、骨骼肌、肾、红细胞、淋巴细胞、单核细胞、中性粒细胞等各种组织中。盲肠、小肠黏膜和脾脏中含量最高。

【参考值】

血清 ADA:15~20U/L。

【临床意义】

ADA 增高见于:①急性肝实质性损伤时,ADA 和转氨酶往往同时升高;慢性肝炎活动期及肝硬化时 ADA 增高,而转氨酶升高不明显。阻塞性黄疸时 ADA 很少升高,有助于黄疸的鉴别诊断;②恶性肿瘤,如急性淋巴细胞白血病、前列腺癌、膀胱癌、原发性肝癌等;③其他疾病,溶血性贫血、风湿病、痛风、传染性单核细胞增多症、各种结核、伤寒、先天性再生障碍性贫血、肾病等;结核性胸、腹水中,ADA 总活力显著增高,与血清 ADA 比值 >1;癌性胸、腹水 ADA 与血清 ADA 比值 <1。

(八)碱性磷酸酶

碱性磷酸酶(alkaline phosphatase,ALP)是一组底物特异性很低,在碱性环境中能水解很多磷酸单酯化合物的酶。它广泛存在于身体的各种组织中,在小肠上皮细胞、肾、肝、胎盘和白细胞中最丰富,主要存在于细胞膜的表面,如胆管上皮细胞,并分泌入胆汁。正常人血清中的 ALP 以肝源性和骨源性为主。

【参考值】

ALP 参考范围存在年龄与性别差异,且随人群变异较大,不同年龄 ALP 参考值见表 6-11。

表 6-11　不同年龄 ALP 参考值 /(IU·L^{-1})

年龄	男	女
1~30 天	75~316	48~406
30 天 ~1 岁	82~383	124~341
1~3 岁	104~345	108~317
4~6 岁	93~309	96~297
7~9 岁	86~315	69~325
10~12 岁	42~332	51~320
13~15 岁	74~390	50~162
16~18 岁	52~171	47~119
20~49 岁	45~125	35~100
50 岁以上	40~150	50~135

【临床意义】

1. ALP 主要来自肝细胞和毛细胆管的微绒毛,当胆汁排出不畅,毛细胆管内压力升高时,可诱导产生大量 ALP。此外,骨、肠、肾、胎盘也能产生 ALP,因此这些组织的生理性和病理改变也能引起 ALP 升高。因此,引起 ALP 升高的情况主要有:①阻塞性黄疸、急性黄疸性肝炎、肝癌(肝细胞产生过高的 ALP);②骨骼疾病,如变形性骨炎(Paget 病)、甲状旁腺功能亢进、佝偻病、软骨病、原发性和继发性骨肿瘤、骨折和肢端肥大症;③生理性增高:妊娠 3 个月时胎盘产生 ALP,9 个月时达高峰,分娩后 1 个月左右恢复正常。正在生长发育中的儿童,ALP 活性升高。

2. ALP 下降见于甲状腺功能低下、恶性贫血、重症慢性肾炎、乳糜泻、遗传性碱性磷酸酶减少症等。

(九)酸性磷酸酶

【参考值】

血清 ACP:2.2~10.5U/L。

【临床意义】

血清 ACP 增高见于前列腺癌,特别是发生转移时增高明显。ACP 在骨病或骨骼生长时也增高,如 Paget 病、乳腺癌等骨转移、累及骨的甲状旁腺功能亢进以及儿童生长期等。此外,血清 ACP 增高亦可见于 Gaucher 病及 Niemann-Pick 病、粒细胞白血病、因血小板过度破坏引起的血小板减少症、非恶性的前列腺疾病如良性前列腺肥大、前列腺炎、前列腺梗死等。由于此酶不稳定,测定较困难,目前正被其他前列腺癌标志物如前列腺特异性抗原(PSA)所取代。

(十)胆碱酯酶

胆碱酯酶(cholinesterase,ChE 或 CHE)是一类糖蛋白,以多种同工酶形式存在于体内。一般可分为真性胆碱酯酶和假性胆碱酯酶。真性胆碱酯酶也称乙酰胆碱酯酶(acetylcholinesterase,AChE),主要存在于胆碱能神经末梢突触间隙,特别是运动神经终板突触后膜的皱褶中聚集较多;也存在于胆碱能神经元内和红细胞中。假性胆碱酯酶(pseudocholinesterase,PChE)也称血清胆碱酯酶,临床常规检查的胆碱酯酶即为此酶。

【参考值】

血清胆碱酯酶:5 000~12 000U/L。

【临床意义】

1. 有机磷中毒,血清 ChE 明显降低,其降低程度与临床症状一致。有机磷杀虫剂是 ChE 的强烈抑制剂,故测定 ChE 是协助有机磷中毒诊断及估计预后的重要手段。

2. 在病情严重的肝炎患者中,如急性传染性肝炎、中毒性肝炎、失代偿性肝硬化及其他慢性肝脏患病患者,约有 4/5 的患者酶活性降至正常的 60%,危重患者可降至 10% 以内甚至完全缺如。

3. 慢性活动性肝炎、肝硬化失代偿期可导致 ChE 活性下降,故它的测定对评估肝脏功能和肝病的预后有一定参考价值。

4. 饥饿、营养不良及烧伤时 ChE 也降低。

5. 降低还可见于贫血、白喉、重症结核、休克及使用麻醉药如氯仿、乙醚和新斯的明等药物时,以及摄入雌激素、皮质醇、奎宁、吗啡、可待因、可可碱、氨茶碱、巴比妥等药物。

6. 琥珀酰胆碱是外科常用的肌肉松弛剂,可被 ChE 水解。存在低胆碱酯酶或弱活性胆碱酯酶的基因变异体患者用药后进入持续窒息状态、呼吸肌麻痹。术前通过测定 ChE 来判断患者对该药的敏感性,以此为依据调整药量。

7. 活性增高可见于高血压、肾小管上皮变性、维生素 B_2 缺乏、肾病综合征和脂肪肝、重症糖尿病及甲状腺功能亢进者。

(十一)淀粉酶

淀粉酶(amylase,AMY)主要由唾液腺和胰腺分泌,对食物中多糖类化合物的消化起着重要作用,其相对分子质量较小,易从肾脏排出。流行性腮腺炎、特别是急性胰腺炎时,血和尿中 AMY 活性显著升高。

【参考值】

血清淀粉酶:35~135U/L(WS/T 404.8—2015)。

【临床意义】

血清 AMY 显著增高见于:①急性胰腺炎、流行性腮腺炎,血和尿中 AMY 显著升高。一般认为,在急性胰腺炎发病的 4~8h 血清 AMY 开始升高,可达参考值上限的 5~10 倍,

12~24h 达高峰,可达参考值上限的 20 倍,2~5d 下降至正常。如超过 300U/L,即有诊断意义;在 150U/L 应怀疑此病。尿 AMY 在发病后 12~24h 开始升高,达峰值时间较血清晚,当血清 AMY 恢复正常后,尿 AMY 可持续升高 5~7d,故在急性胰腺炎的后期测定尿 AMY 更有价值。②胰腺癌,胰腺外伤,胆石症,胆囊炎,胆总管阻塞,急性阑尾炎,肠梗阻和溃疡病穿孔等;各种手术、休克、外伤、使用麻醉剂、注射吗啡后,合成淀粉酶的组织发生肿瘤(如卵巢癌,支气管肺癌)等也可使 AMY 轻度升高,但常低于 300U/L。③巨淀粉酶血症,可见于健康人及酒精中毒、糖尿病、肝病、恶性肿瘤和各种自身免疫性疾病。④淀粉酶升高程度与病情轻重不呈正相关,病情轻者可能很高,病情重者如暴发性胰腺炎因胰泡组织受到严重破坏,AMY 生成大为减少,因而测定结果可能不高。

尿液 AMY 检测的意义同血清 AMY,急性胰腺炎时尿 AMY 升高较晚,发病后 12~14h 开始升高,下降较慢,可持续 1~2 周。但尿 AMY 浓度由于受尿液浓缩或稀释的影响,随意留尿测定 AMY 的诊断价值受到一定限制,因此建议留 6h 或 24h 尿液测其 AMY 总含量更为可靠。

AMY 减低:正常人血清中的 AMY 主要由肝脏产生,故血、尿 AMY 减低见于某些肝硬化、肝炎等肝病。当肾功能严重障碍时,血清 AMY 可增高,而尿 AMY 降低。

六、机体代谢物检验

(一) 血尿素

尿素是人体蛋白代谢的终末产物,主要经肾小球滤过随尿排出,肾小管也有分泌,发生肾实质损害时,肾小球滤过率降低,导致血中浓度升高。血中尿素浓度在一定程度上也是反映肾小球滤过功能的重要指标之一。血尿素的变化还受到蛋白质分解代谢的影响,如高蛋白饮食、胃肠道出血、口服类固醇激素等都可使血尿素浓度增高。

【参考值】

成人血尿素参考区间采用 WS/T 404.5—2015。

成人男性:20~59 岁,3.1~8.0mmol/L;60~79 岁,3.6~9.5mmol/L。

成人女性:20~59 岁,2.6~7.5mmol/L;60~79 岁,3.1~8.8mmol/L。

【临床意义】

血尿素增高见于:①肾前性因素:各种疾病引起的有效血液循环量不足,如脱水、水肿、大量腹水、循环功能不全、肝肾综合征等;②肾性因素:肾功能减退,如急性或慢性肾小球肾炎、肾病晚期、肾结核、肾肿瘤晚期、肾动脉硬化症、肾盂肾炎,尤其是在肾功能衰竭、尿毒症时等;③肾后性因素:尿道阻塞,如前列腺肿大、尿路结石、膀胱肿瘤致使尿道受压等;④体内蛋白代谢异常:如上消化道出血、高热、大面积烧伤、严重创伤、大手术后、甲状腺功能亢进等;⑤严重感染和饮食中蛋白质过多时,也可使血尿素暂时升高。

血尿素减少较为少见,常表明存在严重肝病。妊娠及低蛋白饮食时,血尿素浓度可降低。

(二) 血肌酐

【参考值】

成人血肌酐参考区间采用 WS/T 404.5—2015。

成人男性:20~59 岁,57~97μmol/L;60~79 岁,57~111μmol/L。

成人女性:20~59 岁,41~73μmol/L;60~79 岁,41~81μmol/L。

【临床意义】

在肾脏疾病初期,血肌酐值通常不升高,直至肾脏实质性损害,血肌酐值才升高。

1. 临床上常以患者血浆肌酐浓度、体重、性别和年龄等因素推算肌酐清除率。凡肾小球滤过率(glomerular filtration rate,GFR)下降的疾病,如急性肾小球肾炎、慢性肾小球肾炎(失代偿期)、急性或慢性肾功能不全等均有血浆肌酐浓度升高。

2. 血浆中肌酐来自肌肉组织,其浓度与肌肉量成比例,故肢端肥大症、巨人症时,血清肌酐浓度升高;相反,肌肉萎缩性疾病时血清肌酐浓度可降低。

3. 用于慢性肾功能不全的分期

第一期(肾功能不全代偿期):GFR 50~80ml/min;血清肌酐 133~177μmol/L。

第二期(肾功能不全失代偿期):GFR 20~50ml/min;血清肌酐 178~442μmol/L。

第三期(肾功能衰竭期):GFR 10~20ml/min;血清肌酐 443~707μmol/L。

第四期(尿毒症期):GFR<10ml/min;血清肌酐 >707μmol/L。

4. 血肌酐降低可见于肾衰晚期、进行性肌萎缩、白血病、贫血、尿崩症等,老年人、肌肉萎缩者肌酐可能偏低。

5. 尿素 / 肌酐比值计算的意义:计算尿素与肌酐比值可用于鉴别肾前性氮质血症和肾性氮质血症。血清尿素和肌酐以 μmol/L 计算,尿素 / 肌酐 >80 时为肾前性氮质血症,尿素 / 肌酐 <80 时为肾性氮质血症。

(三)肾小球滤过率和内生肌酐清除率

肾小球滤过率(glomerular filtration rate,GFR)是指在单位时间内由肾小球清除某一物质的能力,以每分钟能清除多少毫升血浆中的该物质来表示。GFR 取决于有效滤过压和肾血流量。GFR 可以通过测定血浆和尿肌酐水平及一定时间的尿量,然后计算得出,临床上习惯称为(肾)清除率。测定的方法一般分为两类,一类是内生物质清除率,以内生肌酐清除率常用,另一类为外源物质清除率,以菊粉清除率为代表。

内生肌酐清除率(endogenous creatinine clearance,Ccr)是指肾脏在单位时间内,把若干毫升血液中的内生肌酐全部清除出去的能力,可反映肾小球滤过率,是目前临床上最常用的肾功能试验。

内生肌酐清除率 $/(ml \cdot min^{-1})$ = 尿肌酐 / 血肌酐 × 每分钟尿量 $/(ml \cdot min^{-1})$ × (1.73/A)

A:患者体表面积 $/m^2$。

【参考值】

见表 6-12。

表 6-12 不同年龄组的肌酐清除率

年龄 / 岁	男(均值)/(ml·min^{-1})	女(均值)/(ml·min^{-1})
20~30	117	107
31~40	110	102
41~50	104	96
51~60	97	90
61~70	90	84
71~80	84	78

【临床意义】

1. 用于肾功能损害程度的评估　内生肌酐清除率小于正常值的80%,提示肾小球滤过功能减退。清除率在51~70ml/min为肾小球滤过功能轻度受损,在31~50ml/min为中度受损,小于30ml/min为重度受损。清除率在11~20ml/min为早期肾功能不全,在6~10ml/min为晚期肾功能不全,小于5ml/min为终末期肾功能不全。

2. 判断肾小球损害　Ccr低至50ml/min时,而血肌酐、尿素氮仍可在正常范围,因此认为Ccr是较早反映GFR的敏感指标之一。

3. 可用于指导临床治疗　抗肿瘤药物、免疫抑制剂,在大剂量或长期使用中易产生肾损害,在用药过程中通过观察Ccr了解有无肾损害,并在Ccr下降时调整药量。

4. 也可作为观察肾移植成功与否的客观指标

(四) 血尿酸

尿酸是体内核酸中嘌呤代谢的最终产物,由肾小球滤过,在近端肾小管中98%~100%被重吸收。当肾功能受损时,尿酸易潴留于血中而导致血中含量升高,这是肾小球滤过功能受损的早期指标,有助于较早期诊断肾脏的病变。

【参考值】

男性:203~416μmol/L;女性:143~339μmol/L。

【临床意义】

1. 血尿酸升高　见于:①肾脏疾病如急、慢性肾炎,晚期肾结核,肾盂肾炎,肾盂积水等。②痛风是核蛋白和嘌呤代谢失调所致,其患者尿酸可明显增高。③骨髓增生性疾病如白血病、多发性骨髓瘤、红细胞增多症及其他恶性肿瘤,由于恶性细胞增殖周期快,核酸分解加强,血中尿酸升高。化疗后血尿酸升高更明显。④其他如慢性溶血性贫血、严重的剥脱性皮炎、长期使用噻嗪类利尿药物、长期禁食者、铅中毒、酒精中毒、肿瘤放疗化疗后和妊娠中毒症等尿酸也可增高。

2. 血尿酸降低　见于各种原因引起的肾小管重吸收功能损害、肝功能严重受损、产尿酸相关酶缺陷、恶性贫血、范科尼综合征等。

(五) 胱抑素C

胱抑素C(cystatin C)是一种能准确反映肾小球滤过率(GFR)的可靠内源性标志物,特别是能反映早期肾功能损害。血清胱抑素C浓度在作为肾功能早期损伤试验时优于血清肌酐浓度。

【参考值】

血清胱抑素C:0.6~2.5mg/L(男女间差异无显著意义)。

【临床意义】

血清胱抑素C可用于糖尿病肾病早期损伤的评价、高血压肾功能损伤的早期诊断及肾移植患者肾功能恢复情况的评估检测,能准确反映人体GFR的变化。

(六) 胆红素

【参考值】

总胆红素(TBIL):6~22μmol/L。

间接胆红素(IBIL):2~12μmol/L。

直接胆红素(DBIL):0~6μmol/L。

【临床意义】

1. 总胆红素可用于判断黄疸程度。隐性黄疸,TBIL 19.0~34.2μmol/L;轻度黄疸,TBIL 34.2~170μmol/L;中度黄疸,TBIL 170~340μmol/L;重度黄疸,TBIL>340μmol/L。总胆红素增高见于各种黄疸:①肝细胞性黄疸(TBIL 一般 <200.0μmol/L,DBIL/TBIL>35%):如急性黄疸性肝炎、慢性活动性肝炎、肝硬化、肝坏死等;②阻塞性黄疸(TBIL 一般 >340.0μmol/L,DBIL/TBIL>60%):如胆石症、肝癌、胰头癌等;③溶血性黄疸(TBIL 一般 <85.0μmol/L,DBIL/TBIL<20%):新生儿黄疸、败血症、恶性疟疾等;④先天性非溶血性黄疸:血清总胆红素、直接胆红素、间接胆红素均有升高现象。对于鉴别黄疸类型时,必须同时测定总胆红素和直接胆红素。

2. 直接(结合型)胆红素主要用于鉴别黄疸的类型。溶血性黄疸时总胆红素大于 20μmol/L,直接胆红素小于总胆红素的 20%;而肝细胞性黄疸时直接胆红素占总胆红素的 40%~60%;阻塞性黄疸致使肝细胞排泄胆红素障碍时直接胆红素占总胆红素的 60% 以上;溶血性黄疸、先天性黄疸(Gilbert 综合征)时直接胆红素占总胆红素的 20% 以下。

3. 间接(未结合型)胆红素增高见于大量红细胞遭到破坏后,大量血红蛋白进入单核吞噬细胞内,被转变为间接胆红素,过量的间接胆红素超过了肝脏的处理能力,肝细胞不能将其全部转化为直接胆红素,因此,使血液中的间接胆红素增高,如溶血性黄疸、新生儿黄疸、血型不合的输血反应、败血症、恶性疟疾等。

4. 直接胆红素与总胆红素比率 <0.2 时见于溶血性黄疸,在 0.2~0.6 之间见于肝细胞性黄疸和混合性黄疸。

(七)总胆汁酸

总胆汁酸(total bile acids,TBA)是胆汁的主要成分,在脂肪消化和吸收过程中起重要作用。TBA 是胆固醇在肝脏分解及肠 - 肝循环中的一组代谢产物,是胆固醇在肝脏分解代谢的最终产物,与胆固醇的吸收、代谢及调节关系密切。人体的总胆汁酸分为初级胆汁酸和次级胆汁酸两大类。初级胆汁酸以胆固醇为原料,参与脂肪的消化吸收。其经过胆道系统进入十二指肠后,在肠道细菌作用下经水解反应生成次级胆汁酸。当肝细胞发生病变或肝内外阻塞时,胆汁酸代谢发生障碍反流入血,血清总胆汁酸浓度升高。因此胆汁酸不仅有促进胆汁分泌和利胆的作用,总胆汁酸水平变化还可敏感地反映肝脏功能。

【参考值】

血清总胆汁酸:0~10μmol/L。

【临床意义】

血清总胆汁酸(TBA)是肝实质性损伤及消化系统疾病的一个较为灵敏的诊断指标,肝细胞仅有轻微坏死时 TBA 即可升高,其变化早于 ALT 和胆红素,甚至早于肝活检组织学所见。其增高见于急慢性肝炎、肝硬化、阻塞性黄疸、原发性肝癌、急性肝内胆汁淤积、原发性胆汁性肝硬化和肝外阻塞性黄疸等。空腹血清总胆汁酸还可作为估计慢性活动性肝炎病情缓解或加重的标志。高胆红素血症患者测定空腹血清总胆汁酸有助于鉴别肝实质病变或 Gilbert 综合征。

(八)甘氨胆酸

甘氨胆酸(cholyglycine,CG)简称甘胆酸,是胆酸与甘氨酸在肝内合成的结合胆酸,是胆酸的主要成分之一,其含量变化在肝脏病变诊疗中具有重要价值。

【参考值】

<6.87μmol/L。

【临床意义】

1. 反映肝细胞损伤的敏感指标　急性肝炎、慢性活动性肝炎、肝硬化及原发性肝癌患者血清 CG 均明显升高,其阳性率均在 80% 以上,依次为急性肝炎 > 慢性活动性肝炎 > 原发性肝癌 > 肝硬化 > 慢性迁延性肝炎。当弥漫性肝损伤时,血清 CG 水平与肝脏病变范围及程度密切相关。

2. 用于急性肝炎的病情观察及预后判断　急性肝炎患者常规肝功能试验恢复正常,而 CG 仍高于正常,提示肝脏仍有实质性损伤。因此有必要将血清 CG 是否恢复正常作为治愈出院的标准。另外 CG 也是预测肝硬化预后的最好指标。

(九) 酮体

酮体(ketone)是乙酰乙酸、β- 羟丁酸、丙酮三者的总称,为体内脂肪酸在肝脏内不完全氧化的中间产物。

【参考值】

酮体定性:阴性(血或尿);定量:5~30mg/L(血),其中 β- 羟丁酸为 0.02~0.27mmol/L。

【临床意义】

酮体增高见于糖尿病酮症酸中毒、急性酒精中毒、磷中毒、妊娠高血压综合征、饮食中糖类摄入不足、脂肪摄入过多、长期饥饿、营养不良、感染、剧烈运动后等。服用双胍类降糖药如苯乙双胍(降糖灵)等,由于药物有抑制细胞呼吸的作用,可出现血糖降低,但酮尿阳性的现象。

(十) 血乳酸

乳酸是糖代谢的一个中间产物,主要从骨骼肌、脑和红细胞中产生。正常情况下,肝外组织产生乳酸进入血液循环,这些乳酸主要由肝脏代谢,合成肝糖原和葡萄糖,少部分由肾脏排出。组织发生严重缺氧时,三羧酸循环中丙酮酸有氧代谢发生障碍,无氧糖酵解加强,导致乳酸增加。机体呈现低氧血症时,常伴有高乳酸血症。运动可使血乳酸迅速增高。

【参考值】

0.5~1.7mmol/L。

【临床意义】

1. 生理性乳酸增加见于剧烈运动时。

2. 病理性乳酸增加主要见于:①低氧血症,组织氧利用减少:如休克、血容量减少、血液病、肺功能不全及左心衰竭等;②代谢性疾病:如糖尿病(乳酸产生过多)和肝脏疾病(对乳酸清除率降低)等;③药物中毒:常见于甲醇、乙醇或水杨酸中毒;④维生素 B_1 缺乏症时也可有增高。

(十一) 血氨

血氨(blood ammonia,BA)在正常人血液内含量甚微,其主要来源有:蛋白质代谢过程中,氨基酸经脱氨基作用形成氨;体内形成的谷氨酰胺在肾脏分解生成谷氨酸和游离氨;肠道细菌产生的氨基酸氧化酶作用于蛋白质产生游离氨。

【参考值】

11.2~72.0μmol/L。

【临床意义】

正常情况下,90% 以上氨在肝脏中通过鸟氨酸循环转变为尿素。严重肝脏疾病时,氨不能从循环中清除,引起血氨增高。高血氨有神经毒性,可引起肝性脑病。故成人血氨测定主要用于肝性脑病的监测和处理。

血氨测定对儿科诊断 Reye 综合征非常有用。该症有严重低血糖,大块肝坏死、急性肝衰,并伴有肝脂肪变性,在肝酶谱增高前,即见血氨增高。对诊断某些先天性代谢紊乱,如鸟氨酸循环的氨基酸代谢缺陷(高血氨)也很重要。

七、心肌酶和心肌蛋白检验

(一)肌酸激酶及其同工酶

详见本节"血清酶学检测"。

(二)乳酸脱氢酶及其同工酶

详见本节"血清酶学检测"。

(三)肌钙蛋白 T

【参考值】

<0.03ng/ml,AMI 诊断的决定水平为 0.5ng/ml。

【临床意义】

1. 急性心肌梗死时肌钙蛋白 T(troponin T,TNT)明显升高,一般可达正常的 30~40 倍,而且升高时间早(50% 急性心肌梗死患者 3h 内 TNT 即升高),持续时间长(约为 CK 的 4 倍),甚至发病后 3 周内仍有人升高。有助于判断是否出现再灌注。TNT 诊断 AMI 的临床敏感性为 100%,特异性也优于 CK-MB 及肌红蛋白。

2. 不稳定型心绞痛患者 TNT 常升高,提示小范围的心肌坏死。

(四)肌红蛋白

【参考值】

男性:20~80μg/L;女性:10~70μg/L。

【临床意义】

1. 是 AMI 的早期诊断标志物。由于肌红蛋白(myoglobin,Mb)的分子量小,可以很快从破损的细胞中释放出来,在 AMI 发病后 1~3h 血中浓度迅速上升,6~7h 达峰值,12h 内几乎所有 AMI 患者 Mb 都有升高,升高幅度大于各心肌酶。

2. Mb 半衰期短(15min),胸痛发作后 6~12h 不升高,有助于排除 AMI 的诊断。

3. 由于在 AMI 后血中 Mb 很快从肾脏清除,发病 18~30h 内可完全恢复到正常水平。故 Mb 测定有助于在 AMI 病程中观察有无再梗死或者梗死再扩展。Mb 频繁出现增高,提示原有心肌梗死仍在延续。

4. Mb 是溶栓治疗中判断有无再灌注的较敏感而准确的指标。

第三节　免疫学检验

一、免疫球蛋白及补体检验

(一)IgG、IgA、IgM 测定

【参考值】

1. IgG　6.6~17.5g/L(新生儿);2.6~6.9g/L(6 个月);5.9~14.3g/L(6 岁);7.0~16.0g/L(成人)。

2. **IgA**　0.01~0.06g/L(新生儿);0.08~0.57g/L(6个月);0.38~2.22g/L(6岁);0.70~3.00g/L(成人)。

3. **IgM**　0.06~0.21g/L(新生儿);0.26~1.00g/L(6个月);0.45~2.08g/L(6岁);0.40~2.80g/L(成人)。

【临床意义】

1. 免疫球蛋白IgG、IgA、IgM均升高常见于各种慢性感染、慢性肝病、肝硬化、淋巴瘤和某些自身免疫性疾病,如系统性红斑狼疮、类风湿关节炎等。慢性活动性肝炎IgG和IgM升高明显,类风湿关节炎以IgM增高为主。

2. 单一免疫球蛋白增高主要见于免疫增生病,如多发性骨髓瘤、原发性巨球蛋白血症等。

3. 免疫球蛋白降低常见于各类先天性免疫缺陷病、获得性免疫缺陷病、联合免疫缺陷病及长期使用免疫抑制剂的患者。单一IgA降低常见于反复呼吸道感染患者。

(二) IgG 亚类测定

IgG根据其重链的结构和抗原特异性差异,以及生物活性的不同可分为四类,即IgG_1、IgG_2、IgG_3、IgG_4,在血液中含量以IgG_1最多,依次递减,IgG_4最少。测定IgG亚类对研究某些免疫缺陷病和变态反应性疾病具有重要价值。

【参考值】

1. IgG_1　1.89~9.60g/L(1~2岁);5.46~11.8g/L(7~10岁);5.15~9.20g/L(成人)。

2. IgG_2　0.21~2.52g/L(1~2岁);0.61~4.35g/L(7~10岁);1.50~4.92g/L(成人)。

3. IgG_3　0.01~0.87g/L(1~2岁);0.09~0.74g/L(7~10岁);0.10~1.65g/L(成人)。

4. IgG_4　0.001~0.75g/L(1~2岁);0.06~1.76g/L(7~10岁);0.08~1.51g/L(成人)。

【临床意义】

1. IgG亚类的含量随年龄的不同而变化,IgG_1和IgG_3的含量在6个月时为成年人的50%,3岁时达到成年人水平。而IgG_2和IgG_4产生较晚,1岁时其含量为成人的25%,3岁时为50%,直到青春期才达到成人水平。当某一IgG亚类含量低于年龄对应的参考范围时,就称为IgG亚类缺陷。在儿童时期,男孩IgG亚类缺陷比女孩常见,其比例为3:1,成年男女的比例为2:1。儿童中IgG_2缺陷最常见,而成年人IgG_1和IgG_3缺陷最常见。

2. 临床上IgG亚类缺陷可表现为,反复呼吸道感染、腹泻、中耳炎、鼻窦炎、支气管扩张以及哮喘等。有些患者IgG亚类异常,但总IgG正常甚至偏高,因此认为检测IgG亚类比测定总IgG更有价值。IgG亚类缺陷可能单独存在,也可与其他免疫缺陷同时存在,如IgA缺乏症常伴有IgG_2缺陷;IgG亚类异常增高主要见于Ⅰ型变态反应,如过敏原可刺激机体产生IgG_4增多。

(三) IgE 测定

血清免疫球蛋白E(IgE)又称为反应素,是血清中含量最少的一类免疫球蛋白,只占血清总量的0.001%。超敏反应性疾病,如外源性哮喘、花粉症、鼻炎、特应性皮炎患者血清IgE含量波动很大。

【参考值】

(散射比浊法)新生儿:0~1.5IU/ml;婴儿:0~15IU/ml;儿童:0~200IU/ml;成人:0~100IU/ml。

【临床意义】

1. Ⅰ型变态反应性疾病,如过敏性支气管哮喘、特应性皮炎、过敏性鼻炎、荨麻疹等IgE

常升高。

2. 部分与 IgE 有关的非过敏性疾病也可升高,如 IgE 型骨髓瘤、寄生虫感染等。

3. 急慢性肝炎、系统性红斑狼疮、类风湿关节炎等有时也可见血清 IgE 升高。

(四) 血清 M 蛋白检测

M 蛋白是浆细胞或 B 淋巴细胞单克隆大量增殖时所产生的一种异常免疫球蛋白,本质为免疫球蛋白或其片段(轻链、重链等)。由于它产生于单一克隆(monoclone),又常出现于多发性骨髓瘤(multiple myeloma)、巨球蛋白血症(macroglobulinemia)、恶性淋巴瘤(malignant lymphoma)患者的血或尿中,故称 M 蛋白。

【参考值】

血清蛋白电泳法、免疫电泳法:阴性。

【临床意义】

血清中检测到 M 蛋白,提示单克隆免疫球蛋白增殖病,见于:

1. 多发性骨髓瘤(multiple myeloma)占 M 蛋白血症的 35%~65%,其中 IgG 型占 60% 左右,IgA 型占 20% 左右,轻链(κ 或 λ)型占 15% 左右,IgD 和 IgE 型罕见。多发性骨髓瘤中约 50% 的患者尿中有尿本周蛋白(BJP)即免疫球蛋白轻链(κ 或 λ)存在。

2. 巨球蛋白血症(macroglobulinemia)占 M 蛋白血症的 9%~14%,血液中存在大量的单克隆 19S、24S、27S IgM,80% 的 M 蛋白为 κ 轻链。

3. 重链病(heavy chain disease,HCD)其 M 蛋白的实质为免疫球蛋白重链的合成异常增多。现已发现有 α 重链病、γ 重链病和 υ 重链病等。

4. 半分子病(half molecule immunoglobulin disease)系由免疫球蛋白一条重链和一条轻链构成的半个 Ig 分子的单克隆蛋白片段异常增生而导致的疾病,现已发现有 IgA 类和 IgG 类半分子病。

5. 恶性淋巴瘤血液中可发现有 M 蛋白。

6. 良性 M 蛋白血症是指血清或尿中存在单一免疫球蛋白或片段,原因不明,长期观察也未发现骨髓瘤或巨球蛋白血症证据。老年人中发现良性 M 蛋白血症者较多,应注意与多发性骨髓瘤相鉴别。

(五) 补体 C3 含量测定

C3 是血清中含量最多的补体成分,约占总补体含量的 1/3 以上,在补体系统激活过程中,无论是经传统途径还是旁路途径,均需 C3 活化后,才能推进后续补体成分(C5~C9)的连锁反应。C3 主要在肝实质细胞被合成分泌,少量由巨噬细胞和单核细胞合成。

【参考值】

0.9~1.8g/L。

【临床意义】

1. **血清 C3 含量增高** 补体 C3 作为急性时相反应蛋白,在急性炎症、传染病早期、急性组织损伤、恶性肿瘤、移植物排斥反应时增高。但补体含量增高的临床意义没有补体降低大。

2. **血清 C3 含量降低** 见于:①补体合成能力降低,如慢性肝病、肝硬化、肝坏死;②补体合成原料不足,如营养不良(多见于儿童);③补体消耗或丢失太多,如系统性红斑狼疮活动期、急性链球菌感染后肾小球肾炎、狼疮肾炎、慢性活动性肝炎、疟疾、冷球蛋白血症、白血病化疗后、血液进行体外循环后、大失血、大面积烧伤等;④先天性补体缺乏,如遗传性 C3 缺乏症。

（六）补体 C4 含量测定

C4 是补体传统途径活化中的一个早期成分。血清补体由肝脏、吞噬细胞合成,参与补体的经典激活途径。

【参考值】

0.2~0.4g/L。

【临床意义】

传染病、组织损伤和急性炎症的早期,血清 C4 含量可因合成增加而升高,可能是一种急性时相反应,特别是多发性骨髓瘤 C4 水平可高出正常人 8 倍之多。C4 增高还可见于风湿热急性期、结节性动脉周围炎、皮肌炎、心肌梗死、肝癌及各种类型的多关节炎等。C4 降低见于系统性红斑狼疮、慢性活动性肝炎、多发性硬化性全脑炎、IgA 肾病、胰腺癌晚期。C4 的遗传缺损可引起全身性 SLE、肾小球肾炎、反复感染以及自身免疫性慢性活动性肝炎。

二、甲状腺激素及抗体检验

（一）血清总甲状腺素

血清总甲状腺素(total thyroxine,TT_4)是判断甲状腺功能最基本的筛选试验,能真实反映甲状腺功能,TT_4 的主要生理作用是促进物质与能量的代谢,并影响机体的生长发育,特别是脑和长骨的发育。

【参考值】

成人:66~181nmol/L。

脐血:95~168nmol/L。

1~3 天:152~292nmol/L。

1~2 周:126~214nmol/L。

1~4 月:93~186nmol/L。

4~12 月:101~213nmol/L。

1~5 岁:94~194nmol/L。

5~10 岁:83~172nmol/L。

【临床意义】

1. TT_4 增高

（1）甲状腺功能亢进症。

（2）药物影响:如服用甲状腺素、雌激素类药物、避孕药及奋乃静等。

（3）其他疾病:如先天性遗传性甲状腺结合球蛋白增高症、急性病毒性肝炎、间歇性血卟啉病等。

（4）生理因素:如妊娠等。

2. TT_4 降低

（1）甲状腺疾病:见于原发生甲状腺功能低下症、慢性淋巴性甲状腺炎等。

（2）药物影响:服用抗甲状腺药物、地西泮、氯酮等药物。

（3）其他疾病:如遗传性甲状腺素结合球蛋白减少症、活动性肢端肥大症、严重肝肾功能衰竭、肾病综合征等。

（二）血清总三碘甲腺原氨酸

检测血清总三碘甲腺原氨酸（total triiodothyronine，TT_3）含量是诊断甲状腺功能亢进时最灵敏的一个指标，TT_3浓度变化常与TT_4平行。

【参考值】

成人：1.3~3.1nmol/L。

脐血：0.23~1.16nmol/L。

新生儿：0.49~3.33nmol/L。

1~5岁：1.62~4.14nmol/L。

5~10岁：1.45~3.71nmol/L。

10~15岁：1.28~3.28nmol/L。

【临床意义】

1. TT_3**增高**　见于甲状腺功能亢进症、T_3型甲状腺功能亢进症，是甲状腺功能亢进症的复发先兆。

2. TT_3**降低**　见于甲状腺功能减退症（甲减）、单纯性甲状腺肿及营养不良垂体功能低下、肾功能衰竭、严重全身性疾病等情况。

（三）促甲状腺激素测定

促甲状腺激素（thyroid-stimulating hormone，TSH）由腺垂体分泌，其生理功能是刺激甲状腺的发育、合成和分泌甲状腺激素。血中TSH是反映下丘脑-垂体-甲状腺轴功能的敏感试验，尤其对亚临床型甲亢和亚临床型甲减的诊断有重要意义。

【参考值】

成人：2~10mU/L；新生儿：0~20mU/L。

【临床意义】

1. TSH**增高**　见于原发性甲减、甲状腺激素抵抗综合征、异位TSH综合征、TSH分泌肿瘤、特发性黏液性水肿、克汀病、应用多巴胺拮抗剂和含碘药物等时。

2. TSH**降低**　见于甲亢、亚临床甲亢、PRL瘤、Cushing病、肢端肥大症、过量应用糖皮质醇和抗甲状腺药物等时。

（四）血清游离T_3和游离T_4测定

血清游离三碘甲腺原氨酸（free-triiodothyronine，FT_3）和游离甲状腺素（free-thyroxine，FT_4）是甲状腺激素的生物活性部分，不受血中甲状腺结合球蛋白变化影响，直接反映甲状腺功能状态，其敏感性和特异性明显高于总T_3和T_4，目前认为联合进行FT_3、FT_4和超敏TSH测定，是甲状腺功能评估的首选方案和第一线指标。

【参考值】

FT_3：2.8~7.1pmol/L；FT_4：12~22pmol/L。

【临床意义】

1. FT_3、FT_4**增高**　见于甲状腺功能亢进。

2. FT_3、FT_4**降低**　见于甲状腺功能减退、垂体功能减退及严重全身性疾病等。

（五）血清甲状腺结合球蛋白测定

T_3和T_4分泌入血液循环后，主要与血清甲状腺结合球蛋白（thyroid-binding globulin，TBG）结合。TBG是一种糖蛋白，它与T_4的亲和力强，与T_3的亲和力较弱。

【参考值】

男性:(17 ± 3.3)mg/L;女性:(17.6 ± 3.9)mg/L。

【临床意义】

1. TBG 增高　可见于甲状腺肿瘤、甲状腺肿瘤术后复发者。甲状腺功能亢进已治疗的患者,当 T_3、T_4 尚未完全降至正常时,约 75% 病例的 TBG 已明显上升;甲状腺功能减退时 TBG 明显升高,随着治疗好转而降低。

2. TBG 降低　甲状腺切除者、甲状腺功能亢进未治疗的患者,TBG 含量显著低于正常。

(六)血清甲状旁腺激素测定

甲状旁腺激素(parathyroid hormone,PTH)是甲状旁腺主细胞分泌的一种含有 84 个氨基酸的直链肽类激素,其主要靶器官有肾脏、骨骼和肠道。PTH 的分泌受血浆钙离子浓度的调节,当血钙过低时可刺激 PTH 的分泌,血钙浓度过高时则可抑制 PTH 的分泌。

【参考值】

免疫化学发光法:1~10pmol/L。

放射免疫法(RIA):氨基酸活性端(N-terminal)230~630ng/L,氨基酸无活性端(C-terminal)430~1 860ng/L。

【临床意义】

1. 血清甲状旁腺激素降低　可见于甲状旁腺功能减退症。甲状旁腺切除术可引起甲状旁腺功能减退,但若免疫测定法可在血清中检出 PTH,则这种减少可能是暂时性的。

2. 血清甲状旁腺激素增高

(1)原发性甲状旁腺功能亢进:PTH 可高于正常人 5~10 倍,腺瘤比增生升高更明显,无昼夜变化节律。血 PTH 升高的程度与血钙浓度、肿瘤大小和病情严重程度平行。

(2)继发性甲状旁腺功能亢进:本症是由于体内存在刺激甲状旁腺的因素,特别是低血钙、低血镁和高血磷,使甲状旁腺肥大、增生,分泌过多的 PTH。可见于维生素 D 缺乏、慢性肾病(其浓度达正常值上限的 10 倍)、假性甲状旁腺功能减退症等。

(3)异位性甲状旁腺亢进:激素可能由甲状旁腺之外的其他异位肿瘤所分泌,如肾癌和支气管癌时 PTH 增高,但它不受血钙浓度的影响。

(七)血清降钙素测定

降钙素(calcitonin,CT)是由甲状腺滤泡旁细胞或称为"C"细胞所分泌的多肽激素,此外,胸腺也有分泌降钙素的功能。降钙素的主要作用是降低血钙和血磷,其主要靶器官是骨组织。CT 的合成和分泌受血钙浓度调节,当血钙浓度增高时,CT 的分泌也增高。

【参考值】

免疫放射法(IRMA):<10pg/ml。

放射免疫法(RIA):15~86pg/ml。

【临床意义】

1. 血清降钙素增高

(1)甲状腺髓样癌(medullary carcinoma of thyroid):此种癌起源于甲状腺滤泡旁细胞,可产生多种生物活性物质,其中以降钙素为主。患者血清降钙素水平高于正常数十倍到数百倍。如进行肿瘤切除治疗则降钙素水平可恢复正常。

(2)肺小细胞癌:此种癌可产生多种激素,其中也包括降钙素。血清降钙素水平与肺小细胞癌的活动程度明显相关,病变广泛的患者其降钙素的水平明显升高。缓解时降低至正常水平,复发后再次升高,故降钙素测定有助于发现此症,也可作为临床估计本病发展变化的指标。

（3）肾功能衰竭患者常升高。

（4）新生儿、儿童和孕妇因骨骼更新快,故血清 CT 水平可升高。

（5）其他:胃泌素瘤、慢性肾功能衰竭、恶性贫血、假性甲状旁腺功能减退、高钙血症等。

2. 血清降钙素减低

（1）成年妇女 CT 水平较男性为低,且随年龄的增加而降低,停经妇女降低更明显。

（2）甲状腺全切除者在血中测不到 CT。

（八）甲状腺特异性抗体检验

包括甲状腺球蛋白抗体(A-TG)、甲状腺过氧化物酶抗体(A-TPO)、促甲状腺激素受体抗体(A-TSHR)检测

【参考值】

A-TG:0~115.0IU/ml。

A-TPO:0~34.0IU/ml。

A-TSHR:0~1.22IU/L。

【临床意义】

1. A-TG　升高主要见于自身免疫性甲状腺病,如桥本甲状腺炎、Graves 病、原发性黏液性水肿患者,自身免疫性内分泌性疾病如糖尿病、Addison 病、恶性贫血。其他疾病,如甲状腺癌、非毒性甲状腺肿、SLE 等结缔组织病的患者血清中 A-TG 检出率达 20%~30%。此外,80%~100% 患有淋巴瘤性甲状腺炎或慢性甲状腺炎的患者、10%~20% 患有亚急性甲状腺炎的患者,以及 60%~70% 患有甲状腺功能亢进的患者,他们的 A-TG 抗体水平也存在升高。由于甲状腺球蛋白的异质性,使得抗甲状腺球蛋白抗体在患有其他病症的老年患者、临床表现正常和甲状腺功能正常的患者身上也同样可以被检测出。

2. A-TPO　升高是甲状腺自身免疫性疾病的特征;90% 以上患有自身免疫性甲状腺炎的患者,其体内的抗 TPO 抗体水平升高。抗 TPO 抗体可以激活补体,被认为是导致甲状腺功能失调和甲状腺功能减退的主要原因。

患有产后甲状腺炎的妇女其体内的抗 TPO 抗体水平会上升,发生率为 5%~10%。产后甲状腺炎的诊断依据就是观察抗 TPO 抗体呈阳性的产后妇女的甲状腺功能是否出现异常。尽管产后甲状腺炎伴随有抗 TPO 抗体水平升高的现象,但是 50% 的抗 TPO 抗体呈阳性的妇女并不会发生甲状腺功能失调。抗 TPO 抗体的测定是诊断母体甲状腺功能亢进或淋巴瘤性甲状腺炎的一种有效手段,抗 TPO 抗体主要以 IgG 类为主,该抗体主要见于自身免疫性甲状腺病,如桥本甲状腺炎、Graves 病、原发性黏液性水肿患者;该抗体也可见于其他器官特异性自身免疫病,如 1 型糖尿病、Addison 病、恶性贫血及产后甲状腺炎等。

A-TG 与 A-TPO 抗体联合进行检测,自身免疫性甲状腺疾病的检出率可提高至 98%,外表正常的人群该类抗体阳性被认为是将来易患自身免疫性甲状腺病的危险因素。

3. A-TSHR　升高是 Graves 病的指标,Graves 病中甲状腺功能亢进由 TSHR 的自身免疫抗体引起,TSHR 抗体具有和 TSH 相似的甲状腺刺激功能,但不受负反馈系统的调节。药物治疗后 A-TSHR 抗体浓度降低至正常范围内提示疾病缓解,可以考虑终止治疗。TSHR 抗体是 IgG 类抗体,孕妇 TSHR 抗体可通过胎盘引起新生儿甲状腺疾病,临床应加强孕妇 TSHR 抗体检测。

三、性激素检验

(一) 血清卵泡刺激素

卵泡刺激素(follicle stimulating hormone,FSH)是由腺垂体嗜碱性粒细胞分泌的促性腺激素,为糖蛋白激素,受下丘脑促性腺激素释放激素调节,也受性激素等激素及抑制素等性腺肽的反馈调节,呈脉冲式分泌。正常儿童的含量较低,绝经期含量增高。生育年龄妇女则随月经周期出现周期性变化,根据月经周期的中期 FSH 和 LH 可同时达到高峰值这一现象,可通过观察其升高情况来预测排卵。

【参考值】

男:1~7IU/L。

女:卵泡期:1~9IU/L;排卵期:6~26IU/L;黄体期:1~9IU/L;绝经期:30~118IU/L。

【临床意义】

1. **增高**　见于垂体促性腺激素细胞腺瘤、原发性性腺功能低下、睾丸精原细胞瘤、Klinefelter 综合征、Turner 综合征、卵巢功能衰减、两侧卵巢全切除术后、细精管发育障碍、真性性早熟、垂体功能亢进前期、巨细胞退行性发育的脑癌、皮质类固醇治疗等,若有促性腺样物质的异位分泌,也可使 FSH 增加。

2. **降低**　见于下丘脑垂体病变引起的性腺功能低下、假性性早熟、Simmond 病、垂体功能亢进晚期、进行雌性激素与黄体酮治疗等。

3. **判断闭经原因**　FSH 和 LH 水平低于正常值,提示闭经原因在腺垂体或下丘脑。FSH 和 LH 水平均高于正常值,则提示病变在卵巢。

4. **性腺功能减退的鉴别**　性腺功能减退由性腺本身病变引起者,FSH 和 LH 均增高;若是由下丘脑垂体病变引起者则 FSH 和 LH 均降低。

5. **性早熟的鉴别**　儿童真性性早熟由促性腺激素分泌增多引起,FSH 和 LH 可达正常成人值,呈周期性变化;假性性早熟系性腺或肾上腺皮质病变所致,FSH 和 LH 值较低,无周期性变化,尿中不能被检出。

(二) 血清黄体生成激素

黄体生成激素(luteinizing hormone,LH)和 FSH 一样是腺垂体分泌的促性腺激素,为糖蛋白。受下丘脑分泌的促性腺激素释放激素调节,呈脉冲式分泌。生育年龄妇女 LH 随月经周期出现周期性变化,月经中期出现高峰而促成排卵。LH 和 FSH 有协同作用,常同时测定,可预测排卵情况。

【参考值】

男:1~8IU/L。

女:卵泡期:1~12IU/L;月经中期峰值:16~104IU/L;黄体期:1~12IU/L;绝经期:16~66IU/L。

【临床意义】

1. 血清黄体生成激素增高见于垂体促性腺激素细胞腺瘤、睾丸精原细胞瘤、Klinefelter 综合征、Turner 综合征、卵巢功能衰减、两侧卵巢全切除术后、性腺发育不全、细精管发育障碍、真性性早熟、皮质类固醇治疗、原发性性腺功能低下、多囊卵巢综合征等。

2. 血清黄体生成激素降低见于下丘脑垂体病变引起的性腺功能低下、假性性早熟、长期服用避孕药等。

3. 测定月经中期 LH 峰值可估计排卵时间及排卵情况,常同时行 B 超检测。

4. 测定 LH/FSH 比值如 >3 表明 LH 呈高值,FSH 处于低水平,有助于诊断多囊卵巢综合征。

5. LH 和 FSH 联合测定可协助判断闭经、性腺功能减退的原因、诊断性早熟,参见 FSH 相关部分。

(三) 血清雌二醇

雌二醇(estradiol,E_2)为一种类固醇激素,主要由卵巢、胎盘或睾丸产生,是生物活性最强的雌激素。血液中的 E_2 水平随月经周期的变化而变化。

【参考值】

男:70~190pmol/L。

女:卵泡期:37~330pmol/L;排卵期:370~1 850pmol/L;黄体期:180~888pmol/L;绝经期:54~150pmol/L。

【临床意义】

1. 血清雌二醇增高   见于女性性早熟、男性女性化、卵巢肿瘤、性腺母细胞瘤、垂体瘤、无排卵性功能失调性子宫出血、妊娠期妇女、肾上腺皮质增生或肿瘤、肝硬化、系统性红斑狼疮、冠心病等患者,男性随年龄增长,E_2 水平逐渐增高。

2. 血清雌二醇降低   见于下丘脑病变、腺垂体功能减退、原发性或继发性性腺功能减退、卵巢切除后、青春期延迟、原发性或继发性闭经、绝经、使用口服避孕药、皮质醇增多症、葡萄胎、无脑儿、重度妊娠期高血压疾病等。

3. 判断闭经原因   激素水平符合正常的周期性变化,表明卵泡发育正常,应考虑为子宫性闭经;雌激素水平偏低,闭经原因可能为原发性或继发性卵巢功能低下或受药物影响而抑制卵巢功能,也可见于下丘脑 - 垂体功能失调、高催乳激素血症等。

4. 诊断无排卵   激素无周期性变化,常见于无排卵性功能失调性子宫出血。

5. 监测卵泡发育   应用药物诱导排卵时,测血 E_2 作为监测卵泡发育、成熟的指标之一,用于指导 hCG 用药及确定取卵时间。

6. 女性性早熟   临床多以 8 岁以前出现第二性征发育诊断性早熟,血 E_2 水平 >275pmol/L 为诊断的激素指标之一。

(四) 血清孕酮

孕酮(progesterone,P)主要由卵巢黄体产生,正常妇女月经周期中 P 有波动,卵泡期极低,黄体期最高。妊娠时血清孕酮水平随孕期增加而稳定上升,妊娠 6 周内主要来自卵巢黄体,妊娠中晚期主要由胎盘分泌。血清孕酮测定是了解卵巢功能和胎盘功能的重要指标。

【参考值】

男:0.31~0.65ng/ml。

女:卵泡期:0.2~0.9ng/ml;排卵期:1.16~3.13ng/ml;黄体期:3.0~35ng/ml;妊娠期:20~400ng/ml;绝经期后:0.03~0.3ng/ml。

【临床意义】

1. 血清孕酮增高   见于葡萄胎、多胎妊娠、妊娠期高血压疾病、原发性高血压、卵巢肿瘤、先天性肾上腺皮质增生等。

2. 血清孕酮降低   见于黄体功能不全、原发性或继发性闭经、无排卵性功能失调性子宫出血、多囊卵巢综合征、使用口服避孕药、长期使用促性腺激素释放激素激动剂、流产、死胎、胎儿发育迟缓等。

3. **监测排卵**　黄体期血孕酮水平 >3ng/ml 是支持排卵的有力证据,必要时配合 B 超检查观察卵泡发育及排卵过程。

4. **了解黄体功能**　黄体期血孕酮水平低于参考值范围,提示黄体功能不足;月经来潮 4~5d 血孕酮仍高于参考值范围,提示黄体萎缩不全。

5. **观察胎盘功能**　妊娠期胎盘功能减退时,血中孕酮水平下降。异位妊娠时,孕酮水平较低,如孕酮水平 >25ng/ml,基本可除外异位妊娠。单次血清孕酮≤5ng/ml,提示为死胎。先兆流产时,孕酮值若呈下降趋势表示有流产可能。

(五)血清人绒毛膜促性腺激素和人绒毛膜促性腺激素 β 亚基

人绒毛膜促性腺激素(human chorionic gonadotropin,hCG)是受精卵着床后由合体滋养细胞产生的一种糖蛋白激素,少数情况下肺、肾上腺及肝脏肿瘤也可产生。人绒毛膜促性腺激素含有 α 及 β 两个亚基。α 亚基的组成和结构与其他糖蛋白激素(如 LH、FSH)有一定程度的交叉反应,而 β-hCG 的抗原特性强,在检测中能把交叉反应降到最低值,因而能准确地反映 β-hCG 在血和尿中的浓度,是早期妊娠的灵敏指标。

【参考值】

血清 hCG:0~12.5IU/L;血清 β-hCG:0~3.1IU/L。

【临床意义】

1. **早孕**　β-hCG 受孕后 9~13d 即有明显升高,妊娠 8~10 周时达高峰。血 hCG 定量免疫测定 <3.1IU/L 时为妊娠阴性,血浓度 >25IU/L 为妊娠阳性。临床广泛应用血、尿 hCG 检查诊断早孕。

2. **异位妊娠**　血、尿 β-hCG 维持在低水平,间隔 2~3d 测定无成倍上升,应怀疑异位妊娠。

3. **先兆流产**　正常妊娠 6~8 周时,血 β-hCG 值每日应以 66% 的速度增长,若 48h 增长速度 <66%,提示妊娠预后不良,应做进一步检查。

4. **葡萄胎和侵蚀性葡萄胎**　血 β-hCG 浓度常 >100kU/L,hCG 维持高水平不降,提示葡萄胎。葡萄胎块清除后,hCG 应大幅度下降,且在 16 周内转为阴性;若未转阴、下降缓慢或下降后又上升,排除宫腔内残留组织则可能为侵蚀性葡萄胎。

5. **绒毛膜癌**　β-hCG 是绒毛膜癌诊断和活性滋养细胞监测唯一的实验室指标,β-hCG 下降与治疗有效性一致,治疗后临床症状消失,每周检查 1 次血 β-hCG,连续 3 次阴性者视为近期治愈。临床上将 β-hCG 作为滋养细胞肿瘤诊断及随访观察的重要指标。

6. **肿瘤**　下丘脑或松果体胚细胞的绒毛膜瘤或肝胚细胞瘤以及原发性卵巢绒毛膜癌、卵巢无性细胞瘤、未成熟畸胎瘤分泌 hCG,AFP 升高是肝胚细胞瘤的标志,hCG 可作为次选标志物。分泌 hCG 的肿瘤尚见于肠癌、肝癌、肺癌、卵巢腺癌、胰腺癌、胃癌,在成年妇女可引起月经紊乱;因此成年妇女突然发生月经紊乱伴 hCG 升高时,应考虑上述肿瘤的异位分泌。男性非精原细胞的睾丸肿瘤患者血中 hCG 值也很高。

(六)血清催乳素

催乳素(prolactin,PRL)是由腺垂体催乳激素细胞分泌的一种多肽蛋白激素。受下丘脑催乳激素抑制激素(主要是多巴胺)和催乳激素释放激素的双重调节。其主要生理作用是促进乳腺发育生长,引起并维持泌乳,此外,PRL 还具有影响卵巢功能、男性睾丸功能及调节免疫反应的作用,特别是参与对生殖功能的调节。

【参考值】

双抗体放射免疫法：

男：<20μg/L。

女：卵泡期：<23μg/L；黄体期：5~40μg/L；妊娠前 3 个月：<80μg/L；妊娠中 3 个月：<160μg/L；妊娠末 3 个月：<400μg/L。

【临床意义】

血清催乳素浓度增高见于下列情况。

1. 生理性增高　见于妊娠、哺乳、吮乳、运动后、性交、夜间睡眠、应激状态及月经周期中的分泌期。

2. 病理性增高　见于垂体肿瘤、乳腺肿瘤、非功能性肿瘤、库欣综合征、肢端肥大症、垂体柄肿瘤、下丘脑肿瘤、肉芽肿、脑膜炎、肾功能衰竭、肝硬化、性早熟、卵巢早衰、黄体功能欠佳、原发性甲状腺功能减退合并促甲状腺素释放激素（TRH）增加、Nelson 综合征、肾上腺功能减退、肿瘤的异位生长（如垂体瘤肺转移）、胸壁损伤、外科手术、创伤、带状疱疹、闭经泌乳综合征、多囊卵巢综合征等。

3. 药物性增加　见于使用氯丙嗪、氟哌啶醇、三环抗抑郁药、大剂量的雌激素、避孕药、某些抗组胺药物、利血平、α- 甲基多巴、合成的 TRH、一般麻醉剂、精氨酸及胰岛素诱导的低血糖时。

4. 特发性增加　仔细检查除外生理性、病理性、药物性原因后，才能考虑特发性高 PRL 血症，特发性高 PRL 血症者 PRL 一般≤100μg/L。

5. 血清 PRL>1.14nmol/L（25μg/L）可确诊为高催乳素血症。

6. 轻度高 PRL 血症（PRL<60μg/L），可能为应激或脉冲分泌峰值，需复查或 3 次采血计算均值。

7. 非泌乳素瘤所致的高 PRL 血症，PRL 很少 >100μg/L，PRL>100μg/L 者 PRL 瘤的可能性很大，而且瘤越大，PRL 水平越高，PRL>200μg/L 者常为大腺瘤（瘤体直径 >10mm）。

血清催乳素浓度降低见于腺垂体功能减退如希恩综合征、垂体嫌色细胞瘤等，并常伴有其他垂体激素减少。因乳腺癌而切除垂体后 PRL 浓度下降，但不完全切除垂体时血清 PRL 可增加。部分药物如溴隐亭、降钙素、左旋多巴、去甲肾上腺素等可使血中 PRL 浓度下降。

（七）血清睾酮

睾酮（testosterone，T）是重要的雄激素，男性体内的睾酮主要由睾丸、肾上腺分泌；女性体内的睾酮主要由卵巢和肾上腺分泌的雄烯二酮转化而来。睾酮测定可以用来评价男性睾丸分泌功能，作为评价男性不育症的方法之一。

【参考值】

男：成人：300~1 000ng/dl；青春期前：10~20ng/dl。

女：成人：20~80ng/dl；青春期前：20~80ng/dl；绝经期：8~35ng/dl。

【临床意义】

1. **血清睾酮增高**　主要见于睾丸间质细胞瘤、男性性早熟、先天性肾上腺皮质增生症、肾上腺皮质功能亢进症、女性男性化、女性特发性多毛、多囊卵巢综合征、睾丸女性化综合征、肾上腺肿瘤、肥胖者、注射睾酮或促性腺激素。

2. **血清睾酮减低**　主要见于 Klinefelter 综合征、睾丸不发育症、Kallmann 综合征、男性

Turner 综合征、男性性腺功能减退、腺垂体功能减退、睾丸炎症、肿瘤、外伤、放射性损伤、甲状腺功能减退、慢性肾功能不全等。

四、肿瘤相关标志物检验

肿瘤标志物（tumor marker,TM）是指存在于血液、体液和组织中可检测到的与肿瘤的发生与发展有关的物质,其或不存在于正常成人组织而仅见于胚胎组织,或在肿瘤组织中的含量极大地超过正常组织,其存在或量变可提示肿瘤的性质,从而了解肿瘤的发生、细胞分化及功能,在肿瘤的诊断、分类、预后判断及指导临床治疗中起辅助作用。

（一）甲胎蛋白

【参考值】

<10μg/L。

【临床意义】

血清浓度增高见于下列情况。

1. 生理情况

（1）小于 1 岁：出生时 AFP 平均为 70μg/L,第 2~3 周 0.5~4μg/L,10 个月后低于 20μg/L,最终在出生约 10 个月后达到成人水平。

（2）妊娠妇女：升高程度与孕期、孕胎数等有关。第 10 周起增高,第 32~36 周峰值达 400~500μg/L,随后逐渐降低直至分娩（250μg/L）。在此基础上升高见于胎儿神经管缺陷、胎儿窘迫综合征和胎儿宫内死亡、良性肝脏疾病等。

2. **急性病毒性肝炎、酒精性肝炎、慢性肝炎、肝硬化** 急性肝炎多伴有短暂性增高,慢性肝炎常为持续性低浓度异常,多小于 500μg/L。

3. **胃肠道疾病和其他肿瘤** 结直肠癌、胃癌、胆道系统肿瘤、胰腺癌和肺癌中 AFP 增高不到 21%,且常伴有肝转移,通常小于 500μg/L。

4. **肝癌** AFP 测定值与癌肿大小、生长速度、分期以及恶性程度无关。AFP 高于 2mg/L通常表明存在原发性肝癌。

5. **胚胎细胞肿瘤（睾丸、卵巢或位于性腺外）** AFP 的增高值与肿瘤类型有关。增高程度低于原发性肝癌。无性细胞瘤、单纯精原细胞癌、皮样囊肿和畸胎瘤以及单纯绒毛膜癌的 AFP 呈阴性。而卵黄囊肿瘤的 AFP 呈阳性。

（二）癌胚抗原

【参考值】

<2.5μg/L。

【临床意义】

血清浓度增高见于下列情况。

1. **健康人群** 健康不吸烟者癌胚抗原（CEA）上限约 3.0μg/L,吸烟者 CEA 会升高,一般低于 5.0μg/L。

2. **非恶性疾病** ①胃肠道疾病：消化性溃疡、胃炎、胰腺炎、肠炎、憩室炎等；②肝胆系统疾病：肝炎、酒精性肝硬化、阻塞性黄疸等；③非恶性肺部疾病：支气管炎、肺炎、肺气肿等；④其他良性疾病：前列腺肥大、肾功能衰竭等。

3. **在恶性肿瘤中,CEA 诊断敏感度最高的是大肠癌**

4. **肝肿瘤的鉴别诊断** 除影像学检查外,CEA 可作为肝肿瘤鉴别诊断的一种附加方法,尤其是动态测定时,约 50% 的大肠癌、胰腺癌伴有肝转移的患者血清 CEA 水平高于参考范围上限的 8~10 倍,6% 的原发性肝癌患者 CEA 浓度可达此水平。非恶性的肝疾病中极少见 CEA 水平明显升高。

5. 其他肿瘤 CEA 可用于乳腺癌、肺癌的病情监测、预后判断及疗效评判。另外在胃、胰、卵巢和宫颈癌中,随肿瘤的分期不同,50%~70% 的病例 CEA 浓度上升。

(三)糖抗原(CA)19-9

【参考值】

<37U/ml(免疫法)。

【临床意义】

血清浓度增高见于下列情况。

1. 生理情况 在月经和妊娠期,CA19-9 在 15% 的非妊娠妇女和 10% 的妊娠妇女中可分别轻度上升至 70U/ml 和 120U/ml,且与妊娠的年龄无关。

2. 良性疾病 肝细胞大面积坏死(可达 60%),慢性活动性肝炎(33%),胆石症(22%),胆囊炎和阻塞性黄疸(20%),肝硬化(19%),中毒性肝炎(14%),原发性胆管硬化(16%),胆总管结石,急性胆囊炎和囊性纤维化。急性胰腺炎和慢性胰腺炎的急性期有 15%~20% 病例升高,升高通常 <100U/ml,但有时也可高达 500U/ml,而在慢性非活动性胰腺炎中只有 <6% 的病例有 CA19-9 升高。

3. 胰腺癌 在胰腺分泌性导管癌中,CA19-9 特异性为 72%~90%,临床敏感度为70%~95%,与 CA19-9 相比,CEA 的临床敏感度差得多。按照 ROC 分析,CEA 诊断胰腺癌也明显逊于 CA19-9。

4. 肝癌和胆管癌 CA19-9 对胆管癌的临床敏感度为 55%~79%,对肝细胞和胆管细胞癌为 22%~51%。鉴别良性或恶性胆管阻塞,决定水平为 200U/ml(临床敏感度 65%,特异性91%)。CA19-9>200U/ml,同时 CEA>5μg/L 最能鉴别来自原发性硬化性胆管炎的肝细胞癌是否伴有胆管细胞癌。

5. 胃癌 CA19-9 诊断胃癌的临床敏感度为 26%~60%,与肿瘤的分期有关。CA19-9 和CEA 的联合应用使临床敏感度增加两倍。除了肿瘤侵入深度、腹膜扩散、肝转移和肿瘤的分期等因素之外,CA19-9 和 CEA 的联合测定还是判断手术预后的独立因素。

6. 大肠癌 CA19-9 对大肠癌的临床敏感度为 18%~58%。

7. 其他肿瘤 其他肿瘤时 CA19-9 的临床敏感度较低,卵巢癌的临床敏感度为15%~38%,其中黏液性通常为 68%~88%,非黏液性 25%~29%;肺癌为 7%~42%;乳腺癌为10%。子宫内膜癌的临床敏感度仅 13%,但其水平与肿瘤体积密切相关,而不存在于正常组织中,故 CA19-9 可作为判断治疗效果和复发的重要标志。

(四)糖抗原 125

【参考值】

<35U/ml。

【临床意义】

血清浓度增高见于下列情况。

1. 生理性 健康妇女中,决定水平为 65U/ml 时的临床特异性为 99%。在月经周期的卵泡期其值增加。

2. 良性疾病 许多良性疾病时,CA125 值增至 >65U/ml 的情况(发生率)分别为:子宫内膜异位相关的囊肿、骨盆炎、腹膜炎(59%)、慢性肝脏疾病(57%)、肝硬化(35%~65%)、肝肉芽肿病(47%)、宫外子宫内膜异位(35%)、急性子宫附件炎(17%~25%)、肠梗阻、良性胃肠道疾病(2%~8%)、胆石症(7%)、胆囊炎(23%)、急慢性活动性肝炎(2%~5%)、心和肾脏功能不全(11%)、自身免疫性疾病(7%)。

3. **卵巢癌**　CA125 检测对卵巢癌具有诊断价值,CA125 对原发性卵巢癌的临床敏感度最高为 82%~96%(决定水平为 35U/ml)和 74%~78%(决定水平为 65U/ml),最高浓度大于5 000U/ml。CA125 值增高与病期呈正相关。

4. **其他肿瘤**　子宫内膜癌、胰腺癌、肺癌、乳腺癌、大肠癌和其他胃肠道肿瘤均可升高,尤其在判断子宫内膜癌的预后中很有临床价值。

(五)糖抗原 15-3

【参考值】

<25U/ml。

【临床意义】

1. **CA15-3 生理性增高**　8% 孕妇血清 CA15-3>30U/ml 而羊水中浓度不升高,4%~7%哺乳期妇女血清 CA15-3>25U/ml。

2. **良性疾病**　血清 CA15-3 浓度升高可见于以下患者:①各种良性疾病(3.3% 患者 >40U/ml),如肝脏、胰腺疾病、风湿病和结核病。②良性乳房疾病(4% 患者 >25U/ml)、肌瘤病(3%~11% 患者 >28U/ml)、纤维腺瘤(7.7% 患者 >28U/ml)和胸腔其他良性疾病(25%患者 >30U/ml)。③ 4.7% 的增高者 CA15-3 水平 >50U/ml,其中 12.5% 有肺部疾病,8.9% 的患者患有乳房疾病。④依赖透析的肾功能不全患者(20% 患者 >30U/ml)和 HIV 感染患者(各时期 50% 患者 >18U/ml)。

3. **乳腺癌**　CA15-3 与其他肿瘤标志物的比较:在乳腺癌,CA15-3 优于 CEA,若 CA15-3和 CEA 联合应用可显著提高检测肿瘤复发和转移的临床敏感度,从 30%~50% 升高到80%,特异性为 87%。而联合三种标志物,其在乳腺癌患者中的敏感性则为 100%。特别适用于局部/转移性乳腺癌。

(六)糖抗原 724

CA724 是监测胃癌患者病程和疗效的首选肿瘤标志物,可与次选标志物(CEA 或CA19-9)联合使用。CA724 可作为仅次于 CA125 的次选标志物辅助检测,在卵巢癌中具有一定的诊断作用,对于黏蛋白型卵巢癌有较高的临床敏感度。

【参考值】

<6.9U/ml。

【临床意义】

血清 CA724 浓度增高见于下列情况。

1. **良性疾病**　2%~11% 良性疾病的患者血清 CA724 浓度可升高:卵巢囊肿 25%、风湿性疾病 21%、乳房疾病 10%、胰腺炎 3%、肝硬化 4%、妇产科疾病 0%~10%、良性卵巢疾病(肿瘤、囊肿 3%~4%)、良性胃肠道疾病 5%。相对于其他肿瘤标志物(CEA、CA19-9),CA724在良性疾病中升高的临床特异性值得关注。

2. **胃癌**　临床敏感度为 28%~80%,常在 40%~46% 左右,CA724 的临床敏感度通常显著高于 CEA(20%~24%)和 CA19-9(平均为 32% 左右)。CA724 与胃癌淋巴结转移有相关性,但与浆膜浸润不相关。

3. 大肠癌　大肠癌中 CA724 的临床敏感度为 20%~41%。CA724 浓度的上升与肿瘤的临床分期(Dukes 分期)有关。

CA724 与大肠癌病程相关,姑息手术后肿瘤标志物的浓度不会下降,肿瘤完全切除后,肿瘤标志物的浓度 18d 内会下降。CA724 和 CEA 联合检测,建立初步诊断时的临床敏感度从 45% 增加到 60%,术后肿瘤复发早期联合检测的临床敏感度从 78% 增加到 87%。

4. 卵巢癌　24% 的卵巢癌患者中 CA724 升高。如果癌瘤完全切除,CA724 在 23.3d 内降至正常。

5. 其他肿瘤　36% 的肺癌,35%~52% 的胆管癌,17%~35% 的胰腺癌,以及 4%~25% 的食管癌患者中可见 CA724 的水平升高,然而在胃肠道病例中,CA19-9 显著优于 CA724。

(七) 细胞角蛋白 19(CK19)片段(CYFRA21-1)

【参考值】

<3.3μg/L。

【临床意义】

细胞角蛋白 19(CK19)片段(CYFRA21-1)浓度增高见于下列情况。

1. 良性疾病

(1) 良性肺部疾病:95% 的良性肺部疾病患者,如慢性支气管炎、支气管哮喘、肺气肿、肺部良性肿瘤、慢性阻塞性肺部疾病、肺炎、肉瘤样病和结核病患者 CYFRA21-1 浓度 <3.3μg/L。根据肿瘤标志物标准化委员会的建议,这一浓度值被定为决定水平或临界值。

(2) 良性妇科及泌尿系统疾病:子宫附件炎、子宫内膜异位、卵巢囊肿、卵巢良性肿瘤及泌尿系统良性疾病如肾囊肿、尿路感染、泌尿系结石(包括肾脏及下尿道)、良性肿瘤患者 CYFRA21-1 的表达很少。临床特异性为 95% 的临界上限浓度为 3.1μg/L。

(3) 良性胃肠道疾病:80% 的急慢性肝炎或胰腺炎、胆管炎、胃炎、局限性回肠炎、溃疡性大肠炎、大肠息肉以及肝硬化患者的 CYFRA21-1 水平 <3μg/L。

(4) 肾功能不全:无论透析与否以及肌酐和尿素的浓度高低,肾功能不全患者的 CYFRA21-1 水平轻度升高,极少数患者的 CYFRA21-1 水平 >10μg/L,67% 的患者其 CYFRA21-1 水平 <3μg/L。

2. 恶性疾病　在非小细胞肺癌(NSCLC)中,CYFRA21-1 有诊断价值。但由于 CYFRA21-1 是非器官特异性的,阳性结果可见于所有的实体肿瘤。除了肺癌之外,与其他肿瘤标志物相比 CYFRA21-1 并无明显优势。在侵入肌肉组织的膀胱癌诊断中,CYFRA21-1 显得日益重要。

3. 肺癌　由于 CYFRA21-1 缺乏器官特异性,所以其支持诊断的价值有限,然而,动态检测 CYFRA21-1 对于预后评估以及治疗控制和疾病监测都非常重要。良性肺部疾病的 CYFRA21-1 浓度不太可能 >10μg/L 且良性肺部疾病的神经元特异性烯醇化酶(NSE)多 <20μg/L。其他原发性肿瘤的肺部转移,例如结肠癌、胃癌、乳腺癌、睾丸癌等,CYFRA21-1 及 NSE 的浓度都相对较低,均 <30μg/L。

(八) 前列腺特异性抗原

【参考值】

<4μg/L。

【临床意义】

血清前列腺特异性抗原浓度增高见于下列情况。

1. 良性疾病　PSA 浓度在前列腺良性增生时可升高,升高的程度取决于疾病程度和年龄。21%~86% 的患者 PSA 浓度为 4~10μg/L,不到 25% 的患者 >10μg/L。在前列腺梗死和前列腺炎的患者中也可见血清 PSA 浓度升高。

2. 前列腺癌　若 PSA 检测和直肠指检均为异常,则前列腺癌的阳性预测值达 50%,明显高于单独的直肠指检(10%)或 PSA 检测(20%)。

3. 乳腺癌　目前的研究已表明,PSA 是判断乳腺癌预后良好的标志。乳腺肿瘤 PSA 阳性往往与肿瘤较小、甾体类激素受体阳性、复发率低、组织分化程度高等预后良好的指标相联系;而 PSA 阴性往往与甾体类激素受体阴性、预后差相关。

(九) 神经元特异性烯醇化酶(NSE)

【参考值】

<12.5μg/L。

【临床意义】

血清神经元特异性烯醇化酶浓度增高见于下列情况。

1. 良性疾病　良性肺病(5%>12μg/L);尿毒症患者以及 50% 的怀有神经管缺陷胎儿的妇女的 NSE 会升高;脑部疾病,特别是在脑血管性脑膜炎、弥散性脑炎、脑缺血和梗死、头部外伤、颅内血肿、蛛网膜下腔出血、脑部炎性疾病、器官性痉挛疾病、脊髓小脑变性、急性感染性多发性神经炎、精神分裂症和 Creutzfeldt Jakob 病等疾病患者的脑脊液中 NSE 水平会升高。

2. 肺癌　NSE 的临床敏感度在非小细胞肺癌中为 7%~25%(4% 患者 >25μg/L),大细胞肺癌为 30%~38%(9% 患者 >25μg/L),腺癌为 18%~30%(2% 患者 >25μg/L),鳞癌为 13%~20%(3% 患者 >25μg/L)。25μg/L 的决定水平可以更好地区分肺癌和非恶性肺部肿瘤,以及小细胞癌和非小细胞肺癌。

3. 神经系统肿瘤　NSE 分布于全身各个系统,但 90% 集中于神经系统中,其在神经系统中分布顺序为大脑 > 脊髓 > 外周神经系统。在神经母细胞瘤患者中,NSE 升高的水平、异常发生率与肿瘤分期有明显的相关性,与存活期呈负相关。

(十) 人绒毛膜促性腺激素

详见本节"性激素检验"。

(十一) 人降钙素(hCT)

【参考值】

男:0~14ng/L;女:0~28ng/L;甲状腺髓样癌 >100ng/L。

【临床意义】

血清降钙素浓度增高见于下列情况。

1. 甲状腺髓样癌　hCT 是用于诊断和监测甲状腺髓样癌(C 细胞癌)的特异而且敏感的肿瘤标志物。

2. 神经内分泌肿瘤　如小细胞肺癌、类癌、胰岛素瘤、血管活性肠肽瘤,可能与产 hCT 肿瘤的分泌有关。在这些病例中连续检测 hCT 可有所帮助。

3. 甲状腺扫描时出现的冷结节有潜在恶变危险(1%~5%),所有甲状腺癌中有 10% 为甲状腺髓样癌。

五、病毒免疫学检验

(一) 甲型肝炎病毒

1. 甲肝抗体(抗 HAV)

(1) 甲肝抗体 IgG 型(抗 HAV-IgG)

【临床意义】

①在感染和免疫后证实对甲肝的免疫性;②排除近期的感染。

(2) 甲肝抗体 IgM 型(抗 HAV-IgM)

【临床意义】

抗 HAV-IgM 总在发病时检测到;阴性结果排除新近的感染;在发病后抗 HAV-IgM 通常维持 2~6 个月。

2. 甲肝抗原(HAV-Ag)

【临床意义】

在粪便或肝组织中检测到 HAV-Ag 可作为急性甲肝的证据,但检测不到 HAV-Ag 也不能排除感染甲肝的可能性,因为 HAV-Ag 的排出期很短,而且通常只在潜伏晚期。

在发病前 1~2 周内,感染者可通过常规粪便检测 HAV-Ag 而被发现。此时尚未出现 ALT/AST 升高,也未出现抗甲肝抗体。早期发现对于预防治疗很重要(在接触者中给予免疫球蛋白预防)。

粪便中 HAV-Ag 排泄的持续时间与传染持续时间之间的相关性很好。如果粪便 HAV-Ag 阴性,则不再要求粪便消毒或隔离患者等特殊卫生措施。

3. 甲肝病毒核糖核酸(HAV RNA)

【临床意义】

RT-PCR 具有高灵敏度,在最适条件下大约每毫升样本中可检测到 100 基因复制数的 HAV。这种实验比检测 HAV-Ag 更灵敏,PCR 方法更适合于检测病程延长的甲肝病例。

PCR 也可用来检测 HAV 感染的血制品。然而由于混合血制品的稀释作用,PCR 阴性结果不能排除存在轻微的传染源。而且,用 PCR 方法检测 HAV RNA 并不能说明样本是否存在传染性,因为非感染的核酸片段或失活的病毒也会出现阳性结果。

(二) 乙型肝炎病毒

1. 乙肝表面抗原(HBsAg)

【临床意义】

在非肠道感染几天后 HBsAg 可能已出现在血清中,并且通常在发病的几周前已出现。发病后 HBsAg 通常不是一直阳性,并且在 1~4 个月内一直可被灵敏的方法检测出来。在大约 5% 的急性乙肝病例和一小部分慢性乙肝感染中,HBsAg 可检测不出,属 HBsAg 阴性的肝炎。诊断 HBsAg 阴性感染只能用其他测定方法,例如测定抗 HBc-IgM 和 HBV DNA。

(1) HBsAg 持续 6 个月以上,则病毒不能近期被清除,见于 90% 的新生儿和多达 10% 的成人感染情况。这种状况被称为 HBsAg 携带状况。5%~20% 的非洲、亚洲和拉丁美洲的发展中国家的居民及 0.5%~1% 的德国人受此困扰。因此检测到 HBsAg,就表示急性乙肝或慢性 HBsAg 的携带状况。进一步的调查研究对此进行鉴别是很有必要的。

(2) 急性肝炎发病后,用免疫组化法检测肝细胞胞浆中的 HBsAg,检出率较低。

(3) 在慢性乙肝感染中,阳性细胞呈弥散的灶性分布。

（4）可对肝炎（健康的 HBsAg 携带者、慢性持续性肝炎、慢性活动性肝炎）进行分类，并可对疾病预后进行分析。

（5）在急性乙肝中，血清 HBsAg 的定量检测是最好的预后指标。如果两个血清间隔 3 周样本浓度降低超过一半，证明这个患者有能力清除 HBV，因此就能恢复健康。在一般情况下，发病开始后抗原降解的半衰期约为 9d，如果缺少这样一个浓度的衰减过程，就预示着会发展成 HBsAg 的携带状态，通常会转变成慢性肝炎。

（6）在急性肝炎发病期通常可被检测到 30 000~300 000μg/L 的 HBsAg（平均 400 000μg/L），此浓度与慢性肝炎类似。HBeAg 阳性的慢性乙肝与 HBeAg 阴性的患者相比，前者的 HBsAg 浓度更高。在健康的 HBsAg 携带者中，HBsAg 的平均浓度是每升血清中含 HBsAg 8 000μg。

2. 抗 HBsAg 抗体（抗 HBs）

【临床意义】

通常在发病后 4~6 个月的血清中出现抗 HBs，并且在 80%~90% 清除病毒的患者中采用敏感的方法可检出。此时出现血清转换证明患者已从 HBV 感染中趋于恢复了。

在 HBsAg 消失后（诊断窗口）的几周到几个月内抗 HBs 通常是阳性的。在较少的病例中抗 HBs 会在 HBsAg 消失后直接出现。在特殊的病例中，抗 HBs 和 HBsAg 可以同时在血清中被检测到。在某些不典型的乙肝病例中，抗 HBs 可能在发病时（通常 HBsAg 还未出现时）就可以阳性。

在同一个血清样本中 HBsAg 和抗 HBs 同时阳性可能是以下情况引起：

（1）HBsAg 清除和在急性乙肝发病过程出现抗 HBs 时，可短暂同时出现两个指标。两个指标浓度都很低（免疫复合物）。以后获得的血清样本将只出现抗 HBs。

（2）双重或再次感染两种不同血清型的乙肝病毒，暂时或持续出现 HBsAg 反映了两个感染中的一个。第二种感染的血清型特异的抗 HBs（亚型抗 d、抗 y、抗 w、抗 r，但无抗 a）是针对另外一种血清型，而不是第一种感染的 HBsAg。两种标志物可能保持一段很长时间，而且可能都以高浓度出现。

（3）HBsAg 或抗 HBs 出现假阳性（最常见原因），假阳性通常是低滴度的，只能在大约一半的病例中可重复结果。

（4）感染了具有变异型的 HBV，这种 HBV 的特征是 HBsAg a 决定簇置换了一个氨基酸。

检测出抗 HBs 一般表示：具有免疫力的以往乙肝感染；乙肝免疫过；预先注射了乙肝免疫球蛋白（可保持阳性 6 个月以上）；接触了不传染的 HBsAg，例如输血。

检测抗 HBc 可以证实过去感染后的免疫力。从组织安排上看，倾向于先完成抗 HBc 试验，在抗 HBc 阳性的人群中再测定抗 HBs。这个方法的好处在于即使 HBsAg 是阳性的患者也没有做额外试验的必要（只有抗 HBc 阳性、抗 HBs 阴性时，才做 HBsAg 检测）。

检测抗 HBs 与抗 HBc 类似，适用于测定乙肝感染的传染性，因此可明确接触乙肝病毒的特定人群感染的危险性。

3. 乙肝核心抗原（HBcAg）

【临床意义】

免疫组化法检测慢性乙肝患者的肝组织可提供有关肝炎分类和炎症活力的信息。

健康的 HBsAg 携带者 HBcAg 为阴性。免疫缺陷的 HBsAg 携带者（如经常透析的患者），HBcAg 总在肝细胞的核内以很高的比例出现。HBcAg 在肝小叶内点状分布提示慢性乙肝有高的炎性活力。

如果慢性乙肝和慢性丁肝同时出现,HBV 的复制就受到抑制。在这种病例中,即使出现很高的炎性活力,也不能在肝组织中检测到 HBcAg,也不能在血清中检测到 HBeAg 和 HBV DNA。

4. 抗 HBcAg 抗体(抗 HBc)

【临床意义】

在潜伏期抗 HBc 一直可被检测到。发病时出现阴性可排除乙肝。在 HBsAg 消失后抗 HBs 出现前(诊断窗),抗 HBc 和抗 HBc-IgM 可能是急性乙肝的唯一指标。很少出现两个连续血清样本抗体滴度的显著升高。由于抗 HBc 可存在于感染后数十年间,检测抗体最宜用于探知乙肝感染流行情况和某些人群乙肝感染的危险性。

抗 HBc 阴性但 HBsAg 阳性的乙肝感染常在免疫缺陷者中出现(HIV 感染的患者、透析患者、接受移植患者)。因为免疫力低下,通常出现 HBV 复制的指标(HBeAg 与高滴度的 HBV DNA),HBcAg 则与抗 HBc 形成免疫复合物,并在血清中被检测出来。因此在大多数病例中检测不到抗 HBc,可认为抗体量产生不足并形成了免疫复合物。

与急性乙肝患者相比[放射免疫法平均滴度为 1:(500~1 000),较少高于 1:5 000],抗 HBc 在 HBsAg 健康携带者中滴度升高 10 倍,在慢性乙肝患者中升高 100 倍。即使 HBsAg 阴性患者,出现很高的抗 HBc 也预示着出现了慢性乙肝感染(隐匿的乙肝感染)。

5. 抗 HBc-IgM

【临床意义】

发病的个体伴有正常免疫系统反应和感染乙肝的反应,抗 HBc-IgM 总以高滴度出现(放射免疫法 >1:10 000,已考虑实验稀释度)。在发病第 2~3 周达到最高滴度。几乎所有的病例中,2 个月以上都可检测到抗体,并且有一小部分即使感染已进入康复期,也可在 1 年多以后被检测到。

检测到高滴度的抗 HBc-IgM 可诊断:① HBsAg 阴性的急性乙肝感染(5% 的乙肝感染者);②急性乙肝感染转变到慢性 HBsAg 携带状态(5%~10% 的乙肝感染者);③抗 HBc 在慢性乙肝中一直以低滴度出现[1:(100~1 000)],很少达到急性乙肝的滴度。

抗 HBc 的出现和滴度与炎症活动有关。因此抗 HBc-IgM 发现[1:(100~1 000)]适合于监测慢性乙肝。一些学者认为检测抗 HBc-IgM 是干扰素治疗成功的标志。

6. 乙肝 e 抗原(HBeAg)

【临床意义】

HBeAg 是一种检测血清内出现病毒完整复制以及血清具有感染性的可靠标志。在慢性肝炎携带者中,用杂交的方法检测 HBeAg 和 HBV DNA 可以评价与这些人接触后感染的危险性。尤其这些携带者是医务人员时,要了解他们对患者有多大的危害程度是很重要的。携带 HBsAg 孕妇其 HBeAg 阳性者大约 90% 传染给新生儿,然而 HBeAg 阴性或抗 HBe 阳性时,只有 10% 传染。

急性肝炎中 HBeAg 的消失通常与氨基酸转移酶的下降和恢复期出现有关。HBeAg 持续 12 周以上提示 HBV 感染发展到慢性阶段。

HBeAg 阳性的 HBV 携带者很少能恢复健康。如果慢性乙肝患者检测出 HBeAg,其通常表现为慢性活动性肝炎或免疫缺陷;在这种状况下,HBeAg 消失可被认为是预后良好的表现。

7. 抗 HBeAg 抗体(抗 HBe)

【临床意义】

HBsAg 和抗 HBe 同时阳性的血清感染力通常是低的。然而,有一些病例尽管抗 HBe 阳性,其感染力仍然很高。因此,为了评价 HBeAg 阴性的血清,建议用 DNA 探针杂交或实时荧光定量 PCR 的方法检测 HBV DNA。

在观察急慢性乙肝的病程中,同时出现抗 HBe 的产生和 HBeAg 的消失是有预后价值的,然而出现抗 HBe 更有预后价值,而且在干扰素治疗过程中,也预示着疾病有所缓解。

(三)丙型肝炎病毒

【临床意义】

尽管在感染 2~3 个月后抗 HCV 可被检测到,但是如在发病时,检测不到抗体并不能排除急性或慢性感染。免疫缺陷的患者(感染了 HIV,患有抗体缺陷综合征,透析和接受脏器移植的患者)抗 HCV 通常在 9~12 个月后才可被检测到。延迟的免疫反应也见于经胎盘传染的新生儿,他们出现成人的抗体增加了诊断的复杂性。在所有病例中必须测定 HCV RNA 以排除 HCV 感染。

(四)丁型肝炎病毒

1. 丁肝抗体 IgG 型(抗 HDV-IgG)

【临床意义】

在 HBsAg 阴性的患者身上出现丁肝抗体(抗 HDV),反映了 HDV 感染的痊愈。HBsAg 阴性的 HDV 感染是很罕见的,例如静脉吸毒者。通常要靠测定 HDV RNA 来诊断。在出现慢性 HDV 感染时,抗 HDV-IgG 是最重要的筛选试验。抗体一直以高滴度出现。在免疫缺陷患者中,例如那些感染了 HIV 的患者,抗体会降到检测限以下。

2. 丁肝抗体 IgM 型(抗 HDV-IgM)

【临床意义】

在大多数病例中,抗 HDV-IgM 在慢性 HDV 感染中可持续存在。在这种情况下,滴度与病毒复制和疾病的活动性有关。除了检测 HDV RNA 外,定量抗 HDV-IgM 检测对于监测慢性 HDV 感染以及评价抗病毒治疗的疗效都是很重要的。抗 HDV-IgM 检测阴性,预示着出现低活动度的慢性丁肝或痊愈。在急性期出现一个重新升高的抗 HDV-IgM,表明慢性丁肝感染的再次激活。

(五)戊型肝炎病毒

【临床意义】

抗 HEV 试验(IgG 和 IgM)只在 80%~90% 戊肝感染中阳性。因此,只能靠 PCR 检测 HEV RNA 来诊断。阴性的抗 HEV 不能排除急性戊肝感染。而且,有些病例中抗 HEV-IgG 只在第 2~4 周出现。因此如果第 1 周的结果阴性就应继续检测患者血清。

(六)人免疫缺陷病毒 1 型和 2 型

HIV 抗体检测分为筛查试验和确认试验。

1. 筛查试验

血清抗体检测是最重要的筛查试验,使用大多数来自病毒结构组分的重要抗原。ELISA 是最常用的方法。感染后 4~12 周可检出终生存在的抗体,即使病毒可多年被局限于网状内皮系统的细胞中,持续性病毒感染仍然不断刺激机体产生抗体。免疫球蛋白类型检测对临床诊断没有意义。

2. 确认试验

由于存在 HIV 病毒感染外其他来源的交叉反应抗体,每个抗体筛查试验阳性结果应通过一个或更多的替代方法确认。下列是三种已经获得批准的检测方法。

（1）免疫印迹法（即蛋白印迹法）：所有 HIV 病毒结构蛋白通过电泳分离并被转移到反应载体上，常用的载体为硝基纤维素膜或尼龙膜。进一步的检测步骤类似使用单一确定抗原的 ELISA 检测。对阳性确认的基本条件为：gp41、gp120 或 gp160 中的两个或至少一个与 p24 抗原必须检出。如果在脑脊液中有一额外的反应性条带，这是 HIV 感染中枢神经系统（CNS）鞘内抗体产生的标志。对于 HIV 血清反应阳性和病毒血症的妊娠垂直感染的危险是 15%~20%。因此，必须通过病毒学或分子生物学方法尽快完成诊断，不建议一年或一年以后母源性抗体从幼儿循环系统中消失再进行。

（2）放射免疫沉淀检测：原理与免疫印迹法相近。从感染的细胞中提取初级的、天然的抗原，并标记放射性同位素，并与待测的血清孵育。免疫复合物沉淀离心后，去除游离的标记抗原，解离抗原抗体复合物，电泳分离，再经过放射自显影显示条带。

（3）间接免疫荧光法。

六、自身抗体检验

自身抗体与风湿病、肾脏病、皮肤病、胃肠及肝病、内分泌病、神经肌肉病、血液病、心脏疾病、眼病、不孕症和恶性肿瘤等多种疾病相关，某些自身抗体因对疾病的诊断具有高度特异性，已成为诊断相应疾病的金标准，与某种自身免疫性疾病关系密切的自身抗体被称为该疾病的标志抗体。按照自身抗原在体内分布的不同可将自身抗体分为非器官／组织特异性自身抗体和器官／组织特异性自身抗体。

（一）抗核抗体测定

【参考值】

正常人血清抗核抗体阴性。

【临床意义】

抗核抗体（ANA）阳性的疾病很多，最多见于 SLE，也可见于药物所引起的狼疮、重叠综合征、混合性结缔组织病、全身性硬皮病、皮肌炎、干燥综合征（Sjögren sydrome，SS）、类风湿关节炎、自身免疫性肝炎（狼疮样肝炎）、桥本甲状腺炎（慢性甲状腺炎）以及重症肌无力等。ANA 随年龄增加假阳性亦增多。如果根据核抗原的不同，进一步测定细胞内一些特殊成分的抗体，对 SLE 诊断的特异性程度可以提高。

在很多疾病特别是风湿性疾病患者血清可以检测到抗核抗体，其中最常见的如表 6-13：

表 6-13 常见自身免疫病抗核抗体的发生率

自身免疫性疾病	ANA 阳性率
系统性红斑狼疮	80%~100%
活动期	95%~100%
非活动期	80%~100%
药物诱导的红斑狼疮	100%
混合性结缔组织病（MCTD/Sharp 综合征）	100%
类风湿关节炎	20%~40%
进行性系统性硬化症	85%~95%

续表

自身免疫性疾病	ANA 阳性率
多发性肌炎及皮肌炎	30%~50%
干燥综合征	70%~80%
慢性活动性肝炎	30%~40%
溃疡性结肠炎	26%
其他风湿病	20%~50%

（二）抗双链 DNA（dsDNA）抗体测定

【参考值】

间接免疫荧光法（IIF）：抗体滴度 <1∶10。

放射免疫分析法（Farr 试验）：抗体结合率≤20%。

ELISA 法：阴性。

金标记免疫渗滤法：阴性。

免疫印迹法（IB）：阴性。

【临床意义】

抗 dsDNA 自身抗体是 SLE 最重要的标志性自身抗体，美国风湿病学会已将抗 dsDNA 阳性列为 SLE 诊断标准之一。抗 dsDNA 抗体的检测对于 SLE 的诊断和治疗监控极为重要，其抗体滴度的高低代表疾病的活动性，活动期增高，缓解期降低。抗 dsDNA 抗体对 SLE 特异性很高（可高达 85%）。高滴度抗 dsDNA 抗体提示 SLE 处于活动期。类风湿关节炎患者阳性率最多为 1%；干燥综合征，MCTD 阳性率在 10% 以内。

（三）抗可溶性核抗原（ENA）自身抗体谱检测

【参考值】

正常人血清抗 ENA 抗体阴性。

【临床意义】

1. **抗 Sm 抗体**　抗史密斯抗体（anti-Smith antibody）为 SLE 所特有，是 SLE 的标志性抗体，在 SLE 中阳性率为 30.2%。虽然敏感性较低，但特异性较高，且能反映疾病活动程度。抗 Sm 抗体为 SLE 的标志抗体。若将抗 dsDNA 和抗 Sm 抗体同时检测，可提高 SLE 的诊断率。

2. **抗 SSA/Ro 抗体**　抗 SSA/Ro 抗体（anti-SSA/Ro antibody）主要见于原发性干燥综合征（灵敏度 88%~96%），类风湿关节炎（3%~10%），SLE（24%~60%）。而在以下几种疾病中抗体阳性率也很高：亚急性皮肤性狼疮（70%~90%），新生儿狼疮（90%），补体 C2/C4 缺乏症（90%）。SSA/Ro 抗体阳性的 SLE 年轻患者常对光敏感，而原发性胆汁性肝硬化及慢性活动性肝炎患者则很少出现光敏感现象。

3. **抗 SSB/La/Ha 抗体**　抗 SSB 抗体（anti-SSB/La/Ha antibody）阳性几乎总伴有抗 SSA 抗体阳性，抗 SSB 抗体较抗 SSA 抗体诊断干燥综合征更特异，是干燥综合征血清特异性抗体。原发性干燥综合征阳性率达 40%。其他自身免疫性疾病中如有抗 SSB 抗体，常伴有继发性干燥综合征。唾液腺、唇腺活检可见大量淋巴细胞浸润。

在其他结缔组织病中，抗 SSB 和抗 SSA 抗体也可相伴出现。抗 SSA 和抗 SSB 抗体阳性,可见于新生儿狼疮综合征(75%)并伴有先天性心脏传导阻滞(30%~40%)。阳性率较低的可见于 SLE(9%~35%)、单克隆丙种球蛋白病(15%)。且常与血管炎、淋巴结肿大、高丙种球蛋白血症、严重性唾液腺功能障碍、腮腺肿胀、高滴度类风湿因子、淋巴细胞及白细胞减少、光过敏、皮损、紫癜等临床症状相关。

4. 抗 Scl-70 抗体　抗硬皮病 70 抗体(anti-Scl-70 antibody)特异性地出现于进行性系统性硬化症(PSS)的患者,并预示着预后不良。抗 Scl-70 抗体阳性表示病情进展较迅速,皮肤病变往往弥散广泛,易发生肺间质纤维化和指骨末端吸收。患者易出现早期严重的器官损害,如肾功能衰竭、间质性肺炎、肢端溶解及小肠病变。PSS 患者阳性率达 30%~40%。虽然阳性率不高,但对 PSS 有较高特异性。抗 Scl-70 抗体与恶性肿瘤有明显相关。

5. 抗 Jo-1 抗体　抗 Jo-1 抗体对多发性肌炎和间质性肺纤维化有高度特异性,抗体的效价与疾病的活动性相关,是目前公认的多发性肌炎(PM)的血清标志抗体。抗 Jo-1 抗体综合征:抗 Jo-1 抗体阳性、急性发热、对称性关节炎、"技工手"、雷诺现象、肌炎、肺间质病变。

6. 抗 rRNP 抗体　主要见于 SLE,常在 SLE 活动期中存在,阳性率在 10%~20% 左右,是诊断 SLE 的特异性抗体。抗 rRNP 抗体与抗 dsDNA 抗体的消长相平行,但与抗 dsDNA 抗体不同的是不会随病情好转立即消失,可持续 1~2 年后才转阴。

7. 抗 nRNP 抗体　抗 U1RNP 抗体阳性常与下列临床表现有关。如:肾脏较少累及、雷诺现象、双手肿胀、肌炎和指 / 趾端硬化、食管运动不良等,还与非坏死性关节炎、干燥综合征患者及重叠综合征有关。其主要临床意义如下:

(1) 混合性结缔组织病(MCTD):抗 U1RNP 抗体主要与 MCTD 相关,几乎均为阳性,且滴度很高,对确立 MCTD 的诊断很有帮助。高滴度的抗 RNP,尤其在没有其他自身抗体存在的情况下,一般认为是混合性结缔组织病(MCTD)的诊断标志。MCTD 的抗 RNP 阳性率 >95%。

(2) 系统性红斑狼疮(SLE):抗 RNP 抗体在 30%~40% 的 SLE 患者中可检测到,并常与 Sm 抗体相伴出现。仅产生抗 RNP 抗体的 SLE 患者,常常抗 DNA 抗体阴性,肾脏受累较少,一般来说皮质激素类药物有很好的治疗效果,预后理想,定期监测抗 RNP 对疗效观察及预后判断有实际意义。抗 RNP 抗体如和抗 dsDNA 抗体、抗 Sm 抗体同时存在,则发生狼疮肾炎的可能性较大。

(3) 其他结缔组织病:抗 RNP 抗体在其他结缔组织病阳性率较低且滴度低。

8. 类风湿因子(RF)测定

【参考值】

胶乳凝集法:阴性。

免疫比浊法:<20IU/ml。

ELISA 法:阴性。

【临床意义】

(1) 70%~90% 的类风湿关节炎(RA)患者 RF 阳性。但 RF 阴性不能排除 RA 诊断。有部分 RA 患者可一直呈血清 RF 阴性,这类患者关节滑膜炎轻微,很少发展为关节外的类风湿疾病。

(2) 除 RA 外,还有其他很多疾病 RF 亦可阳性。某些自身免疫性疾病,如冷球蛋白血症、进行性系统性硬化症、干燥综合征、混合性结缔组织病、系统性红斑狼疮等患者都有较高的阳性率。一些其他疾病,如血管炎、慢性活动性肝炎、亚急性细菌性心内膜炎及多种真菌、细菌、螺旋体、寄生虫、病毒感染也可出现 RF。因此 RF 阳性时应结合临床全面检查,对其意义作出综合分析。

(3)健康人群中 RF 阳性率约 5%,70 岁以上的阳性率甚至高达 10%~25%,但临床意义不太明确,有人认为,RF 阳性常早于临床症状许多年出现。这些人患 RA 的风险较 RF 阴性的人要高得多。高滴度 RF 阳性支持对早期 RA 的诊断。RA 患者 RF 的滴度与患者的临床表现呈正相关。

9. 抗中性粒细胞胞浆抗体(ANCA)测定

【参考值】

正常人血清 ANCA 阴性。

【临床意义】

采用间接免疫荧光法可将抗中性粒细胞胞浆抗体(anti-neutrophil cytoplasmic antibody,ANCA)分为胞浆型(cANCA)、核周型(pANCA)和非典型 ANCA(xANCA)。

(1)抗中性粒细胞胞浆抗体胞浆型(cANCA):可见于多种系统性血管炎。主要见于多发性肉芽肿,约占 ANCA 阳性率的 80%~95%。cANCA 被认为是活动性 Wegener's 肉芽肿及多动脉炎的特异和敏感的标志抗体。少见于微小多动脉炎、Churg-Strauss 综合征及经典的结节性多发性动脉炎。其他出现 cANCA 的疾病还有坏死性血管炎、结节性多发性动脉炎等。该抗体还见于变应性肉芽肿性血管炎等。

(2)抗中性粒细胞胞浆抗体核周型(pANCA):在坏死性肾小球肾炎和系统性血管炎患者,约 90% 的 pANCA 能与髓过氧化物酶(MPO)发生特异反应。pANCA 主要与多发性微动脉炎相关,效价与疾病的活动性相关。另外,pANCA 还见于系统性风湿病(如类风湿关节炎、系统性红斑狼疮、干燥综合征、多发性肌炎及皮肌炎等)和胶原性血管炎、肾小球肾炎、溃疡性结肠炎、原发性胆汁性肝硬化等。

(3)非典型抗中性粒细胞胞浆抗体(xANCA):在溃疡性结肠炎(阳性率 40%~80%)、克罗恩病(阳性率 10%~40%)和原发性硬化性胆管炎患者中可见 xANCA,其自身抗原包括组织蛋白酶 G。

七、其他检查

(一)血清胰岛素测定

【临床意义】

1. 胰岛素降低

(1)血糖增高:见于 1 型糖尿病、进展的 2 型糖尿病、慢性胰腺炎。

(2)血糖正常或降低:见于长期饥饿、能量缺乏型营养不良、胰岛素拮抗激素分泌减少,如肾上腺皮质功能减退症、垂体功能不全、ACTH 单独缺陷症等。

2. 胰岛素增高

(1)血糖降低:见于胰岛细胞瘤、餐后反应性低血糖、胰岛素自身免疫综合征(抗胰岛素抗体综合征)。

(2)血糖增高或正常:见于胰岛素抵抗(2 型糖尿病中的部分病例、肥胖症等)、肢端肥大症、库欣综合征、嗜铬细胞瘤、甲状腺功能亢进症、胰高血糖素瘤等。

（二）血清胰高血糖素测定

【参考值】

RIA 法空腹血清：50~120ng/L。

【临床意义】

1. 胰高血糖素增高　显著增高见于胰高血糖素瘤，也可见于饥饿状态、低血糖反应、糖尿病酮症酸中毒、急性胰腺炎、心肌梗死、外伤等应激状态。

2. 胰高血糖素降低　见于特发性胰高血糖素缺乏、慢性胰腺炎和胰腺切除后等。

（三）血清 C- 肽测定

【参考值】

空腹 C- 肽：0.3~1.3nmol/L；C- 肽释放试验：口服葡萄糖后 30min~1h 出现高峰，其峰值为空腹 C- 肽的 5~6 倍。

【临床意义】

C- 肽检测常用于糖尿病的分型诊断，其意义与血清胰岛素一样，且 C- 肽可以真实反映实际胰岛素水平，故也可以指导临床治疗中胰岛素用量的调整。

1. 增高

（1）胰岛 β 细胞瘤时空腹血清 C- 肽增高、C- 肽释放试验呈高水平曲线。

（2）肝硬化时血清 C- 肽增高，且 C- 肽 / 胰岛素比值降低。

（3）服用类固醇激素、胰岛素抵抗状态。

2. 减低

（1）空腹血清 C- 肽降低，见于糖尿病。

（2）C- 肽释放试验：口服葡萄糖后 1h 血清 C- 肽水平降低，提示胰岛 β 细胞储备功能不足。释放曲线低平提示 1 型糖尿病；释放延迟或呈低水平见于 2 型糖尿病。

（3）C- 肽水平不升高，而胰岛素增高，提示为外源性高胰岛素血症，如胰岛素用量过多等。

（四）血清胰岛素原测定

临床主要用于胰岛 β 细胞功能的评价、胰岛素瘤辅助诊断和家族性高胰岛素原血症的诊断。

【参考值】

胰岛素原（P）：5~10pmol/L；胰岛素原（P）/ 胰岛素（I）比值约为 0.1~0.2。

【临床意义】

增高见于以下情况。

1. 胰岛素瘤　常见胰岛素原升高，P/I 比值升高。原因可能为 β 细胞成熟颗粒分泌，未经加工的胰岛素原释放。

2. 异常胰岛素血症（家族性高胰岛素原血症）

3. 2 型糖尿病　胰岛素原及 P/I 比值升高，病情改善后胰岛素原和 P/I 比值可降低；但病程长、病情严重的病例胰岛素原及 P/I 比值也降低。

（五）血清胰岛素抗体测定

【临床意义】

1. 胰岛素治疗前抗体监测用于糖尿病类型鉴别诊断　即用于 1 型糖尿病发病或介于 1 型与 2 型糖尿病之间类型的识别，抗体阳性同时存在抗胰岛细胞抗体（ICA、ICSA）或抗谷氨酸脱羧酶(GAD)抗体,强烈提示自身免疫性糖尿病。

2. 胰岛素治疗后抗体监测用于胰岛素抵抗和胰岛素过敏的原因诊断　胰岛素抵抗主要为 IgG 型抗体;胰岛素过敏临床少见,主要为 IgE 型抗体。

3. 胰岛素自身免疫综合征的诊断　主要表现为严重低血糖、高免疫反应性胰岛素和高胰岛素抗体为特征的自身免疫性疾病,未用胰岛素制剂的糖尿病患者或胰岛素自身免疫综合征患者检出的胰岛素抗体是胰岛素自身抗体。

4. 空腹自发性低血糖　免疫放射测定异常高值,如 100~200μU/ml,应怀疑胰岛素瘤并应测定胰岛素抗体。

5. 自身免疫性疾病常有胰岛素抗体高检出率　甲状腺功能亢进症使用含 SH 基的药物如甲巯咪唑、硫氧嘧啶以及使用谷胱甘肽等,容易出现胰岛素抗体。

(六)血清皮质醇和尿液游离皮质醇

皮质醇(cortisol)主要是由肾上腺皮质束状带细胞所分泌。常以血清皮质醇和 24h 尿液游离皮质醇(UFC)作为筛检肾上腺皮质功能异常的首选指标。用于下丘脑 - 腺垂体 - 肾上腺皮质功能评价、肾上腺皮质功能减退症和 Cushing 综合征诊断。尿液游离皮质醇与血清皮质醇变化一致,对反映肾上腺皮质分泌功能更敏感和更准确。

【参考值】

血清皮质醇(FC):上午 8 时:140~630nmol/L;午夜 0 时:55~165nmol/L;昼夜皮质醇浓度比值 >2。

UFC:30~276nmol/24h。

【临床意义】

1. 血清皮质醇和 24hUFC 增高

(1)常见于肾上腺皮质功能亢进症、双侧肾上腺皮质增生或肿瘤、异源 ACTH 综合征等,且其浓度增高失去了昼夜变化规律。如果 24hUFC 处于边缘增高水平,应进行低剂量地塞米松抑制试验,当 24hUFC<276nmol 时,可排除肾上腺皮质功能亢进症。

(2)非肾上腺疾病,如慢性肝病、单纯性肥胖、应激状态、妊娠、肢端肥大症、癌症、充血性心力衰竭(特别是右心衰竭)、肝损伤、肾性高血压及雌激素治疗等,也可使其增高。

2. 血清皮质醇和 24hUFC 减低　肾上腺皮质功能减退症、腺垂体功能减退等可使血清皮质醇和 24hUFC 减低,但其存在节律性变化。另外,应用苯妥英钠、水杨酸等也可使其减低。

(七)血清和尿醛固酮测定

【参考值】

1. 血浆　①普通饮食:卧位(238.6 ± 104.0)pmol/L,立位(418.9 ± 245.0)pmol/L;②低钠饮食:卧位(646.6 ± 333.4)pmol/L,立位(945.6 ± 491.0)pmol/L。

2. 尿液　普通饮食:9.4~35.2nmol/24h。

【临床意义】

1. 醛固酮增高　常见于由于肾上腺皮质肿瘤或增生引起的原发性醛固酮增多症,也可见于由于有效血容量减低、肾血流量减少所致的继发性醛固酮增多症,如心力衰竭、肾病综合征、肝硬化腹水、高血压及长期低钠饮食等。长期服用避孕药等也可使醛固酮增高。

2. 醛固酮降低　见于肾上腺皮质功能减退症、垂体功能减退、高钠饮食、妊娠高血压综合征、原发性单一性醛固酮减少症等。应用普萘洛尔、利血平、甲基多巴、甘草等也可使醛固酮减低。

（八）血清和尿游离儿茶酚胺测定

儿茶酚胺是肾上腺嗜铬细胞分泌的肾上腺素、去甲肾上腺素和多巴胺的总称,分布于脑、交感神经和肾上腺髓质中。

【参考值】

成人卧位血浆肾上腺素:109~437pmol/L;去甲肾上腺素:0.616~3.240nmol/L。

尿儿茶酚胺:71.0~229.5nmol/24h。

【临床意义】

1. 儿茶酚胺增高

（1）嗜铬细胞瘤:其增高程度可达正常人的2~20倍,但其发作间歇期儿茶酚胺多正常,应多次反复测定以明确诊断。

（2）交感神经母细胞瘤。

（3）心肌梗死。

（4）原发性高血压、甲亢、肾上腺髓质增生等。

2. 儿茶酚胺降低　常见于Addison病、家族性自主神经功能失常等。

（九）尿液香草扁桃酸测定

【参考值】

5~45mol/24h。

【临床意义】

1. 香草扁桃酸增高　主要见于嗜铬细胞瘤的发作期、神经母细胞瘤和交感神经细胞瘤,以及肾上腺髓质增生等。

2. 香草扁桃酸减少　见于苯丙酮尿症、脑肿瘤、抑郁症、慢性肝炎等。

（十）血清抗利尿激素测定

【参考值】

1.4~5.6pmol/L。

【临床意义】

1. 抗利尿激素增高　常见于腺垂体功能减退症、肾性尿崩症、脱水等。也可见于产生异源抗利尿激素的肺癌或其他肿瘤等。

2. 抗利尿激素减低　常见于中枢性尿崩症、肾病综合征、输入大量等渗溶液、体液容量增加等。也可见于妊娠期尿崩症。

（十一）血清生长激素测定

【参考值】

儿童:<20μg/L;男性:<2μg/L;女性:<10μg/L。

【临床意义】

1. 生长激素增高　最常见于垂体肿瘤所致的巨人症或肢端肥大症,也可见于异源生长激素释放激素或生长激素综合征。另外,外科手术、灼伤、低血糖症、肾衰竭等生长激素也增高。

2. 生长激素减低　主要见于垂体性侏儒症、垂体功能减退症、遗传性生长激素缺乏症、继发性生长激素缺乏症等。另外,高血糖、皮质醇增多症、应用糖皮质激素也可使生长激素减低。

（十二）血清促肾上腺皮质激素测定

【参考值】

上午 8 时：2.19~13.14pmol/L。

下午 4 时：1.1~8.76pmol/L。

晚 12 时：0~2.19pmol/L。

【临床意义】

1. 促肾上腺皮质激素增高

（1）Cushing 病：为垂体腺瘤引起的继发性皮质醇增多症。或 ACTH 升高虽不明显，但失去正常分泌节律，夜晚明显高于正常水平。

（2）异位 ACTH 综合征：多由支气管类癌、肺燕麦细胞癌，或大细胞癌所产生。

（3）Nelson 综合征：为双侧肾上腺皮质增生次全切除后，垂体原发性或继发性 ACTH 腺瘤。由于 ACTH 及其片段 α- 促黑素细胞激素分泌增多，致全身皮肤黑色素沉着。

（4）肾上腺皮质功能减退症：Addison 病，肾上腺皮质感染（多为结核）、先天性肾上腺皮质增生等。

（5）其他：如神经性厌食、抑郁症、妊娠、应激状态等也可见分泌增加。

2. 促肾上腺皮质激素减低　常见于腺垂体功能减退症、原发性肾上腺皮质功能亢进症、医源性皮质醇增多症等。测定 ACTH 以及结合其他指标可用于鉴别肾上腺皮质功能亢进症和减退症（表 6-14）。

表 6-14　肾上腺皮质功能亢进症和减退症的鉴别

疾病	尿 17- 羟皮质类固醇	尿 17- 酮皮质类固醇	血浆皮质醇	血浆 ACTH	ACTH 兴奋试验
肾上腺皮质功能亢进症					
下丘脑垂体性	↑↑	↑	↑	↑	强反应
肾上腺皮质腺瘤	↑↑	↑	↑	↓	无或弱反应
肾上腺皮质腺癌	↑↑↑	↑↑↑	↑↑↑	↓	无反应
异源 ACTH 综合征	↑↑↑	↑↑↑	↑↑↑	↑↑↑	多无反应
肾上腺皮质功能减退症					
原发性	↓	↓	↓	↑	无反应
继发性	↓	↓	↓	↓	延迟反应

（十三）血浆肾素活性测定

【参考值】

普通饮食成人立位采血：0.3~1.9ng/（ml·h），卧位为 0.05~0.79ng/（ml·h）。

低钠饮食者卧位采血为 1.14~6.13ng/（ml·h）。

【临床意义】

1. 血浆肾素降低而醛固酮升高是诊断原发性醛固酮增多症极有价值的指标。但应用转化酶抑制剂治疗的高血压、心力衰竭患者可出现相反的变化，即血浆肾素活性升高而醛固酮减少。若二者皆升高见于肾性高血压、水肿、心力衰竭、肾小球旁细胞肿瘤等。严重肾脏病变,二者均降低。

2. **指导高血压治疗**　　高血压依据血浆肾素水平可分为高肾素性、正常或低肾素性。对高肾素性高血压,选用转化酶抑制剂拮抗血浆肾素功能,可减少肾素分泌。肾上腺素受体阻断剂可有较好的降压效果;而单用可升高血浆肾素水平的血管扩张剂、钙通道阻滞剂等降压药,则可因此而减弱降压效果。

(十四)血清胃泌素测定

【参考值】

基础值:20~150pg/ml(1.6~12pmol/L)。

兴奋值:小于300pg/ml(24pmol/L),任何时间超过300pg/ml均为增高。

有日内、日间变化,升高时应改日重复测定;老人偏高;方法不同,结果有异。

【临床意义】

1. **血清胃泌素增高**

(1)伴高胃酸症:见于胃泌素瘤、幽门窦黏膜增生、幽门狭窄、十二指肠溃疡活动期、甲状旁腺功能亢进症、阻塞性黄疸、慢性肾功能不全等。

(2)伴低胃酸症:见于胃溃疡、慢性萎缩性胃炎、迷走神经切断术后。

(3)伴无胃酸症:见于慢性胃体胃炎(A型胃炎)、恶性贫血。

2. **血清胃泌素减低**　　见于反流性食管炎、慢性胃窦胃炎(B型胃炎)。

(朱叶飞　李丽霞)

第四节　临床微生物学检验

微生物(microorganism)为包括细菌、病毒、真菌以及一些小型的原生生物、显微藻类等在内的一大类生物群体,它们个体微小,却与人类关系密切。临床微生物学(clinical microbiology)属医学微生物学范畴,是研究微生物的形态、结构、分类、生命活动规律的一门科学,包括细菌学、病毒学、真菌学等。是临床医学的基础之一,指导感染性疾病的诊断、治疗和预防。临床微生物学检验的主要任务是:研究感染性疾病的病原学特征,提供快速准确的病原学诊断,指导临床合理应用抗生素和监控医院感染。

一、细菌形态学检查

细菌形态学检查是细菌检验的重要方法之一,不仅可以为后续的进一步检验提供参考依据,更重要的是可以通过细菌形态学检查迅速了解标本中有无细菌及菌量的大致情况;对少数具有典型形态特征的细菌可以作出初步诊断,为临床选用抗菌药物治疗起到重要的提示作用。

(一)显微镜

细菌的形体微小,肉眼不能看到,必须借助显微镜放大后才能观察。细菌的一般形态结构可用光学显微镜观察,而细菌内部的超微结构则需用电子显微镜观察。光学显微镜有普通光学显微镜、暗视野显微镜、相差显微镜和荧光显微镜。

1. **普通光学显微镜**(light microscope)　　以可见光作为光源,波长0.4~0.7μm,最大分辨率0.2μm,约为波长的一半。人肉眼能分辨的最小距离是0.2mm,因此常用油镜放大1 000

倍来检查细菌形态与染色性。

2. 暗视野显微镜（dark field microscope） 是在普通光学显微镜上装暗视野聚光器，使照明光线不直接进入物镜，只允许被标本反射和衍射的光线进入物镜，背景视野变暗，菌体发亮。明暗反差提高了观察效果，常用于不染色标本，如螺旋体的动力及运动状况检查。

3. 相差显微镜（phase contrast microscope） 是利用相差板的光栅作用，在普通光学显微镜基础上配制特殊相差板，采用特殊相差目镜制成。当光线透过标本时，标本不同部位因密度不同，引起光位相差异，相差板的光栅作用改变直射光的光位相和振幅，把光位相差异转为光强度差异，从而显示细菌不同部位的差异。多用于不染色活细菌的形态、内部结构及运动方式的观察。

4. 荧光显微镜（fluorescence microscope） 构造与普通显微镜相似，但光源滤光片和聚光镜不同。荧光显微镜以高压汞灯作为光源，能发出 280~600nm 波长的光线，主要在 365~435nm 之间。根据使用荧光素的不同选择不同波长的光线作为激发光。因其波长比可见光短，故分辨率高于普通光学显微镜。细菌预先经相应的荧光素处理，然后置荧光显微镜下激发荧光，在暗色背景中可见到发荧光的菌体。用于观察细菌的结构及鉴别细菌。

5. 电子显微镜（electron microscope） 电子波的波长约为 0.005nm，利用电子流代替可见光，可将物体放大数十万倍，能分辨 1nm 的微粒。电子显微镜由镜筒、真空装置和电源柜三部分组成。目前使用的电子显微镜有透射电子显微镜和扫描电子显微镜两类。前者可用于观察细菌、病毒的超微结构；后者主要适合对细菌、病毒等表面结构及附件和三维立体图像的观察。电子显微镜观察须经特殊制片，无法观察活体微生物，因而在微生物学检验中不常使用。

（二）染色标本的检查

临床标本的细菌形态学检查方法主要包括染色标本和不染色标本的检查。细菌一般形态学检查均需染色。细菌标本经染色后，不仅能清晰地看到细菌的形态、大小及排列方式，还可根据染色结果将细菌进行分类。染色标本与周围环境在颜色上形成鲜明对比，可在普通光学显微镜下进行观察。临床常用的染色方法主要有革兰氏染色和抗酸染色等。

1. 革兰氏染色（Gram staining） 本法是细菌学检验中最经典、最常用的染色方法，是一种包括初染、媒染、脱色和复染的鉴别染色技术。染液由结晶紫染液、革兰氏碘液、95% 酒精和稀释石炭酸复红组成。目前认为，细胞壁结构与化学组成上的差异是染色反应不同的主要原因。通过此染色法，可将细菌分为革兰氏阳性菌和革兰氏阴性菌两大类，并可初步识别细菌，缩小范围，有助于进一步鉴定。有时结合细菌特殊形态结构及排列方式，对病原菌可作出初步判断。

革兰氏染色与涂片厚薄、酒精脱色时间、染液储存时间和细菌生长时期有关。革兰氏染色可用于菌落涂片和标本涂片。菌落涂片不仅可观察细菌的形态染色特点，更重要的是可以为后续选择合适的鉴定程序提供参考依据。另外，由于革兰氏阳性菌和革兰氏阴性菌细胞壁结构存在很大差异，对一些抗生素表现出不同的敏感性，且二者产生的致病物质及作用机制不同，因此革兰氏染色尚可为临床选择用药提供参考，帮助临床制定有针对性的治疗方案。

2. 抗酸染色（acid-fast staining） 染液由石炭酸复红、3% 盐酸酒精和亚甲蓝组成。抗酸染色是细菌着色后不被盐酸乙醇脱色的染色方法，其中最具代表性的是齐 - 内（Ziehl-Neelsen）染色法。经此法染色可将细菌分为抗酸性细菌和非抗酸性细菌两大类。由于临床上绝大多数细菌为非抗酸性细菌,所以抗酸染色不作为临床上常规的细菌检查项目,只针对性用于结核病、麻风病等疾病的细菌检查。疑似结核分枝杆菌感染的标本,经抗酸染色后在油镜下观察,根据所见结果报告"找到(或未找到)抗酸杆菌",可作出初步鉴定。另外,若改变脱色剂,诺卡菌属亦可呈弱抗酸性。目前认为,抗酸染色性的差异可能与菌体中所含的分枝菌酸、脂类等成分有关。

3. 荧光染色(fluorescence staining)　荧光染色是用能够发荧光的物质对标本进行染色,在荧光显微镜下观察发荧光的细菌。此法具有敏感性强、效率高、结果易于观察等特点。

4. 负染色　是一种使标本的背景着色而细菌不着色的染色方法。常用染液有墨汁,也可用酸性染料如刚果红、水溶性苯胺黑等,因酸性染料带负电荷,故菌体不着色,只能使背景着色。

5. 特殊染色　细菌的特殊结构如芽孢、鞭毛及荚膜等和其他结构如细胞壁、核质及胞质颗粒等,用普通染色法均不易着色,必须用相应的特殊染色才能染上颜色。常用的特殊染色法有细胞壁染色、荚膜染色、芽孢染色、鞭毛染色及异染颗粒染色等。

二、细菌的培养与分离技术

细菌的培养是一种用人工方法使细菌生长繁殖的技术。细菌的分离技术是指将临床标本或其他培养物中存在的多种细菌通过一定方式使之分开,形成由一个细菌繁殖而来的肉眼可见的细菌集落,即菌落(colony),供鉴定、研究细菌用。细菌培养与分离技术的目的在于鉴定细菌的种类和保存菌种,为进一步确定细菌的致病性、药物敏感性提供依据。细菌培养不仅要选择好合适的培养基,同时需要有一定的操作技术。

(一) 无菌技术

无菌技术是指防止微生物进入物品或机体,同时防止待检物中可能存在的病原微生物污染周围环境及工作人员的规范化操作技术。它是保证细菌检验质量、防止污染和病原菌扩散的基础。细菌培养时,实验室的建筑和布局必须符合无菌技术的要求;微生物学工作者必须具有严格的无菌观念和掌握熟练的无菌操作技术。

(二) 培养基

培养基(culture medium)是用人工方法配制而成,适合微生物生长繁殖需要的混合营养基质。适宜的培养基不仅用于细菌的分离、纯化、传代及菌种保存等,还可用于研究细菌的生理、生化特性。因此,掌握培养基的制备技术及其原理,是进行细菌学检验的重要环节和必不可少的手段。

细菌的生长繁殖除需要一定的营养物质,如含氮化合物、糖类、盐类、类脂质及水外,有的还需加入特殊营养物质,如维生素的辅助生长因子或某些其他特殊因子;有的则需加入指示剂,如酚红、溴甲酚紫和中性红等;或加入抑制剂,如胆盐、煌绿、玫瑰红酸和亚硫酸钠等,以利于细菌的分离和鉴定。

培养基的种类很多,一般按其用途及物理性状进行分类。按用途分类可分为基础培养基、营养培养基、选择培养基、鉴别培养基和特殊培养基。按物理性状分类可分为液体、固体和半固体培养基三种,其区分主要取决于培养基有无凝固剂及凝固剂的多少。此外,还可根据培养基的组成成分是否明确,将其分为合成培养基、天然培养基和半合成培养基。

(三) 细菌的分离与培养方法

1. 细菌的接种与分离方法　从临床标本中分离出病原菌并进行准确鉴定,除选择合适的培养基外,还要根据待检标本的类型、培养目的及所使用培养基的性状,采用不同的接种与分离方法。临床微生物实验室常用的接种与分离方法有如下几种:

(1)平板划线分离接种法:是细菌分离培养常用的一种方法。其目的是使标本或培养物中混杂的多种不同细菌分散生长,形成单个菌落。根据菌落的形态及特征,挑选单个菌落进行纯培养,为进一步对目的菌进行鉴定和研究提供条件。依据划线方式,可分为分区划线法、连续划线法或棋盘格划线法。

(2)琼脂斜面接种法:该法主要用于纯种增菌及保存菌种。挑取单个菌落从斜面底部自下而上划一条直线,再从底部开始向上划曲线接种,尽可能密而均匀,或直接自下而上划曲线接种。

(3)液体接种法:用于肉汤、蛋白胨水及糖发酵管等液体培养基的接种,一般用于增菌培养。

(4)穿刺接种法:此法多用于半固体培养基或双糖铁、明胶等具有高层的培养基接种。半固体培养基的穿刺接种可用于观察细菌的动力。接种时用接种针挑取菌落,由培养基中央垂直刺入至距管底 0.4cm 处,再沿穿刺线退出接种针。双糖铁等有高层及斜面之分的培养基,穿刺高层部分,退出接种针后直接划线接种斜面部分。

(5)涂布法:用棉签蘸取适量菌液,于不同角度反复涂布于培养基上,使菌液均匀分布于琼脂表面,然后贴上药敏纸片培养。计数细菌时应取定量菌液用 L 型玻璃棒涂布。本法常用于纸片药物敏感试验,也可用于细菌计数。

(6)倾注平板接种法:本法用于兼性厌氧菌或厌氧菌的稀释定量培养和饮水、饮料、牛乳及尿液等标本的活菌计数。

2. 细菌的培养方法　常用细菌培养方法包括需氧(普通)培养法、二氧化碳培养法、微需氧培养法及厌氧培养法。为了提高检验的阳性率,同一标本常同时采用两种或三种不同的培养方法。

(1)需氧培养法:是指需氧菌或兼性厌氧菌在有氧条件下的培养,是临床细菌室最常用的培养方法。将已接种细菌的琼脂平板、斜面或液体培养基置于35℃温箱培养 18~24h,一般细菌可在培养基上生长,但若标本中的细菌量少或是生长缓慢的细菌(如分枝杆菌),则需延长培养至 3~7d,甚至 4~8 周后才能观察到生长迹象。

(2)二氧化碳培养法:有些细菌初次分离培养时需置 5%~10% 的 CO_2 环境才能生长良好,如脑膜炎奈瑟菌、淋病奈瑟菌及布鲁氏菌等。常用 CO_2 培养箱或烛缸法供给 CO_2。

(3)微需氧培养法:有些微需氧菌,如幽门螺杆菌、空肠弯曲菌等,在大气中及绝对无氧环境中均不能生长,在含有 $5\%\sim6\%O_2$、$5\%\sim10\%CO_2$、$85\%N_2$ 的气体环境中才能生长。将标本接种至相应培养基中,置于上述气体环境中,放入 35℃温箱培养即为微需氧培养法。

(4)厌氧培养法:厌氧菌对氧敏感,培养需要在低氧化还原电势的厌氧环境中进行。厌氧培养法可分为物理法、化学法和生物法。常用方法包括厌氧罐培养法、气袋法及厌氧手套箱法等。

3. 培养基的选择　临床标本送往实验室后,应立即接种到合适的培养基中。培养基的选择主要依据标本类型和可能存在的病原菌。常用的培养基如下:血琼脂平板,适于各类细菌生长,若无特殊要求,一般细菌检验标本的分离都应接种此平板。巧克力色琼脂平板其中含有 V 因子和 X 因子,适于含有奈瑟菌属、嗜血杆菌属细菌标本的接种。肠道选择培养基含有不同种类的抑制剂及特定底物和指示剂,有利于目的菌的检出,在此类平板上菌落颜色不同,便于鉴定菌种。常用的有中国蓝琼脂平板、EMB 琼脂平板、MAC 琼脂平板及 SS 琼脂平板等。血液增菌培养基用于对血液、骨髓及无菌体液等标本进行增菌培养,以提高阳性检出率。碱性琼脂或 TCBS 琼脂用于从粪便中分离霍乱弧菌及其他弧菌。

4. 细菌的生长现象

(1) 细菌在固体培养基上的生长现象:将标本或培养物划线接种到固体培养基表面后,经培养出现可见的菌落和菌苔。菌落是单个细菌在培养基上分裂繁殖而成的肉眼可见的细菌集落;菌苔是由众多菌落连接而成的细菌群落。菌落具有一定稳定性,是衡量菌种纯度和鉴定细菌的重要依据。与鉴定细菌有关的菌落特征包括溶血现象、色素及特殊气味等。

(2) 细菌在液体培养基中的生长现象:有三种生长现象。①混浊生长:大多数细菌在液体培养基中生长繁殖后呈现均匀混浊;②沉淀生长:少数是链状排列的细菌,如链球菌、炭疽芽孢杆菌等呈沉淀生长;③菌膜生长:专性需氧菌一般呈表面生长,常形成菌膜。

(3) 细菌在半固体培养基中的生长现象:半固体培养基琼脂含量少,有鞭毛的细菌在其中仍可以自由游动,除沿穿刺线生长外,在穿刺线两侧也可见羽毛状或云雾状混浊生长,为动力试验阳性。无鞭毛的细菌只能沿穿刺线呈明显的线状生长,穿刺线两边的培养基仍然澄清透明,为动力试验阴性。

三、细菌的鉴定技术

(一) 细菌的生物化学鉴定

不同种类的细菌具有不同的酶系统,因而对底物的分解能力各异,其代谢产物也不尽相同。利用生物化学的方法直接或间接地测定细菌的代谢产物,从而鉴别细菌的反应为细菌的生化反应或生物化学试验。在临床细菌检验工作中,除根据细菌的形态、染色、培养特性进行初步鉴定外,要根据具体情况选择相应的技术和方法进一步鉴别不同种类的细菌,多数对标本中分离出病原菌属、种的鉴定都依靠生化反应、血清学鉴定和分子生物学检测。

糖(醇、苷)类发酵试验是细菌生化试验中最主要和最基本的试验,不同细菌有发酵不同糖(醇、苷)类的酶,分解各种糖类的能力和分解后的产物不同,可作为进一步鉴别肠道感染细菌的重要依据。如利用志贺菌、沙门菌不发酵乳糖,可初步鉴别志贺菌、沙门菌等致病菌和其他大部分非致病肠道杆菌。

根据细菌在分解葡萄糖的过程中是否有氧参加,将细菌的代谢类型分为氧化型、发酵型和产碱型三种类型。对于迟缓发酵乳糖菌株的快速鉴定可以使用 β- 半乳糖苷酶试验(ONPG 试验),β- 半乳糖苷酶可分解无色的邻硝基酚 -β-D- 半乳糖苷(ONPG)为黄色的邻硝基酚。D 群链球菌与其他链球菌的鉴别可用七叶苷水解试验,肺炎链球菌试验结果为阴性。

细菌分解蛋白质的酶类有蛋白酶和肽酶,可利用不同细菌分解蛋白质的能力不同来鉴别细菌。有些细菌具有色氨酸酶,可分解蛋白胨中的色氨酸,生成吲哚,吲哚与对二甲氨基苯甲醛作用,形成红色的玫瑰吲哚,主要用于肠杆菌科细菌的鉴定。

氧化酶也称细胞色素氧化酶,是细胞色素呼吸酶系统的终末呼吸酶,对于鉴别肠杆菌科和其他革兰氏阴性杆菌有重要意义。

随着现代化技术的发展,临床微生物检测技术水平正逐渐向实现快速化、自动化和标准化方向发展。自动化微生物鉴定系统以微生物数值编码鉴定技术为基础,利用已有的生化反应数据库结果进行对比,使得鉴定结果更为准确、可靠,提高工作效率,现已在世界范围内临床微生物实验室中广泛应用。但仍有些少见微生物或表型特征不典型的常见微生物,系统常不能给出可靠的鉴定结果,还需要使用其他鉴定手段进行补充实验或选标准参考实验室或查阅文献进行分析。

(二) 细菌的质谱鉴定

各种细菌都有自己独特的蛋白质组成,质谱分析法是将获得的待测细菌的蛋白质谱图与数据库中的细菌参考谱图进行对比,从而实现对待测菌的属、种,甚至不同亚种进行鉴定与分类。目前检测细菌常用基质辅助激光解吸电离飞行时间质谱(MALDI-TOF MS)。该技术具有简便快速、准确度高、重复性好、低成本、自动化和高通量等特点,有可能取代现有的细菌和真菌鉴定方法,改变现在临床微生物实验室的工作模式或流程。

(三) 细菌的血清学鉴定

利用已知的特异性抗体检查未知的纯培养细菌,不仅能对分离培养的细菌进行种的鉴定,还可以进一步对细菌进行群和型的鉴别。如用志贺菌属、沙门菌属等的特异性多价、单价诊断血清,与分离的待检菌做玻片凝集试验,鉴定菌种和确定群型,是细菌学检验的常用方法。

(四) 细菌的分子生物学鉴定技术

不同种的细菌具有不同的基因组结构,可通过测定细菌的特异基因序列进行比较和鉴定。常用的方法有核酸杂交、PCR 技术、高通量测序和基因芯片等。主要用于细菌分型和耐药基因的检测,早期提供临床感染和用药治疗信息,追踪病原微生物的来源。

(五) 细菌的其他鉴定技术

噬菌体对细菌分型;细菌 L 型的检测;细菌其他代谢产物的检测,如气相色谱法鉴别厌氧细菌,^{13}C、^{14}C 呼吸试验检测幽门螺杆菌产生的尿素酶等。

四、细菌耐药性检测

不同病原菌对抗菌药物的敏感性不同,抗菌药物可通过干扰细菌细胞壁合成、损伤细胞膜功能、抑制蛋白质合成以及影响核酸和叶酸代谢等多种机制发挥作用。抗菌药物必须对病原菌具有特异性和有效性,对患者机体产生最小的影响。抗菌药物敏感性试验(antimicrobial susceptibility test, AST)简称药敏试验,是测定抗菌药物或其他抗微生物制剂在体外对病原微生物有无抑菌或杀菌作用的方法,可辅助临床医生合理选用抗菌药物,并对及时控制感染有重要意义。

(一) 临床常用抗菌药物的分类及作用机制

1. β- 内酰胺类(β-lactam)　包括的种类较多,该分子化学结构中含有 β- 内酰胺环,侧链的改变形式多样,形成了抗菌谱不同及临床药理学特征各异的多种抗生素。

(1) 青霉素类(penicillin):青霉素与青霉素结合蛋白(PBP)结合,抑制细菌细胞壁合成。主要包括天然青霉素(青霉素 G)、耐青霉素酶青霉素(甲氧西林、苯唑西林)和广谱青霉素(氨苄西林、阿莫西林、替卡西林和哌拉西林等)。

(2) 头孢菌素类:抗菌作用机制与青霉素类相似,能与细胞壁上各种青霉素结合蛋白结合,阻碍细菌细胞壁肽聚糖合成,使之不能交联而造成细胞壁缺损,致使细菌细胞破裂而死。根据发现的先后和抗菌活性不同,头孢菌素分为一代、二代、三代、四代、五代。第一代头孢菌素主要用于产青霉素酶的金黄色葡萄球菌和某些革兰氏阴性菌的感染,如头孢唑林、头孢拉定、头孢匹林等;第二代头孢菌素对革兰氏阴性菌的作用较第一代头孢菌素增强,如头孢呋辛、头孢孟多和头孢克洛等;第三代头孢菌素对多种 β- 内酰胺酶稳定,对革兰氏阴性菌有良好的作用,如头孢他啶、头孢曲松和头孢哌酮等;第四代头孢菌素对革兰氏阳性菌的抗菌作用大大提高,如头孢匹罗、头孢吡肟和头孢唑兰等;第五代头孢菌素对多种革兰氏阳性和革兰氏阴性敏感菌及耐药菌均有较强抗菌活性,如头孢洛林等。

(3)头霉素类:头霉素对革兰氏阴性菌作用较强,对多种 β- 内酰胺酶稳定。如头孢西丁、头孢替坦等。

(4)单环 β- 内酰胺类:含有单个 β- 内酰胺环,该类药物为窄谱抗菌药物,对革兰氏阴性菌外膜有良好的穿透作用,能和革兰氏阴性需氧菌的 PBP3 结合,抑制细菌细胞分裂,促使细菌死亡,但与革兰氏阳性需氧菌的 PBP3 结合力差。主要有氨曲南和卡卢莫南。

(5)碳青霉烯类:抗菌作用强、对 β- 内酰胺酶高度稳定且本身具有抑酶作用。如亚胺培南、美罗培南、厄他培南等。

(6) β- 内酰胺酶抑制剂的复合剂:与 β- 内酰胺酶发生不可逆的反应后使酶失活,其与 β- 内酰胺类抗菌药物联用能增强后者的抗菌活性。常用的 β- 内酰胺酶抑制剂有舒巴坦、他唑巴坦和克拉维酸。

2. **大环内酯类(macrolide)** 抑制细菌蛋白质合成和肽链延伸,新一代大环内酯类具有免疫调节作用,能增强单核 - 巨噬细胞吞噬功能。如红霉素、螺旋霉素、罗红霉素、地红霉素和阿奇霉素等。

3. **氨基糖苷类(aminoglycoside)** 如链霉素、庆大霉素、卡那霉素、妥布霉素和阿米卡星等。

4. **四环素类(tetracycline)** 与细菌核糖体 30S 亚单位结合,阻止氨基酰 tRNA 与细菌核糖体结合,抑制肽链延长和蛋白质合成。如四环素、土霉素、多西环素和米诺环素等。

5. **氯霉素类(chloramphenicol)** 如氯霉素和甲砜霉素等。

6. **喹诺酮类** 通过外膜孔蛋白和磷脂渗透入细菌,作用 DNA 促旋酶,干扰细菌 DNA 复制、修复和重组。包括诺氟沙星、环丙沙星、氧氟沙星、吉米沙星、加雷沙星和洛美沙星等。

7. **糖肽类** 能与细菌细胞壁肽聚糖合成的前体 *D-* 丙氨酰 *-D-* 丙氨酸末端结合,阻断肽聚糖合成从而阻止细胞壁合成。目前有万古霉素、去甲万古霉素和替考拉宁。

8. **磺胺类(sulfonamide)** 与对氨基苯甲酸(PABA)竞争结合二氢叶酸合成酶,阻碍二氢叶酸合成从而抑制细菌生长繁殖。有磺胺嘧啶、磺胺甲噁唑和复方磺胺甲噁唑等。

9. **其他** 抗结核药物,如利福平、异烟肼、乙胺丁醇和吡嗪酰胺等。多肽类抗生素,如多黏菌素、杆菌肽等。

抗菌药物必须对病原菌具有选择性的杀灭或抑制作用。根据对病原菌作用的靶位,抗菌药物主要分为干扰细胞壁合成、损伤细胞膜功能、抑制蛋白质合成、影响核酸和叶酸代谢四类。了解抗菌药物的作用机制,不但是研究细菌耐药性的基础,也是临床合理选用抗菌药物的前提。

(二)细菌的耐药机制

细菌耐药性(bacterial antimicrobial agent resistance)也称抗药性,是指细菌对抗菌药物的相对不敏感性和抵抗性。耐药性的程度通常用药物对细菌的最低抑菌浓度(minimum inhibitory concentration,MIC)表示。MIC 指药物稀释系列中肉眼未见细菌生长的药物最小浓度。临床上当某抗菌药物对菌株的 MIC 小于该药物对该菌的治疗浓度时,则该菌株对该药物敏感;反之则为耐药。

流行病学资料显示,无论在医院、社区还是自然界,细菌耐药性普遍存在,且具形成快、耐药谱广、传播速度快的特点。如果不能尽快解决这些问题,我们将很快进入面对"超级细菌"的出现无药可用的后抗生素时代。

耐药性的产生涉及细菌的结构、生理生化、遗传变异和药物作用等诸多方面,耐药机制的研究已深入到分子水平。细菌的耐药机制包括细菌 DNA 的改变、钝化酶的产生、抗生素作用靶位的改变、细菌外膜通透性的改变、主动外排机制、生物膜形成和细菌自身代谢状态的改变等。

(三) 常见药敏试验方法

临床微生物学实验室应选择先进、方便的方法进行常规的抗菌药物敏感性试验,常用的药敏试验方法包括稀释法(dilution test)、纸片扩散法(改良 Kirby-Bauer 法,又称 K-B 法)、E-test 法和自动化仪器法,稀释法包括宏量肉汤稀释法(macrodilution test)、微量肉汤稀释法(microdilution test)、琼脂稀释法(agar dilution)。

(四) 药敏试验结果的含义

敏感(susceptible,S)指当使用常规推荐剂量的抗菌药物进行治疗时,该抗菌药物在患者感染部位通常所能达到的浓度可抑制分离菌的生长。

耐药(resistant,R)指使用常规推荐剂量的抗菌药物治疗时,该抗菌药物在患者感染部位通常所能达到的浓度不能抑制该分离菌的生长。

中介(intermediate,I)是指抗菌药物最低抑菌浓度接近血液和组织中通常可达到的浓度,和 / 或疗效低于敏感菌株。中介指药物在某个解剖部位存在潜在浓缩。中介还可作为测试方法固有变异的缓冲区,以防止微小的、未受控制的、技术因素导致较大的错误结果,特别是对那些毒性范围窄的药物。

剂量依赖性敏感(susceptible-dose dependent,SDD)提示菌株敏感性依赖于对患者的用药方案,对于药敏试验结果在 SDD 范围内的分离株,为使血药浓度达到临床疗效,采用给药方案的药物暴露应高于常规敏感折点的剂量。由于较高的药物暴露对 SDD 分离株可达到最高的覆盖率,应考虑到许可的最大剂量的给药方案。

(五) 药敏试验折点的建立

药敏试验折点可以用于定义菌株对抗菌药物的敏感性和耐药性。根据试验方法不同,折点可以用最低抑菌浓度(MIC)和抑菌圈直径表示。目前,药敏试验折点一般有 3 种:微生物学折点、药代动力学 / 药效动力学(PK/PD)折点、临床折点。综合考虑以上 3 种折点,折点制定组织来制定折点。感染类型和疾病严重程度都会影响折点的设定,折点制定组织会依据新的耐药机制、临床前瞻性研究结果等定期修订折点。

(六) 细菌耐药表型检测

临床重要的耐药细菌主要包括耐甲氧西林金黄色葡萄球菌(methicillin-resistant *S. aureus*,MRSA)、碳青霉烯酶耐药肠杆菌科细菌(carbapenem-resistant enterobacteriaceae,CRE),产超广谱 β- 内酰胺酶的肠杆菌科细菌、碳青霉烯酶耐药不动杆菌(carbapenem-resistant *A. baumannii*,CRAB)、万古霉素耐药的肠球菌(vancomycin-resistant *enterococcus*,VRE)、青霉素耐药的肺炎链球菌(penicillin-resistant *Streptococcus pneumoniae*,PRSP)等。MRSA 已经成为医院感染最常见的致病菌之一,耐药性的产生机制与细菌的质粒或与细菌细胞壁成分改变和合成量有关。碳青霉烯酶主要分布于 β- 内酰胺酶 A、B、D 类中,具有水解碳青霉烯类抗菌药物活性。鲍曼不动杆菌作为我国院内感染的主要致病菌之一,可呈现多重耐药,不动杆菌对碳青霉烯类的耐药性在全球范围内显著上升,已引起广泛关注。

（七）细菌耐药性的防治原则

1. 规范合理应用抗菌药物,用药前尽可能进行病原学检测,并以药敏试验结果作为用药依据。

2. 防止院内交叉感染,注意个人卫生,严格执行消毒隔离制度。

3. 加强药政管理,建立细菌耐药监测网,及时为临床用药提供信息,严格规范农牧渔业抗菌药物在饲料添加和治疗用的品种和剂量,降低抗菌药物在自然界造成的选择性压力。

4. 改良现有抗生素,寻找有效的抗菌药物,开发新药。

5. 寻找新手段,如研发疫苗降低感染率,解决难治性耐药菌的感染。

6. 特异性破坏耐药基因。

五、真菌学检验概论

真菌(fungus)为真核细胞型微生物,具有细胞壁、细胞膜、细胞核、细胞器及细胞质。细胞壁含有几丁质和 β 葡聚糖。真菌种类繁多,有记载多达 10 万种以上,在自然界中分布广泛,对人类致病的有 400 种左右。

（一）真菌的生物学特征

真菌可分为单细胞和多细胞真菌两类。单细胞真菌又称酵母菌,呈圆形或卵圆形,以出芽方式繁殖。临床常见的有假丝酵母菌和隐球菌。多细胞真菌由菌丝和孢子交织组成,称为丝状真菌或霉菌。孢子在适宜的条件下发芽伸长成芽管,逐渐延长成丝状,成为菌丝。菌丝分枝交织成团形成菌丝体。有的菌丝内可见隔膜,将菌丝分隔成多个细胞,隔膜上有小孔,容许细胞质流通,称为有隔菌丝。大多数致病性真菌的菌丝为有隔菌丝。有些菌丝内无隔膜,称为无隔菌丝。菌丝有多种形态,可以根据不同形态鉴别真菌。孢子是真菌的繁殖结构,可分为有性孢子和无性孢子。大多病原性真菌形成无性孢子,有三种类型,包括分生孢子、叶状孢子和孢子囊孢子。

真菌对干燥、紫外线有较强抵抗力,紫外线须照射 30min 才能将其杀死。真菌不耐热,60℃ 1h 即被杀死。对常用消毒剂有较强抵抗力,对 2% 石炭酸、0.1% 氯化汞、2.5% 碘酒较敏感。此外,真菌对抗生素不敏感,而两性霉素 B、制霉菌素、酮康唑、伊曲康唑、灰黄霉素、伏立康唑、卡泊芬净等具有抗真菌作用。

（二）常见感染性真菌

临床常分为引起皮肤黏膜感染的真菌和引起侵袭性感染的真菌。前者是指主要侵犯机体皮肤及黏膜、毛发和指 / 趾甲等皮肤附属器的真菌,主要包括皮肤癣真菌、皮肤感染真菌和皮下组织感染真菌。引起侵袭性感染的真菌,是指能侵袭深部组织和内脏,引起全身性感染的病原真菌或条件致病真菌,主要包括念珠菌属、隐球菌属、曲霉属、毛霉属和二相性真菌等。

临床上最多见的皮肤癣真菌包括毛癣菌属、表皮癣菌属和小孢子菌属。毛癣菌属造成皮肤感染为最常见,可感染皮肤、毛囊与指甲等组织,其症状与小孢子菌属和表皮癣菌属感染相似。毛癣菌会引起头癣、须癣、体癣、股癣、甲癣、手癣及足癣等。絮状表皮癣菌是表皮癣菌属内唯一的致病菌,可侵犯人的表皮、指甲,但不侵犯毛发,是可引起人体癣、股癣、足癣和甲癣的主要病原菌。小孢子菌属感染皮肤和毛发,很少感染指 / 趾甲。犬小孢子菌是人类头癣和体癣的常见原因,小儿多见,也常是动物感染的原因。

引起侵袭性感染的真菌主要有酵母菌、丝状真菌、卡氏肺孢子菌及二相真菌,其中以酵母菌感染较常见,其中又以念珠菌属和隐球菌属常见。在隐球菌属中新生隐球菌和格特隐球菌是人类病原菌,可引起肺、脑膜、皮肤、黏膜等部位感染。常见的丝状真菌包括曲霉、毛霉及镰刀菌。曲霉是条件致病菌。毛霉病发病凶险,而毛霉又常污染痰及环境,故直接镜检往往比培养更有意义。卡氏肺孢子菌是卡氏肺孢菌性肺炎的病原体,此病是艾滋病最常见的机会性感染,约占因机会性感染死亡者的一半。

(三) 常用真菌检验技术

1. **直接显微镜检查**　临床标本的涂片镜检方法一直是真菌检测的首选步骤。它能快速地为鉴定致病真菌类型提供最初线索。例如,标本经 KOH 涂片发现真菌的有形成分如菌丝、假菌丝或较多的孢子,往往提示明确的真菌感染。直接镜检法包括生理盐水法、氢氧化钾法等,涂片染色镜检法分为墨汁负染法、乳酸酚棉蓝染色法、革兰氏染色、吉姆萨染色、六胺银染色、过碘酸 - 希夫染色等。

2. **组织病理检查**　这是深部及皮下组织真菌病诊断的金标准,其能初步确定真菌的种、属,如隐球菌、念珠菌、曲霉、着色真菌等,可根据其镜下形态作出初步鉴定,但确切的感染菌种仍需依据真菌培养结果,二者互相补充、完善。有些菌种如瘢痕疙瘩样芽生菌、鼻孢子菌等不能体外培养生长,只能依靠组织病理检查。

3. **血清学诊断技术**　目前临床常用的真菌血清学试验包括血清 $1,3-\beta-D-$ 葡聚糖检测(G 试验)、曲霉半乳甘露聚糖抗原测定(GM 试验)及隐球菌荚膜抗原的检测。

4. **分子生物学技术**　近年来,分子生物学技术已成功应用于某些真菌感染的诊断和耐药基因的检测。目前常用方法主要是传统的 PCR 技术、实时 PCR 技术等。

5. **质谱检测技术**　微生物物种都有自己特别的蛋白质构成,进而具有特定的蛋白质指纹图谱。通过仪器软件图谱的分析比对,找出特异图谱,以达到对待测微生物的鉴别。质谱检测技术大大缩短了丝状真菌的鉴定时间。

第五节　分子生物学相关检验

一、感染性疾病核酸检验

(一) 乙型肝炎病毒(HBV)DNA

【临床意义】

目前 HBV DNA 检测是反映病毒复制最直接的指标,阳性表示患者已感染 HBV,并且病毒已经在体内复制。主要应用:①乙肝诊断;②根据病毒浓度有助于选择用药种类,检测病毒浓度变化可用于疗效评价。

(二) 丙型肝炎病毒(HCV)RNA

【临床意义】

HCV RNA 在感染 1~2 周内即可被检测到,比抗体出现早数周时间。主要应用:①早期病原学诊断;② HCV RNA 定量可指导用药,为疗效观察及预后判断提供客观指标。

(三) 人类免疫缺陷病毒(HIV)RNA

【临床意义】

在 HIV 感染过程中,首先出现的是病毒 RNA,可在 HIV 感染 1~14d 的患者血浆中检测到。主要应用:①急性感染、抗体检测不确定等情况的辅助诊断或血液筛查;②判定婴儿出生后 18 个月内,其血液中的 HIV-IgG 抗体是否来自母体,婴儿是否感染;③病程预测与疗效监测。

（四）单纯疱疹病毒（HSV）DNA

【临床意义】

HSV 引起的生殖器疱疹是常见的性传播疾病之一。HSV DNA 检测能快速、准确地提供病原学诊断和分型依据。主要应用:①有助于孕前和产前筛查,可有效降低新生儿感染 HSV 的风险;②可广泛用于宫颈癌的病因调查与 HSV 的分子流行病学研究;③可用于诊断 HSV 引起的新生儿神经系统感染、传播性疾病、皮肤、眼睛和口腔疾病。

（五）巨细胞病毒（CMV）DNA

【临床意义】

CMV 可引起巨细胞病毒感染症、输血后传染性单核细胞增多症、先天畸形、肝炎、间质性肺炎及视网膜炎等疾病。PCR 方法可检出潜伏感染时的低水平 CMV DNA。主要应用:①阴性一般可排除 CMV 感染;②监测病毒活跃程度,预测 CMV 感染发生及抗病毒治疗的疗效检测;③ AIDS 患者其 CMV DNA 浓度可用来反映患者患 CMV 感染相关疾病的风险程度。

（六）人乳头瘤病毒（HPV）DNA

【临床意义】

HPV 是一种严格嗜上皮细胞的病毒,HPV 的感染与宫颈上皮内瘤变有关。虽然多数患者感染 HPV 后均有可能在血清中出现抗体,但人体对 HPV 产生的免疫应答有一定的迟滞性,所以血清学方法检测无免疫应答者和 HPV 潜伏期感染者会产生漏检。而采用 PCR 技术诊断 HPV 感染,具有方便、快速、特异、敏感的优点,有较高的应用价值。主要应用:①作为 30 岁以上女性健康的筛查指标,结合细胞学检查,可较准确地评估女性患宫颈癌的危险度;②根据病毒载量与疾病复发关系,用于 HPV 感染者的临床跟踪治疗;③对 HPV 进行分型和 DNA 分子量鉴定,可用于分子流行病学研究。

（七）EB 病毒（EBV）DNA

【临床意义】

EBV 是传染性单核细胞增多症的病原体,且与鼻咽癌、儿童淋巴瘤的发生有密切相关性。人是 EBV 感染的宿主,主要通过唾液传播。血清学检测阳性率较低,而且难以客观反映 EBV 感染真实情况,目前临床多采用 PCR 方法检测 EBV 拷贝数,作为鉴别 EBV 感染有关疾病的重要手段。

（八）柯萨奇病毒 RNA

【临床意义】

柯萨奇病毒主要从患者、隐性感染及健康带病毒者的粪便排出体外,在发病 2 周内排毒量最高。发病以小儿为多,在伴有口咽部疱疹和皮疹的急性热病中,79% 为柯萨奇病毒 A 型所致。PCR 扩增技术是目前较好的实验诊断方法。

（九）脑膜炎奈瑟菌 DNA

【临床意义】

流行性脑脊髓膜炎常简称流脑,是由脑膜炎奈瑟菌引起的化脓性感染。多见于 15 岁以下小儿,尤以 6 个月至 5 岁小儿最为多见。PCR 能快速地从临床标本如脑脊液、血清中检出脑膜炎球菌的特异性基因片段,用于流行性脑脊髓膜炎的快速诊断,而且其检测结果不受应用抗生素等药物影响,具有较高的临床应用价值。

（十）淋病奈瑟菌 DNA

【临床意义】

淋病奈瑟菌是引起尿道炎、女性宫颈炎的主要病原体,容易引起前列腺炎、精囊炎、附睾炎、盆腔炎等并发症,大部分女性患者感染淋病奈瑟菌后,没有明显的临床症状,因此淋病奈瑟菌 DNA 检测具有重要意义。主要应用:①淋病的早期诊断,特别是泌尿生殖道感染的早期诊断及无症状携带者的快速检测;②淋病奈瑟菌感染的临床病程跟踪、指导治疗和疗效监测;③用于分离培养菌株的进一步鉴定分析及疑为淋病奈瑟菌感染的鉴别诊断。

（十一）结核分枝杆菌 DNA

【临床意义】

结核病是由结核杆菌引起的慢性传染病,可累及全身多个器官,以肺结核最为常见。PCR 技术可提高检测结核分枝杆菌的阳性率。主要应用:①结核病的早期诊断、鉴别诊断;②抗结核治疗的疗效评价;③结核病的分子流行病学研究等。

（十二）沙眼衣原体 DNA

【临床意义】

沙眼衣原体除引起世界范围流行的沙眼外,目前已是性传播和新生儿围生期母婴传播的重要病原体之一。对人体尿道、生殖道分泌物中沙眼衣原体的特异性 DNA 核酸片段进行检测,有助于沙眼衣原体感染引起的性传播疾病的辅助诊断。

（十三）解脲支原体 DNA

【临床意义】

解脲支原体寄居于人泌尿生殖道,可导致不育症、尿道炎等多种疾病。PCR 技术在检测解脲支原体的临床应用中表现出特异性强、操作简便、省时等特点,灵敏度不亚于培养法,是目前认为检测解脲支原体的临床快速诊断方法。

二、肿瘤标志物核酸检验

（一）癌基因（oncogene）

【临床意义】

癌基因主要包括 *myc* 基因家族（*C-myc*、*N-myc*、*L-myc*）,*ras* 基因家族（*K-ras*、*H-ras*、*N-ras*）,EGFR 等基因。主要应用:① *C-myc* 的扩增与肿瘤发生及转归密切相关,*N-myc* 的扩增对肿瘤的预后判断有重要意义,*L-myc* 的扩增与肿瘤的易患性和预后在不同肿瘤中表现不一;②不同肿瘤类型,*ras* 癌基因的突变率相差明显,如胰腺癌最高可达 90%,结肠癌 47%;③不同肿瘤类型,*ras* 癌基因的突变类型不同,如胰腺癌、肺癌、结肠癌等以 *K-ras* 突变为主,造血系统肿瘤以 *N-ras* 突变为主,泌尿系统肿瘤以 *H-ras* 突变为主;④在非小细胞肺癌、肾癌、胰腺癌、前列腺癌、胶质瘤等组织中都有 EGFR 的过表达,在非小细胞肺癌中,EGFR 基因可存在酪氨酸激酶区域的突变,主要发生在 18~21 外显子,其中 19 和 21 号外显子突变占所有突变的 90%。

（二）抑癌基因（tumor suppressor gene）

【临床意义】

抑癌基因主要包括 *RB*、*P53*、*WT1*、*P21* 等,其中 *RB* 是世界上发现的第一个抑癌基因,*P53* 基因是迄今发现与人类肿瘤相关性最高的基因。主要应用:① *RB* 基因为视网膜母细胞瘤易感基因,近年来在多种实体瘤肿瘤组织中均发现了 *RB* 基因结构改变;②在所有恶性肿瘤中,50%以上会出现 *P53* 基因的突变,但不同种类的肿瘤,*P53* 突变谱不一致;③动态监测 *WT1* 变化,可比临床形态学检查提前诊断白血病复发;④ *P21* 可作为判断肿瘤(乳腺癌、卵巢癌、结肠癌)分化程度和肿瘤(鼻咽癌、肝癌)预后的参考指标之一,且 *P21* 的表达与胃癌的浸润程度和淋巴结转移密切相关。

(三) 多药耐药性(MDR)基因

【临床意义】

　　MDR 基因编码 P-糖蛋白,该蛋白位于细胞膜上,有药物泵作用,将进入细胞的药物泵出细胞外而使细胞产生耐药。*MDR* 阳性表示各种癌症的多药耐药。主要应用:①判断肿瘤患者对当前化疗用药是否产生耐药;②在化疗前可指导临床用药,以便选择或制定化疗方案。

(四) 循环核酸(circulating nucleic acids,CNAs)

【临床意义】

　　CNAs 是一种存在于体液中细胞外游离状态的核酸。肿瘤细胞可以向血液循环中释放肿瘤 DNA 及 RNA。主要应用:①肿瘤患者血液中 CNAs 水平高于正常人,而且有肿瘤特征性改变;②对恶性肿瘤的早期诊断、治疗、病情监测及预后判断等有重要临床意义。

(赵艳丰　王欣慧)

第七章　输血

输血（blood transfusion）是医学实践中广泛应用的重要治疗措施之一。输血既可补充血容量，增加血液携氧能力，提高血浆蛋白，又可改善凝血功能，增强机体免疫力。输血包括输注全血、血液成分和血浆增量剂，近年来为合理有效利用血源，成分输血已替代全血输注。由于不合理的用血有一定的危害性，正确选择血液制品、科学合理地使用血制品、节约用血是每一位医务工作者的责任。

第一节　血型、交叉配血实验及注意事项

一、血型

血型，通常是指红细胞表面的特异性抗原的类型。由于此类抗原能促成红细胞凝集，又称为凝集原。根据红细胞所含的凝集原把人的血型区分为若干类型。已经发现并为国际输血协会承认的血型系统有 41 种，其中最重要的两种为"ABO 血型系统"和"Rh 血型系统"。

（一）ABO 血型

根据红细胞上有无 A 抗原和 / 或 B 抗原，血清中存在针对缺失抗原的天然抗体，将血型分为 A、B、O 及 AB 型 4 种。A 型人红细胞上具有 A 抗原，血清中含有抗 -B；B 型人红细胞上具有 B 抗原，血清中含有抗 -A；O 型人红细胞上无 A、B 抗原，血清中同时含有抗 -A 和抗 -B；AB 型人红细胞上同时存在 A、B 抗原，血清中不含抗 -A 和抗 -B。ABO 血型鉴定主要是利用抗原与抗体特异性结合的凝集反应来完成，包括正定型和反定型。

（二）Rh 血型系统

Rh 血型系统在红细胞血型系统中序列号是 4，数字表示 004，符号表示 RH。Rh 血型抗体最初是从一名发生严重新生儿溶血病和溶血性输血反应的产妇血液中发现的，在随后的研究工作中确认了该血型系统。Rh 血型系统在临床上的重要性仅次于 ABO 血型系统。Rh 血型系统非常复杂，所含有的抗原数目最多，共 54 个，但临床最主要、最常见的仅有 5 个抗原，即 D、C、c、E、e。在输血医学中，根据红细胞是否存在 D 抗原，将 Rh 血型分为"Rh 阳性"和"Rh 阴性"两类。

二、交叉配血

交叉配血包括主侧交叉配血和次侧交叉配血。

1. **主侧交叉配血**　将受血者的血清（血浆）与供者的红细胞混合，观察有无凝集反应。

2. 次侧交叉配血　将受血者的红细胞与献血者的血清（血浆）混合，观察有无凝集反应。

3. 自身对照　将受血者红细胞与自身血清（血浆）混合，以排除自身抗体、直接抗人球蛋白试验阳性及红细胞缗钱状假凝集等干扰试验结果的因素。

三、注意事项

1. 观察结果时若试管中出现溶血现象，表明存在抗原抗体反应并激活了补体，应视为阳性结果。

2. 待检者血清中存在异常蛋白可造成假凝集现象。

3. ABO 血型试验产生问题，其原因可能存在操作问题，也可能是待检红细胞或血清自身的问题。

第二节　输血的适应证与注意事项

一、适应证

（一）大量出血

大出血是输血最常见的适应证，机体一次失血小于 500ml 时，可自身代偿；一次失血在 500~800ml 时，只需输注晶体液或血浆增量剂；一次失血大于 1 000ml 时，必须输注全血或浓缩红细胞。血或血浆不宜用作扩容剂，晶体结合胶体扩容才是主要方案。

（二）贫血或低蛋白血症

术前输血可以纠正慢性失血、红细胞破坏或清蛋白合成不足引起的贫血和低蛋白血症。

（三）重症感染

输血可提供血浆蛋白包括抗体、补体等，以增强抗感染能力。经抗生素治疗无效的严重感染，可输注浓缩白细胞，以提高粒细胞的浓度。

（四）凝血机制障碍

对有凝血功能障碍的患者，术前输入有关血液成分，有助于改善凝血机制，防止术中、术后出血。

二、注意事项

输血关系到患者生命安危。必须以高度负责态度对待每一环节，切不可粗心大意。

1. 输血前应先鉴定血型、进行不规则抗体筛查和交叉配血，并提前 1~3d 预约用血。

2. 取血时和输血前要仔细查对：①核对患者姓名、性别、病案号、门急诊病室、床号、血型、血液有效期及配血试验结果，以及保存血的外观等，准确无误时，发血者和取血者共同签字方可发出；②血袋包装是否严密，有无破损和漏血；③观察血液质量：若血浆呈乳糜状或暗灰色，血浆有明显气泡、絮状物或粗大颗粒，未摇动时血浆层与红细胞的交界面不清或交界面上出现溶血，红细胞层呈紫红色等均说明血液可能变质，不适宜输用。遇有可疑现象，应向血库人员问明原因，不可轻易输入。

3. 血液制品需低温贮存，常温下易变质，应尽快输用。

4. 输血前后用生理盐水冲洗输血管道，除等渗盐水外，不得加入任何药物。

5. 输用两个以上献血者血液时可以间隔输入少量生理盐水。

6. 注意无菌操作,防止细菌污染。

7. 输血中要严密观察输血不良反应。输血后血袋应冷藏保存 1d,以便必要时复检。

第三节　输血的方法

一、输血的途径与输注速度

静脉输血是常规输血途径,一般采用外周静脉重力点滴法,在抢救危重出血患者时亦可采用中心静脉置管,快速输注。动脉输血主要用于抢救大出血濒死患者,与中心静脉快速输血效果相同,目前动脉输血法已少用。

输血速度应根据病情而定。成人一般以 5~10ml/min、儿童以 10 滴 /min 为宜,老年人或心脏功能不全者应放慢速度,限制在 1ml/min。抢救急性大出血时,应加压快速输入所需血量。

二、自体输血

自体输血(autologous transfusion,AT)是指采集个体的血液和 / 或血液成分并予以保存,或当其处于出血状态收集其所出的血液并进行相应处理,在其需要时将其本人的血液和 / 或血液成分实施自我回输的一种输血治疗方法。自体输血不仅可以节约宝贵的血液资源,减少同种异体输血,而且还可以避免输血传播疾病和同种异体免疫性输血不良反应,是一种经济、合理、科学、有效的输血方式。

自体输血主要有如下三类。

1. 贮存式自体输血(preoperative autologous blood donation,PAD)　是在患者使用血液之前采集患者的血液和 / 或血液成分并进行适当的保存,当患者需要输血时,将其预先采集并贮存的血液和 / 或血液成分进行回输,以达到输血治疗的目的。

2. 稀释式自体输血　一般分为急性等容性稀释式自体输血、急性非等容性稀释式自体输血和急性高容性稀释式自体输血。

(1)急性等容性稀释式自体输血(acute normovolemic hemodilution,ANH):是指在麻醉成功后手术开始前,采集患者一定数量的血液,同时输注一定数量的晶体液和胶体液以补充有效循环容量且维持其正常稳定,使血液稀释,并在患者失血后回输其先前采集的血液。

(2)急性非等容性稀释式自体输血:适用于为避免前负荷过大造成急性左心衰,在麻醉前采集患者全血,采集量为循环血容量的 10%~15%,随后快速补充约 2 倍采血量的晶体液和胶体液(1∶2),使血液稀释,采集的血液在需要时回输。

(3)急性高容性稀释式自体输血:是指术前快速输注一定量的晶体液和胶体液(扩充血容量达 20%~25%),但不采集血液;术中的出血用等量的胶体液补充,尿液、呼吸损失水分、皮肤与手术野蒸发的水分用等量的晶体液补充,手术过程中使血容量始终维持在相对高容状态。

3. 回收式自体输血　是指在患者手术过程中将术前已出血液和 / 或手术野出血经回收、抗凝、过滤、洗涤、浓缩等处理后再回输给患者本人的一种输血方法。一般可分为术中回收式自体输血(intraoperative blood salvage,IBS)和术后回收式自体输血(postoperative blood salvage,PBS)。

自体输血的禁忌证包括：①血液已受胃肠道内容物、消化液或尿液等污染；②血液可能受肿瘤细胞污染；③肝、肾功能不全的患者；④已有严重贫血的患者，不宜在术前采血或以血液稀释法作自体输血；⑤有脓毒症或菌血症者；⑥胸、腹腔开放性损伤超过4h或血液在体腔中存留过久者。

第四节　成分输血

成分输血（component transfusion）是把血液中各种细胞成分、血浆和血浆蛋白成分用物理或化学的方法加以分离、提纯，分别制成高浓度、高纯度、低容量的制剂，临床根据病情需要，按照缺什么补什么的原则输用，来达到治疗患者的目的。

成分输血的优点主要表现在其制剂容量小，浓度和纯度高，治疗效果好，使用安全，不良反应少，可减少输血传播疾病的发生，便于保存，使用方便，综合利用，节约血液资源。血液成分制剂主要有以下几种。

一、红细胞成分

见表7-1。

表7-1　红细胞成分

品名	特点	适应证
红细胞悬浮液	由全血离心后除去血浆，加入适量红细胞添加剂后制成	①各种急性失血；②各种慢性贫血，Hb<60g/L；③肝、肾、心功能障碍者；④小儿、老年患者
浓缩红细胞	每单位含200ml全血中的全部RBC，总量110~120ml。红细胞比容为0.7~0.8。每袋含血浆30ml及抗凝剂8~10ml	①各种急性失血；②各种慢性贫血，Hb<60g/L；③肝、肾、心功能障碍者；④小儿、老年患者
洗涤红细胞	全血经离心去除血浆和白细胞，白细胞去除率>80%，血浆去除率>99%，RBC回收率>70%	①输入全血或血浆后发生过敏反应的患者；②自身免疫性溶血性贫血患者；③阵发性睡眠性血红蛋白尿症；④高钾血症及肝肾功能障碍需要输血者
冰冻红细胞	去除血浆的红细胞加甘油保护剂，在-80℃保存，保存期10年，解冻后洗涤去甘油，加入100ml无菌生理盐水或红细胞添加剂或原血浆。白细胞去除率>98%；血浆去除99%；RBC回收>80%；残余甘油量<1%。洗除了枸橼酸盐或磷酸盐、K^+等	①同洗涤红细胞；②目前主要用于稀有血型红细胞长期保存以供应急使用；③新生儿溶血病血液置换；④自体输血
少白细胞红细胞	去除白细胞的红细胞。减除白细胞可达99%，红细胞回收率大于90%	①由于反复输血产生白细胞抗体，引起非溶血性发热反应；②需长时期反复输血者，如再生障碍性贫血、白血病等；③防止产生白细胞抗体的输血（如器官移植的患者）
辐照红细胞	通过电离辐射破坏免疫活性淋巴细胞的有丝分裂能力	主要用于有免疫缺陷或免疫抑制患者的输血，预防输血相关移植物抗宿主病

二、白细胞制剂

用于治疗白细胞减少性疾病,提高机体抗感染能力,但由于其输注后并发症较多,现多已不用。

三、血小板制剂

浓缩的血小板悬液用于再生障碍性贫血和各种血小板低下的出血性疾病。血细胞分离机采集的单个供者浓缩血小板规定为单采血小板 1 个单位(袋),即为 1 个治疗量,所含血小板数量应≥2.5×10^{11}。

四、血浆蛋白成分

包括人血清蛋白、免疫球蛋白及浓缩凝血因子等。适用于严重肝病患者获得性凝血因子障碍、单纯凝血因子缺乏的补充如甲型或乙型血友病等、口服抗凝剂过量引起的出血、大剂量输血伴发的凝血障碍、严重烧伤、弥散性血管内凝血、免疫缺陷综合征、血浆置换疗法中置换液等。

五、血浆成分

有新鲜冰冻血浆、普通冰冻血浆、新鲜液体血浆和冷沉淀四种。适用于大剂量输血伴发的凝血障碍、单纯凝血因子缺乏的补充(如甲型或乙型血友病)、肝功能衰竭等原因所致的获得性纤维蛋白缺乏症者、抗凝血酶Ⅲ缺乏、治疗性血浆置换术等。

第五节 血浆代用品

经过加工处理或采用人工合成技术制成的血浆代用品,分子量、胶体渗透压与血浆相近,能够在循环中维持一定浓度并在体内保留一定时间,可代替血浆供静脉输注以扩充血容量并维持胶体渗透压,是重要的替代液。

1. **右旋糖酐** 主要有中分子右旋糖酐和低分子右旋糖酐两种。前者平均分子量 75 000,胶体渗透压高,能从组织中吸收水分保持于循环内,因而有增加血容量的作用,能维持 6~12h。后者平均分子量为 40 000 左右,输入后在血中存留时间短,增加血容量的作用仅维持 1.5h。低分子右旋糖酐有渗透性利尿作用,输入后 3h 自肾脏排出 50%。临床上使用右旋糖酐需注意的是右旋糖酐不含红细胞,无携氧能力,大量失血时,尚应输入一定量的红细胞;可能会发生红细胞假凝集现象,在做血型鉴定和交叉配合试验时应注意输注前抽血备用;大量输入右旋糖酐后,有时会引起凝血障碍,因右旋糖酐覆盖在毛细血管内皮及血细胞表面,抑制血小板黏附聚集且与Ⅷ因子活力降低有关;偶可出现变态反应。

2. **羟乙基淀粉** 由支链淀粉衍生而出,用于扩充血容量,治疗休克。第一代高分子量高取代级,6% 羟乙基淀粉(希他)因影响凝血系统现少使用;第二代贺斯,其有效性、安全性和耐药性较一代有所改善;第三代万汶,中分子量低取代级,具有更好的容量效应(扩容效果和持续时间),且清除率增加,对凝血和肾功能影响更小,可大量重复使用。

3. **明胶制剂** 适用于各种原因所致低血容量性休克的扩容治疗,也用作治疗性血浆置换的置换液以及体外循环的预充液。

第六节　输血并发症的防治原则

虽然输血可治疗疾病,挽救生命,但仍有不同程度和种类的并发症可能出现,医务工作者需对此有足够的认识,严格掌握适应证和注意事项。

一、发热性非溶血性输血反应

发热性非溶血性输血反应(febrile non-haemolytic transfusion reaction,FNHTR)是输血不良反应中最常见的一种,约占总输血不良反应的52.1%。FNHTR 是指患者在输血中或输血后体温升高1℃以上,以发热与寒战为主要临床表现,能排除其他原因引起发热的一类输血不良反应。

(一)病因

1. **致热原**　包括任何可引起发热反应的物质,包括细菌性致热原、药物中杂质、采血或输血器上残留的变性蛋白质等。

2. **免疫因素**　FNHTR 常与人类白细胞抗原(HLA)、人类粒细胞抗原(HNA)或人类抗血小板特异性抗原(HPA)的抗体密切相关。

3. **细胞因子**　快速输入库存血可引起 FNHTR,这可能与血液贮存中产生的细胞因子相关。

(二)治疗

一旦发生 FNHTR,应立即停止输血,缓慢输注生理盐水维持静脉通路,密切观察病情,积极寻找病因。确认 FNHTR 后,可用解热药对症治疗,如口服阿司匹林,伴出血倾向患者禁用阿司匹林类解热药,重者用肾上腺皮质激素。高热者可物理降温,寒战者注意保暖,严重寒战者可用异丙嗪或哌替啶。

(三)预防

1. 去除致热原。
2. 药物预防。
3. 输注去除白细胞的血液制品。

二、过敏性输血反应

通常是血浆蛋白的免疫性反应所引起的过敏性反应,约占全部输血不良反应的45%。输注血液及血液制品后可发生轻重不等的过敏反应,轻者可只出现单纯的荨麻疹,重者可出现过敏性休克甚至死亡。临床上以荨麻疹最为多见。

(一)病因

1. **IgA 抗体是过敏反应的最主要原因**　IgA 或 IgA 亚型缺乏的受者输入含 IgA 的血液制品时会产生抗 -IgA 或同种异型 IgA 抗体,当再次输入含 IgA 的血液制品时可引起过敏。

2. **特应性变应原(atopen)**

(1)过敏体质的受血者:受血者平时对某些外源性物质过敏,如花粉、尘埃、虾蟹、蛋等,输入含有此类变性蛋白的血浆,可形成免疫反应,发生过敏。

(2)被动获得性抗体:献血者对某些物质(药物或食物)过敏且已产生抗体,随血液输注给受血者,当受血者接触到相关过敏原时,即可发生输血反应;或献血者血液含有高效价的

HLA 抗体,如将其血液输注给受血者,也可使受血者发生严重的过敏反应。

(二)治疗

一旦发生过敏反应,应立即停止输血,用生理盐水维持静脉通路;可用抗组胺药、肾上腺素进行抗过敏治疗。

(三)预防

有既往输血过敏史者,可在输血前口服抗组胺药预防。IgA 或其他亚型缺乏者需要输血时,应输注 IgA 缺乏者的血液,亦可输注经专门处理去除 IgA 的血液制品,如洗涤红细胞、去 IgA 的血浆蛋白制品。

三、溶血性输血反应

受血者接受不相容红细胞或存在同种抗体的供者血浆,使供者红细胞或自身红细胞在体内发生破坏而引起的反应称为溶血性输血反应。是输血不良反应中最严重的一种。

(一)急性溶血性输血反应

急性溶血性输血反应(AHTR)通常由 ABO 血型系统不相容输血或其他非免疫因素(如低渗、冰冻、加热等)引起,在输血中或输血后数分钟至数小时内发生的血管内溶血,具有致死性危险。

1. 病因

(1)免疫性溶血反应:大多数 AHTR 是由 ABO 血型系统不相容输血引起的,人为差错是主要原因。反应抗体多为 IgM,引起血管内溶血,少数为补体结合性 IgG。

(2)非免疫性溶血性输血反应:包括低渗液体输入、冰冻或过热破坏红细胞等,通常由于血液保存或处理不当引起,临床较少见。

2. 治疗　治疗 AHTR,抢救治疗的关键是早期诊断,积极治疗,防治休克、急性肾衰竭、DIC 等并发症。

3. 预防　必须严格准确地执行输血前质量控制,包括标本采集、输血前检查(包括 ABO 正反定型、RhD 定型、交叉配血试验及不规则抗体筛检),对于有输血史和妊娠史患者尤其重要。

(二)迟发性溶血性输血反应

迟发性溶血性输血反应(DHTR)又称慢性溶血性输血反应,大多由 ABO 血型系统之外的不规则抗体(Rh 血型及其他稀有血型系统抗体)不合引起,其溶血程度与抗体效价和输入的红细胞量成正比。

1. 病因　DHTR 多见于有妊娠史或输血史的患者。此反应多由 Rh(如 D、E、c)、Kidd、Duffy、Kell、Diego 等血型系统抗体引起,反应抗体常为 IgG,属不完全抗体,引起血管外溶血。

2. 治疗　一般不需要特殊处理。

3. 预防　DHTR 临床极易漏诊,输血前检验不规范是主要原因。

四、输血相关性移植物抗宿主病(TA-GVHD)

输血最严重并发症之一,是指受血者输入含有免疫活性的淋巴细胞(主要是 T- 淋巴细胞)的血液或血液成分后,不被受血者免疫系统识别,在体内植活并增殖,将受血者的组织器官作为非己物质,作为靶目标,进行免疫攻击、破坏的一种致命性输血并发症。

(一) 病因

TA-GVHD 的发病机制较为复杂，目前尚未完全清楚，主要是受血者不能排斥供者的免疫活性 T 淋巴细胞（T-LC）。TA-GVHD 的发生必须具备下列三个条件。

1. 受血者的细胞免疫功能低下或受损。

2. 输入的血液中有一定量的免疫活性淋巴细胞。

3. 供、受者白细胞相关抗原不相合。

(二) 预防

1. 严格掌握输血的适应证。

2. 灭活淋巴细胞。

3. 清除淋巴细胞。

五、输血相关性急性肺损伤

输血相关性急性肺损伤（TRALI）是由于输入含有与受血者不配合的抗 -HLA 和抗 -HNA 抗体的全血或血浆，发生免疫反应，一般在输注 6h 内引发急性呼吸功能不全或非心源性肺水肿。

(一) 病因

引起 TRALI 的真正原因尚未完全明了，目前认为 TRALI 的发生与双重因素有关。一是输入了含 HLA 或 HNA 抗体的血制品，形成 HLA 或 HNA 免疫复合物，中性粒细胞在肺血管聚集，激活补体系统而被活化。二是手术、感染、创伤大量输血等可活化中性粒细胞，活化的中性粒细胞变形、粘连到肺内皮细胞，释放调节因子，损伤内皮细胞，使血管通透性增强，液体外渗进入肺间质和肺泡，出现肺部症状，如呼吸困难；中性粒细胞降解并释放破坏酶，毛细血管间隙增宽，肺毛细血管通透性增加，造成肺水肿或急性呼吸功能不全。有研究发现非免疫性 TRALI 的形成机制与含有白细胞的制品中具有生物活性的脂质累积有关。

(二) 治疗

受血者如发生输血相关性急性肺损伤应立即停止输血，主要采用支持性疗法，充分给氧，监控血氧分压，必要时可用气管插管或使用呼吸机提供氧气，并维持血压稳定。此外输血相关性急性肺损伤与肺泡受损有关而非体液超载，故不建议使用利尿剂和强心剂。可应用肾上腺皮质激素、抗组胺药、肺泡表面活性剂，根据病情使用。

(三) 预防

预防 TRALI 应注意：①妊娠 3 次以上的女性不宜作献血者（可用作洗涤红细胞）；②严格掌握输血适应证，避免不必要的输血；③尽量采用少或不含血浆成分的血液制品；④需要输注含血浆成分较多的血液制品，如血小板、血浆、冷沉淀等，最好选无输血史的男性和 / 或初产妇作为献血者；⑤改良血液制品制作工艺，减少血浆含量，减少贮存时产生脂类物质；⑥若抗体来自受血者，可采用少白细胞的血液制品进行输注，条件允许可采用贮存式自体输血。

六、大量输血的并发症

(一) 大量输血死亡三联症

1. **出血倾向**　因大量失血者在短时间内大量快速输血，同时有大量的枸橼酸钠输入体内，与血液中的游离钙结合，血钙下降，毛细血管张力减低，血管收缩不良；加之库存血中的血小板数量和活性减低,凝血因子不足,均可导致出血。

2. **酸碱失衡** 库存血保存液 pH 5.0~5.6,加之随保存时间增加,血液本身葡萄糖分解和红细胞代谢产生乳酸和丙酮酸不断增加,库存血由于血钾增高可发生细胞内外的氢钾交换也使血浆呈酸性,所以库存血 pH 更低。大量输血者常有休克及代谢性酸中毒,大量输血时,短时间输入大量库存血可加重患者酸血症。

3. **体温过低** 大量输入冷藏的库存血,使患者体温迅速下降,可发生心室纤颤。

(二)枸橼酸中毒、血钾改变、低血钙、高血氨

正常情况下枸橼酸钠在肝内很快代谢为碳酸氢钠,缓慢输入不致引起中毒,但大量输入时,枸橼酸钠可出现代谢障碍,在血液中堆积造成枸橼酸中毒,枸橼酸与钙结合导致血钙下降,出现脉压小、血压下降及手足抽搐,常规给予钙剂预防低血钙。

大量输血时可出现高钾血症,也可能出现低钾血症。高钾血症是由于血液保存在 (4 ± 2) ℃环境中,红细胞中 K^+ 浓度远远高于血浆,当细胞内 K^+ 逸出,血 K^+ 浓度明显增高,形成高钾血症。低钾血症是在机体形成代谢性碱中毒时引起的。

库存血在保存过程中由于血氨含量逐步升高,因此对于肝功能不全的患者,肝脏不能及时将大量氨代谢出体外,可引起患者血氨增高,出现肝性脑病。

(三)循环超负荷

循环超负荷是短时间输入大量血液或输血速度过快,超过患者心脏的负荷能力,导致心力衰竭或急性肺水肿。尤其易发生于大量输血时及有心肺功能低下、年迈、体弱者或幼儿,以及手术中患者双侧同时进行输血输液的情况,患者输血中或输血后 1h 内,突然呼吸困难、被迫坐起、频咳、咯大量泡沫样或血性泡沫样痰、烦躁不安、大汗淋漓、两肺布满湿啰音等,有颈静脉怒张、中心静脉压增高、出现奔马律及全身水肿等,胸片可见肺水肿。

1. **原因** ①输血速度过快致短时间内血容量上升超出了心脏的负荷能力。②原有心功能不全,对血容量增加承受能力小。③原有肺功能减退或低蛋白血症不能耐受血容量增加。

2. **治疗** 立即停止输血。吸氧,使用强心剂、利尿剂以除去过多的体液。

3. **预防** 对有心功能低下者要严格控制输血速度及输血量,严重贫血者以输浓缩红细胞为宜。

(四)肺微血管血栓

肺微血管血栓主要是由微聚体所引起。库存血中的白细胞、血小板、变性蛋白、纤维蛋白共同形成微聚体,这些微聚体直径 10~164μm,微聚体随库存时间延长而增加。大量输血时这些微聚体可通过标准输血器 170μm 的微孔,进入患者体内,广泛阻塞肺毛细血管,可导致肺功能不全综合征或肺微血管血栓。目前还没有有效的方法可完全避免肺微血管血栓,可采用 20~40μm 孔径的过滤器去除微聚体,输注 7d 以内的血液制品等措施以预防肺微血管栓塞。

(五)心脏负荷过重

心脏代偿功能减退的患者,如心脏病患者、老年或小儿输血量过多或速度过快都可增加心脏负担,甚至引起心力衰竭。临床表现为早期自觉胸部紧迫感,呼吸增快,静脉压增高,颈静脉怒张,脉搏增快,血压下降,出现发绀、肺水肿,须立即停止输血,并按肺水肿处理。

七、细菌性输血反应

细菌性输血反应(bacterial transfusion reaction)是由于细菌污染血液或血液制品,并在其

中增殖,输入患者时可引起严重的细菌性败血症,甚至危及生命。

(一)原因

采血、运输、保存、输血任何一过程中如无菌操作不当均可引起;若献血者献血时有菌血症,则血液中本来就带有少量细菌。

(二)治疗

如果发生了细菌性输血反应,应立即停止输血,积极抗感染、抗休克治疗。

1. 停止输血,保持静脉通路通畅。保持呼吸道通畅,并给予高浓度面罩吸氧。

2. 严密观察病情变化,对疑诊或确诊病例,应尽早足量进行抗感染治疗。

(三)预防

预防细菌性输血反应,应把握好从献血、采血、运输、保存到输血的每一个环节,认真严格执行无菌操作,并不断提高细菌的去除和灭活技术。

八、含铁血黄素沉着症

含铁血黄素沉着症(hemosiderosis)是体内非血红蛋白铁的铁负荷过重,过多的铁以含铁血黄素等形式沉积在肝、胰、心、皮肤等组织引起的一组疾病。输血所致的含铁血黄素沉着症是由于长期反复输注红细胞或全血制品,使体内铁负荷过重的一种输血不良反应。

(一)病因

每 100ml 正常血液含铁约 50mg,长期、多次输血的患者,如再生障碍性贫血、重型 β- 海洋性贫血,输入的红细胞不能完全存活,释放的铁增多,大量铁不能及时排出体外,以含铁血黄素的形式沉积在组织中,最易沉积于肝、胰、心和肾上腺,重者引起各受累组织、器官不同程度的纤维增生及组织细胞损害,受累器官有纤维化病变,导致器官功能不全、功能衰竭等。

(二)治疗

治疗原则为尽快减轻体内铁的负荷和对症治疗。常用铁螯合剂疗法去除体内过多的铁。

(三)预防

对长期输血的患者,可采用年轻红细胞制品进行输注,以延长输血周期。

九、其他输血不良反应

(一)异物输入

异物输入指异物随血液输入受血者的血液循环内,包括空气、微粒物质和塑料成分,引起空气栓塞和异物栓塞。

(二)血栓性静脉炎

输血时间较长的患者,可以从针尖沿静脉走行方向出现索状红线,局部红肿疼痛,发生炎症,逐渐形成血栓。

(三)输血后紫癜

输血后紫癜是输血后发生的急性、免疫性和暂时性的血小板减少综合征。

(四)血液输注无效

患者输注血液制品后未达到预期目的,即为输注无效。

十、输血传播性疾病

病毒和细菌性疾病可经输血途径传播。病毒包括 EB 病毒、巨细胞病毒、肝炎病毒、HIV

和人类 T 细胞白血病病毒（HTLV）Ⅰ、Ⅱ型等；细菌性疾病如布鲁氏菌病等；其他还有梅毒、疟疾等。其中以输血后肝炎和疟疾多见。

预防手段如下。

1. 严格筛选献血者和供血者。
2. 加强采供血和血液制品生产的管理。
3. 严格进行血液病毒标志物的筛选检测。
4. 加强对血液制品进行病毒灭活。
5. 合理用血。
6. 普及输血传播疾病的预防知识。

（王笔金）

第八章 临床病理学检查

第一节 概　述

　　临床上的病理学检查是通过病理医师应用病理学相关知识、相关病理技术和个人专业实践经验，对送检的标本（包括活体组织、细胞、尸体等）进行病理观察，结合有关临床资料，通过综合、分析后，作出关于该标本病理变化性质的判断和具体疾病的诊断，也被称为外科病理（surgical pathology）或解剖病理（anatomic pathology），本质上是临床医师与病理医师诊断疾病的合作行为，也是有关临床科室与病理科之间特殊形式的会诊。病理诊断是临床医疗过程中最重要的诊断，也是患者的最终诊断，被称为金标准（gold standard）。

　　在临床病理一百多年的发展历史中，病理医师最主要的工作就是对组织标本进行大体观察和对切片进行显微镜下观察，据此就能对大多数送检标本作出准确的病理诊断。当然，HE（苏木素 - 伊红染色）技术并不能解决所有的诊断问题，当病理医生面对一些形态不典型的疾病、分化很差的肿瘤或者需要对疾病或肿瘤的病因学、组织发生或发病机制等研究时，就需要其他一些特殊技术的辅助。20 世纪初开始，临床病理工作中陆续出现了特殊染色、酶组织化学、电子显微镜、免疫组织化学及分子生物学等多种技术方法，由于技术复杂、操作烦琐、对标本组织要求较高（有时需要新鲜组织）、特异性较差等原因，一些技术方法被逐渐放弃（如酶组织化学），一些技术方法的应用范围变小，仅在一些特定情况下使用（如特殊染色、电子显微镜等）。需要特别指出的是，这些在临床病理工作中所使用的技术方法都必须遵循一个原则，即所有的技术方法都是作为病理诊断的辅助工具，当其实验结果与观察 HE 切片所得出的形态学诊断发生矛盾时，应以形态学诊断为准。

　　近 10 年来，精准医疗的概念逐渐深入人心，精准医疗对精准诊断尤其是精准的病理诊断提出了更高的要求。以肿瘤为例，一份合格的肿瘤病理报告不仅要包括该肿瘤的准确病理诊断，还要包括所有与肿瘤分期相关的资料及与肿瘤发生和后续相关治疗有关的分子生物学信息，这直接促进了分子病理学的快速发展。

　　除了前述的技术方法，临床病理的诊断方式也在发生着改变，借助于高速发展的互联网技术和数字技术，将传统的 HE 切片通过数字扫描转化为数字切片，并通过互联网传输到世界各地，已经成为一些病理医生新的工作方式。

　　本章我们将参照临床病理工作的日常流程（图 8-1）对目前临床病理诊断工作中最常用的几种技术方法做较为详细的介绍。

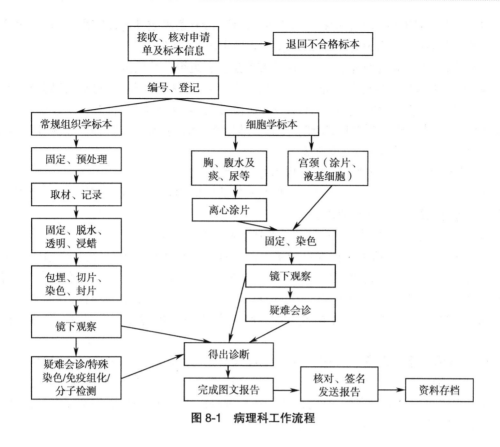

图 8-1 病理科工作流程

第二节 组织病理学检查

组织病理学检查是临床病理最重要的工作,活检和外科手术标本离体后,经过一系列工作流程,最终被制成可以在显微镜下观察的组织切片,为病理学诊断提供最重要的客观依据。

组织病理学检查工作流程包括:①病理标本的送检、接收和登记;②组织固定;③标本的大体检查(巨检)、组织学取材与记录;④石蜡切片的制作;⑤显微镜下观察切片并作出诊断。在不同医疗单位,这一系列流程可能存在一些细节上的差异,但始终必须遵循两个中心原则,即:①最大限度地为病理诊断医师提供良好的、可以反映疾病本质的组织学切片,以确保诊断过程的顺利和诊断的正确;②避免差错和事故的发生。

一、标本的送检、接收与登记

1. 临床医师应仔细填写病理申请单 病理检查的目的是明确病变性质,以便临床医师确定治疗措施,估计预后,因此临床医师的配合非常重要,需提供包括年龄、性别、所属科室以及详细的与此次疾病有关的病史;患者有无重要传染病如结核等;子宫内膜等标本应提供患者月经史、有无使用激素史、过往诊刮史及病理诊断、取材时间及临床诊断等信息;必须仔细填写送检标本取材部位及名称,对于多份标本应分别详细标记。

2. 病理科应有专人负责送检标本和申请单的验收

(1)同时接收同一患者的申请单和标本。

（2）认真核对申请单与送检标本及其标志（联号条、条码或其他注有患者信息、送检单位和送检日期的标记），并确保标本的标志牢固黏附于标本的容器上。

（3）对于送检的微小标本，要确认送检容器是否有组织及其数量。

（4）认真检查申请单的各项是否填写清楚，包括：①患者基本情况：姓名、性别、年龄、送检单位（医院、科室）、床位、门诊号／住院号、送检日期、取材部位和名称、标本数量等；②患者临床情况：病史（症状和体征）、实验室／影像学检查结果、手术（包括内镜）所见、既往病理学检查（原病理号和诊断）和临床诊断等。

（5）发现疑问时，应立即向送检方提出并在申请单上注明。

（6）申请单上详细记录患者或患方有关人员的地址和联系方式（尤其是门诊患者），以便必要时进行联络，并有助于随访。

（7）接收标本人员不得改动申请单上临床医师填写的内容。

（8）下列情况的申请单和标本不予接收，并一律当即退回，不予存放：①申请单与标本未同时送达病理科；②申请单中填写的内容与送检标本不符合；③标本上无有关患者姓名、送检科室的标志；④申请单内填写的字迹潦草不清；⑤申请单漏填重要项目；⑥标本严重自溶、腐败、干涸等；⑦标本过小，不能或难以制作切片；⑧其他可能影响病理检查可行性和诊断准确性的情况。

3. 申请单和标本的编号、登记　标本接收人员在已经验收的申请单上注明验收日期，及时编号（病理号），并逐项录入标本登记簿或计算机内。标本接收人员与标本取材人员之间应做好申请单和标本的交接，严防出错。在病理科内移送标本时，必须确保安全，防止放置标本的容器倾覆、破损和标本的散乱、丢失等。

二、标本的固定

临床医师在采取标本后应尽快置于有固定液（一般为 4% 中性甲醛，即 10% 中性福尔马林）的容器内，以最大限度地避免组织自溶。固定具体时间需在申请单或标本袋上做好标记。对于需要做特殊检查项目（如微生物、电镜检查、分子生物学等）的标本，应按相关的技术要求进行固定或预处理。

标本验收人员对已验收的标本酌情更换适宜的容器，补足固定液（固定液至少为标本体积的 5 倍）。对于体积大的标本，当班取材医师在不影响主要病灶定位的情况下，及时、规范地予以剖开，以便充分固定。

三、标本巨检、组织学取材和记录

对于验核无误的标本，按照下列程序进行操作：①肉眼检查标本（巨检）；②切取组织块（简称取材）；③将巨检和取材情况记录于活检记录单上。

四、组织切片的制备

1. 组织脱水、透明和浸蜡　因生物体内含有不同比例的水分，其组织硬度不利于石蜡切片，故组织脱水、透明和浸蜡这三个步骤的目的是去除组织中的水并用石蜡代之，使得组织具有合适的硬度，适于切片。常用的脱水剂是乙醇，通常让组织在浓度递增的乙醇中通过，最终进入无水乙醇。常用的透明剂是二甲苯，当它进入组织完全取代乙醇后，组织即呈透明状态。组织透明后，使用熔化的石蜡浸渍，使石蜡逐渐浸入组织，取代透明剂。

2. **石蜡包埋和组织切片**　将经过固定、脱水、透明和浸蜡处理的组织块从蜡浴中取出，置于充满熔融石蜡的包埋框内包埋成块，使组织和包埋剂融成一体并迅速冷却的过程称为包埋。包埋剂凝固后，进一步加强了组织硬度和韧度，便于进行切片。大多数组织切片厚4~5μm，肾活检和淋巴结活检组织在 3μm 左右，脂肪、脑组织在 5~7μm。

3. **苏木素－伊红染色和切片封固**　已经切好的石蜡白片再经过脱蜡（二甲苯）、复水（浓度递减的乙醇）、染色、分化（酸性乙醇）、脱水、透明、封固，制成可以被病理诊断医师镜下观察的切片。在病理诊断中，最常使用也是最基本的染色方法是苏木素－伊红染色（HE 染色）。常用的封固剂包括合成树脂、天然树脂和含水封固剂三类，使用较广的是合成树脂。

五、光镜水平的形态学观察

先用低倍镜观察病变组织全貌，然后选择重点以高倍镜深入观察，掌握组织及细胞的各种形态及结构。观察切片要力求全面，不能有任何的遗漏，否则有时会造成漏诊。分析病变时，要将镜下改变与肉眼所见相结合，病理改变与临床表现相结合来进行思考。疑难病例未能明确诊断时，则可考虑：①取原包埋块再作深部切片或再对原标本进行多处取材制片检查；②与临床医生联系交换意见或进一步了解患者的实际情况，作为参考；③不典型的病变或病变尚未发展到典型阶段，可建议继续观察患者，必要时再做活检；④少见的病变可找参考书及文献作对比；⑤借助其他辅助性检查达到诊断的目的。

六、病理学诊断报告及其签发

病理学诊断报告是一种重要的医学文件，不仅需要尽可能完整及简要地描述一个病例所有相关的大体和显微镜下特征，作出准确的诊断，而且还应该解释它们的临床意义。

1. **病理学诊断表述的基本类型**

Ⅰ类：检材部位、疾病名称、病变性质明确和基本明确的病理学诊断。

Ⅱ类：不能完全肯定疾病名称、病变性质，对所作出的诊断有所保留的病理学诊断意向，可以使用如"符合""考虑为""倾向为""提示为""可能为""疑为""不能排除"等之类的词语。

Ⅲ类：检材切片所显示的病变不足以诊断某种疾病，只能进行病变的形态描述。

Ⅳ类：送检标本因过于细小、破碎、固定不当、自溶、严重受挤压（变形）、被烧灼等，无法作出病理学诊断。

2. **病理学诊断报告的基本内容**

（1）患者的基本情况，包括病理号、姓名、性别、年龄、送检单位和科室、住院号或门诊号、送检和验收日期等。

（2）巨检病变和镜下病变要点描述。

（3）与病理学诊断相关技术的检查结果。

（4）病理学诊断的表述。

（5）对于疑难病例或难以作出明确诊断的病例，可酌情附加：①建议（例如进行相关检查、再做活检、外院病理学会诊、密切随诊或随访等）；②注释和 / 或讨论。

（6）经过本病理科和 / 或外院病理科会诊的病例，可将各方病理会诊意见列于诊断报告中。

3. **病理报告发出的时间**　常规的石蜡切片报告应在收到标本后 3~5 个工作日发出。

如遇补切、加染或做其他特殊检查需延时发出报告,应以书面或电话等形式告知送检医师。

七、病理档案管理

病理档案包括大体标本、玻片、石蜡组织块、病理送检单及报告记录、照片等。通常发出报告后的大体标本保留 2~4 周后清理,有科研或教学价值的可装瓶保存;对诊断有争议的病例除外。病理的文字资料,如送检单及病理报告应永久保存。玻片应长久保存,随着时间的推移,玻片存量太大,亦可将部分褪色的玻片处理掉,但保存期至少在 25 年以上。石蜡组织块应尽可能长久地保存。这些材料的保存一方面是对患者及临床负责,发现有可疑的问题能重复检查,同一患者再次活检时,可将旧有的病理材料作对照,以便正确诊断并对病变的发展过程全面评价;同时,这些材料也是进行临床病理总结和科学研究的珍贵材料。由于电子计算机的应用日渐普及,应建立病理数据管理系统,并使之成为医院信息管理系统的组成部分。

第三节 术中快速病理检查

术中快速病理检查是临床医师在实施手术过程中,就与手术方案有关的疾病诊断问题请求病理医师快速进行的紧急会诊,它要求病理医师在很短时间内,根据对切除标本的大体检查和快速冰冻切片(或快速石蜡切片)的镜下观察,向手术医师提供参考性的病理学诊断意见,这需要临床医师和病理医师之间密切配合。

冰冻切片(或快速石蜡切片)与常规石蜡切片的病理学诊断相比,具有更多的局限性和误诊的可能,因此临床医师需要了解并严格掌握术中快速病理检查的局限性、适用范围、慎用范围和不宜应用范围,并且临床医师需要在术前向患者说明术中快速病理检查的意义和局限性等等,取得患者的理解和同意,并签署《手术中快速活检患方知情同意书》。

一、术中快速活检的适用范围

1. 确定病变的性质(肿瘤或非肿瘤、良性或恶性肿瘤),以决定手术方式。
2. 确定手术切缘有否肿瘤残留。
3. 了解恶性肿瘤的扩散情况,是否浸润或转移至周围组织、脏器,有无区域淋巴结转移等。
4. 确认切除的组织,比如:甲状旁腺、异位组织等。

二、慎用范围

涉及截肢和其他会严重致残的根治性切除标本,应手术前常规活检,而不是术中快速诊断。

三、不宜应用范围

1. 术前易于进行常规活检者。
2. 过小的标本(最大径≤0.2cm)。
3. 疑为恶性淋巴瘤。
4. 需要依据核分裂象计数判断良、恶性的软组织肿瘤。

5. 依据肿瘤生物学行为特征而不是依靠组织形态判断良、恶性的肿瘤。

6. 脂肪组织、骨组织和钙化组织。

7. 已知具有传染性的标本（如结核、病毒性肝炎、艾滋病等）。

四、冰冻切片的错误率

美国病理学会（CAP）要求将冰冻切片诊断与最终诊断相比较，冰冻切片诊断与最终诊断不符的可能原因有如下几点。

1. 技术问题　比如组织难以切片、组织染色问题、机械故障等。

2. 取材局限性　组织切片深度不够、安放位置方向不同可能会导致冰冻取材组织的石蜡切片中有病变，而实际冰冻切片无病变；因冰冻取材块数有限可能会导致冰冻取材组织无病变，而常规剩余有病变。

3. 诊断错误　漏诊；发现病变但分类错误；疑难病例和交界性病例有时在石蜡切片诊断都很困难，需免疫组化等帮助诊断，因此在冰冻切片时如果勉强作出诊断，很容易误诊。

4. 发送诊断时出错

五、申请单和标本的验收、编号和登记

同常规组织学切片。

六、标本巨检、取材和记录

1. 同常规组织学切片。

2. 参加快速活检的病理医师应亲自参与标本巨检和取材（或指导取材）。

3. 通常选择具有代表性的病变组织 1~2 块，必要时酌情增加。

七、组织切片的制备

1. 冰冻切片

（1）完成冰冻切片的时间通常为 20~25min。

（2）切片前冰冻切片机应提前 1h 开机预冷。

（3）制备冰冻切片。

2. 快速石蜡切片

（1）完成快速石蜡 -HE 染色切片的时间通常为 30min。

（2）制备快速石蜡切片。

制备好的冰冻切片或快速石蜡 -HE 染色切片，加贴病理号标签后立即交于诊断医师诊断。

八、术中快速活检诊断意见及报告签发

1. 宜由两位具有中、高级职称的病理医师共同签署快速活检的病理学诊断意见。对于疑难病例、手术范围广以及会严重致残的术中快速活检，应由两位具有高级职称的病理医师共同签署意见，签字应能辨认。

2. 术中快速活检诊断意见一般在收到标本 40min 内发出。同一时间段内相继收到多例患者标本或者同一患者的多次标本，发出报告的时间应依此类推。疑难病例，诊断报告可

酌情延时。

3. 对于难以即时诊断的病例(如交界性肿瘤、病变不典型或送检组织不足以诊断),病理医师应向手术医师说明情况,告知需要等待石蜡切片进一步明确病理诊断。

4. 病理医师签署的术中快速活检病理学诊断意见,应以文字形式报告,报告发出前,应认真核对无误。

九、冰冻切片后剩余组织的处理

1. 冰冻切片后剩余的冰冻组织(简称"冰对")和冰冻切片取材后剩余未曾冷冻的组织(简称"冰剩"),均应保存,制备常规石蜡-HE切片,与冰冻切片进行对照观察。

2. "冰对""冰剩"组织的蜡块、切片须与同一病例手术后送检的切除标本编为同一病理号,作出综合性的判断。

3. 当冰冻切片病理学诊断意见与"冰对"组织常规石蜡-HE切片的病理学诊断不一致时,应以石蜡-HE切片诊断为准。

十、资料管理

术中快速活体组织病理学检查资料需妥善管理,申请单和标本的验收、编号和登记同常规组织学切片。

第四节 细胞学检查

细胞病理学是病理学的一个重要组成部分,它是通过细致地观察细胞的变化来诊断疾病的一门学科。它根据病变细胞的形态、细胞间关系和细胞周围环境(背景)等,对疾病作出明确诊断或参考性诊断。

一、细胞病理学的范围

包括脱落细胞学、细针穿刺细胞学。

(一)脱落细胞学

通过对体表、体腔或管道内脱落细胞的形态学观察来诊断疾病(主要是恶性肿瘤)。

1. **妇科细胞学** 即子宫颈、阴道脱落细胞检查。

目前宫颈癌的大范围普查主要依赖于细胞学,普查的推广使得中晚期宫颈癌的发生率大幅下降,明显改善了患者预后。传统的宫颈刮片及液基薄层细胞检测法等技术已经被广泛应用于妇女宫颈病变的筛查。The Bethesda System(TBS)是脱落细胞学在妇女宫颈病变筛查中广泛采用的诊断系统。

2. **非妇科细胞学** 包括痰、尿、胸腔或腹腔积液、关节腔积液、脑脊液、肺泡灌洗液、呼吸道或消化道黏膜刷片、乳头溢液等的细胞检查。

(二)细针吸取细胞学(FNAC)

1. 浅表部位(例如皮下、软组织、淋巴结、甲状腺、乳腺、睾丸等)可触及病变穿刺物的细胞学检查。

2. 深部器官(例如肺、肝、肾、胰、纵隔、腹腔、腹膜后、前列腺等)病变在CT或超声波引导下所获穿刺物的细胞学检查。

二、细胞病理学的临床应用

1. 肿瘤筛查(例如子宫颈涂片检查等)。

2. 新生物治疗(手术切除等)前的诊断(例如乳腺和肺部肿瘤、淋巴结有无转移性肿瘤等)。

3. 不能或难以通过活检诊断的病变(例如胸腔、腹腔积液的细胞学检查等)。

4. 手术中快速诊断(例如脑肿瘤组织的印片或压片,可避免快速冰冻切片时的细胞变形,有可能作出比组织学检查更确切的诊断)。

5. 有关疾病治疗后随访(例如子宫颈上皮内瘤变治疗后的复查或恶性肿瘤手术切除后随访等)。

6. 结核病、脓肿等非肿瘤性疾病或病变的诊断。

三、对检材标本的要求

检材标本一定要新鲜。脱落的细胞极易自溶,采集的标本要尽快送检。实验室收到标本后应立即涂片、固定和染色。不能立即制片时,应将标本置于低温或加入适量 95% 酒精,短时间保存。

四、细胞病理学的价值和局限性

1. **价值**　①方法简便、快速、经济,无创或创伤轻微;②取材范围较广泛,包括的细胞形态信息较多(例如,内镜的黏膜刷片在一定意义上优于内镜的单点活检,有助于恶性肿瘤的早期诊断);③适于在大范围人群中进行恶性肿瘤普查。

2. **局限性**　①有一定程度的假阴性(漏诊,应努力减少)和假阳性(过诊,应竭力避免);②不能准确作出病理组织学分型诊断。

五、细胞病理学诊断报告

1. 妇科细胞病理学诊断报告建议应用国际上比较普遍采纳的 TBS 系统。

2. 非妇科和细针穿刺细胞病理学诊断报告通常应用四级分类法,必要时辅以描述性诊断。

(1)未见恶性肿瘤细胞:很多情况下,须做如下辅助性描述,包括:①所含细胞成分(炎细胞、巨细胞、上皮样细胞、鳞状上皮细胞或腺上皮细胞等);②所含非细胞成分(坏死、钙化、结晶等);③所含微生物(真菌等)。这些信息对于疾病诊断具有一定的提示或参考意义。

(2)非典型细胞:细胞形态(尤其细胞核)异常,但不能确定为反应性或肿瘤性增生,不足以诊断,也不能完全排除恶性肿瘤的可能性。通常应在诊断报告中进一步说明细胞病理医师的诊断倾向性,例如"倾向于良性反应性改变""倾向于恶性病变""不排除恶性病变"等。

(3)可疑恶性肿瘤(癌)细胞:基本上具备了恶性肿瘤细胞特点,但不够充分、确凿,或该类细胞数量太少,或与其他信息不尽符合。

(4)可见恶性肿瘤(癌)细胞。

3. 细胞病理医师根据恶性肿瘤细胞的形态特点酌情判断(或推测、提示)其(可能的)组织学类型(鳞状细胞癌、腺癌、小细胞癌、肉瘤等),甚至分化程度。细胞病理学的诊断术语应与组织病理学一致。

六、加强细胞病理学与临床的联系

细胞病理学不同于一般的化验检查,每一例正确的细胞学诊断,都是在临床和细胞病理学工作者紧密合作下完成的。因此,首先要求临床医师应逐项填写申请单,以作为细胞学诊断时的参考。例如宫颈和阴道涂片,必须了解患者的年龄、月经周期、激素的使用等资料,否则很难作出正确的细胞学诊断;一个具有印戒样细胞的肿瘤,可以来自胃肠道,亦可来自皮肤或乳腺,甚至来自间叶组织或造血组织的肿瘤。缺乏相应的临床资料,很难作出诊断。总之,紧密联系临床,适当了解临床资料,是细胞病理学工作者作出正确诊断必不可少的条件。如果细胞学诊断同临床诊断差距过大,应更加密切同临床联系,共同探讨分歧的缘由,得出合适的结论。

第五节　特殊染色

特殊染色是临床病理诊断和病理学研究重要而常用的病理技术之一,是为了显示和确定组织或细胞中的正常结构或病理过程中出现的异常物质、病变及病原体等,所选用的相应的显示这些成分的染色方法,也称为组织化学染色,是用不同于苏木精-伊红的特殊染料进行的染色。使用特殊染料对组织切片进行处理,使组织或细胞及其他异常成分染上相应的颜色,产生不同的折射率,利于在光学显微镜下进行观察。

特殊染色方法按照所染目的物的不同进行分类,有结缔组织、肌肉组织、神经组织、脂类物质、糖类、色素、病理内源性沉着物、病原微生物、内分泌物质、核酸、酶类等。

随着免疫组织化学技术的快速发展及在临床病理工作中的广泛普及,以往许多通过特殊染色完成的鉴别诊断工作被更高特异性及敏感性的免疫组织化学技术所替代,特殊染色的使用范围逐渐缩小,目前主要用于鉴别一些无细胞成分的结缔组织或特异性感染的病原体。

临床病理工作中仍常用的特殊染色有以下几种:①用于鉴别胶原纤维和肌纤维的Masson三色染色法;②用于网状纤维染色的Gomori银染色法;③用于糖原染色的过碘酸-希夫(PAS)染色法;④用于淀粉样物质染色的刚果红染色法;⑤用于抗酸杆菌染色的Ziehl-Neelsen染色法等。

第六节　免疫组织化学

免疫组织化学(immunohistochemistry,IHC),简称免疫组化,是应用免疫学基本原理,即抗原抗体反应,将抗体与细胞或组织内特定的抗原蛋白结合,再以显色剂显示抗原所在位置,从而对细胞或组织内抗原定位及定性的技术。自20世纪90年代以来,IHC在临床病理工作中一直扮演重要的角色,成为病理诊断中不可缺少的检测手段,它不仅提高了病理诊断水平,而且在探讨疾病的病因和发病机制以及肿瘤病理诊断、指导治疗、判断预后等方面起到了不可估量的作用。

一、免疫组化在临床病理检查中的作用

1. 辨明病灶内细胞的特性或肿瘤细胞的来源。

2. 对分化程度差的肿瘤进行分类、分型。

3. 发现肿瘤微小转移灶。

4. 检测各种与肿瘤相关蛋白质或肽类物质的表达水平,辅助病理诊断。

5. 检测激素受体和耐药基因蛋白的表达,提供治疗参考。

6. 检测各种致癌基因和抑癌基因的蛋白质产物,帮助评估疾病预后及选择治疗方式。

二、免疫组化的优点

1. 特异性强　免疫组织化学的基本原理(抗原抗体结合)决定了免疫组化的高度特异性,能够显示组织细胞中抗原的特定表达。

2. 敏感性高　经过数十年技术的发展,抗体稀释数千倍、数万倍仍可与组织细胞中的抗原结合,这种高敏感性使免疫组织化学越来越方便地应用于病理诊断工作。

3. 定位准确、形态与功能相结合　通过抗原抗体反应及显色反应,可在组织和细胞中进行抗原的准确定位,方便形态与功能相结合的研究。

三、常用的免疫组化方法

免疫组化的操作方法有直接法、间接法、过氧化物酶 - 抗过氧化物酶法(PAP 法)、卵白素 - 生物素 - 酶复合物法(ABC 法)、链霉卵白素 - 生物素法(SP 法)、二步法(Envision 法)等,目前常用的是 SP 法和 Envision 法。

上述的各操作方法,其所使用的检测系统、标记物、具体操作有所不同,但大致步骤相似,都包括组织切片的脱蜡、抗原修复、抗体(包括一抗、二抗)孵育、显色剂显色、苏木素衬染等。

抗原修复是免疫组化中最重要的操作步骤,直接影响实验结果。由于组织标本在福尔马林固定过程中发生了蛋白之间的交联及醛基的覆盖,使细胞中部分抗原被封闭,通过抗原修复,使细胞的抗原决定簇重新暴露,便于抗体识别。抗原修复的方法一般分为三种:高压修复、微波修复和胰酶修复。最常用的修复方式为高压加热修复。

四、免疫组化结果的判读原则

1. 必须设置阴性和阳性对照,没有对照的免疫组化染色结果都不可靠。

2. 抗原表达必须在特定部位,不是抗原所在部位的阳性结果不能认为是阳性。

3. 阴性结果不能视为抗原不表达,即便是极少量细胞表达于特定部位,也应认为是阳性。

4. 免疫组化结果与 HE 切片诊断结果出现矛盾时,应以 HE 切片诊断结果为准。

五、出现假阳性和假阴性结果的原因

出现假阳性的原因包括:①抗体与无关抗原发生交叉反应。②抗体与组织非特异性结合。③一些细胞成分中存在内源性过氧化物酶或与检测系统具有亲和力。④正常组织陷入肿瘤组织中,正常组织表达的抗原被误认为属于肿瘤细胞。⑤被肿瘤侵犯的正常细胞释放的蛋白被肿瘤细胞非特异性吸附。

出现假阴性的原因包括:①抗体不合适、失效或浓度使用错误。②自溶和 / 或弥散造成抗原丢失。③抗原修复不充分,未充分暴露。④抗原密度低于检测系统所需的水平。

手工操作免疫组化可能因技术人员的熟练程度和各种环境因素而不能得到稳定的结果,目前已有成熟的商品化全自动免疫组化仪及配套试剂在临床病理工作中广泛使用,不但能够节约免疫组化的操作时间,还可以最大程度地减少假阳性和假阴性结果的出现,使免疫组化结果更准确、更科学,也更标准化。

第七节　分子病理学检查

分子病理学(molecular pathology)是病理学领域中的一门新兴学科,主要致力于从分子水平上了解、探索疾病发生、发展及演化过程中的重要分子改变,并确定疾病对治疗的反应。分子病理学涉及解剖病理学、临床病理学、遗传学、分子生物学、生物化学、生物信息学、免疫学、细胞学、各类组学等多个学科知识领域,更离不开生物医学、物理学、化学、材料学、信息学及各类新兴交叉学科的发展。因此,分子病理学是多学科知识体系在病理学研究领域的综合应用和实践,属于"交叉"学科。

分子病理学的研究内容,总体包括疾病病因、发病机制、病理变化、转归和功能变化。分子病理学通常用于诊断遗传病、癌症、传染病等疾病,常规涉及:①开发人类疾病分类分子标记和用于诊断的技术方法;②用于预测治疗反应和疾病进展的预测性生物标志物的设计、验证及应用;以及③评估不同遗传构成的个体罹患疾病易感性。其中,罹患疾病风险评估涉及一个新兴综合学科的形成,即"分子病理流行病学"(molecular pathological epidemiology,MPE),它综合了分子生物学和人口健康学,是由分子病理学和流行病学之间整合而产生的一个新的跨学科领域。

临床上使用分子病理学检测重在两个方面,即疾病分子标志物研究及分子诊断。其中,分子诊断是分子病理学实践应用范畴,贯穿于疾病全过程,即疾病开始阶段的危险度预测、早期诊断、分期分级、随诊及监督治疗管理等。在临床实践应用中最常涉及的分子诊断是肿瘤的分子诊断,也可称之为肿瘤分子病理学。

肿瘤分子病理学是运用分子病理学理论进行肿瘤基因检测,对肿瘤进行精准诊断和分类、寻找肿瘤发生原因和治疗靶点的过程,从而达到对特定肿瘤疾患进行个体化精准治疗的目的,提高诊治与预防的社会效益。分子病理学理论与技术应用的进步,拓宽了肿瘤病理诊断的视角,某种意义上来说,分子诊断对于指导肿瘤治疗具有先天特殊优势,即在对组织形态学认知的基础上,对众多肿瘤相关基因改变状态(不局限于肿瘤驱动基因突变状态)采用合适恰当技术手段进行精准检测,用于:①增加诊断准确性;②识别肿瘤特异性改变的分子信号途径,选择合适的药物靶点;③区别不同基因类型的肿瘤患者,进行分子分型,增加药物使用的特异性和安全性,指导规划合理的临床治疗方案;④检测治疗分子的动态改变情况,随时调整治疗方案、改善预后评估。

肿瘤分子诊断由三个基本方面组成,即分子标志物、样本和检测方法。其中,各类肿瘤特异分子标志物的筛选、鉴别及意义判定是肿瘤分子诊断的基础。证据表明,基于生物标志物研发的肿瘤药物仅在阳性患者群体中有良好疗效。因此,预测性肿瘤生物标志物的鉴定是改善新型靶向药物临床应用疗效的必要条件。

当然,绝大多数体细胞突变和其他遗传畸变驱动的恶性肿瘤细胞具有典型的"癌基因成瘾"的特殊现象,即肿瘤细胞依赖于一个或几个基因的变异(表观修饰或基因组序列异常导致的原癌基因激活和/或抑癌基因沉默)来维持恶性表型和细胞存活。因此,在临床实践中引入对此类肿瘤驱动分子改变的鉴定,识别每个患者分子靶标的可能性,并且允许在治疗期间跟踪疾病的分子进化。通过使用这些方法,最终能够选择阻断这种致癌机制的药物,并可开发更多的个性化肿瘤靶向药物。

分子病理学分子诊断的关键是受检样本,受检样本可简单归为两大类:体液和组织样本。肿瘤分子病理诊断一般首选组织样本,包括新鲜肿瘤组织标本和石蜡包埋组织(FFPE)样本。无论是新鲜组织还是 FFPE 标本,首要原则是肿瘤细胞的病理学确认,只有检测肿瘤细胞中的体细胞突变(区别于胚系突变或种系突变),才能准确地用于分子病理诊断,具有高的评估预测价值。由于肿瘤尤其是恶性肿瘤存在高水平的转移性,其肿瘤细胞或分泌物会进入人体循环、泌尿或外分泌系统。因此,在分子诊断中,体液标本(血液、尿液、唾液、分泌物等)具有组织标本所没有的先天性优势,无创、易获取,可以很好地满足组织样本难以获取时的诊断要求。这使得体液样本的分子诊断近年来蓬勃发展,形成了体外分子诊断的一个分支,即肿瘤无创诊断技术,又称液体活检(liquid biopsy),这标志着在攻克肿瘤的道路上又前进了一大步。但该技术也尚有许多不足之处,如肿瘤细胞等受检样本的捕获、富集效率等,都是亟待解决的技术性问题。

肿瘤分子诊断是以拥有大量实验、技术逐日进步为特征的领域,其分子病理技术种类繁多。主要包括:①分子生物学技术:包括两大类,即基于 PCR 和核酸杂交的定量聚合酶链反应(qPCR)、扩增受阻突变体系 PCR(ARMS-PCR)、多重 PCR、原位杂交(ISH)、原位 RNA 测序、DNA 测序等技术手段;和基于抗体的免疫荧光组织测定,主要用于病原体的分子谱分析和细菌基因抗药性分析;②生物芯片(biochip)技术:又称微陈列(microarray)技术,含有大量生物信息的固相基质,依据基质荷载物质的不同可分为基因芯片(gene chip)、蛋白质芯片(protein chip 或 protein microarray)、细胞芯片(cell chip)、组织芯片(tissue chip)等,用于疾病检测、基因表达水平检测、基因诊断、药物筛选等。

还有一类需要单独说明的新兴技术,即高通量测序技术,主要包括下一代测序技术(NGS)和单分子测序技术。NGS 也称为第二代测序技术,是典型的高通量测序技术,大大降低了测序成本和周期。单分子测序技术也称第三代测序技术,其测序读长都可以达到几十kb 的级别,远远高于第二代测序技术。这对于无参物种的分子生物学研究大有帮助,长读长对于基因组拼接、全长基因序列的获取提供了巨大便利。

鉴于 NGS 具有通量高、灵敏性高、性价比高的特点,目前分子诊断市场上 NGS 技术盛行。尽管 NGS 和/或单分子测序是分子病理诊断的必然发展趋势,但我们也必须清醒地认识到,短时间内 NGS 等高通量技术并不会取代其他分子检测方法。肿瘤生物标志物类型多种多样,其对应的分子检测方法有多样,针对不同的需求,都有其理想的检测方法,每个平台都有着自己的优势。总之,分子诊断领域重要的是满足需求,"没有最好的技术,只有最合适的技术"。

第八节　数字病理及远程病理

传统的临床病理诊断依靠病理医生在显微镜下观察组织切片作出,随着信息技术和网络技术的发展,出现了与传统模式不同的诊断方式,病理医生在网络支持下,可以通过各种电脑、智能手机,接收并查看由传统组织切片产生的数字图像或相关网站的动态图像,从而作出病理诊断,这种新型诊断方式就是近来逐渐兴起的数字病理(digital pathology)及远程病理(telepathology)。

数字病理是一个动态的、基于图像的环境,它允许获取、管理和解释从数字化玻璃切片中生成的病理信息。远程病理学是利用网络信息技术传输病理图像(包括大体和显微图像),用于远距离诊断、会诊咨询及远程教育的病理实践,是新兴的远程医疗的一个特殊分支。数字病理与远程病理是紧密联系而又不完全相同的概念,数字病理技术与远程通信技术结合产生了新的病理诊断模式即远程病理,远程病理的实施依赖于组织切片的数字图像的创建、阅读、管理、共享、分析和解释。数字病理侧重于技术方面,远程病理则更强调病理的诊断过程。

一、远程病理的用途

1. **远程会诊**　主要解决各系统疑难少见病例的准确诊断,这是远程病理应用最早、最成熟、最普遍的领域,被国内外病理学界所广泛接受。

2. **远程初始诊断**　包括远程术中快速病理诊断和常规组织病理诊断,可以解决病理诊断医生数量及能力不足的问题。

3. **远程细胞诊断**　包括妇科液基薄层细胞和非妇科细胞学标本(涂片或细针穿刺)的细胞学诊断,由于细胞学样本容易出现细胞重叠、分布不均等情况,导致细胞数字图像难以达到诊断要求,影响其广泛使用。

4. **病理质量管理**　远程病理诊断在解决病理诊断的同时,也对远距离医疗机构的病理质量控制和保证带来极大方便。

5. **教学与培训**　数字病理资料可以实现资源共享,在线上可以满足不同地点人群的需要,完成同时阅览、共同讨论及远程教学等活动。

6. **科研**　远程数字病理资料在科研领域应用也越来越广泛,可以通过远程讨论、图像共享帮助不同领域的多个研究机构完成协作研究。

二、远程病理的数字图像模式

1. **静态图像**　即拍摄的大体标本及病理切片等的照片、图片、资料等,可以通过网络在不同用户间传输,优点是成本较低,操作方便,缺点是图片资料无法远距离实时操控,图片的拍摄、选取由发送者决定而接受者无法选择。

2. **动态非机器人图像**　又称为视屏显微镜,由不同地点的病理人员通过视频动态观察病理切片,优点是发送者与接收者可实时互动,交流方便,缺点是在缺乏现场病理医生的医疗机构难以完成。

3. **动态机器人图像**　由病理学家通过电脑驱动远处安装有数字相机与网络连接的显微镜,实时观察病理切片,优点是可实时互动交流,图像质量较好,缺点是造价高昂,系统技术复杂,对网络要求较高,维护成本较大。

4. **全切片图像**　由数字切片扫描仪对病理切片进行扫描形成数字文件,接收者收到文件后可自由选择放大倍数对全切片进行观察,优点是操作方便、快捷,图像质量好,缺点是各种数字扫描仪的图像格式、压缩格式等各不相同,对使用有一定影响。

三、远程病理系统的组成

远程病理系统由三个基本部分组成:从传统的 HE 切片获取并转换成数字图像的图像

处理系统;连接数字图像系统与远程计算机工作站的传输系统;用于病理医生诊断的远程计算机工作站。通过远程病理系统,诊断需求者上传病理资料(包括临床资料和图像资料),通过连接两地的远程通信网络传输,由病理医生读取资料并作出诊断。根据实际工作的需要,可以形成单一地点项目、一对一远程病理系统、中心性或区域性远程病理系统及多中心分布式远程病理系统等多种组织形式。

作为一种新的病理诊断方式,远程病理为解决边远、基层地区缺少病理医生,专业水平较低等病理资源短缺的问题提供了新的解决思路,但是作为临床病理学的新兴领域,远程病理尚处于起步阶段,仍有许多问题亟待解决,如:病理图像的生成、传输、储存、压缩等缺乏统一的技术标准,图像的清晰度有时难以满足阅片者的要求,各种远程病理系统之间互不兼容,远程会诊的责任分担还有待明确,等等。因此,远程病理在临床病理中的全面应用还有很长的路要走。

(王 焱)

第九章　影像诊断

第一节　概　述

　　医学影像学（medical imaging）是临床医学的重要组成部分，分为影像诊断学（diagnostic imaging）与介入放射学（interventional radiology），前者是应用医学成像技术对人体疾病进行诊断，后者是在医学成像设备引导下，利用导丝、导管等介入器材通过穿刺对人体疾病进行微创诊断和治疗。

　　自 1895 年德国物理学家伦琴（W.C. Röentgen）发现 X 线之后，X 线即被应用到人体疾病检查，从而形成了放射诊断学（diagnostic radiology），奠定了医学影像学的基础。20 世纪 40 年代开始应用超声成像（ultrasonography，USG）进行人体检查。20 世纪 50 年代 γ 闪烁成像（γ-scintigraphy）应用于人体检查。20 世纪 70 年代之后又相继出现了 X 线计算机体层成像（X-ray computed tomography，CT）、磁共振成像（magnetic resonance imaging，MRI）、单光子发射体层成像（single photon emission computed tomography，SPECT）和正电子发射体层成像（positron emission tomography，PET）等新的成像技术。除上述的体层成像以外，普通 X 线成像也发展为计算机 X 线成像（computed radiography，CR）、数字 X 线摄影（digital radiography，DR）、数字减影血管造影（digital subtraction angiography，DSA）等。这些成像技术形成了由 X 线诊断、超声诊断、CT 诊断、MRI 诊断、核医学诊断组成的影像诊断学体系，极大拓展了医学影像学的应用领域。

　　近年来，随着科学技术的进步，影像技术也得到了飞速发展，更多先进的影像设备应用于临床，如数字胃肠机、数字乳腺机、多排螺旋 CT、高场强 MRI 机、立体成像超声诊断仪、PET-CT、PET-MRI 机等，新的检查技术也不断涌现，如 CT 能谱成像（CT energy spectral imaging）、功能磁共振成像（functional MRI，fMRI）、弹性超声成像（US elastography）等，新型成像对比剂如 MRI 肝细胞特异性对比剂、超声造影对比剂等也进入临床。这些尖端设备和创新技术极大丰富了影像检查的手段，提升了影像图像质量，使得原来不易检出的微小病变、器官的功能代谢异常得以清晰显示，提高了影像诊断的准确性。

　　数字化成像技术改变了传统 X 线图像的显示、储存和传输方式，基于数字化成像技术而形成的图像存档与传输系统（picture archiving and communication system，PACS）有利于图像的保存、调取，方便了患者会诊，使远程放射学（teleradiology）成为现实。数字化成像也使计算机辅助检测和计算机辅助诊断（computer-aided diagnosis）得以实现，随着人工智能（artificial intelligence，AI）的发展，基于影像大数据的人工智能影像诊断系统已投入临床应用，辅助医生对一些特定病变进行筛查和诊断。

影像诊断是临床诊断的重要组成部分,常常起着关键性作用,其正确与否直接关系到患者是否能够得到及时、合理、有效的治疗。为了达到这一目的,应该遵循"熟悉正常影像表现、辨认异常影像表现、对于异常影像表现进行分析和归纳、结合临床资料进行综合诊断"的基本原则。

纵观影像诊断学的应用与发展,可以看出医学影像学的范畴不断扩大,诊断水平不断提高,已成为临床医学中发展最快、作用重大、不可或缺的学科之一。

第二节　X 线 成 像

一、X 线成像的基本原理

(一) X 线的产生

X 线是真空管内高速行进的电子流轰击钨靶或钼靶时产生的。X 线的产生必须有三个条件:①自由活动的电子群;②电子群的高速运行;③高速运行的电子群突然受阻。X 线发生装置主要包括 X 线管、变压器和操作台。

(二) 形成 X 线影像的基本条件

1. **X 线穿透力**　X 线应具有一定的穿透力,这样才能穿透被照射的组织结构。

2. **人体组织密度和厚度差异**　被穿透的组织结构,必须存在着密度和厚度的差异,这样,在穿透过程中被吸收后剩余下来的 X 线量,才会是有差别的。

3. **成像物质**　这个有差别的剩余 X 线,仍是不可见的,还必须经过显像这一过程,例如经 X 线片、荧屏或电视屏显示才能获得具有黑白对比、层次差异的 X 线影像。

(三) 不同密度与厚度组织与 X 线成像关系

人体组织结构是由不同元素所组成,各种组织单位体积内总元素量不同,因而有不同的密度。人体组织结构根据密度不同可归纳为三类影像:高密度的有骨组织和钙化灶等,X 线不易透过,在 X 线片上呈白色;中等密度的有软骨、肌肉、神经、实质器官、结缔组织和体液等,在 X 线片上呈灰色;低密度的有脂肪组织以及存在于鼻窦、胃肠道和肺内的气体等,X 线透过量最多,在 X 线片上呈灰黑色或黑色。

除了组织的密度外,厚度也可影响图像的灰度。厚的部分,吸收 X 线量多,透过 X 线量少,薄的部分则相反。密度与厚度在成像中所起的作用取决于谁占优势。图像的黑白是综合两者的因素后形成的。例如在胸部,肋骨密度高但厚度小,心脏密度稍低但厚度大,综合两者的密度与厚度因素,在 X 线片上心脏的影像反而比肋骨的影像白。

当机体发生病变时,组织的结构发生变化,密度或厚度发生改变,引起 X 线图像的变化,医生就根据这些变化进行分析,结合临床资料,对疾病作出诊断。

二、X 线设备与 X 线成像性能

前面所述 X 线影像是模拟图像,不便于存储、传输及图像后处理。20 世纪末,电子计算机广泛使用,出现了计算机 X 线成像(CR)和数字 X 线成像(DR)。

(一) CR 的基本原理和临床应用

CR 是将透过人体的 X 线影像记录在影像板(imaging plate,IP)上,而不是在胶片上。IP 板上的影像信息经过激光扫描读取、计算机图像处理,获得数字化图像。

　　CR 是数字化 X 线摄像,X 线影像可任意存储和传输,便于适合临床需要的图像的后处理。CR 需要使用 IP 暗盒,图像处理速度较 DR 慢。

(二) DR 的基本原理和临床应用

　　DR 采用平板探测器(flat panel detector,FPD)成像。将透过人体的 X 线信息进行像素化和数字化,再经计算机系统进行各种处理。最后转换为模拟 X 线图像。

　　DR 的优点在于所用 X 线剂量更低,提高了图像质量,具有后处理功能。同时可以大幅缩短成像时间,拍片速度更快,使用更方便。

(三) 数字减影血管造影成像基本原理和临床应用

　　1. 数字减影血管造影成像基本原理　　血管造影(angiography)时,由于血管与骨骼和软组织影像重叠,致使血管显影不清。将 X 线图像数字化,用 1 帧造影前血管内不含对比剂的图像作为蒙片,与 1 帧造影后血管内含对比剂的图像相减,使图像中代表骨骼和软组织的数字相抵消,得到有对比剂的血管的清晰影像,即为数字减影血管造影(DSA)。

　　2. 数字减影血管造影检查技术和临床应用

　　(1) 动脉 DSA:将导管插入动脉后,注入肝素使全身肝素化,将导管尖插入要查的动脉开口,摄取蒙片,然后注入对比剂,摄取不同时相的血管造影片,经计算机处理,得到 DSA 血管图像。

　　(2) 静脉 DSA:将导管插入静脉内,进行静脉造影,经计算机处理,得到 DSA 静脉血管图像。经外周静脉注入较多的对比剂,摄片,经计算机处理,得到不同时相的 DSA 血管图像。因图像质量不佳,对比剂用量大,目前临床较少应用。

三、X 线检查方法

(一) 透视

　　采用荧光增强电视系统进行隔室透视。透视的优点是可以实时了解器官的动态变化。其缺点是患者吸收的 X 线剂量大,图像的分辨率较差,不能保存,缺乏客观记录,无法进行前后对比。现在临床上应用越来越少。

(二) X 线摄影

　　不用对比剂所摄照片称为平片。其优点是分辨率高,可以观察微小病灶;能保存,有客观记录,便于会诊和复查对照。缺点是不能观察器官动态变化。

(三) 软线摄影

　　软线摄影(soft ray radiography)是采用能产生软 X 线(即平均波长为 0.07nm 的长波长 X 线)的钼靶或铑靶 X 线管的检查技术。目前已有数字化乳腺摄影机。

(四) 造影检查

　　造影检查是将对比剂引入器官内或周围间隙,使之产生人工对比,借以成像。引入的物质称为对比剂(contrast medium)。

　　1. 对比剂的分类　　按密度高低分为高密度对比剂和低密度对比剂两类。

　　(1) 高密度对比剂:又称阳性对比剂,为原子序数高、比重大的物质,常用的有钡剂和碘剂。钡剂为医用硫酸钡粉末,加水和胶配成不同类型的混悬液,主要用于食管和胃肠道造影。碘剂中的非离子型对比剂由于具有相对低渗、低黏度、低毒性的特点,临床应用广泛,但价格较贵。

　　(2) 低密度对比剂:又称阴性对比剂,最常用的有二氧化碳等。目前临床应用较少。

2. 造影方式

（1）直接引入：有口服法、灌注法、穿刺注入或导管法。

（2）间接引入：根据人体的正常生理过程，把对比剂引入人体的特定部位，然后有选择地聚集于要造影的某一器官内，使之显影。如静脉尿路造影等，这类检查不仅可以显示这些器官的形态，还可以了解它们的功能状态。

3. 造影前的准备

（1）患者的心理准备：向患者解释造影检查的过程和可能出现的情况，消除患者的恐惧心理，必要时可用镇静剂。

（2）有关脏器的准备：有的检查需要空腹，有的需要做肠道准备，有的需要服脂肪餐等。

（3）有关对比剂的准备：了解患者有无严重的心、肝、肾疾患，有无过敏史；接受非离子型对比剂之外的碘对比剂要认真做碘过敏试验，对高危患者可谨慎使用非离子型对比剂。必须指出的是，尽管碘过敏试验阴性，在造影时仍可能出现不良反应。

四、X线检查的安全性

X线穿过人体能产生电离和生物效应，若接受的剂量过大，则可能发生放射反应或放射损伤。应尽量避免不必要的X线照射，在X线检查时应注意防护，包括患者和医生。在工作中，应采取多种措施如遮盖、屏蔽、远距离、数字化技术等方法来减少X线照射量。尤其应重视对孕妇和婴幼儿的保护。

五、X线图像特点

X线图像是X线束穿透某一部分不同密度和厚度的组织结构的投影总和，因此形成的图像是穿透路径上各层投影的叠加像。另外由于X线束是从X线管向人体作锥形投射，因此产生的X线图像比实物有一定程度的放大；若物体偏离中心线，形成的图像还会有一定程度的变形或产生伴影。这些因素在诊断中应该引起足够的注意。

第三节　X线计算机体层成像

Hounsfield在1969年发明了计算机体层成像（CT），1972年用于临床，目前已广泛应用。CT是利用X线束对人体层面进行扫描，取得信息，经计算机处理而获得该层面的重建图像，是数字化成像。CT的密度分辨率明显优于X线图像，因而扩大了医学影像学的检查范围，提高了病变的检出率和诊断的准确率，大大地促进了医学影像学的发展。

一、CT成像的基本原理

CT成像包括以下三个连续过程。

1. 获得扫描层面的数字化信息　用高度准直的X线束，环绕人体一定厚度的横断层面进行扫描，由探测器（detector）接受透过该层面的X线，并转换为数字信息。

2. 获得扫描层面各个体素的X线吸收系数　将扫描层面分为若干体积相同的立方体或长方体，称之为体素（voxel）；输入计算机前的数字信息为各个扫描方向上这些体素X线吸收系数的叠加量；经过计算机处理，即可获取该扫描层面各个体素的X线吸收系数，并依原有的位置排列为数字矩阵（digital matrix）。

3. 获得 CT 灰阶图像　将扫描层面的数字矩阵,依其数值的高低赋予不同的灰阶,进而转换为黑白不同灰度的方形图像单元,称之为像素(pixel),即可重建为 CT 灰阶图像。

二、CT 设备与 CT 成像性能

CT 设备发展和更新迅速。目前,多层螺旋 CT(multi-slice spiral CT,MSCT)已成为临床应用的主流机型,包括 2 层、4 层、8 层、16 层和 64 层 MSCT。最新机型还有 256 层、320 层、双源 CT 和能谱 CT。

1. 多层螺旋 CT　与最初逐层扫描的层面扫描 CT 机不同,MSCT 采用锥形 X 线束和 Z 轴(纵轴)上多排探测器的设计,故 MSCT 亦称为多排探测器螺旋 CT(multi-detector row CT,MDCT),常简称为多排 CT。MSCT 采集的不再是某一横断层面的数字信息,而是某一段容积内的数字信息,因此也称为容积 CT(volume CT)。此外,MSCT 在扫描速度和层厚方面也有了很大改进,不但显著提高了成像的时间分辨力(time resolution),利于活动器官如心脏的成像;而且进一步提高了图像的空间分辨力(spatial resolution),使微小病变如次级肺小叶间隔的增厚都能清晰显示。

2. 双源 CT　双源 CT 是同一 CT 设备内配置 2 个 X 线管和两组探测器的 MSCT,从而进一步提高了成像的时间分辨力。此外,双源 CT 两个 X 线源用不同电压同时进行扫描也可进行 CT 能谱成像。

3. 能谱 CT　能谱 CT 是一种具备崭新能谱成像功能的 MSCT。通常 CT 成像所应用的 X 线包含不同能量的光子,为混合能量成像。在成像中,低能量光子被吸收,导致穿透后的 X 线束硬化,因此 CT 值测量不精确并产生线束硬化性伪影。能谱 CT 是在扫描过程中行两种电压(80kVp 和 140kVp)的瞬间切变,利用所获得的两组 X 线吸收系数数据,经公式计算出不同物质(如水和碘)空间分布的密度值,而该物质密度值与 X 线能量无关。其后,依据已知的各种物质(例如水和碘)不同单能量下的 X 线吸收系数,用所计算出的物质(例如水和碘)密度值,再经计算并重建出各种单能量(例如 40keV、41keV、42keV……140keV)下的 CT 图像,也可计算并重建出不同物质(例如水和碘)密度的 CT 图像。能谱 CT 对于提高图像质量、病变检出和定性诊断,以及消减线束硬化伪影(例如金属性伪影)等均有一定价值。

三、CT 检查方法

CT 检查有多种方法,在实际应用中,须根据临床具体需要进行选用。

(一) 平扫

是指不用对比剂的扫描,常规先行平扫。一些病变,例如急性脑出血、支气管扩张、肝囊肿和肾结石等,平扫即能诊断。

(二) 增强扫描

是经静脉注入对比剂后再行扫描的方法。增强扫描依对比剂注入后的扫描延迟时间和扫描次数,分为以下方法。

1. 普通增强扫描　常用于颅脑疾病的诊断。

2. 多期增强扫描　能够动态观察病变强化程度随时间所发生的变化,有利于定性诊断,主要用于腹、盆腔疾病的诊断。

3. CT 血管成像(CT angiography,CTA)　用于血管病变的诊断,例如肺动脉栓塞、主动脉夹层等。

4. **CT 灌注成像**（CT perfusion imaging，CTP）　通过分析获检器官及其病变的各种灌注参数图，能够反映毛细血管水平的血流灌注状况，属于功能成像，目前用于急性梗死性疾病诊断，也用于肿瘤性病变诊断及恶性程度评估等方面研究。

（三）CT 能谱检查

CT 能谱检查能够提供：①扫描层面的各种单能量 CT 图像；②测量各个单能量图像上同一部位组织结构或病变的 CT 值，进而获取能谱 CT 值曲线，常简称能谱曲线；③扫描层面物质（例如水和碘）密度的 CT 图像，此即物质分离技术。如此，能为病变的检查和诊断提供更多的信息。目前，能谱 CT 检查已用于提高图像的显示能力（例如门静脉的显示）、消减金属伪影和虚拟平扫（即仅行增强检查，利于物质分离技术，能够同时获得类似平扫的 CT 图像），以及病变（尤其是肿瘤性病变）的诊断与鉴别诊断的研究。

（四）图像后处理技术

螺旋 CT 获取的是容积数据，应用计算机软件，能够进行多种图像后处理，获得新的显示方式，以供观察和分析。

1. **二维显示技术**　①薄层面重组：能够提高图像的空间分辨力，有利于微小病灶的显示；②多平面重组（multiplanar reformation，MPR）：包括冠状、矢状及任意方位的图像重建，有助于确定病变位置及毗邻关系；③曲面重组（curved planar reformation，CPR）：能够整体显示弯曲走行的结构，例如冠状动脉。

2. **三维显示技术**　①最大密度投影（maximum intensity projection，MIP）：可于不同方位上整体观察高密度结构，例如增强后的血管；②最小密度投影（minimum intensity projection，minIP）：可于不同方位上整体观察低密度结构，例如支气管树；③表面遮盖显示（surface shaded display，SSD）和容积再现（volume rendering，VR）：两者均能三维显示复杂结构的全貌，立体感强，VR 技术还可赋予伪彩和透明化处理，形象逼真，主要用于立体显示心血管和骨骼系统以及与毗邻结构的关系。

3. **其他后处理技术**　包括 CT 仿真内镜（CT virtual endoscopy，CTVE）、各种结构分离技术、肺结节分析技术、骨密度分析技术、心功能分析技术和冠状动脉分析技术等。

四、CT 检查的安全性

CT 作为迄今临床常用的医学影像诊断设备，虽然有助于早期检出病变，但检查本身也存在一定的风险，安全性是非常重要的问题。

CT 作为一种无创性的影像检查，整个检查过程非常快速，通常可在数分钟内扫描完毕。部分需静脉注入碘对比剂的受检者，一般不会感到任何不适，少数受检者可有温暖或发热的感觉，一般持续 1min 左右。所注射的碘对比剂通常 24h 内就可以从体内完全排出，对人体不构成伤害。

CT 作为一种影像学检查设备，其辐射剂量问题一直受到关注。但 CT 设备的 X 线输出量是受到严格控制的，在曝光前将显示 X 线输出量，必须得到医生确认后才能扫描。尽管 CT 检查有一定的辐射损伤，通过不断优化扫描方案，其较小的辐射剂量并不会明显增加癌症的发生率，不会威胁到人体的健康。

尽管 CT 检查有一定的辐射，并有对比剂注射不适感和不良反应发生的风险，但其对病变检出、诊断和鉴别诊断的价值要远远超过这些不利因素影响。对于绝大多数病例来说，CT 是一种安全、无创的影像学检查技术。

五、CT图像特点

CT图像的主要特点:①图像上的黑白灰度反映的是正常结构的密度,这一点与X线图像特点相同,因两者的成像参数均为组织结构的密度;②常规为多幅横断层成像,组织结构影像无重叠,解剖关系明确;③图像上黑白灰度对比受窗技术影响,同一扫描层面,运用不同的窗技术,可获得不同灰度对比的图像;④增强检查改变了组织结构的密度,组织结构的密度可因碘含量不同而发生不同改变;⑤图像后处理技术改变了常规横断层的显示模式。

第四节 磁共振成像

一、MRI成像的基本原理

磁共振成像(MRI)是利用人体组织的氢原子核在强磁场中产生磁矩,接受能发生共振的特定频率的射频脉冲的能量,使磁矩的方向发生改变。射频脉冲停止,磁矩恢复到原状并释放能量。由于人体各组织的结构不同,磁矩恢复到原状的时间和释放的能量也不同,把它们转变为不同的信号通过计算机处理,形成黑白灰阶不同的磁共振图像。磁共振成像的过程较复杂,但又是理解MRI图像的基础,可分解为以下步骤。

1. **纵向磁化与T_1弛豫时间** 把人体放在MR机磁体内,人体可产生一个沿着外磁场纵轴(Z轴)方向的总磁矩,称为纵向磁化。发射90°射频脉冲后,纵向磁化消失为零。停止射频脉冲,纵向磁化逐渐恢复至原磁化量的63%,所需时间就是纵向弛豫时间(longitudinal relaxation time),亦称T_1弛豫时间,简称T_1。

2. **横向磁化与T_2弛豫时间** 发射的射频脉冲使运动的质子不再处于不同的相位,而作同步同速运动,处于同相位,质子在同一时间指向同一方向,形成横向磁化。停止射频脉冲,横向磁化逐渐消失至原磁化量的37%,所需时间就是横向弛豫时间(transverse relaxation time),亦称T_2弛豫时间,简称T_2。

3. **自旋回波脉冲序列与加权像** 两个90°射频脉冲的间隔时间为重复时间(repetition time,TR),90°脉冲与产生回波之间的时间为回波时间(echo time,TE)。使用90°脉冲,产生横向磁化,终止脉冲,横向磁化开始消失,质子失去相位一致性。在一定时间内,例如1/2回波时间,施加一个180°脉冲,使质子改向相反的方向上运动,再等1/2回波时间,质子再次接近同相位,又引起较强的横向磁化,再次出现较强的信号,这个强信号称为自旋回波。

4. **采集、处理MRI信号并重建为MRI图像** 对于反映人体组织结构T_1值和T_2值的MRI信号,经采集、编码、计算等一系列复杂处理,即可重建为MRI灰阶图像。选用短TR(小于500ms)和短TE(小于30ms)时,组织间的T_1信号强度的差别最大,形成的图像为T_1加权像(T_1 weighted imaging,T_1WI)。选用长TR(大于1 500ms)和长TE(大于80ms)时,组织间的T_2信号强度的差别最大,形成的图像为T_2加权像(T_2 weighted imaging,T_2WI)。选用长TR和短TE,所得信号既非T_1,也非T_2,反映了组织间质子密度上的差别,形成的图像为质子密度加权像(proton density weighted imaging,PDWI)。

二、MRI设备与MRI成像性能

MRI设备包括主磁体、梯度线圈、各种发射射频和接收信号的线圈以及计算机和控制台等。MRI 设备的主要指标是磁场强度,即场强,单位为特斯拉(Tesla,T)。梯度线圈改变主磁体场强,形成梯度场,有三套相应的梯度线圈,形成三维梯度场,用作选层和信息的空间定位。其他多数线圈既作为发射射频脉冲之用,又作为接收线圈。线圈越接近感兴趣区,图像质量越好。目前,临床应用的 MR 设备有高场强(1.5T、3.0T)超导型 MRI 机及低场强(0.2~0.35T)永磁型 MRI 机。

三、MRI 检查方法

MRI 检查方法的种类繁多,各具其适用范围和诊断价值,应根据检查目的进行选用。

(一)平扫检查

1. **普通平扫** 若无特殊要求,通常先行普通平扫检查。常规为横断层 T_1WI 和 T_2WI 检查,必要时辅以冠状、矢状或其他方位 T_1WI 和 / 或 T_2WI 检查。经普通平扫检查,一些病变例如肝囊肿、胆囊结石、子宫肌瘤等即可明确诊断。

2. **特殊平扫** 常用者有以下几种。

(1)脂肪抑制序列 T_1WI 和 T_2WI:应用特定的脂肪抑制序列和技术,能够明确病变内有无脂肪组织,有利于含脂肪病变例如脂肪瘤、髓脂瘤和畸胎瘤的诊断。

(2)梯度回波同、反相位 T_1WI:用于富含脂质病变例如肾上腺腺瘤、脂肪肝等病变诊断。

(3)水抑制 T_2WI:能够抑制自由水信号,利于脑室、脑沟旁 T_2WI 高信号(白影)病灶的检出。

(4)磁敏感加权成像:为一种反映组织间磁敏感性差异的特殊成像技术,能够清晰显示小静脉、微出血和病灶内铁沉积。用于脑内小静脉发育畸形、脑弥漫性轴索损伤、子宫内膜异位囊肿等病变诊断,以及恶性肿瘤病理分级的研究等。

(二)增强扫描

是经静脉注入顺磁性或超顺磁性对比剂后,再行 T_1WI 或 T_2WI 检查的方法。目前,普遍采用的对比剂是顺磁性对比剂,主要作用是缩短 T_1 值,可使 T_1WI 图像上组织与病变的信号强度发生不同程度增高,从而改变其间的信号对比,有利于病变的检出和诊断,称之为强化。MRI 增强检查依应用对比剂类型、注入后扫描延迟时间和扫描次数,分为以下方法。

1. **普通增强扫描** 常用于颅脑疾病诊断。

2. **多期增强扫描** 能够观察病变强化程度随时间所发生的动态变化,有利于定性诊断,主要用于腹、盆腔疾病及垂体微腺瘤的诊断。

(三)MRA 检查

MRA 检查主要用于诊断血管畸形,但效果通常不及 CTA。分为以下两种方法。

1. **普通 MRA 检查** 无须注入对比剂,但对于小血管显示欠佳。

2. **增强 MRA(contrast enhancement MRA,CE-MRA)** 需经静脉注入对比剂,对于血管细节尤其小血管的显示效果要优于普通 MRA。

(四)MR 水成像检查

采用长 TE 技术,获得重 T_2WI,突出水的信号,同时应用脂肪抑制技术,使含水器官清晰显影。

1. **MR 胰胆管造影(MRCP)** 可显示肝内胆管、胆总管和胰管,对梗阻性黄疸的原因和梗阻部位有很大的诊断价值。

2. MR 尿路造影(MRU) 对肾盂积水、肾功能差的患者的诊断有很大帮助,可了解肾盂积水的病因,显示梗阻的部位。

3. MR 脊髓造影、MR 涎管造影、MR 内耳迷路成像等 都具有一定的临床诊断价值。

(五) ^{1}H 磁共振波谱(^{1}H-MRS)检查

^{1}H-MRS 通常获取的是代表组织内不同生化成分中 ^{1}H 共振峰的谱线图,进而能够明确其生化成分的组成和浓度,也可依某一生化成分的空间分布和浓度转换成检查层面的伪彩图,并与普通平扫 MRI 图像叠加,以利直观分析。^{1}H-MRS 检查对脑肿瘤、前列腺癌、乳腺癌等肿瘤的诊断与鉴别诊断有很大的帮助,也用于研究其他部位肿瘤与非肿瘤性病变的鉴别。

(六) 功能磁共振成像(fMRI)检查

1. 扩散加权成像(DWI)和扩散张量成像(DTI)检查 DWI 应用广泛,除常规用于超急性期脑梗死诊断外,也用于肿瘤性病变诊断与鉴别诊断。全身性 DWI 常用于查找和诊断原发性恶性肿瘤和 / 或转移灶。此外,DWI 也已用于恶性肿瘤病理级别评估和放化疗疗效预测及监测等方面的研究。DTI 目前常用于脑白质纤维束成像,能够清晰地显示其病变所造成的移位、破坏和中断。

2. 灌注加权成像(PWI)检查 主要用于缺血性病变诊断、肿瘤性病变诊断与鉴别诊断以及肿瘤恶性程度评估的研究。

3. 脑功能定位成像 目前已用于脑肿瘤手术方案的制定,以尽可能避免损伤重要的脑功能区,也可用于致癫灶异常活动脑区的定位。此外,脑功能定位成像还用于研究正常和一些疾病如抑郁症、精神分裂症、毒品或网络成瘾者的脑功能区活动和连接状态及其异常改变。

四、MRI 检查的安全性

MRI 设备产生强磁场,需特别注意患者检查的安全性。凡属 MRI 检查禁忌者,例如置有心脏起搏器和体内有金属性(铁磁性)手术夹、支架、假体和假关节者,孕三个月以内者和幽闭恐惧者,均不能进行此项检查。此外,患者、家属和医护人员进入 MRI 检查室时,严禁携带任何铁磁性物体,例如金属夹、硬币、别针等,以及与 MRI 不相容的金属性医疗器械,否则不但影响图像质量,且有可能导致严重的人身伤害。

五、MRI 图像特点

MRI 图像的主要特点:①图像上的黑白灰度即信号强度,反映的是组织结构的弛豫时间。其中,白影为高信号,灰影为中等信号,黑影为低信号或无信号。②通常为多序列、多断层且常为横断层图像,组织结构影像无重叠。③图像上组织结构的信号强度与成像序列和技术相关,例如脑脊液在 T_1WI 图像上呈低信号,在 T_2WI 图像上则呈高信号。④图像上的黑白灰度对比受窗设置影响。⑤增强检查改变了 T_1WI 或 T_2WI 图像上组织结构的信号强度。⑥ MRA、MR 水成像、^{1}H-MRS 和 fMRI 图像改变了常规断层的显示模式。

第五节 超 声 成 像

超声(ultrasound)是指物体(声源)振动频率在 20 000 赫兹(Hertz,Hz)以上,超过人耳听觉上限的声波。超声成像是利用超声波的物理特性和人体组织声学参数进行的成像技术,并以此进行疾病诊断。当前,超声成像技术发展迅速,应用普及,超声诊断仪也从最初的 A 型超声发展到今日的 B 型、M 型、多普勒超声、三维超声等,辅助检查方法也从经食管超声、腔内超声发展到血管内超声、弹性超声、声学造影等多种技术。超声诊断是医学影像诊断的重要组成部分,而且在心血管、腹部、泌尿、妇产、神经肌肉骨骼系统等方面也都发展成为具有独自特点的专业。

一、超声成像的基本原理

(一) 超声成像的物理现象

超声诊断所用声源振动频率一般为 1~10 兆赫兹(MHz),常用 2.5~5.0MHz。超声成像的基本原理与超声波的物理特性及人体组织对入射超声波所产生的多种物理现象有关,主要有如下方面。

1. **超声场**　超声是一种机械波,发射超声波在介质中传播时其能量所达到的空间即为超声场,简称声场(又称为声束)。声场可分为近场和远场,近场声束集中,呈圆柱形,远场声束扩散,呈喇叭形。采用聚焦技术,可使聚焦区声束变细,减少远场声束扩散,改善图像分辨力。

2. **束射特性(指向性)**　超声成束发射,类似光线,符合几何光学定律(如反射、折射、聚焦、散射)。束射特性或方向性是诊断用超声首要的物理特性。

(1) 反射和折射:超声入射到比自身波长大的大界面时,会发生反射和折射(透射),包括回声反射(echo reflex)。垂直入射大界面时,回声反射强。倾斜入射时,回声反射减弱甚至消失。另外,超声界面反射非常敏感,两种介质的声阻抗(Z= 密度 × 声速)差愈大,界面反射愈强;两种介质声阻差相等,界面反射消失。

(2) 后散射(背向散射,back scattering):超声遇到肝、脾等实质器官或软组织内的细胞(包括红细胞),会发生微弱的散射波。散射波向四面八方分散,只有朝向发射源的散射信号(背向散射),才被检测到。散射波可进行组合,等频同相波迭加后能量(幅度)加强,等频反相迭加后能量减弱。

现代超声诊断仪利用大界面反射特性,能够清楚显示体表和内部器官的表面形态和轮廓;利用无数小界面后散射原理,清楚显示人体表层以至内部器官、组织复杂而且细微的结构。

3. **衰减特性**　超声在介质中传播时,因大界面反射、小界面散射、声束的扩散以及介质对超声能量的吸收等,声能逐渐减少,称为衰减(attenuation)。不同组织对超声能量吸收的程度不同,主要与蛋白质和水含量有关。在人体组织中,声能衰减程度依递减顺序为骨质与钙质、肝脾等实质组织、脂肪组织、液体。超声通过液体时几乎无衰减,而通过骨质或钙质时,则明显衰减,至其后方回声减弱或消失而形成声影(acoustic shadow)。因此,衰减到一定程度时,不能产生可被接收的反射,而能产生有效反射回声的传播距离,就是超声的穿透力。

4. **超声的多普勒效应**　当一定频率的超声由声源发射并在介质中传播时,如遇到与声源发射体(探头)做相对运动的界面,则其反射的超声频率随界面运动的情况而发生改变(称之为频移,Doppler shift),这种物理现象称为多普勒效应(Doppler effect)。频移的程度与相对运动的速度成正比。当界面朝向声源运动时,频率增高;背离运动时,则频率减低;界面运动速度越快,则频移的数值越大,反之亦然。利用超声的多普勒效应,可检测组织或血流的运动,包括方向和速度,并可判断血流是层流或湍流。

利用超声的物理特性,把反射或散射形成的回声以及超声经过不同组织的衰减信息,经接收、放大和信息处理而在荧屏上以图像或波形显示,形成声像图(ultrasonogram or echogram),此即超声成像的基础原理。

(二)超声成像的类型和显示方式

按其成像技术和显示方式不同,超声成像主要类型有 A 型、B 型、M 型、D 型及三维超声成像、超声造影等。

1. **A 型(amplitude mode)超声**　为幅度调制型,即超声示波成像,它是将回声以波的形式显示,回声强显示波幅高,回声弱显示波幅低。纵、横坐标中一个代表波幅的高低,一个代表回声的时间(即距离)。此方法为最早兴起并应用的超声成像技术,目前已很少应用。

2. **B 型(brightness mode)超声**　为辉度调制型,又称二维超声,其采用多声束对选定切面进行扫查,将回声信号以不同深度(回声时间)和辉度光点的形式显示,从而获得二维切面图像。回声信号强则图像显示的光点亮,回声信号弱则光点暗。人体组织器官在二维声像图上可分为无回声、低回声、高回声和强回声四种声学类型(表 9-1)。

表 9-1　人体组织器官声学类型

反射类型	二维超声	图像表现	组织器官
无反射型	液性暗区	无回声	尿、胆汁、囊液、血液等液体物质
少反射型	低亮度	低回声	心、肝、胰、脾等实质器官
多反射型	高亮度	高回声	血管壁、心瓣膜、脏器包膜、组织纤维化
全反射型	极高亮度	强回声,后方有声影	骨骼、钙斑、结石、含气肺、含气肠管

3. **M 型(motion type)超声**　类似二维超声成像方式,亦属于辉度调制型显示。所不同的是采用单声束扫查,获取活动器官某一部位回声,并在横坐标方向上加入慢扫描波,使回声光点沿水平方向移动。如此可在某一段时间内获得采样部位不同深度组织回声随时间变化的曲线,即距离 - 时间曲线。在 M 型声像图上,横坐标代表慢扫描时间,纵坐标代表回声时间(即被测结构所处的深度位置)。

4. **D 型(Doppler)超声**　亦称多普勒超声,包括频谱多普勒超声和彩色多普勒血流成像(color Doppler flow imaging,CDFI)等,可无创观察人体血流及组织运动的速度、方向等。

(1)频谱多普勒超声:是根据多普勒效应,提取超声声束在传播途径中各个活动界面所产生的频移。图像以频谱方式显示,其中纵坐标表示频移的数值(以速度表示),横坐标代表时间。朝向探头侧的频移信号位于基线上方,而背向探头者则在基线下方。频谱多普勒包括脉冲多普勒、连续多普勒和高脉冲重复频率多普勒,前两者较常用。

(2)彩色多普勒血流成像(CDFI):是利用多普勒效应,提取二维切面内所有频移回声,并用彩色编码技术叠加在相匹配的二维声像图上。CDFI 图像通常以红、蓝、绿三色体现血流多普勒频移,其中朝向探头的血流以红色表示,背向探头者以蓝色表示,湍流方向复杂多变,呈五彩镶嵌或绿色。血流速度快者,色彩鲜亮,慢者则暗淡。

二、超声设备与超声成像性能

(一)超声设备

超声设备主要由换能器(常称为探头)、主机和信息处理系统、显示和记录系统组成。

换能器(探头)兼有超声波发射和回声接收功能。探头种类较多,主要为电子扫描探头,包括线阵型、凸阵型和相控阵型;依频率,可分为单频型、变频型、宽频型和高频型。根据临床用途,还可分为体表探头、体腔探头(如经食管探头、经直肠探头、经尿道探头、经阴道探头、胃镜探头、腹腔镜探头等)、血管内探头、心内探头、术中探头等,这些种类探头各有不同使用范围。探头是超声仪器的重要部件,使用时应避免探头摔打、牵拉导线,用不带腐蚀性的清洁剂擦拭探头残余耦合剂。

主机和信息处理系统负责设备运转,包括超声波的发射、接收、信息采集和处理。

显示和记录系统用于实时显示图像和资料保存,由显示屏(荧屏)、打印机、照相机、录像装置组成。

目前,临床上应用的超声诊断仪主要有如下两种类型。

1. 常规 B 型超声诊断仪　主要用于二维灰阶超声检查,兼有 M 型和频谱多普勒超声功能。

2. 彩色多普勒超声诊断仪　除可进行 CDFI 检查外,还具备二维灰阶超声、M 型和频谱多普勒超声检查功能。

先进的机型还配有多种新技术软件,可进行静态和动态三维成像、超声造影、声学定量及超声弹性成像等多种新技术检查。

(二)超声成像性能

1. 超声成像的主要优势　①超声波属于机械波,无放射性损伤,检查的安全性高;②超声检查能够实时动态显示器官运动功能和血流动力学状况及其异常改变,且可实时进行身体各部位的断面成像,因而能够同时获取功能和形态学方面的信息,有利于病变的检出和诊断;③超声检查便捷,易于操作,且可及时获取检查结果;检查费用也相对低廉,可在短期内对病变进行反复多次检查;④超声设备较为轻便,不但能对危急症患者进行床边检查,且可用于术中检查。

2. 超声检查的局限性　①超声检查时,由于骨骼和肺、胃肠道内气体对入射超声波的全反射,而影响了成像效果,限制了这些部位超声检查的应用范围;②超声检查显示的是局部断面图像,一幅声像图上难以显示较大脏器和病变的整体的空间位置和构型,三维超声技术可部分解决此问题;③超声检查结果的准确性除了与设备性能有关外,在很大程度上依赖于操作医师的技术水平和经验。

三、超声检查方法

(一)二维超声检查

二维超声即 B 型超声检查,能够实时动态清晰显示脏器形态、解剖层次及毗邻关系,以及血管和其他管状结构的分布,是目前应用最为广泛的超声检查方法。主要用于检查腹盆腔脏器、浅表器官、心脏、大血管和四肢血管,以及肌肉骨关节系统等。

(二)M 型超声检查

M 型超声主要用于检查心脏和大血管。通过评估距离 - 时间曲线,可以检测房室和主动脉径线、左右室壁和室间隔厚度、瓣膜运动幅度和速度以及左右室收缩功能等。

(三)D 型超声检查

1. 频谱型多普勒超声检查　能够获取组织和器官结构及病变的血流信息,包括血流方向、速度、性质、压力阶差等,可对心脏、血管和脏器病变的血流进行定性和定量分析。

2. 彩色多普勒血流成像（CDFI） 能够直观显示心脏、血管和脏器的血流状况，通过色彩改变可敏感地发现异常血流，但不能进行精确的定量分析。

3. 彩色多普勒能量图（CDE） 显示信号的动态范围广，能有效显示低速血流，为末梢血流、肿瘤滋养血管和某些部位血流灌注提供重要信息。

4. 组织多普勒成像（TDI） 通过特殊方法提取心肌运动所产生的多普勒频移信号进行分析、处理和成像，可对心肌运动进行定性和定量分析。

（四）超声成像的新技术

1. 超声造影（contrast-enhanced ultrasound imaging） 原理是人为向血液内注入与血液声阻抗值截然不同的介质（微气泡），致血液的散射增强，呈云雾状回声，从而为疾病的超声诊断提供新的信息。

2. 声学定量（acoustic quantification，AQ） 可实时自动检测血液与组织界面，主要用于心功能评估。应用 AQ 原理，还可获得不同时相心内膜运动不同色彩的编码图，即彩色室壁动态分析图，用于检测室壁运动异常。

3. 斑点追踪超声心动图 是利用分析软件，自动追踪感兴趣区内斑点在整个心动周期的位置，用于定量评估心肌各节段的收缩与舒张功能。

4. 三维超声 分为静态和动态三维超声，均为利用二维图像数据经软件处理重建的三维图像，能够立体显示脏器空间位置关系、心内缺损大小等。

5. 超声弹性成像 是利用弹性力学、生物力学原理，结合超声成像技术，通过数据处理以反映体内组织的弹性模量等力学属性的差异，目前已用于腹部、浅表器官等多个领域疾病的诊断和鉴别诊断。

四、超声检查的安全性

医用超声的作用原理，简单来讲是将超声发射至人体组织，利用其相互作用，达到医疗上的目的。超声的强度即声强（intensity），是描述超声能量大小的一种物理量，即超声束在单位时间通过单位横截面积的超声能，用 W/cm^2 表示。因目的不同而有很大的差异。超声检查的平均功率多在 $10mW/cm^2$ 以内，最大不超过 $100mW/cm^2$ 即 $0.1W/cm^2$。超声的强度在 $0.1W/cm^2$ 以下时，不引起明显的生物效应，对人体是无害的。在 $0.1W/cm^2$ 以上时，会引起人体组织功能性的以至器质性的变化，由此而产生治疗作用。器质性改变又分为可逆性和非可逆性的，一般 $3W/cm^2$ 以上的超声强度对某些组织可产生非可逆性的器质性变化，如超声碎石、超声加热治癌、超声减肥、超声手术刀等。

因此，临床超声检查与其他成像技术相比较，具有很高的安全性。然而，超声属于机械波，可产生热效应、空化效应等生物学效应。为了表达超声的热效应和空化效应，近年来采用热指数（thermal index，TI）和机械指数（mechanical index，MI）两个参数。

临床超声检查安全应用原则是，尽可能采用最低的输出功率，尽可能减少扫查时间，尤其是眼部和胎儿超声扫查。

五、超声图像特点

1. 二维声像图的主要特点 ①是超声实时成像中所记录的身体各部位任意方位的二维切面图；②图像由从黑至白不同灰度的光点组成，代表组织结构回声的弱与强；③图像的显示范围受限，一幅图像不能整体显示较大的脏器和病变；④声学造影检查改变了图像上的组织结构回声。

2. M型声像图的主要特点　①图像是以多条距离-时间曲线表示运动器官（心脏、大血管）的多层界面回声；②图像记录了运动器官（心脏、大血管）在一段时间的运动幅度和速度。

3. D型声像图的主要特点

（1）频谱多普勒声像图的主要特点：①图像是以频谱方式显示，峰高即差频数值和在基线上方或下方位置反映的是血流速度和方向；②图像上实时记录了某一段时间内的血流信息。

（2）CDFI声像图的主要特点：①图像上的不同颜色的彩色信号代表血流方向，色彩的亮度反映的是血流速度；②为实时成像中所记录某一时相的血流动力学信息。

上述不同类型声像图的特点常作为识别它们的主要依据：①识别二维声像图：是由不同灰度光点组成的二维切面图像，图像上通常标有扫查部位和方向，②识别M型声像图：图像上显示多条呈水平走向的曲线即距离-时间曲线，纵坐标有距离单位标识，横坐标有慢扫描速度单位标识；③识别频谱多普勒声像图：图像是以不同波峰组成的频谱方式显示，纵坐标有差频（血流速度）单位标识，横坐标有记录速度标识；④识别CDFI声像图：具有识别二维声像图要点，在二维图像上叠加有反映血流动力学信息的彩色信号。

（吕康泰　王蔚蔚）

第六节　核医学成像

一、核医学的概念和成像基本原理

核医学（nuclear medicine）即放射性核素成像（radionuclide imaging），是利用放射性核素诊断和治疗疾病的学科。

核医学成像基本原理是通过医学成像设备，利用放射性药物（放射性核素标记过的显像剂）在正常与异常组织器官分布不同的特性，对放射性核素释放的射线进行探测和记录，通过重建形成图像来诊断疾病的影像技术。疾病状态的人体生理、代谢出现异常，往往早于解剖、结构的变化，故能较早发现疾病。

二、核医学成像设备与技术

核医学成像主要包括单光子发射体层成像（SPECT）和正电子发射体层成像（PET）。核医学成像技术灵敏度高，可定量，已成为分子影像学（molecular imaging）研究领域的重要组成部分。随着图像融合技术的发展，将显示功能和代谢成像的核医学成像设备与显示解剖成像为主的CT和MRI机结合在一起，出现了SPECT-CT、PET-CT、PET-MRI，成为医学影像学发展的重要趋势。

三、核医学成像的主要应用

1. 脏器功能测定　脏器会选择性吸收或排泄特定的药物，通过测定该放射性药物在靶器官中吸收或排泄的情况来判断脏器功能。甲状腺核素显像：利用 ^{131}I 测定甲状腺摄碘离子的数量和速度,检查甲状腺功能状态。肾脏核素显像:外周静脉团注 ^{131}I- 邻碘马尿酸,用核医学显像仪器同时记录两侧肾区放射性计数变化曲线,以检查两侧肾脏血流情况、肾小管分泌功能和输尿管通畅程度。

2. 肿瘤鉴别与定位　肿瘤组织生长迅速、代谢旺盛,特别是葡萄糖酵解速率增高,代谢显像是早期诊断恶性肿瘤最灵敏的方法之一。SPECT 或 PET 检查代谢明显增高往往提示恶性病变,而无代谢增高则提示良性病变可能性大。通过全身 SPECT 或 PET 扫描,可以及时发现肿瘤转移灶或为不明原因的转移性肿瘤寻找原发病灶。

3. 心血管疾病　心肌存活的研究已成为近年来的研究热点。PET-CT 心肌代谢显像是目前判断心肌细胞活性最准确的方法,可以帮助确定坏死心肌,鉴别可逆性缺血心肌,对介入治疗、冠状动脉搭桥术有重要的指导作用,能提高冠状动脉搭桥手术的成功率,并对术后心功能恢复情况进行预测。

4. 神经系统疾病　PET-CT 脑代谢显像能准确了解正常情况下和疾病状态下的神经细胞活动和代谢变化,以及不同生理条件刺激和思维活动状态大脑皮质的代谢情况,可用于诊断神经退行性疾病(阿尔茨海默病、帕金森病、亨廷顿病等)、脑血管疾病、肿瘤性疾病、炎症性疾病等。

第七节　不同成像技术和检查方法的比较及综合应用

一、不同成像技术和检查方法的比较

不同成像技术,不但在检查的易行性、检查的时间、安全性和费用等方面有明显不同,更重要的是对于不同系统和解剖部位病变的检出和诊断能力也有很大差异。例如,在中枢神经系统,X 线检查的密度分辨力低,加之组织结构影像的重叠干扰,因而价值有限,已基本不再使用;超声检查由于颅骨对超声波的全反射,应用受到限制;CT 和 MRI 检查则分别具有高的密度分辨力和软组织分辨力,已成为目前中枢神经系统检查中广泛应用的技术。又比如在乳腺,X 线检查几乎无邻近结构影像的重叠影响,能清楚显示腺体结构异常,能尤为敏感地发现乳腺癌特征表现之一的微小钙化,是目前乳腺疾病首选和主要的检查技术;超声检查也能确切发现乳腺结构异常,并能反映病变的血流和弹性状况,同样为乳腺疾病的重要检查技术;CT 检查对乳腺病变并不能提供有价值的诊断信息,仅用于检查乳腺癌的转移灶;MRI 检查的软组织分辨力高,且可进行 DWI 和动态增强扫描(dynamic contrast enhancement,DCE)等检查,主要用于乳腺疾病的鉴别诊断。以上示例说明,不同成像技术适用范围和诊断能力的差异,除了与各种成像技术的成像原理及成像性能密切相关外,还取决于不同系统和解剖部位组织结构的差异。

同一种成像技术,还包括不同的检查方法。这些检查方法不但操作技术有明显不同,而且适用范围和诊断能力同样有很大差别。例如,急性脑血管病属于中枢神经系统疾病,需选用 CT 或 MRI 检查,但在超急性期脑梗死时,常规 CT 或 MRI 不能发现病灶,需进一步选用 CT 灌注检查或 MRI 的 DWI 检查,方能发现病灶和明确诊断。因此,不同检查方法各具适用范围和应用价值,当对某一系统和解剖部位确定所用成像技术后,还要根据临床拟诊情况和/ 或常规影像检查表现,进一步选用适宜的检查方法,以反映病变的特征。

二、不同成像技术和检查方法的综合应用

当前,医学影像技术发展迅速,已形成了包括 X 线、CT、超声和 MRI 在内的多种成像检查体系。这些成像技术基于的成像原理不同,各具其优势和不足,因而在临床上有不同的适用范围和应用价值。

1. **X 线检查的临床应用**　普通 X 线摄影适用于检查:①具有良好自然密度对比的器官和部位所发生的病变,例如胸部、骨关节和乳腺疾病;②能够与周围结构产生明显密度对比的病变,例如胆系和泌尿系统阳性结石、游离气腹和肠梗阻等。X 线造影方法主要用于检查消化道、泌尿系统和心血管系统疾病。

2. **CT 检查的临床应用**　CT 检查的密度分辨力高,易于发现病变,临床上应用广泛,适用范围几乎涵盖了人体各个系统和解剖部位,其中包括中枢神经系统、头颈部、胸部、心血管系统、腹盆部以及骨骼肌肉系统等。

3. **超声检查的临床应用**　超声检查易行、无辐射且为实时动态成像,适用范围广,主要用于:①眼部、颈部、乳腺、腹盆部和肌肉软组织等疾病检查;②心脏和四肢血管疾病检查,且为主要影像检查技术;③病变穿刺活检、抽吸引流等,并为主要定位方法;④术中寻找小病灶和明确毗邻关系。

4. **MRI 检查的临床应用**　MRI 检查的软组织分辨力高,易于发现病变并显示特征,且能行 MRS 和多种功能成像检查。临床上主要用于:①中枢神经系统、头颈部、乳腺、纵隔、心脏大血管、腹盆部、肌肉软组织及骨髓等疾病检查,并对 X 线、CT 和超声检查未能发现的病变,例如乳腺肿块、肝脏肿块和肾上腺病变等,进行诊断与鉴别诊断;②检出 X 线、CT 和超声检查难以或不能发现的病变,例如脑内微小转移瘤、骨挫伤、关节软骨退变和韧带损伤等。此外,fMRI 也常用于疾病的早期诊断与鉴别诊断,例如应用 DWI 检出超急性期脑梗死、鉴别脑转移瘤与脑脓肿,应用 MRS 诊断前列腺癌并与良性前列腺增生鉴别等。

三、影像检查的申请

临床各学科医师在日常诊疗过程中,申请影像检查是一项重要的工作内容。熟悉并掌握申请影像检查的要点不但有利于充分、合理地应用这一医疗资源,更重要的是通过影像检查能使疾病获得及时、准确诊断,具有非常重要的临床意义。这些要点包括:申请检查目的明确,并确认适宜影像学检查;合理选择成像技术和检查方法;正确填写申请单。

(一)申请检查目的明确并确认适宜影像学检查

临床医师申请影像检查以进行疾病诊断时,有着不同的目的和要求,主要包括:①对于临床表现类似而难以鉴别的疾病,进行影像检查,常能明确病变的性质和类型。例如,临床考虑为胸痛三病症(急性心肌缺血、主动脉夹层和肺动脉栓塞)时,申请胸部 CTA 检查,有助于其鉴别。②怀疑某一疾病,借助影像检查,以印证或除外这一病变。例如,当患者有全程肉眼血尿并腹部肿块而疑为肾肿瘤时,申请腹部超声检查,以进一步明确诊断。③对于已确诊的疾病,欲通过影像检查进一步明确病变的位置、大小、范围和分期。④在疾病的发生和发展过程中,随诊影像检查,可观察病变变化,有助于最终诊断,亦可评估治疗效果。⑤对于易发某一疾病的高危人群或家族成员,定期行影像学检查,利于疾病的早期发现和治疗。⑥健康查体时,影像检查为主要项目之一。

申请影像检查时,除需有明确的检查目的外,还要认真考虑其是否适宜影像学检查,这

一点很重要,因为影像学检查并非对所有疾病诊断均能提供有价值的信息。一些疾病,例如急性上呼吸道感染、功能性消化不良、心肌炎等,经临床和相关实验室检查,常能明确诊断,而影像学检查可无异常表现,则此部分疾病不宜行影像检查。此外,还有一些疾病,例如窦性心律失常、急性肝炎、缺铁性贫血等,影像学检查虽有一些异常表现,但所提供的信息无助于疾病的最终诊断,因而这些疾病也不宜行影像检查,不仅达不到诊断目的,延误了诊断时间,而且会增加患者的经济负担,浪费医疗资源。

(二) 合理选择成像技术和检查方法

在明确检查目的并确认适宜影像检查后,必须进一步合理选择成像技术和检查方法。这一选择非常重要,因为对于不同疾病,不同成像技术和检查方法的诊断价值和限度各异。合理选择成像技术和检查方法,应遵循以下原则。

1. 选择诊断价值高的成像技术和检查方法 对于临床拟诊的某一疾病,首先应选择对该疾病检出敏感且能显示出特征性表现(即诊断价值高)的成像技术和检查方法。例如,患者突发昏迷并有脑膜刺激征,临床初步诊断为急性蛛网膜下腔出血,应选择对该病检出敏感且能显示出特征性表现的头颅 CT 平扫检查;若患者有心房颤动病史,突发意识不清,疑为急性脑动脉栓塞时,则应选择头颅 MRI 检查,并包括对超急性期脑梗死检出敏感的 DWI 序列。

2. 选择无创或微创的成像技术和检查方法 在一些疾病,不同的成像技术和检查方法均有可能明确诊断,此时应选择无创或微创性检查,必要时再选择有创性检查。例如,经 CT 平扫或腰穿确诊的急性蛛网膜下腔出血,根据患者的年龄、病史疑为脑动脉瘤破裂所致时,应首选微创的头颅 CTA 检查,多能明确脑动脉瘤的位置、大小、瘤颈和载瘤动脉等;若 CTA 未发现病变,则可进一步选择有创性全脑 DSA 检查,以明确诊断。

3. 选择易行、费用低的成像技术和检查方法 在疾病影像检查时,应尽可能选择易行、费用低的成像技术和检查方法。例如,对于胆囊结石和胆囊炎,通常超声检查即可明确诊断,而无须选择费用较高的 CT 或 MRI 检查。

4. 选择安全性高的成像技术和检查方法 不同成像技术和检查方法多涉及检查的安全性,选择时需特别注意。例如,孕妇应禁行 CT 检查,早孕者也不宜行 MRI 检查;肾功能受损者则应慎用含碘对比剂行增强 CT 检查;置有心脏起搏器或体内有铁磁性置入物者,则禁用 MRI 检查。诸如此类安全性问题,在选择成像技术和检查方法时必须予以足够的重视。

合理选择成像技术和检查方法的总体原则为:在保证检查安全性的前提下,优先选择诊断价值高且尽可能无创或微创、易行和费用低的成像技术和检查方法。

(三) 正确填写影像检查申请

正确填写影像检查申请具有非常重要的意义,甚至关系到影像诊断的正确与否。申请通常包括以下内容,必须认真、准确逐项填写,不应有遗漏。

1. 一般资料 包括患者的姓名、性别、年龄、就诊科室、门诊或住院号、病室和床号等。其中有些信息,如年龄、性别等很重要。其他项目也需准确填写,以防止差错发生。

2. 临床资料 认真、详细填写患者的主诉、病史、症状和体征等临床资料是非常重要的。影像诊断的基本原则之一是结合临床资料进行综合诊断。这些资料所提供的信息,均可对最终影像诊断产生影响,甚至可能改变最初基于影像学表现所作出的考虑。例如,CT 增强检查时,肝脏内多发环形强化病灶有可能为多发肝脓肿或多发囊性转移瘤,此时参考临床资料包括患者有无发热、有无原发恶性肿瘤病史等,对其鉴别有重要价值。详细提供实验室检查与其他辅助检查结果也很重要。例如,肾上腺各种功能性腺瘤和非功能性腺瘤多具有相似的影像学表现,其鉴别主要依赖肾上腺功能的各种实验室检查结果。

由于影像医师进行疾病诊断时,需要获取有关疾病的详细临床资料,因此认真填写这部分资料,无疑有助提高最终影像诊断的准确率。反之,草率、不准确填写,甚至不提供必要的临床资料,将可能导致影像诊断的误诊或漏诊。

3. **临床初步诊断和检查目的** 这部分内容对影像诊断也十分重要,其将引导影像诊断医师对图像进行重点观察和分析,同时也是最终影像诊断的重要参考依据。

4. **检查部位、成像技术和检查方法** 检查部位填写需准确、无误,且要与临床资料及临床初诊内容相匹配,切不可相互矛盾。例如,临床资料栏目填写的是有关肺部感染的症状和体征,而检查部位却填写为腹部,如此失误将导致不必要的影像检查,甚至引起医疗纠纷。有关成像技术和检查方法的选择原则如前所述,此处不再赘述。

第八节 图像存档、传输系统和信息放射学

一、图像存档与传输系统

图像存档与传输系统(PACS)是一种科技含量高、实际应用价值极大的复杂系统,其将数字化成像设备、高速计算机网络、海量存储设备和具备后处理功能的影像诊断工作结合起来,完成对医学影像信息的采集、传输、存储、后处理及显示等功能,使得图像资料得以有效管理和充分利用。PACS可用于诊断、管理、教学科研及质控等方面。

二、信息放射学

在放射信息领域,除了PACS系统外,还包括放射信息系统(RIS)和远程放射学。放射信息系统(RIS)主要用于医院的影像学科,负责并完成所有非图像存储与传输的工作内容,即PACS主要处理图像数据,而RIS主要处理文本信息,如登记预约、收费统计、患者核对与查询、权限设置等。远程放射学可以充分利用区域性大型医院的医学影像资源(设备资源和专家资源),扩大医学影像服务的范围。特别是一些缺少高年资影像医师的边远地区医院,医学图像可上传至区域性大型医院,利用其专家优势,不但可及时获得正确的影像诊断,而且有助于提高这些边远地区医院影像医师的诊断水平。

第九节 中枢神经系统

一、影像检查技术
(一)平片
头颅及脊柱平片常规应包括正、侧位片,以显示骨质。该方法简单、经济、无痛苦。
(二)脑血管造影
DSA使血管系统显影,借以了解血管本身的情况;主要用于诊断脑动脉瘤、血管发育异常和血管闭塞等病,并了解脑肿瘤的供血动脉。

(三) CT 检查

1. **平扫**　主要用横断面,有时加用冠状面。

2. **增强扫描**　增强扫描是指经静脉给予水溶性碘对比剂后再行扫描,使病变组织与邻近正常组织间的密度差增加,从而提高病变显示率。

(四) MRI 检查

MRI 能够较好地显示各组织器官的解剖结构,尤其在中枢神经系统方面,能清楚地区分灰、白质,可与解剖标本相媲美。脊髓 MRI 以矢状面为主,辅以横断面和冠状面,可全面地观察脊髓的解剖和病变,以确定病变部位与周围组织的关系。常规用自旋回波序列 T_1WI 和 T_2WI,需要时用二乙烯三胺五乙酸钆(Gd-DTPA)增强扫描。还可做各种功能性检查。

在中枢神经系统的诊断方面,MRI 已成为神经系统影像学检查的首选方法。MRI 对比剂的应用使得 MRI 的优越性更加明显,主要用于以下几个方面:①肿瘤的定性诊断及鉴别诊断;②肿瘤和水肿组织的鉴别诊断;③脑脱髓鞘病变的早期诊断;④有助显示微小病灶、微小听神经瘤、垂体微腺瘤等;⑤可直接显示某些脑血管病变。

二、正常影像表现

(一) 颅脑正常影像表现

1. **X 线**　颈动脉 DSA 检查,正常脑血管造影的动脉期,颈内动脉经颅底入颅后,先后发出眼动脉、脉络膜前动脉和后交通动脉。终支为大脑前、中动脉:①大脑前动脉的主要分支依次是额极动脉、胼缘动脉、胼周动脉等;②大脑中动脉的主要分支依次是额顶升支、顶后支、角回支和颞后支等。这些分支血管多相互重叠,结合正侧位造影片容易辨认。正常脑动脉走行迂曲、自然,由近及远逐渐分支、变细,管壁光滑,分布均匀,各分支走行较为恒定。

2. **CT**

(1) 平扫

1) 颅骨:颅骨为高密度,颅底层面可见低密度的颈静脉孔、卵圆孔、破裂孔等。鼻窦及乳突内气体呈极低密度。

2) 脑实质:分大脑额、颞、顶、枕叶及小脑、脑干。皮质密度略高于髓质,分界清楚。大脑深部的灰质核团密度与皮质相近,在髓质的对比下显示清楚。

3) 脑室系统:包括双侧侧脑室、第三脑室和第四脑室,内含脑脊液,为均匀水样密度。双侧侧脑室对称,分为体部、三角区和前角、后角、下角。

4) 蛛网膜下腔:包括脑沟、脑裂和脑池,充以脑脊液,呈均匀水样低密度。脑池主要有鞍上池、环池、桥小脑角池、枕大池、外侧裂池和大脑纵裂池等,其中鞍上池在横断位上表现为蝶鞍上方星状低密度区,多呈五角或六角形。

(2) 增强扫描

1) 常规增强检查:正常脑实质仅轻度强化,血管结构、垂体、松果体及硬脑膜显著强化。

2) CTA 检查:脑动脉主干及分支明显强化,MIP 上所见类似正常脑血管造影的动脉期表现。

3) CT 灌注检查:可获得脑实质各种灌注参数图,其中皮质和灰质核团的血流量和血容量均高于髓质。

3. MRI

（1）普通平扫

1）脑实质：脑髓质组织结构不同于皮质，其 T_1 和 T_2 值较短，故 T_1WI 脑髓质信号稍高于皮质，T_2WI 脑髓质信号则稍低于皮质。脑内灰质核团的信号与皮质相似。

2）含脑脊液结构：脑室和蛛网膜下腔含脑脊液，信号均匀，T_1WI 为低信号，T_2WI 为高信号，水抑制 T_2WI（FLAIR）呈低信号。

3）颅骨：颅骨内外板、钙化和脑膜组织的水和氢质子含量很小，T_1WI 和 T_2WI 均呈低信号。颅骨板障和颅底骨内黄骨髓组织在 T_1WI 和 T_2WI 上均为高信号。

4）血管：血管内流动的血液因"流空效应"在 T_1WI 和 T_2WI 上均呈低信号；当血流缓慢时，则呈高信号。

（2）增强扫描：脑组织的 MRI 强化表现与 CT 增强表现相似。

（3）MRA 检查：表现类似正常脑血管造影所见。

（4）^{1}H-MRS 检查：正常脑实质在 ^{1}H-MRS 的谱线上，位于 2.02ppm 的 *N*- 乙酰天门冬氨酸（NAA，为神经元标志物）峰要显著高于 3.2ppm 的胆碱复合物（Cho，参与细胞膜的合成和代谢）峰和 3.03ppm 的肌酸（Cr，为脑组织能量代谢物）峰。

（5）DWI 和 DTI 检查：在 DWI 上，正常脑实质除额极和岛叶皮质、内囊后肢和小脑上脚可呈对称性略高信号外，其余部分均为较低信号，无明显高信号区。此外，还可通过计算，获取脑实质各部水分子运动的量化指标即表观扩散系数（apparent diffusion coefficient，ADC）值以及重组的 ADC 图。在 DTI 上，可见用不同色彩标记的不同走向的白质纤维束，纤维束成像则可显示其分布和走向。

（6）PWI 检查：表现类似正常脑 CT 灌注检查所见。

（二）脊髓正常影像表现

1. X 线

（1）脊椎平片：脊椎平片能显示脊髓的骨性椎管。正位片上，两侧椎弓根对称，各个相邻上、下椎弓根内缘连线即代表骨性椎管的两侧壁，其平滑、自然相续；侧位片上，椎体后缘连线则代表骨性椎管的前壁，屈度平滑自然，与脊椎屈度一致。

（2）脊髓血管造影：可清楚显示脊髓的多支供血动脉及其分支，其中呈"发卡样"走行的最粗一支供血动脉为 Adamkiewicz 动脉。

2. CT

（1）骨性椎管：横断位适于观察椎管的大小和形状：①在椎弓根层面上，由椎体后缘、椎弓根、椎板和棘突围成一个完整的骨环；②在椎间盘及其上、下层面，椎体与椎板并不相连，其间即为椎间孔，有脊神经和血管通过。

（2）椎管内软组织：硬膜囊位于椎管内，呈圆形或卵圆形，周围可有脂肪性低密度间隙；脊髓和硬膜囊均呈中等密度。

3. MRI　在正中矢状位 T_1WI 上，正常脊髓呈带状中等信号，边缘光整、信号均匀，位于椎管中心，前后有低信号的蛛网膜下腔内脑脊液衬托；旁矢状位上，椎间孔内脂肪呈高信号，其内圆形或卵圆形低信号影为神经根。正中矢状位 T_2WI 上，脊髓仍呈中等信号，而蛛网膜下腔内脑脊液呈高信号。横断位上，清楚显示脊髓、脊神经及与周围结构的关系。MR 脊髓造影（MRM）能够清楚显示高信号的脊蛛网膜下腔内脑脊液和走行其中的低信号脊髓和脊神经，以及向前外走行呈高信号的脊神经根鞘。

三、基本病变表现

(一) 颅脑基本病变表现

1. X 线　脑血管 DSA 检查:脑血管单纯性狭窄、闭塞常见于脑动脉粥样硬化;脑血管局限性突起多为颅内动脉瘤;局部脑血管异常增粗、增多并迂曲为颅内动静脉畸形的表现;脑血管受压移位、聚集或分离、牵直或扭曲见于颅内占位性病变。

2. CT

(1) 平扫

1) 密度改变:①高密度病灶:见于新鲜血肿、钙化和富血管性肿瘤等;②等密度病灶:见于某些肿瘤、血肿吸收期、血管性病变等;③低密度病灶:见于某些肿瘤、炎症、梗死、水肿、囊肿、脓肿等;④混杂密度病灶:为各种密度混合存在的病灶,见于某些肿瘤、血管性病变、脓肿等。

2) 脑结构改变:①占位效应:为颅内占位性病变及周围水肿所致,表现为局部脑沟、脑池、脑室受压变窄或闭塞,中线结构移向对侧;②脑萎缩:可为局限性或弥漫性,皮质萎缩显示脑沟和脑裂增宽、脑池扩大,髓质萎缩显示脑室扩大;③脑积水:交通性脑积水时,脑室系统普遍扩大,脑池增宽;梗阻性脑积水时,梗阻近侧脑室扩大,脑沟和脑池无增宽。

3) 颅骨改变:①颅骨本身病变:如外伤性骨折、颅骨炎症和肿瘤等;②颅内病变累及颅骨:如蝶鞍、内耳道或颈静脉孔扩大以及局部骨质增生和/或破坏,常见于相应部位的肿瘤性病变。

(2) 增强扫描

1) 增强检查:病变呈不同形式强化。①均匀性强化:见于脑膜瘤、转移瘤、神经鞘瘤、动脉瘤和肉芽肿等;②非均匀性强化:见于胶质瘤、血管畸形等;③环形强化:见于脑脓肿、结核瘤、胶质瘤、转移瘤等;④无强化:见于脑炎、囊肿、水肿等。

2) CTA 检查:异常表现与 DSA 检查所见类似。

3) CT 灌注检查:脑血流量减低、血容量变化不明显或增加、平均通过时间延长且范围与脑血管供血区一致,为脑缺血性疾病表现;局灶性脑血流量和血容量均增加,常见于脑肿瘤。

3. MRI

(1) 普通平扫:病变的信号变化与其性质和组织成分相关,脑结构改变的表现和分析与 CT 相同。

1) 肿块:一般肿块含水量高,T_1WI 上呈低信号,T_2WI 上呈高信号;脂肪类肿块 T_1WI 和 T_2WI 上均呈高信号;含顺磁性物质的黑色素瘤 T_1WI 上呈高信号,T_2WI 上呈低信号;钙化和骨化性肿块,则 T_1WI 和 T_2WI 上均呈低信号。

2) 囊肿:含液囊肿 T_1WI 上呈低信号,T_2WI 上呈高信号;而含黏蛋白和类脂性囊肿,则 T_1WI 和 T_2WI 上均呈高信号。

3) 水肿:脑组织发生水肿时,T_1 和 T_2 值均延长,T_1WI 上呈低信号,T_2WI 上呈高信号。

4) 出血:因血肿时期而异,①急性期:T_1WI 和 T_2WI 呈等或稍低信号,不易发现;②亚急性早期:血肿 T_1WI 信号由周围向中心逐渐增高,T_2WI 呈低信号;亚急性晚期:T_1WI 和 T_2WI 均呈高信号,周围可开始出现含铁血黄素沉积形成的 T_2WI 低信号环;③慢性期:T_1WI 呈低信号,T_2WI 呈高信号,周围含铁血黄素沉积形成的 T_2WI 低信号环更加明显。

5）梗死：①急性脑梗死早期（超急性期脑梗死）：在 T_1WI 和 T_2WI 上信号多正常；②急性期和慢性期：由于脑水肿、坏死和囊变，T_1WI 上呈低信号，T_2WI 上呈高信号。

（2）增强扫描：脑病变的 MRI 增强表现和分型与 CT 相似。

（3）MRA 检查：异常表现及意义与 CTA 检查相同。

（4）^{1}H-MRS 检查：代谢物峰的异常改变常见于脑肿瘤、脑梗死、脑脓肿等，如星形细胞瘤的 NAA 峰减低，而 Cho 峰明显增高甚至超过前者。

（5）DWI 和 DTI 检查：DWI 异常表现是高信号，见于所有能导致组织内水分子运动改变（主要是受限）的疾病，如超急性期脑梗死、脑肿瘤和脑脓肿等。其中，星形细胞瘤的病理级别越高，信号强度也越高；脑脓肿的脓液呈高信号，而肿瘤的坏死灶为低信号，有助于其间鉴别。DTI 的白质纤维束成像上，可见其受压移位，常为占位性病变所致；也可表现为破坏中断，多见于脑梗死、脱髓鞘疾病，也可为高级别星形细胞瘤等。

（6）PWI 检查：异常表现及意义与 CT 灌注检查相似。

（二）脊髓基本病变表现

1. X 线

（1）脊椎平片：椎管内占位病变可致骨性椎管扩大，表现为椎弓根内缘变平或凹陷、椎弓根间距增宽和椎体后缘凹陷；椎间孔扩大伴边缘骨质硬化，常见于神经源性肿瘤；椎骨破坏及椎旁软组织肿块多见于脊椎结核或恶性肿瘤。

（2）脊髓血管造影：椎管内局部血管异常增多、增粗和迂曲，见于椎管内血管畸形。

2. CT

（1）平扫：总体上对局限于椎管内病变的显示能力较差。骨性椎管和椎间孔扩大的病理意义同脊椎平片；椎间盘水平显示硬膜囊前或前外侧缘受压，主要见于椎间盘突出；椎管中央局限脂肪性低密度灶，见于脊髓脂肪瘤。

（2）增强扫描：较少应用，异常强化主要见于某些肿瘤和血管性疾病；CTA 检查，异常表现及意义同脊髓血管造影。

3. MRI 普通 MRI 检查和 MRI 增强检查时，椎管及脊髓的基本病变表现包括出血、肿块、变形、坏死等，其所见和意义与脑部相似。MRM 检查，依据病变与脊髓和硬膜囊的关系，可判断椎管内病变的部位。

四、疾病诊断

（一）颅内肿瘤

以胶质瘤、脑膜瘤、垂体瘤、听神经瘤和转移瘤等较常见，影像学检查目的在于确定肿瘤有无，并对其作出定位、定量乃至定性诊断。

1. 星形细胞瘤（astrocytoma） 属于神经上皮组织肿瘤，是神经胶质瘤中最常见的类型，约占胶质瘤的 45%。也是最常见的原发性颅内肿瘤。成人多发生在大脑，儿童多见于小脑。按肿瘤分化程度分为四级：Ⅰ级分化良好，呈良性，包括毛细胞型星形细胞瘤、室管膜下巨细胞星形细胞瘤；Ⅱ级是良恶交界性肿瘤，包括多形性黄色星形细胞瘤和弥漫性星形细胞瘤；Ⅲ级和Ⅳ级分化不良，呈恶性，包括Ⅲ级间变性星形细胞瘤和Ⅳ级胶质母细胞瘤。

（1）CT：病变多位于白质。Ⅰ级肿瘤通常呈低密度，分界清楚，瘤周无水肿，肿瘤无强化，占位效应轻（毛细胞星形细胞瘤和室管膜下巨细胞星形细胞瘤除外）；Ⅱ～Ⅳ级肿瘤多呈高、低或混杂密度的肿块，可见斑点状钙化和瘤内出血，肿块形态不规则，边界不清，占位效应和瘤周水肿明显,可呈不规则环形伴壁结节强化,或呈不均匀强化。

（2）MRI:表现和 CT 类似。Ⅰ级肿瘤在 T_1WI 呈稍低信号,T_2WI 呈均匀高信号；Ⅱ~Ⅳ级肿瘤在 T_1WI 呈混杂信号,T_2WI 呈不均匀性高信号。恶性程度越高,其 T_1 和 T_2 值愈长,囊壁和壁结节强化愈明显,水肿也越明显。

2. 脑膜瘤（meningioma） 起源于蛛网膜粒帽细胞。较常见,约占颅内肿瘤的 15%~20%。属于脑外肿瘤,多为良性,生长缓慢,有完整包膜,基底附着脑膜,容易引起颅骨改变。好发部位为矢状窦旁、脑凸面、蝶骨嵴、桥小脑角、大脑镰,少数可位于脑室内。肿瘤多数包膜完整,多由脑膜动脉供血,血供丰富,可见钙化,少数有出血、坏死和囊变。

（1）CT:平扫肿块呈圆形或类圆形,少数可呈扁平状,以广基与颅骨或硬脑膜相连。位于大脑镰和小脑幕的脑膜瘤,可以跨脑膜而表现为葫芦状。呈等或略高密度,常见斑点状钙化。边界清楚,大部分肿瘤伴有一定程度的脑水肿。侵犯颅骨可引起骨质增生或破坏。增强扫描呈均匀性显著强化。

（2）MRI:T_1WI 呈等或稍低信号,T_2WI 呈等或高信号,强化均匀,邻近脑膜强化称为"脑膜尾征",具有一定特征性。

3. 垂体瘤（pituitary tumor） 是鞍区最常见的肿瘤,约占所有颅内肿瘤的 10% 左右。垂体腺瘤最常见,包括泌乳素、生长激素、性激素和促肾上腺皮质激素腺瘤等。肿瘤包膜完整。向上生长突破鞍隔,伸入鞍上池,向下可侵入蝶窦。较大肿瘤常因缺血或出血而发生坏死、囊变,偶尔钙化。肿瘤直径小于 1cm 者称为垂体微腺瘤,大于 1cm 者称为垂体大腺瘤,大于 4cm 则称为垂体巨大腺瘤。

（1）CT:蝶鞍扩大,鞍内肿块向上突入鞍上池,可侵犯一侧或者两侧海绵窦。肿块呈等或略高密度,内常有低密度灶,可均匀、不均匀或环形强化。局限于鞍内 <1cm 的微腺瘤,宜采取冠状面观察,平扫不易显示,增强呈低、等或高密度结节。间接征象有垂体高度 >8mm、垂体上缘隆突、垂体柄偏移和鞍底下陷。

（2）MRI:垂体微腺瘤显示优于 CT,T_1WI 呈稍低信号,T_2WI 呈等或高信号。动态增强扫描时周围正常垂体明显强化,肿瘤仍呈低信号。

4. 听神经瘤（acoustic neurinoma） 是桥小脑角区最常见的肿瘤,约占该区肿瘤的 80%。好发于中年人。肿瘤起源神经鞘膜,故绝大多数为神经鞘瘤,早期位于内耳道,以后长入桥小脑角池。包膜完整,常见囊变。

（1）CT:桥小脑角池内等、低或混杂密度肿块,增强呈均匀、非均匀或环形强化,偶见钙化或出血；瘤周轻至中度水肿；第四脑室受压移位,伴幕上脑积水；骨窗观察内耳道呈锥形扩大。体积小的听神经瘤 CT 平扫难以发现。

（2）MRI:表现与 CT 相似,T_1WI 呈等信号或稍低信号,T_2WI 呈稍高信号,增强扫描显著强化。增强 MRI 可诊断内耳道 3mm 的微小肿瘤。

5. 转移瘤（metastatic tumor） 较常见,发病高峰为 40~70 岁。原发病灶以肺癌、乳腺癌、胃肠道癌等多见。最常见于幕上大脑半球灰白质交界处,也见于小脑和脑干；多为血行转移而来；60%~70% 为多发,30%~40% 为单发；易出血、坏死、囊变,瘤周水肿明显。

（1）CT:脑内多发或单发结节,单发者结节体积较大；呈等或低密度灶,出血时密度增高；瘤周水肿明显；肿瘤强化明显,呈结节状或环形强化。

（2）MRI:一般呈长 T_1 和长 T_2 信号,瘤内出血则呈短 T_1 和长 T_2 信号。MRI 更易发现脑干和小脑的转移瘤。增强 MRI 可更敏感地发现平扫未能显示的小转移瘤。

(二)脑梗死

脑梗死(infarct of brain)是缺血性脑血管疾病,其发病率在脑血管疾病中占首位。病理上分为缺血性、出血性和腔隙性脑梗死。

1. 缺血性梗死(ischemic infarct) CT 扫描 24h 内常难以显示病灶,用 CT 灌注扫描可早期发现脑梗死,以后可见低密度灶,其部位和范围与闭塞血管供血区一致,呈扇形,基底贴近颅骨内板。2~3 周时可出现"模糊效应",病灶变为等密度而不可见,增强扫描可见脑回状强化和脑实质强化。1~2 个月后形成边界清楚的低密度囊腔。

2. 出血性梗死(hemorrhagic infarct) CT 上在低密度脑梗死灶内,出现不规则斑点、片状高密度出血灶,占位效应与出血的量相关。

3. 腔隙性梗死(lacunar infarct) 是脑深部小的穿通动脉供血区域的小梗死灶,多由小的穿通动脉本身疾病或栓塞等原因所致。低密度缺血灶直径小于 15mm,好发于基底节、丘脑、小脑和脑干。单发或多发。中老年人常见。

MRI 对脑梗死灶发现早、敏感性高:①发病后 1h 可见局部脑回肿胀,脑沟变窄,随后出现长 T_1 和长 T_2 信号异常;② DWI 可更早检出梗死灶,新病灶在 DWI 呈高信号,旧病灶呈低信号;③ MRA 能显示脑动脉较大分支的闭塞。

(三)脑出血

脑出血(cerebral hemorrhage)是指脑组织内自发性出血。多继发于高血压、动脉瘤、血管畸形、血液病和脑肿瘤等,以高血压性脑出血常见。出血好发于基底节区、丘脑、脑桥和小脑,且易破入脑室。血肿及伴发的脑水肿引起脑组织受压、软化和坏死。脑出血分为超急性期(4~6h)、急性期(7~72h)、亚急性期(3d~2 周)和慢性期。

1. CT 血肿呈边界清晰的椭圆形、类圆形或不规则的密度增高影;周围水肿带宽窄不一,局部脑室受压移位;破入脑室可见脑室内积血。第 3~7 天,可见血肿周围变模糊,血肿缩小且密度减低。2 个月以后,小血肿可完全吸收,较大的血肿吸收缓慢,常遗留大小不等的囊腔,伴有不同程度的脑萎缩。

2. MRI 脑内血肿的信号随血肿期龄而变化。①超急性期:T_1WI 和 T_2WI 均呈等信号,显示不如 CT 清楚。②急性期:T_1WI 呈等或稍低信号,T_2WI、DWI 均呈极低信号。③亚急性期:T_1WI 呈高信号,且高信号由外围向中心扩展,是出血 MRI 表现特点。亚急性早期,T_2WI 呈低信号,晚期呈高信号。此期 MRI 比 CT 敏感。④慢性期:T_1WI 和 T_2WI 均表现为高信号,血肿周边可见含铁血黄素沉积所致低信号环。

(四)脑外伤

1. 脑挫裂伤(cerebral contusion) 病理为脑内散在出血灶、静脉淤血、脑水肿和脑肿胀;常有脑膜、脑或血管撕裂,统称为脑挫裂伤。

(1)CT:脑挫裂伤表现为低密度脑水肿区内,散在分布斑点状高密度出血灶,伴有占位效应,可合并脑内血肿和脑水肿。

(2)MRI:脑水肿 T_1WI 呈等或稍低信号,T_2WI 呈高信号;脑血肿信号与血肿期龄有关。

2. 颅内出血 包括硬膜外、硬膜下、脑内、脑室和蛛网膜下腔出血等。

(1)硬膜外血肿(epidural hematoma):多由脑膜血管损伤所致,脑膜中动脉常见,血液积聚于硬膜外间隙。由于硬膜与颅骨内板粘连紧密,故血肿较局限,呈梭形。

1)CT:颅骨内板下见梭形或半圆形高密度灶,多位于骨折附近,不跨越颅缝。

2)MRI:血肿信号与出血时间相关;CT 上的等密度血肿,在 T_1WI 和 T_2WI 常呈高信号。

（2）硬膜下血肿（subdural hematoma）：多由桥静脉或静脉窦损伤出血所致。血液积聚于硬膜下腔，沿脑表面广泛分布。

1）CT：①急性期见颅骨内板下新月形或半月形高密度影，常伴有脑挫裂伤或脑内血肿和脑水肿，占位效应明显。②亚急性或慢性血肿，呈稍高、等、低或混杂密度灶。

2）MRI：血肿信号与出血时间相关。

（3）脑内血肿（intracerebral hematoma）：多发生于额、颞叶，位于受力点或对冲部位脑组织内。

1）CT：呈边界清楚的类圆形高密度灶。

2）MRI：血肿信号与出血时间相关。

（4）蛛网膜下腔出血（subarachnoid hemorrhage）：儿童外伤常见，出血多位于大脑纵裂和脑底池。

1）CT：表现为大脑纵裂内纵行窄带形高密度影，出血亦见于脑沟外侧裂、鞍上池、环池、小脑上池。蛛网膜下腔出血一般 7d 左右吸收，此时 CT 检查阴性。

2）MRI：难以显示急性期蛛网膜下腔出血；但出血吸收，CT 检查阴性时，仍可发现高信号出血灶的痕迹。

3. 开放性脑损伤　经常合并颅骨粉碎性骨折、脑内碎骨片或异物存留，并发气颅、脑脊液漏和颅内感染等，属于重型脑损伤。

CT 和 MRI：除显示脑挫裂伤和颅内血肿外，可见颅骨骨折、颅内碎骨片或异物、气颅等改变。

（五）脑血管疾病

1. 动脉瘤（aneurysm）　可发生于任何年龄，约 1/3 的病例在 20~40 岁之间发病，其好发于脑底动脉环及附近分支，是蛛网膜下腔出血的常见原因。

（1）CT：直接征象分为三型：Ⅰ型，无血栓性动脉瘤，平扫呈圆形高密度区，均一性强化；Ⅱ型，部分血栓性动脉瘤，平扫中心或偏心性高密度区，中心和瘤壁强化，其间血栓无强化，呈靶征；Ⅲ型，完全性血栓性动脉瘤，平扫呈等密度灶，可有弧形或斑点状钙化，瘤壁环形强化。间接征象：动脉瘤破裂时 CT 上多数不能显示瘤体，但可见并发的蛛网膜下腔出血、脑内血肿、脑积水、脑水肿等改变。

（2）MRI：动脉瘤的瘤腔在 T_1WI 和 T_2WI 上呈圆形低信号灶，动脉瘤内血栓则显示为高低相间的混杂信号。

DSA、CTA 和 MRA 可直观地显示动脉瘤、瘤内血栓及载瘤动脉，以 DSA 显示较佳。

2. 血管畸形（vascular malformation）　系颅内血管床的发育畸形，分为动静脉畸形、毛细血管畸形、静脉畸形及海绵状血管瘤等。其中以动静脉畸形（arterio-venous malformation，AVM）最常见。AVM 可发生于任何年龄，好发于大脑前、中动脉供血区。由供血动脉、畸形血管团和引流静脉构成。有相当一部分 AVM 脑血管造影阴性，称为隐匿性 AVM。

（1）CT：颅内 AVM 平扫表现为局限性高、低或等、低混杂的密度区，病灶形态不规则，多呈团块状，也可呈点、线状影，边缘不清。增强 CT 呈斑点或弧线形强化。水肿和占位效应缺乏，可合并脑血肿、蛛网膜下腔出血及局限性脑萎缩等改变。

（2）MRI：可直接显示 AVM 的供血动脉、引流静脉和异常血管团。扩张流空的畸形血管团表现为血管条样及圆形低信号，邻近脑实质内的混杂信号为反复出血致含铁血黄素沉着。

DSA、CTA 和 MRA 可直观地显示畸形血管团、供血和引流血管。

（六）颅内感染

颅内感染性疾病是中枢神经系统的常见病之一。引起颅内感染的病原体很多,包括细菌、病毒、真菌和寄生虫。病理改变包括脑膜炎、脑炎和脉管炎。

脑脓肿(cerebral abscess)多见于幕上,颞叶最多,以耳源性常见。病理上脑脓肿分三个时期:①急性炎症期:发病一周内,脑内局限性炎症,中心可出现坏死,周围脑组织水肿;②化脓坏死期:发病 1~2 周,坏死、软化区扩大融合,形成脓液;③脓肿形成期:发病 2~3 周,脓液周围肉芽结缔组织增生,形成脓肿壁。

急性炎症期:CT 平扫呈大片不规则的边缘模糊的低密度区,MRI 平扫 T_1WI 呈低信号,T_2WI 呈高信号,境界不清,占位效应明显。增强 CT 和增强 MRI 扫描一般无强化,或呈现不规则斑点或脑回样增强影。

化脓坏死期:CT 平扫呈边界清楚的低密度区,外围呈等密度包绕,MRI 平扫 T_1WI 呈低信号,T_2WI 呈高信号。增强 CT 和增强 MRI 扫描可见不完整环形强化。

脓肿形成期:CT 平扫见等密度环,内为低密度并可有气泡影,MRI 平扫 T_1WI 中心呈低信号,脓肿壁呈稍高或等信号,T_2WI 病灶中心呈高信号,脓肿壁呈稍高信号。增强 CT 和增强 MRI 扫描呈环形强化,环壁薄而均匀,有张力。

MRI 扩散加权成像(DWI)由于脑脓肿脓液黏稠,ADC 值较低,而呈高信号,具有一定特征性。

（七）脊髓疾病

1. 椎管内肿瘤(intraspinal tumor)　分为硬脊膜外、脊髓外硬脊膜内和脊髓内三种。脊髓外硬脊膜内肿瘤多见,多为神经源性肿瘤和脊膜瘤,髓内肿瘤多为星形细胞瘤。

（1）X 线平片:于肿瘤所在平面可见椎弓根内缘变平、凹陷、椎弓根变窄或消失,椎弓根间距离增大,椎体后缘凹陷以及椎间孔增大等。

（2）MRI:能直观地显示肿瘤与周围组织的关系,无创性作出肿瘤的定位、定量乃至定性诊断,是目前诊断脊髓肿瘤的首选方法。椎管内肿瘤常在 T_1WI 上呈等或稍低信号,T_2WI 上呈等或高信号,增强扫描,肿块有不同程度和不同形式的强化,显示更加清楚。

2. 脊髓损伤(spinal cord injury)　分为出血性和非出血性损伤,后者表现为脊髓水肿和肿胀,预后较好。脊髓横断损伤可为部分性和完全性,伴有出血。

（1）CT:在显示并发的骨折方面有优势。

（2）MRI:可直观地显示脊髓的损伤类型、部位、范围和程度。脊髓损伤出血 T_1WI 和 T_2WI 呈高信号灶;脊髓水肿 T_1WI 呈低信号或等信号,T_2WI 呈高信号;脊髓软化、囊性变、空洞形成、粘连性囊肿等,呈长 T_1 和长 T_2 信号;脊髓萎缩见脊髓局限或弥漫性缩小,可伴有信号异常。

第十节　头　颈　部

一、眼部疾病诊断

眼部结构包括眼球及其附属器、视神经及视路等,各部位均可有病变发生,常见疾病有肿瘤、外伤、异物和炎症。X 线平片对于眼眶骨质的明显病变及眶内不透 X 线异物有诊断价值。CT 和 MRI 对软组织病变的诊断价值较大,可用于判断眶内占位性病变的位置、范围及其与邻近结构的关系。CT 对于诊断眼眶外伤和异物定位具有重要作用。

1. **眼眶外伤和眶内异物**　眼眶外伤包括眶壁骨折、眶内损伤和异物。眶内异物分为高密度、中等密度、低密度等。

(1) X 线:可显示眶内不透光的异物,但进行异物定位则需用其他特殊的方法。

(2) CT:扫描易于观察眶壁骨折部位、类型和骨折片移位等,同时清楚显示骨折的继发性改变。对于眶内异物,通过横断及冠状面成像可明确显示其位置。

(3) MRI:适于观察透光异物。信号表现多样,可显示异物周围的肉芽组织。需要注意,铁磁性异物严禁行 MRI 检查。

眶内气肿 CT 和 MRI 表现为低密度 / 低信号区。CT 上眶壁血肿急性期为高密度灶,随着时间推移血肿范围缩小,密度逐渐减低,MRI 上血肿信号依血肿时间而异。

视神经损伤显示视神经不规则增粗或中断。MRI 易于确定眼眶内容物向鼻窦内疝出的范围。

2. **眼眶肿瘤**

(1) CT:良性肿瘤常呈边缘光滑圆形或卵圆形境界清楚的肿块,密度多数均匀,眶壁可有压迫性凹陷,海绵状血管瘤一般为高密度,亦可为低或不均匀密度,病灶内可出现斑点状钙化。增强扫描有明显强化,延迟扫描密度更高;神经鞘瘤呈低或不均匀密度,增强扫描均匀强化。恶性肿瘤的形态多不规则,易破坏眶壁向鼻窦或颅内延伸,增强扫描均匀或不均匀强化。

(2) MRI:良性肿瘤信号多数均匀,海绵状血管瘤 T_1WI 呈中等信号,T_2WI 呈高信号;视神经脑膜瘤 T_1WI 和 T_2WI 均呈中等信号;视神经胶质瘤 T_1WI 呈低信号,T_2WI 呈高信号。注射 Gd-DTPA 后,肿瘤多出现明显强化,眼球内黑色素瘤在 MRI 上有特征性改变,T_1WI 上为高信号,T_2WI 上为低信号。

3. **炎性假瘤**(inflammatory pseudotumor)　为一种眶内非感染性炎症,分为弥漫型、肿块型、泪腺型和肌炎型。

(1) CT:弥漫型显示视神经和眼外肌增粗,眼环增厚,球后间隙密度增高;肿块型可见大小不一、密度均匀、界限清楚的肿块;泪腺型可见泪腺增大,呈半圆形,边界清楚;肌炎型受累眼外肌增粗肥大,边缘模糊。增强扫描可有不同程度的强化。

(2) MRI:弥漫型见球后大片异常信号区,眼外肌和视神经增粗,境界不清,眼环增厚;肿块型见边界清楚、信号较均匀的孤立性肿块影。炎性假瘤的信号在 T_1WI 低于脂肪,与眼外肌接近;T_2WI 信号低于脂肪和眼外肌,可与较高信号的眶内肿瘤相鉴别。

4. **Graves 眼病**(Graves ophthalmopathy)　临床表现为无痛性突眼、眼球活动障碍,通常双眼受累。一般认为与甲状腺功能异常及自身免疫有关。

(1) CT:显示两侧多条眼外肌肥大和视神经增粗,同时伴有眼球突出。与炎性假瘤的鉴别点在于,本病眼外肌大多局限于肌腹部,双侧多肌受累,且多无眼环受累。

(2) MRI:病变眼肌信号与正常眼外肌信号相近,采用脂肪抑制技术有助于显示眼外肌肥厚的情况。

二、耳部疾病诊断

1. **中耳乳突炎**　为常见的耳部感染性疾病,临床表现为耳部疼痛、耳道分泌物及传导性耳聋。

（1）CT：典型表现为乳突气房及鼓室内无气，并见软组织影充填；乳突积脓并骨质破坏时，则出现大小不等的透光区。鼓室内软组织影合并钙化，提示鼓室硬化症；增强显示鼓室内软组织影强化，伴周围骨质侵蚀及听小骨破坏，提示胆固醇肉芽肿，无强化者则提示胆脂瘤；胆脂瘤除了听骨显示不清或破坏消失，同时可见边缘硬化的骨质缺损。

（2）MRI：乳突小房、鼓窦和鼓室 T_2WI 呈高信号，胆脂瘤呈中等信号，增强扫描，胆脂瘤本身无强化，周围肉芽组织可强化。

2. **中耳癌**　较少见，多为鳞癌，常累及颞骨，破坏迷路并侵入颅内。

（1）CT：早期显示为中耳骨质破坏，听骨破坏较彻底。癌灶发展可累及咽鼓管、鼓窦入口及鼓窦区，可见以鼓室为中心较大范围的骨质破坏。增强扫描见不均匀强化。

（2）MRI：显示为异常软组织肿块信号及内耳迷路侵犯。

三、鼻和鼻窦疾病诊断

CT 和 MRI 检查为鼻和鼻窦检查的主要手段。

1. **鼻窦炎（sinusitis）**　按病因分为化脓性、变态反应性和特异性等，常为多个鼻窦受累，以化脓性鼻窦炎最为常见。

（1）CT：①急性鼻窦炎窦腔黏膜肿胀、增厚，窦腔内见分泌物潴留，密度增高，有时腔内可见气液平，CT 还能发现骨髓炎、眶内和颅内并发症；增强扫描窦腔黏膜密度增高，而分泌物不强化。②慢性鼻窦炎黏膜环形增厚，有息肉形成，见窦腔内单个或多个结节状肿块，可附着于窦腔任何部位。

（2）MRI：黏膜增厚和窦腔积液呈长 T_1 和长 T_2 信号；窦壁受累 T_1WI 骨髓信号减低。息肉呈半圆形软组织影向窦腔突出，严重者可充满整个窦腔，T_1WI 呈中等信号，T_2WI 呈高信号，黏膜环形增厚呈中等信号。

2. **鼻窦囊肿**　多继发于慢性鼻窦炎，最常见的是黏液囊肿。

早期表现类似鼻窦炎，CT 平扫显示窦腔密度增高，见圆形或卵圆形边缘光整的软组织影，窦壁骨消失，当囊肿增大，压迫窦腔呈圆形膨大。MRI 表现为境界清楚的膨胀性病变，窦腔内窦壁骨变薄消失。囊内信号大多均匀，其信号强度与囊液蛋白及水含量高低有关。若蛋白含量低，水含量高，则 T_1WI 呈低信号，T_2WI 呈高信号；若蛋白含量高，则 T_1WI 呈高信号。

3. **鼻窦肿瘤**　良性肿瘤较恶性肿瘤少见，主要有骨瘤、乳头状瘤及血管瘤等，好发于额窦、筛窦；恶性肿瘤以鳞癌多见，以上颌窦最常见。

骨瘤为窦腔内骨性肿块，边缘光滑，致密骨瘤密度高，松质骨瘤密度同颅骨板障。

恶性肿瘤中，癌比肉瘤多，好发于上颌窦。CT 平扫显示窦腔不规则软组织密度增高影，侵蚀骨壁则引起局限性骨破坏，病变发展，则引起骨壁广泛破坏。增强扫描肿瘤呈不均匀强化。

上颌窦癌 MRI 上表现为窦腔肿块，T_1WI 呈低信号，T_2WI 呈中等或偏低信号；瘤内出血时呈高信号。MRI 还可显示肿块内坏死灶、窦外脂肪间隙移位、周围肌间隙的改变，以及有无颈淋巴结转移等。

四、咽部疾病诊断

咽部 X 线检查通常摄颈侧位片以观察咽腔及咽喉壁软组织情况。正常咽喉壁厚度在儿童不超过 8mm,成人不超过 5mm。咽部 CT、MRI 扫描体位及基线与脑部相同,以横断面为主,冠状面有利于观察病变向颅底及颅内侵犯的情况。横断面上,鼻咽侧壁各有两个切迹,前方为咽鼓管开口,呈三角形,指向后外;后方为咽隐窝,为鼻咽癌好发部位,其后壁与鼻咽后壁相续;两切迹间隆起为咽鼓管圆枕;咽旁间隙为此处重要的筋膜间隙,CT 表现为低密度带影。CT 和 MRI 软组织分辨率显著高于 X 线,可进一步观察肿瘤向黏膜下和咽旁间隙的侵犯,提供肿瘤诊断分期的依据。

1. 咽部脓肿　好发于儿童,急性常为化脓性感染,慢性多为结核性感染。颈侧位片上可见咽后壁肿胀增厚,CT 见肿胀的咽后壁内有气泡透亮影或出现气液面,有时可见异物滞留,严重者可伴有颈椎半脱位;脓肿向下蔓延形成纵隔脓肿。

2. 咽部肿瘤　鼻咽部良性肿瘤以鼻咽部纤维血管瘤常见,好发于 10~25 岁男性青少年,主要症状为反复大量鼻出血和鼻塞。CT 特征为边缘光整的肿块,强化明显,可破坏颅底骨质。

恶性肿瘤以鼻咽癌为主,CT 上早期可见咽隐窝变浅或消失,咽鼓管圆枕增大,鼻咽顶后壁增厚;进展期见软组织块影突入鼻咽腔,引起咽腔变窄变形,咽旁脂肪间隙消失;若翼腭窝和颞下窝受累,该区可见软组织肿块;肿瘤可破坏颅底骨质向颅内蔓延,侵犯海绵窦、鞍旁或眶尖部;晚期发生颈淋巴结及远处转移。

MRI 有助于鼻咽癌的诊断、分期、制定治疗计划和观察疗效,对于鉴别鼻咽癌放疗后肿瘤复发和纤维瘢痕有重要作用。肿瘤复发灶在 T_1WI 为低信号,T_2WI 为高信号,有强化;而纤维瘢痕在 T_1WI 和 T_2WI 均为低信号,无强化。MRI 对鼻咽癌侵犯斜坡敏感。

五、喉部疾病诊断

1. 喉癌

(1) CT:肿瘤密度较高,呈软组织肿块影,边界欠清,形态不规则,增强扫描病灶可有不同程度的强化。肿瘤侵犯喉部软骨,表现为不规则的破坏,当喉周间隙和会厌前间隙被肿瘤侵犯时,这些间隙中的低密度脂肪影消失,声带受累显示声带增厚、固定,声门裂不对称。颈部淋巴结转移可一侧或双侧,较大的转移灶中央常可见低密度坏死。

(2) MRI:癌组织 T_1WI 为低信号,T_2WI 为高信号,增强扫描可见强化。由于 MRI 可冠状面成像,在显示肿瘤确切范围及周围侵犯等方面优于 CT。

2. 喉部损伤　喉部损伤病情严重,CT 是首选检查方法,可明确气道阻塞的部位及程度,鉴别水肿与出血,前者呈低密度,后者表现为高密度。

六、颈部疾病诊断

1. 腮腺肿瘤　腮腺肿瘤 90% 来自腺上皮。良性者以混合瘤多见,常位于腮腺浅部;恶性以黏液表皮样癌多见。良性者病史长,表现为无痛性肿块。

(1) CT:良性肿瘤呈圆形或分叶状边界清楚的等或稍高密度影,轻至中度强化。恶性肿瘤呈境界不清稍高密度影,其内密度不均匀,增强呈不均匀强化,可伴下颌骨骨质破坏及颈部淋巴结增大。

(2) MRI:T_1WI 呈低或中等信号,T_2WI 呈低至较高信号。良性者边界清,呈圆形或分叶状;恶性者呈不规则状,伴淋巴结增大。增强扫描良性者强化多均匀,恶性者多不均匀,转移淋巴结呈均匀或环状强化。

2. 颈动脉体瘤(carotid body tumor)　颈动脉体位于颈动脉分叉部后上方,椭圆形,纵径 5mm。颈动脉体瘤为副神经节瘤,女性多见,好发于中年。

(1) CT:为颈动脉分叉处圆形、境界清楚、中等密度肿块,增强后明显强化;颈动、静脉受压移位,颈内、外动脉分叉角度增大。

(2) MRI:T_1WI 呈均匀中等或中等偏低信号,T_2WI 呈明显高信号,肿瘤增大时信号不均匀,内见多发流空信号,称为"椒盐征"。增强扫描肿瘤强化明显。

3. 甲状腺及甲状旁腺疾病

(1) 甲状腺肿:包括结节性和弥漫性甲状腺肿,前者根据有无甲亢症状分为毒性和非毒性两种;后者包括桥本甲状腺肿或突眼性甲状腺肿,均属自身免疫性疾病。病理上桥本甲状腺肿可见甲状腺组织被大量淋巴细胞浸润,并形成淋巴滤泡,而突眼性甲状腺肿以滤泡增生为主要特征。临床均以女性患者多见。

1) CT:甲状腺弥漫性增大,边缘清楚,密度均匀或不甚均匀,增强扫描有强化。结节性甲状腺肿尚可见在增大的甲状腺组织内有多发结节状低密度或高密度区,并常见多发性钙化。

2) 超声:表现为甲状腺增大,其内回声不均,可见单发或多发中低回声结节;CDFI 见结节周围绕行的血流信号。

(2) 甲状腺腺瘤:为甲状腺最常见的良性肿瘤。患者多为中青年女性。

1) CT:肿瘤呈单发稍低或等密度结节状肿块,边缘光整锐利,有完整包膜。增强扫描,病灶均匀强化,少数腺瘤可有钙化。并发出血时密度不均匀。

2) MRI:肿瘤 T_1WI 为等信号,T_2WI 呈均匀高信号。

3) 超声:甲状腺内肿块,边界清晰、偏低均匀回声、缺乏血流信号。

(3) 甲状腺囊肿:包括胶样囊肿和出血囊肿,囊内分别贮有丰富的蛋白黏液和陈旧性血液。

1) CT:表现为囊性水样密度病灶,边缘光滑。

2) MRI:可区分胶样囊肿与出血囊肿。

(4) 甲状腺癌:多发生于中年妇女,以乳头状腺癌最多见,体积较大的肿瘤可压迫气管、食管和喉返神经。可有局部淋巴结和远处脏器转移。

1) CT:肿瘤呈边界不清、形态不规则的软组织肿块,可累及部分或大部分正常甲状腺组织。肿块密度不均匀,可见坏死、囊变和钙化。增强扫描病灶呈不规则强化,但其密度仍低于强化的正常甲状腺组织。肿瘤可局部侵犯破坏甲状软骨或发生颈部淋巴结转移和远处转移。

2) MRI:瘤组织 T_1WI 为低信号,T_2WI 呈不均匀高信号。

3) 超声:甲状腺内肿块,边界不清、回声不均、血流信号丰富。

第十一节　呼 吸 系 统

一、影像检查技术

因肺部含气,与周围高密度的组织及器官形成鲜明的自然对比,给影像诊断提供有利条件,应用最广泛的是 X 线检查及 CT 检查。

（一）X 线检查

呼吸系统病种繁多,许多肺部病变还与全身性疾病密切相关,绝大多数在 X 线检查上能直接或间接地反映。常用摄片位置有以下几种。

1. **后前位**　常规位置,立位,前胸壁靠片(平板探测器),X 线自后方射入。

2. **侧位**　患侧胸壁靠片(平板探测器),双手抱头,X 线自健侧射入。

3. **前后位**　适用于不能站立的患者,仰卧位,X 线自前方射入。

X 线检查主要应用于:证实病变存在;确定病变部位、范围、性质;了解病变进展、是否好转、有无并发症;健康或职业病普查;术前常规等。

X 线检查也有一定的限度,由于 X 线检查的密度分辨力较差,对较小的早期肺癌显示不理想,有些病变因与其他脏器如心脏等重叠而显示不清;因而,尽可能掌握临床资料,全面考虑、分析,才能作出正确诊断。

（二）CT 检查

1. **常规检查方法**　包括平扫和增强扫描。多数呼吸系统疾病通过 CT 平扫可作出正确诊断。增强常在平扫基础上进行。增强扫描主要用于鉴别肺内病变的性质、了解肺内病变与心脏及大血管的关系、肺门及纵隔淋巴结与血管的鉴别、淋巴结的定性诊断等。CT 摄片常包括肺窗及纵隔窗。

2. **高分辨力 CT 扫描（HRCT）**　采用薄层、大矩阵、高分辨算法和缩小视野的检查技术,扫描层厚 1~2mm。图像较普通 CT 空间分辨力增高,清晰度明显增加。主要用于肺内病灶微细结构、支气管扩张以及肺弥漫性间质病变的显示和诊断。

3. **图像后处理技术**　①多平面重建技术(MPR),用于观察呼吸系统断面解剖和了解病变与邻近结构的解剖、病理关系;②曲面重建技术(CPR),用于显示气管、支气管腔内病变以及腔外病变对气管、支气管的推移和侵犯;③最大密度投影技术(MIP),常用于心脏和大血管病变的诊断;④容积重建技术(VR),可显示整个肺及支气管树的三维立体图像;⑤表面遮盖法重建技术(SSD),用于骨性胸廓形态和病变的显示;⑥腔内重建技术(VE),应用于支气管腔内病变的观察。此外,肺结节体积测量用于肺部结节的定性和追踪,可计算出肿瘤的倍增时间。

4. **CT 灌注成像**　快速团注对比剂后,对感兴趣区层面进行动态 CT 扫描,获得病灶时间 - 密度曲线及各种 CT 灌注值。通过病变组织内对比剂随时间变化的情况反映局部肺组织的血流灌注量。

（三）MRI 检查

由于 MRI 设备的高场强技术和快速自旋成像序列的应用,肺部 MRI 应用范围(包括形态和功能)有了明显的增加,可为肺部疾病的诊断提供更为充分和全面的信息。MRI 检查对纵隔肿瘤的定位、定性诊断价值很高,对鉴别肺门血管与淋巴结价值很大,近年来已扩展到肺内孤立性结节和肺部血管疾病的诊断。

总之,呼吸系统疾病影像诊断质量取决于能否恰当应用各种检查技术。一般来讲,X 线检查是影像诊断的基础,CT 检查是鉴别诊断的首选。

二、正常影像表现

（一）胸廓正常影像表现

1. **X 线**　正常胸部 X 线影像是胸腔内、外各种组织、器官包括胸壁软组织、骨骼、心脏大血管、肺、胸膜和膈肌等相互重叠的综合投影。一些胸壁软组织和骨结构可以投影于肺野内。

（1）胸壁软组织

1）胸锁乳突肌和锁骨上皮肤皱褶：胸锁乳突肌（sternocleidomastoid muscle）与颈根部软组织在两肺尖内侧形成外缘锐利、均匀致密的阴影。锁骨上皮肤皱褶表现为与锁骨上缘平行的 3~5mm 薄层软组织影，系锁骨上皮肤及皮下组织的投影。

2）胸大肌（pectoralis major）：在胸大肌发达的男性胸片上，于两侧肺野中外带形成扇形致密影，下缘锐利，呈一斜线与腋前皮肤皱褶连续。两侧胸大肌影可以不对称。

3）乳房及乳头：女性乳房（breast）投影重叠于两肺下野，形成下缘清楚、上缘不清且向上密度逐渐变淡的半圆形致密影，其下缘向外与腋部皮肤连续。乳头（nipple）在两肺下野相当于第 5 前肋间处，形成小圆形致密影，多见于年龄较大和较瘦的女性，也可见于少数男性，多两侧对称；一侧较明显时，不要误为肺结节病灶。

（2）骨性胸廓：由胸椎、肋骨、胸骨、锁骨和肩胛骨组成。

1）胸椎：正位胸片上横突可突出于纵隔影之外，与肺门重叠时不要误为增大的淋巴结。

2）肋骨：肋骨后段呈水平向外走行，前段自外上向内下斜行。成人肋软骨常见钙化，表现为不规则的斑片状致密影，不要误为肺内病变。肋骨及肋间隙常被用作胸部病变的定位标志。肋骨有多种先天性变异，如颈肋（cervical rib）、叉状肋（bifurcation of rib）及肋骨融合（fusion of rib）等。

3）胸骨：正位胸片上，胸骨几乎完全与纵隔影重叠，仅胸骨柄两侧外上角可突出于纵隔影之外。但在侧位及斜位胸片上胸骨可以全貌显示。

4）锁骨：两侧锁骨内端与胸骨柄形成胸锁关节，两侧胸锁关节间隙应对称，否则为投照位置不正。锁骨内端下缘有半月形凹陷，为菱形韧带附着处，边缘不规则时，勿误为骨质破坏。

5）肩胛骨：肩胛骨内缘可与肺野外带重叠。青春期肩胛骨下角可出现二次骨化中心，不要误认为骨折。

（3）胸膜（pleura）：胸膜菲薄，分为包裹肺及肺叶间的脏层和与胸壁、纵隔及横膈相贴的壁层，两层胸膜之间为潜在的胸膜腔（pleural cavity）。

2. CT　胸部的组织结构复杂，有含气的肺组织、脂肪组织、肌肉组织及骨组织等。由于这些组织的密度差异很大，其 CT 值的范围广，因此在观察胸部 CT 时，至少需采用两种不同的窗宽和窗位，分别观察肺野与纵隔，有时还需采用骨窗，以观察胸部骨骼的改变。胸部 CT 图像通常是胸部不同层面的横轴位图像，必要时可利用后处理软件行冠、矢状位图像的重组以多方位观察病灶。

胸壁肌肉应在纵隔窗 CT 图像上观察，可分辨胸大肌、胸小肌等。胸大肌前方为乳腺（女性）；胸小肌较薄，位于胸大肌上方之后。后胸壁肌肉较复杂。腋窝的前壁为胸大肌和胸小肌，后壁是背阔肌、大圆肌及肩胛下肌。腋窝内充满大量脂肪，CT 检查时如上肢不上举可见腋窝走行的血管影，不要误为淋巴结。

胸部骨骼：胸骨柄呈前凸后凹的梯形，两侧缘的凹陷为锁骨切迹，与锁骨头形成胸锁关节；胸骨体呈长方形；成人剑突多呈小三角形高密度影。胸椎位于后胸廓中央。肋骨断面呈弧形排列，第 1 肋软骨钙化可突向肺野内，不要误为肺内病灶。肩胛骨于胸廓背侧，呈不规则、长条形、斜向走行结构，前上方可见喙突，外侧方可见肩峰及肩关节盂的一部分。MSCT

三维重组可立体显示胸部骨骼。

3. MRI   正常胸部结构的 MRI 表现取决于不同组织的信号强度特征。如肺组织、脂肪组织、肌肉组织、骨组织均具有不同的 MRI 信号强度,在 MRI 图像上表现为不同的黑、白灰度影。

胸壁肌肉在 T_1WI 和 T_2WI 均呈较低信号,显示为黑影或灰黑影;肌腱、韧带、筋膜的氢质子含量很低,在 T_1WI 和 T_2WI 上均呈低信号;肌肉间可见线状的脂肪影及流空的血管影。脂肪组织在 T_1WI 上呈明显高信号,显示为白影;在 T_2WI 上呈较高信号,显示为灰白影。

胸骨、胸椎、锁骨和肋骨的骨皮质在 T_1WI 和 T_2WI 上均显示为低信号影,中心部的海绵状松质骨含有脂肪,显示为较高信号影;肋软骨的信号高于骨皮质信号,低于骨松质信号。

(二) 肺部正常影像表现

1. X 线

(1) 肺野(lung field):正常充气的两肺在 X 线胸片上表现为均匀一致较为透明的区域称肺野。在正位胸片上,两侧肺野透明度基本相同,其透明度与肺内所含气体量成正比。

(2) 肺门影(hilar shadow):主要由肺动脉、肺叶动脉、肺段动脉、伴行支气管及肺静脉构成。

(3) 肺纹理(lung markings):在正常充气的肺野上可见自肺门向外呈放射分布的树枝状影,称为肺纹理。肺纹理由肺动脉、静脉组成,其中主要是肺动脉分支,支气管、淋巴管及少量肺间质也参与肺纹理形成。在正位胸片上,肺纹理表现为自肺门向肺野中、外带延伸,逐渐变细至肺野外围。

(4) 肺叶和肺段:肺叶(lobe)由叶间胸膜分隔而成,右肺包括上、中、下三个肺叶,左肺包括上、下两个肺叶。肺叶由 2~5 个肺段(segment)组成,每个肺段有单独的段支气管,肺段常呈圆锥形,尖端指向肺门,底部朝向肺的外围,肺段间没有明确的边界,各肺段的名称与其相应的段支气管名称一致。

(5) 气管、支气管:气管在第 5~6 胸椎水平分为左、右主支气管。气管分叉下壁形成隆突,分叉角度 60°~85°。两侧主支气管逐级分出叶、肺段、肺亚段、小支气管、细支气管、呼吸细支气管直至肺泡管和肺泡囊。

2. CT

(1) 肺野:常规 CT 只能在各横轴位图像上分别观察各自显示的肺野和 / 或肺门,两肺野内含气而呈极低密度影,在其衬托下,可见由中心向外围走行的肺血管分支,由粗渐细,上下走行或斜行的血管则表现为圆形或椭圆形的断面影。有时中老年人两肺下叶后部近胸膜下区血管纹理较多,系仰卧位 CT 扫描时肺血的坠积效应所致,不要误为异常,改为俯卧位 CT 扫描可以鉴别。肺叶及肺段支气管与相应肺动脉分支血管的相对位置、伴行关系及管径的大小较为恒定,肺动脉分支的管径与伴行的支气管管径相近。

(2) 肺门:CT 对两侧肺门结构的显示要优于胸片,尤其是增强 CT 检查。

右肺门:右肺动脉在纵隔内分为上、下肺动脉,上肺动脉常很快分支并分别与右上叶的尖、后、前段支气管伴行。下肺动脉在中间段支气管前外侧下行中,先分出回归动脉参与供应右上叶后段;然后,再分出右中叶动脉、右下叶背段动脉,最后分出多支基底动脉供应相应的基底段。右肺静脉为两支静脉干,即引流右上叶及右中叶的右上肺静脉干和引流右下叶的右下肺静脉干。

左肺门:左上肺动脉通常分为尖后动脉和前动脉,分别供应相应的肺段。左肺动脉跨过左主支气管后即延续为左下肺动脉,左下肺动脉先分出左下叶背段动脉和舌段动脉,然后分出多支基底动脉供应相应的基底段。左肺静脉也为两支静脉干,即引流左上叶的静脉与左中肺静脉汇合形成的左上肺静脉干和引流左下叶的左下肺静脉干。

（3）叶间裂:由于叶间裂处实际是其两侧相邻肺叶的边缘部分,在常规 5mm 层厚 CT 图像上,叶间裂边缘部的微细血管、支气管等结构已不能显示,所以在肺窗上表现为透明带,而叶间裂本身由于部分容积效应影响难以显示。在横轴位 CT 上,斜裂位置在第 4 胸椎平面以下的层面,表现为自纵隔至侧胸壁的横行透明带影;水平叶间裂因其与扫描平面平行,可表现为三角形或椭圆形无血管透明区。当叶间裂走行与扫描平面接近垂直或略倾斜时,则可显示为细线状影。在薄层高分辨力 CT 图像上,叶间裂可清楚显示为高密度线状影。

（4）肺叶、肺段和次级肺小叶:CT 图像上能够明确肺叶并可大致判断肺段的位置,尤其是薄层高分辨力 CT 图像上能够显示次级肺小叶结构。

1）肺叶:叶间裂是识别肺叶的标志,左侧斜裂前方为上叶,后方为下叶。右侧在水平裂以上层面,斜裂前方为上叶,后方为下叶;在水平裂以下层面,斜裂前方为中叶,后方为下叶。

2）肺段:肺段的基本形态为尖端指向肺门的锥体状。CT 图像上不能显示肺段间的界限,但可根据肺段支气管及血管的走行大致定位。

3）次级肺小叶（secondary pulmonary lobule）:常简称为肺小叶,是肺的基本解剖单位。肺小叶呈圆锥形,直径为 10~25mm,主要包括以下三部分:①小叶核心,主要由小叶肺动脉和细支气管组成;②小叶实质,为小叶核心的外围结构,主要为肺腺泡结构;③小叶间隔,由疏松结缔组织组成,内有小叶静脉及淋巴管走行。

3. MRI　在常规 MRI 图像上,无论是肺野还是肺纹理的显示均远不及 CT。由于肺血管的流空效应,较大的肺动、静脉均呈管状的无信号影,而肺门部的支气管也呈无信号影,所以两者只能根据其解剖学关系进行分辨;但应用快速梯度回波序列,肺动、静脉均呈高信号,则可鉴别。在肺血管与支气管之间,由脂肪、结缔组织及淋巴组织融合而成的小结节状或条片状高信号影,其直径一般不超过 5mm。

（三）纵隔正常影像表现

1. X 线　纵隔（mediastinum）位于胸骨之后,胸椎之前,介于两肺之间,上为胸廓入口,下为横膈;两侧为纵隔胸膜和肺门。其中包含心脏、大血管、气管、主支气管、食管、淋巴组织、胸腺、神经及脂肪等。

X 线胸片上除气管及主支气管可分辨外,其余纵隔结构缺乏对比,只能观察其与肺部邻接的轮廓。

2. CT

（1）前纵隔:位于胸骨后方,心脏大血管之前,内有胸腺组织、淋巴组织、脂肪组织和结缔组织。胸腺位于上纵隔血管前间隙内,分左右两叶,形状似箭头,尖端指向胸骨;胸腺边缘光滑或呈波浪状,但儿童胸腺外缘常隆起,而成人胸腺外缘平直或凹陷;胸腺的密度取决于其内的脂肪含量,中老年人胸腺几乎全部为脂肪组织代替,仅见一些细纤维索条状结构。前纵隔淋巴结包括前胸壁淋巴结和血管前淋巴结;血管前淋巴结位于两侧大血管前方,沿上腔静脉、无名静脉及颈总动脉前方排列。

（2）中纵隔:包括气管与主支气管、大血管及其分支、膈神经及喉返神经、迷走神经、淋巴结、心脏及心包等。左、右心膈角区可见三角形脂肪性低密度影,常对称性出现,右侧多大于左侧,为心包外脂肪垫,不要误为病变。中纵隔淋巴结多沿气管、支气管分布,主要有气管旁淋巴结、气管支气管淋巴结、支气管肺淋巴结(肺门淋巴结)、隆突下淋巴结等。

(3) 后纵隔:为食管前缘之后,胸椎前及椎旁沟的范围。后纵隔内有食管、降主动脉胸导管、奇静脉、半奇静脉及淋巴结等。后纵隔淋巴结沿食管及降主动脉分布,与隆突下淋巴结交通,纵隔各组淋巴结在 CT 上均表现为圆形或椭圆形软组织影,正常时其短径≤10mm,若≥15mm 视为异常。

3. MRI　胸腺未发生脂肪替代时,呈较均匀信号,在 T_1WI 上信号强度低于脂肪,T_2WI 上信号强度与脂肪相似。气管与主支气管腔内无信号;气管和支气管壁由软骨、平滑肌纤维和结缔组织构成且较薄,通常也不可见;气管和主支气管可由周围高信号纵隔脂肪衬托而勾画出其大小和走行。纵隔内的血管也是由周围高信号脂肪衬托而得以呈低信号。胸段食管多显示较好,食管壁信号强度与胸壁肌肉相似。

淋巴结常可见,在 T_1WI 和 T_2WI 上均表现为中等信号的小圆形或椭圆形结构,正常时其径线同 CT。通常前纵隔淋巴结、右侧气管旁淋巴结、右气管支气管淋巴结、左上气管旁淋巴结、主 - 肺动脉间淋巴结及隆突下淋巴结较易显示,而左下气管旁淋巴结及左主支气管周围淋巴结不易显示。

心脏与大血管 MRI 表现详见下节"循环系统"。

三、基本病变表现

(一) 肺部基本病变表现

1. 支气管阻塞　是由支气管腔内阻塞或外在性压迫所致。腔内阻塞的病因可以是异物、肿瘤、炎性狭窄、分泌物淤积、水肿或血块等;外在压迫性阻塞主要由邻近肿瘤或肿大淋巴结压迫所致。阻塞的病因、程度和时间不同,可引起不同类型的支气管阻塞性改变,包括阻塞性肺气肿、阻塞性肺炎和阻塞性肺不张。

(1) 阻塞性肺气肿(obstructive emphysema):肺气肿是指终末细支气管以远的含气腔隙过度充气、异常扩大,可伴有不可逆性肺泡壁的破坏。阻塞性肺气肿可分为局限性和弥漫性:①局限性阻塞性肺气肿:因支气管部分性阻塞产生活瓣作用,吸气时支气管扩张空气进入,呼气时空气不能完全呼出,致使阻塞远侧肺泡过度充气所致;②弥漫性阻塞性肺气肿:为弥漫性终末细支气管慢性炎症及狭窄,形成活瓣性呼气性阻塞,终末细支气管以远的肺泡过度充气并伴有肺泡壁的破坏。

(2) 阻塞性肺不张(obstructive atelectasis):系支气管腔内完全阻塞、腔外压迫或肺内瘢痕组织收缩引起,以前者最多见。当支气管突然完全阻塞后(如支气管异物或血块),肺泡内气体多在 18~24h 内被吸收,相应的肺组织萎陷。阻塞性肺不张的影像学表现与阻塞的部位和时间有关,也与不张的肺内有无已经存在的病变有关。阻塞的部位可以发生在主支气管、叶或段支气管、细支气管,从而导致相应的一侧性、肺叶、肺段和小叶的肺不张。

2. 肺实变(lung consolidation)　指终末细支气管以远的含气腔隙内的空气被病理性液体、细胞或组织所替代。病变累及的范围可以是腺泡、小叶、肺段或肺叶,也可以是多个腺泡、小叶受累而其间隔以正常的肺组织。常见的病理改变为炎性渗出、水肿液、血液、肉芽组织或肿瘤组织。肺实变常见于大叶性肺炎、支气管肺炎及其他各种肺炎;也见于肺泡性肺水肿、肺挫伤、肺出血、肺梗死、肺结核、肺泡癌及真菌病等。

3. 空洞与空腔　空洞(cavity)为肺内病变组织发生坏死并经引流支气管排出后所形成。空洞壁可为坏死组织、肉芽组织、纤维组织或肿瘤组织,多见于肺结核、肺癌和真菌病等。根据洞壁的厚度可分为：厚壁空洞与薄壁空洞，前者的洞壁厚度≥3mm，后者的洞壁厚度 <3mm。空腔(intrapulmonary air containing space)与空洞不同，是肺内生理腔隙的病理性扩大，如肺大疱、含气肺囊肿及肺气囊等都属于空腔。

4. **结节与肿块** 当肺部病灶以结节或肿块为基本病理形态时，直径≤3cm 称为结节，>3cm 称为肿块。其可单发，也可多发。单发常见于肺癌、结核球及炎性假瘤等；多发者常见于肺转移瘤，还可见于坏死性肉芽肿、多发性含液肺囊肿等。结节与肿块除了大小不同以外，其他表现基本相似。

5. **网状、细线状及条索状影** 肺部的网状、细线状及条索状影是间质性病变的表现，其病理改变可以是渗出或漏出、炎性细胞或肿瘤细胞浸润、纤维结缔组织或肉芽组织增生等。常见的肺间质病变有慢性支气管炎、特发性肺纤维化、癌性淋巴管炎、尘肺及结缔组织病等。由于病理性质、病变范围、发生时间不同，其影像学表现也有所不同。

6. **钙化(calcification)** 在病理上属于变质性病变，受到破坏的组织发生脂肪酸分解而引起局部 pH 值变化时，钙离子以磷酸钙或碳酸钙的形式沉积下来，一般发生在退行性变或坏死组织内。多见于肺或淋巴结干酪性结核病灶的愈合阶段；某些肺内肿瘤组织内或囊肿壁也可发生钙化。两肺多发性钙化除结核外还可见于硅沉着病、骨肉瘤肺内转移、肺组织胞浆菌病及肺泡微石症等。

(二)胸膜基本病变表现

1. **胸腔积液** 任何因素使胸膜腔内液体形成过快或吸收过缓，即产生胸腔积液，也称胸水。感染、肿瘤、损伤、自身免疫性疾病、心力衰竭、低蛋白血症及放射治疗等均可以引起胸腔积液。胸腔积液分为渗出液和漏出液，可透明清亮，也可以是脓性、血性、乳糜性或胆固醇性。

2. **气胸与液气胸** 空气进入胸膜腔内为气胸(pneumothorax)。空气进入胸腔是因脏层或壁层胸膜破裂所致。胸膜腔内液体与气体同时存在为液气胸(hydropneumothorax)。

3. **胸膜肥厚、粘连及钙化** 胸膜炎性纤维素性渗出、肉芽组织增生、外伤出血机化均可引起胸膜肥厚、粘连及钙化(pleural thickening, adhesion and calcification)。胸膜肥厚与粘连常同时存在，轻度局限性胸膜肥厚粘连多发生在肋膈角区。胸膜钙化多见于结核性胸膜炎、出血机化和尘肺。

(三)纵隔基本病变表现

除纵隔气肿和含气脓肿外，X 线胸片多仅能显示纵隔形态和位置改变，而 CT 和 MRI 检查则能进一步明确纵隔改变的病因。

四、疾病诊断

(一)原发性支气管肺癌

原发性支气管肺癌(primary bronchogenic carcinoma)是指起源于支气管、细支气管肺泡上皮以及腺上皮的恶性肿瘤。其死亡率目前居全身恶性肿瘤之首，发病率仍有逐年增加的趋势。吸烟是公认的致病因素，其他因素为大气污染、遗传等。肺癌依发生部位分三型：中央型、周围型及弥漫型。

1. **中央型肺癌** 肿瘤发生在肺段和段以上较大支气管。

(1)早期中央型肺癌：指肿瘤局限于支气管腔内或沿管壁浸润生长，周围肺实质未被侵及，且无远处转移。

原发征象:X 线胸片常无异常表现。CT 可显示支气管壁不规则增厚、管腔变窄或腔内结节。

伴随征象:部分腔内生长的肿瘤可致管腔狭窄或阻塞,从而引起阻塞性肺炎、肺不张或肺气肿。病变的范围大小与阻塞的支气管部位有关。X 线胸片上阻塞性肺炎表现为边缘模糊的斑片影,阻塞性肺不张表现为相应肺叶、段的体积缩小和密度增高,但边缘多清楚,而阻塞性肺气肿表现为局限性肺密度减低和肺纹理稀疏。CT 对上述伴随征象的显示较 X 线更敏感,能更清晰显示病变的内部结构和边缘情况。

(2)中、晚期中央型肺癌:肿瘤体积较大,伴随征象更明显,常伴有邻近侵犯和转移。

原发征象:X 线胸片主要表现为肺门肿块。CT 可清晰显示支气管腔内或壁外肿块,管壁不规则增厚和管腔呈鼠尾状狭窄或杯口状截断。结合 MPR、CPR 及 CTVE 等技术能清晰显示和评价支气管管壁增厚和管腔狭窄、闭塞的范围及程度。

伴随征象:肿瘤引起的阻塞征象较早期肺癌明显,范围更大。右肺上叶支气管肿瘤可致上叶肺不张,与肺门肿块在 X 线胸片上表现为典型的反"S"征。MRI 有助于显示肺门区肿块与肺门血管的关系,以及纵隔淋巴结的增大。

2. 周围型肺癌 肿瘤发生在肺段以下支气管。

(1)早期周围型肺癌:指瘤体直径≤2cm,且无转移者。

X 线平片表现为肺内结节影,有空泡征或含气支气管征,边缘清楚,有分叶或胸膜凹陷征。CT 可清楚显示肿瘤的内部特征、边缘情况及周围征象。值得注意的是周围型肺小腺癌(≤2cm)可表现为磨玻璃样结节(ground glass nodule,GGN)或实性结节。通常,根据 GGN 成分比例不同,分为均匀性和混杂性,后者恶性比率更高;X 线胸片显示困难或不显示,常在 CT 筛查或临床 CT 检查偶然发现,病理上肿瘤细胞沿肺泡壁匍匐或浸润生长,不完全塌陷的肺泡内尚有空气残留,平均 CT 值为 −140HU,故病灶呈磨玻璃样表现。HRCT 和 CT 三维重建有助于显示结节的内部密度和边缘情况。

(2)中、晚期周围型肺癌:常形成肺内较大肿块。

X 线胸片和 CT 均表现为软组织肿块,密度可不均匀,可见坏死或空洞形成。空洞多为偏心性,壁较厚,常有壁结节形成。肿瘤边缘可有深分叶、放射状毛刺、胸膜凹陷征或血管集束征。增强扫描肿瘤有轻到中度强化,CT 值增加常 >20HU。MRI 上 T_1WI 呈略低或等信号,T_2WI 呈高信号,增强扫描有强化,肿瘤坏死时信号不均匀。

3. 弥漫型肺癌 常见于细支气管肺泡癌和腺癌,呈弥漫生长。

影像表现可分为两种类型:①两肺弥漫细小结节,可伴有纵隔及肺门淋巴结增大;②大片肺炎样实变,常累及一个肺叶或肺段,实变肺组织中有支气管气像。此外,肺泡癌细胞可分泌多量黏液,因此,实变区密度低于血管密度,使其中的血管影清晰可见,这是该类型的重要特征。

CT 和 MRI 灌注成像,可了解孤立性结节的血供信息和周围血管情况,可鉴别结核球、炎性假瘤等。有时鉴别仍有困难,可行经皮肺穿刺活检,病理诊断。

(二)肺结核

肺结核(pulmonary tuberculosis)是最为常见的肺部传染性疾病,影像诊断在发现病变、确定性质、类型、观察治疗效果等方面具有重要价值。

肺结核需以临床症状、影像学表现和痰菌检查为依据进行综合诊断,2018 年我国实施了新的肺结核诊断标准(WS 288—2017)。

1. **原发性肺结核** 原发性肺结核主要表现为肺内原发病灶及胸内淋巴结肿大,或单纯胸内淋巴结肿大。儿童原发性肺结核也可表现为空洞、干酪性肺炎以及由支气管淋巴瘘导致的支气管结核。

2. **血行播散性肺结核** 急性血行播散性肺结核表现为两肺均匀分布的大小、密度一致的粟粒阴影;亚急性或慢性血行播散性肺结核的弥漫病灶多分布于两肺的上中部,大小不一,密度不等,可有融合。儿童急性血行播散性肺结核有时仅表现为磨玻璃样影,婴幼儿粟粒病灶周围渗出明显,边缘模糊,易于融合。

3. **继发性肺结核** 继发性肺结核的胸部影像表现多样:轻者主要表现为斑片、结节及索条影,或表现为结核瘤或孤立空洞;重者可表现为大叶性浸润、干酪性肺炎、多发空洞形成和支气管播散等;反复迁延进展者可出现肺损毁,损毁肺组织体积缩小,其内见多发纤维厚壁空洞、继发性支气管扩张,或伴有多发钙化等,邻近肺门和纵隔结构牵拉移位,胸廓塌陷,胸膜增厚粘连,其他肺组织出现代偿性肺气肿和新旧不一的支气管播散病灶等。

4. **气管、支气管结核** 气管及支气管结核主要表现为气管或支气管壁不规则增厚、管腔狭窄或阻塞,狭窄支气管远端的肺组织可出现继发性肺不张或实变、支气管扩张及其他部位支气管播散病灶等。

5. **结核性胸膜炎** 结核性胸膜炎分干性胸膜炎和渗出性胸膜炎。干性胸膜炎为胸膜的早期炎性反应,通常无明显影像表现;渗出性胸膜炎主要表现为胸腔积液,且胸腔积液可表现为少量或中大量的游离积液,或存在于胸腔任何部位的局限积液,吸收缓慢者常合并胸膜增厚粘连,也可演变为胸膜结核瘤及脓胸等。

(三)炎症

除了主要显示为局部或多处肺部实变的典型肺炎用 X 线诊断外,目前对机遇性肺炎如真菌性肺炎和革兰氏阴性杆菌肺炎的影像诊断已引起重视。另外 AIDS 合并卡氏肺囊虫肺炎患者多表现为肺内多发弥漫性病变。除了 X 线平片以外,CT 对早期发现病变很有帮助。影像学表现不能确定肺炎的病原,只能有一定的提示作用,需结合临床及病原学的检查。但影像学检查对发现病变、了解病情变化、判断疗效有很大的价值。

(四)肺弥漫性病变

由于有了 HRCT,能显示肺泡壁和肺间质的细微变化,所以肺弥漫性病变的诊断水平有了很大的提高,可用于肺间质纤维化、肺结节病、肺淋巴道转移、过敏性肺泡炎等的诊断与鉴别诊断。

(五)肺血管疾病

肺栓塞的发病率和死亡率都很高,误诊率和漏诊率也很高。自从有了多排螺旋 CT(MSCT),CT 血管造影(CTA)的诊断正确率大大提高,肺栓塞的死亡率降低,是目前用于诊断肺栓塞最好的办法。可以直接显示肺栓塞的部位、程度、范围,还可以了解溶栓治疗的效果。

(六)纵隔疾病

纵隔分九区,内含多种组织,各组织结构间多有脂肪组织存在。CT 扫描能够清楚地显示纵隔的解剖结构,在发现原发病变和定位、定性诊断方面均较胸片敏感。胸部 CT 扫描对于纵隔肿瘤的定性诊断,是在定位诊断的基础上根据肿块的 CT 值和增强效果作出的。在CT 检查纵隔肿块时,需先明确肿块来源于纵隔何区,并根据 CT 值来明确肿瘤是囊性、实性还是脂肪性。

MRI 检查可清楚显示纵隔肿块的部位、形态及其与心脏大血管的关系。在 MRI 上可根据病变信号强度的特征分辨肿块内部结构成分属脂肪、液体、软组织还是血管,有助于肿块的定性诊断,但在 MRI 上不能发现肿块内小的钙化:①脂肪性肿块,可见于脂肪瘤、脂肪堆积及畸胎瘤,在 T_1WI 上为高信号,T_2WI 上呈中高信号,脂肪抑制后变为低信号。②液性肿块,可见于支气管囊肿、皮样囊肿、心包囊肿等。囊肿境界清楚,边缘光滑,T_1WI 为低信号,T_2WI 为高信号。③实质性肿块,可见于胸腺瘤、畸胎瘤、淋巴瘤及神经源性肿瘤。多数在 T_1WI 为中等信号,T_2WI 为中高信号。畸胎瘤因其中含有脂肪、骨骼及钙化,在 T_1WI、T_2WI 出现反映脂肪组织的高信号和反映骨骼及钙化的极低信号影。当肿块内出现坏死液化时,T_1WI 坏死区呈较瘤体更低的信号,T_2WI 呈高信号。恶性实质性肿块形态不规则,边缘不光整,可侵及邻近血管和纵隔胸膜。

起源于纵隔某种组织的肿瘤,常有其好发部位。前纵隔肿瘤常见的有胸腺瘤、畸胎瘤及胸内甲状腺肿;中纵隔有淋巴瘤、淋巴结转移和支气管囊肿;后纵隔有神经源性肿瘤。

(七)胸膜病变

胸部影像学检查对胸膜病变的诊断和鉴别诊断有重要的意义,X 线片和 CT 可显示胸腔积液、气胸、胸膜肿块。CT 还可直接显示叶间胸膜的部位,对诊断叶间胸膜病变、判断叶间胸膜的移位有很大价值。根据 CT 值还可鉴别是胸膜增厚还是少量积液。CT 还可显示石棉肺特有的局限性胸膜增厚(胸膜斑)。MRI 可根据信号的改变鉴别胸腔积液的性质,对发现胸膜肿块,尤其是并发有胸腔积液时有独特作用,T_2WI 胸腔积液呈高信号,肿块呈等信号。

第十二节　循 环 系 统

一、影像检查技术

(一)X 线检查

1. **透视和摄片**　是最基本的方法,简单易行,但不够准确。透视可以大体了解心脏的大小,观察心脏与大血管的搏动、心脏内的钙化,尤其是二尖瓣与主动脉瓣的钙化。摄片可以初步观察心脏形态,估计各房室大小,资料能保存供复查时参考,或为会诊使用。其缺点为不能了解动态情况,不能了解心内变化与测量血流动力学情况。摄片有后前位、右前斜位、左前斜位和左侧位四种。后前位是基本的位置,一般取立位,根据病情需要,再选择斜位或左侧位。

2. **造影检查**　心血管造影是将对比剂快速注入心腔和大血管内,借以显示心和大血管内解剖结构的改变与血流方向,估计心脏瓣膜功能、心室容量与心室功能,为诊断心、大血管畸形并为手术治疗提供有价值的资料,但是它属于有创性检查,应慎重使用,目前有:

(1)右心造影:先行右心插管,再经右心导管注射对比剂,显示右侧心腔和肺血管。主要适用于右心及肺动脉的异常及伴有发绀的先天性心脏病。

(2)左心造影:导管自周围动脉插入,导管尖送到左侧心腔选定的部位。适用于二尖瓣关闭不全、主动脉瓣口狭窄、室间隔缺损、永存房室共同通道及左心室病变。

(3)主动脉造影:导管经周围动脉插入,一般导管尖放于主动脉瓣上 3~5cm 处,能使升主动脉、主动脉弓和降主动脉上部显影,对比剂逆行到主动脉瓣处,可显示主动脉的功能状态。适用于显示主动脉本身病变、主动脉瓣关闭不全、主动脉与肺动脉或主动脉与右心之间的异常沟通,如动脉导管未闭、主 - 肺动脉隔缺损、主动脉窦动脉瘤穿破入右心等。

(4)冠状动脉造影:用特制塑性的导管,从周围动脉插入主动脉,使其进入冠状动脉内,行选择性血管造影。用于冠状动脉硬化性心脏病的检查,是冠状动脉搭桥或血管成形术前必须进行的检查。

(二)CT 检查

常规胸部 CT 扫描能显示心脏大血管轮廓及其与纵隔内器官、组织的毗邻关系,对显示瓣膜与大血管壁的钙化和心包积液、增厚、钙化有帮助。由于心肌与心腔内血液的 X 线衰减值差异很小,因此 CT 平扫在显示心肌和心腔内结构时价值有限。超高速或多层螺旋 CT 扫描与足量对比剂的使用可以得到心脏、大血管内腔的横断面和三维重建图像,能了解心脏、大血管腔内的情况和心血管壁的厚度,对诊断心脏、大血管内血栓、黏液瘤、心肌病等有帮助。MSCT 冠状动脉造影可清楚显示冠状动脉的状况,如有无狭窄、是否软斑块,可作为冠状动脉造影前的筛选。此外,还可行心肌组织内灌注等的研究。由于扫描时间短,还可行心、大血管的动脉观察。

(三)MRI 检查

心、大血管 MRI 检查的优点是:①由于血流的流空效应,心、大血管内腔呈黑的无信号区,与心血管壁的灰白信号形成良好的对比,能清楚地显示心内膜、瓣膜、心肌、心包和心包外脂肪;② MRI 为无损伤性检查;③可显示心脏的长轴位、短轴位、冠状面、矢状面、横断面,全面了解心、大血管的各层面形态变化。

心、大血管是有搏动的运动器官,在 MRI 成像方面有特殊的要求:①心电门控触发技术能够获得心动周期中预定点上的图像,同时也可作为检查中监测患者情况的一种手段。②成像序列:自旋回波为常规的脉冲序列。快速成像对于心血管成像具有重要的意义,MRI 电影能细致观察心肌收缩与舒张变化,更准确地测量心功能;能观察瓣膜的功能状态和心内血液分流情况;能鉴别血管和含气的空腔、血流和血栓。

心、大血管的磁共振信号,在常规自旋回波序列中,由于血液的流空效应,其内腔呈无或极低信号区,而心肌、血管壁呈中等信号。梯度回波(GRE)序列,心、大血管的血流呈高信号,CE-MRA 血管呈高信号。

(四)超声检查

超声心动图可动态观察心脏的结构与功能,实时显示内部血流状态。包括二维超声心动图、M 型超声心动图、多普勒超声心动图等。

1. **二维超声心动图** 能直观、实时动态显示心脏的形态、大小、空间位置及连接关系等,具有较好的空间分辨力,是心脏超声检查最基本和常用的方法。

2. **M 型超声心动图** 主要用于心脏结构细微运动的观察,如心腔和大血管内径、室壁厚度和搏动幅度、瓣膜运动幅度和速度以及左心室收缩功能的测量等。

3. **多普勒超声心动图** 利用多普勒效应原理检测心脏的血流动力学和心肌运动情况。根据显像模式分为彩色多普勒血流成像(color Doppler flow imaging,CDFI)、频谱多普勒(spectral Doppler)和组织多普勒成像(tissue Doppler imaging,TDI)。CDFI 通过彩色编码来显示血流频移信号,朝向探头的血流以红色代表,背离探头的血流以蓝色代表。CDFI 能实时显示心腔和大血管内血流的方向、范围、速度、性质及有无异常通道等,但不能进行精确的定位分析。频谱多普勒通过频谱图对心腔和大血管内的血流进行定性和定量分析,包括血流的方向、性质、时相、速度及压力阶差等。TDI 以彩色编码或频谱多普勒技术,实时显示心肌运动产生的低频高振幅频移信号,主要用于评价心肌运动。

4. 其他检查方法和新技术 实时三维超声心动图(real-time three-dimensional echocardiography,RT-3DE)、斑点追踪成像(speckle tracking imaging,STI)、经食管超声、负荷超声以及心脏声学造影等技术,在临床实际工作中的应用也越来越广泛。

(五) SPECT 和 PET 检查

SPECT 心肌灌注显像,常用显像剂为锝标记的甲氧基异丁基异腈(^{99m}Tc-MIBI)。由于心肌缺血在静息状态下常难以检出,负荷试验是诱导心肌缺血,从而判断患者有无心肌缺血的常用方法。缺血区域出现局限性放射性减低,并根据减低的区域和程度间接提示病变血管。常用的负荷试验方法包括运动和药物两种,一般先做负荷心肌灌注显像,如正常则提示无明确心肌缺血,如有放射稀疏或缺损区,再做静息显像,将两次结果对比,确定异常部位有无放射性填充,以此诊断心肌缺血。该技术也常用于冠心病患者的疗效评价和随访、预后评价等。

PET 为心肌代谢显像,常用的显像剂是氟代脱氧葡萄糖(^{18}F-FDG),其完整的化学名称为 2-氟 -2-脱氧 -*D*-葡萄糖。PET 临床应用的最大价值在于判断心肌的存活性。

二、正常影像表现

(一) 心脏与心包正常影像表现

1. X 线 正位 X 线平片上左心缘由三段构成,上段凸出的为主动脉结,中段为肺动脉段,下段为左心室。右心缘上段为升主动脉和上腔静脉的复合投影,下段为右心房。心胸比率,为心脏横径与最大胸廓横径之比,正常成人该比值的上限是 0.5。

2. 超声

(1)二维超声心动图:临床常用基本切面如下。

1)胸骨旁左心室长轴切面:显示左心室、左心房、室间隔、右心室、主动脉、主动脉瓣与二尖瓣等。

2)胸骨旁左心室短轴切面:包括一系列不同的切面,可观察瓣膜的形态、开放幅度、心室大小、室壁运动等。

3)胸骨旁四腔心切面:包括心尖四腔心切面、胸骨旁四腔心切面和剑突下四腔心切面。可显示房室结构、大小与比例,房间隔和室间隔,二尖瓣、三尖瓣以及十字交叉结构等。

(2)M 型超声心动图:常见波群与曲线如下。

1)心底波群:其解剖结构自前至后分别为胸壁、右心室流出道、主动脉根部及左心房。

2)二尖瓣波群:其解剖结构为胸壁、右心室腔、室间隔、左心室流出道、二尖瓣前后叶及左心室后壁。正常人二尖瓣前叶曲线呈双峰,分别表示心室快速充盈期和缓慢充盈期。

3)心室波群:自前至后,所代表的解剖结构为胸壁、右心室前壁、右心室腔、室间隔、左心室及其内的腱索与左心室后壁。该波群为测量心室内径、室间隔和左心室后壁厚度的标准区。

(3)彩色多普勒超声心动图:在心尖四腔心切面和左心室长轴切面上,正常的二尖瓣口和三尖瓣口血流显示为舒张期朝向探头的红色血流信号,而左心室流出道和主动脉瓣口的血流显示为收缩期背离探头的蓝色血流信号。

(4)频谱多普勒超声心动图:包括脉冲多普勒和连续多普勒,频谱曲线横轴代表时间,纵轴代表多普勒频移大小或血流速度。从频谱曲线上可评价血流方向、流速、性质等。

3. CT

（1）横轴位：与人体长轴垂直的横断位，CT 图像常用的标准体位。它可清楚显示心脏结构、各房室间的解剖关系及心腔大小，心包呈 1~2mm 厚的弧线状软组织密度影，其内侧见低密度脂肪影。

（2）短轴位：与心脏长轴垂直的心脏短轴位，主要用于观察左心室各部位心肌厚度，结合心脏收缩和舒张期的图像对比，还可分析心肌收缩运动功能。

（3）长轴位：主要用于观察瓣膜（主动脉瓣及二尖瓣）、左心室流出道及心尖部。

4. MRI 心脏长轴位和短轴位、心脏各房室和大血管解剖所见与 CT 所见相同。

（1）心肌：在自旋回波序列中，心肌呈中等信号强度，与胸部肌肉组织相似。右心室壁较薄，仅相当于左心室壁的 1/3。心肌厚度应在舒张末期长轴位或短轴位上测量。正常左心室心肌厚度在收缩期比舒张期至少增加 30%。

（2）心内膜：质量好的 MRI 图像，显示心内膜比心肌信号略高，呈细线状影。

（3）瓣膜：二尖瓣、三尖瓣和主动脉瓣一般呈中等信号强度，比心肌信号略高。MRI 电影序列可观察瓣膜的形态和运动功能。

（4）心包：自旋回波（SE）序列呈线样低信号，周围有高信号脂肪组织衬托。

（二）冠状动脉正常影像表现

1. 冠状动脉造影 冠状动脉造影（CAG）要求多角度投照，避免重叠。一般情况下，左冠状动脉要求投照体位多于 4 个，右冠状动脉多于 2 个，对于有狭窄病变的血管，增加不同投照体位。

2. CT 左主干自主动脉左冠状窦发出后，分为前降支和回旋支，前降支沿前室间沟到达心尖部，沿途发出对角支；回旋支沿左心房室沟走行，发出钝缘支。右冠状动脉自主动脉右冠状窦发出后，沿右心房室沟走行至心底部，发出后降支和左心室后支。曲面重建图像有利于各冠状动脉管壁和管腔内情况的显示。

（三）主动脉和肺血管正常影像表现

1. X 线 左心缘上段凸出的为主动脉弓部，中段为肺动脉段，右心缘上段为升主动脉和上腔静脉的复合投影。主动脉造影可显示升主动脉、主动脉弓、弓降部及头臂动脉。肺动脉造影可显示主肺动脉、左右肺动脉和肺内分支血管。但是，经导管血管造影技术为有创检查方法，目前临床较少使用。

2. 超声 在胸骨旁左心室长轴及心底短轴切面，可显示正常主动脉瓣、冠状窦及主动脉根部；通过胸骨上凹切面，可显示升主动脉、主动脉弓及其主要头臂血管分支。在肺动脉长轴切面上，可显示主动脉及左右肺动脉分支起始段。

3. CT 主动脉由左心室发出，全程共分为主动脉根窦部、升主动脉、主动脉弓、胸降主动脉、腹主动脉。腹主动脉的主要分支为腹腔干、肠系膜上动脉、肾动脉和肠系膜下动脉。肺动脉起自右心室漏斗部，位于主动脉根窦部的左前方，向上分为左、右肺动脉。左肺动脉主干较短，分成两支入上、下肺叶；右肺动脉主干较长，分为三支入上、中、下肺叶。

4. MRI 主动脉 MRI 采集序列包括自旋回波黑血序列、梯度回波亮血序列、对比增强血管成像（MRA）等。MRA 采集的信号仅为充盈对比剂的血液，因此管壁是不显示的。常规横断面及冠状面自旋回波序列，可展示肺动脉干及肺静脉干的解剖结构。梯度回波序列可获得类似对比增强的血管图像，对不能使用对比剂的患者，尤为适用。增强后快速动态扫描，可显示肺动脉、肺实质、肺静脉的强化过程。

三、基本病变表现

（一）心脏位置和形态大小异常

1. 位置异常

（1）整体位置异常：包括心脏移位和异位：①心脏移位：指胸肺疾患或畸形使心脏偏离正常位置；②心脏异位：指心脏位置的先天性异常，是由于心脏本身在胚胎发育早期旋转异常所致。

（2）房室相对位置异常：正常时右心房居右，左心房居左，如左右颠倒，为心房反位；同理，心室左右颠倒称为心室反位。

（3）房室连接关系异常：右心房与右心室相连，左心房与左心室相连，即为对应的房室连接。相反则称为不对应的房室连接。

（4）心室大动脉连接异常：主动脉起自左心室，肺动脉起自右心室。主动脉和／或肺动脉发育异常，可表现为其与心室连接异常。

2. 形态和大小异常

（1）整体形态异常：心脏增大 X 线胸片分为三型，即二尖瓣型、主动脉型和普大型，可以是心肌肥厚或心腔增大，或二者并存。心胸比率 0.50~0.55 为轻度增大；0.55~0.60 为中度增大；0.60 以上为重度增大。

（2）心腔结构和大小异常：包括房室、瓣膜和心肌结构和大小的异常。最常用和首选的检查方法是超声检查。

（二）心脏运动和血流异常

1. 运动异常

超声检查可直观地显示心脏的运动和心腔内的血流状态，是观察心脏运动和血流异常的首选技术。室壁运动异常包括：运动增强、运动减弱、运动消失、矛盾运动与室壁瘤。

2. 血流异常

（1）血流速度异常：指血流速度高于或低于正常范围。

（2）血流时相异常：指血流的持续时间长于或短于正常，或者出现异常血流时相。

（3）血流性质异常：指血流失去正常的层流状态，而变为湍流或涡流状态。

（4）血流途径异常：指血流流经异常通道。

（三）冠状动脉异常

分为先天性冠状动脉发育异常和获得性冠状动脉病变。前者包括冠状动脉起源异常、走行异常和冠状动脉瘘等；后者主要为冠状动脉粥样硬化、血管炎性病变等，引起管腔狭窄、闭塞或动脉瘤。CT 检查不仅能显示冠状动脉管腔病变，在显示冠状动脉先天性发育异常、管壁情况，以及并存的异常，如心肌梗死、心腔内血栓、心包积液、室壁瘤等方面更具有优势。

（四）心包异常

心包异常，主要包括心包积液、心包增厚、心包钙化、心包占位等异常表现。中量以上心包积液，X 线显示心影向两侧增大；超声显示心包腔内无回声区；CT 表现为心包腔内水样密度；MRI 图像 T_1WI 呈均匀低信号，梯度回波和 T_2WI 为高信号。心包钙化，X 线片表现为蛋壳样高密度影，部分或全部包绕心影；超声表现为心包钙化处回声增强；CT 表现为心包高密度钙化影；MRI 表现为线条样无信号或低信号区。MRI 有利于分辨肿块的组织，以及与心肌和心腔的关系，MRI 电影图像可以观察肿块的活动情况。

（五）主动脉异常

主动脉异常,包括先天性和获得性两方面疾病,前者如主动脉狭窄、主动脉弓离断,后者包括动脉粥样硬化、血管炎性病变等。常见的疾病如主动脉瘤、主动脉夹层、主动脉壁内血肿、主动脉穿通性溃疡等。CT 可明确诊断各种主动脉疾病,特别适用于急诊患者的主动脉检查,是指南明确的首选检查技术。

（六）肺血和肺血管异常

1. **肺血增多**　常见于左向右分流的先天性心脏病,如房或室间隔缺损、动脉导管未闭。

2. **肺血减少**　由右心排血受阻引起,常见于三尖瓣狭窄、肺动脉狭窄等。

3. **肺动脉高压**　各种原因引起的肺动脉压力增高(肺动脉平均压≥25mmHg)。

4. **肺静脉高压**

（1）肺淤血:各种病因导致肺静脉压力增高时,可出现肺淤血。X 线胸片主要表现为肺门增大,边缘模糊;上肺静脉扩张而小静脉、下肺静脉正常或变细;肺野透明度减低。

（2）间质性肺水肿:X 线胸片出现肺内间隔线,即 Kerley 线,以 B 线最常见。

（3）肺泡性肺水肿:X 线胸片表现为两肺广泛分布的边缘模糊的片状影,重者在肺门区形成"蝶翼状"阴影,短期内或治疗后变化迅速是肺泡性肺水肿的重要特征。上述三种征象可同时出现,亦可相互演变。

5. **混合型肺循环高压**　可兼有肺动脉和肺静脉高压两种 X 线征象。

四、疾病诊断

（一）先天性心脏病

1. **X 线**　可显示心脏轮廓和各房室大小以及肺血的改变,但不准确。心血管造影可显示房室间隔的缺损或其他畸形,但操作复杂,又有损伤。

2. **CT**　多层螺旋 CT 血管成像(MSCTA)可显示部分先天性畸形,但多数不如 MRI。

3. **MRI**　由于可以多方位成像,能显示房室间隔缺损、主动脉缩窄、动脉导管未闭和法洛四联症等复杂性先天性心脏病的各种畸形,MRI 电影还能显示血流的变化和心功能的情况。

（二）风湿性心脏病

1. **X 线**　可显示肺淤血的情况,不同的摄片体位可分别显示左房、右室或左室扩大的情况。X 线检查费用较低,能显示肺血改变和心脏总体的大小改变,用于随访复查较好。

2. **CT**　仅能显示风湿性心脏病所致的继发性心脏房室大小的改变,不能显示瓣膜受损情况,MSCT 可显示瓣膜钙化。

3. **MRI**　诊断价值较大。以心长轴位像的四腔心切层显示最佳,二尖瓣狭窄时可见左心房增大,左心室不大(若合并二尖瓣关闭不全,左室可增大),左心房内有缓慢的血流高信号;主肺动脉扩张,右心室壁肥厚,右心室腔亦见扩张。梯度回波序列 MRI 电影则可显示二尖瓣狭窄的情况及严重程度。收缩期可见左心室内因二尖瓣狭窄血流喷射引起的低信号血流束。另外,在左心房内附有中低信号的附壁血栓。二尖瓣狭窄合并关闭不全时,可见左心房、室均扩大,左心室壁厚度常在正常范围。MRI 电影示收缩期自左心室经二尖瓣口,向左心房内喷射的低信号血流束,可评估其反流量。

4. **超声**　超声是瓣膜病变的首选检查方法。二尖瓣狭窄:二尖瓣回声增粗、增强;二尖瓣开放受限,开放面积缩小;舒张期二尖瓣后叶与前叶呈同向运动;左心房、右心室扩大;二尖瓣口舒张期血流速度增快。二尖瓣关闭不全:瓣叶增厚、回声增强、收缩期瓣口对合欠佳;左心房内收缩期可见湍流信号。

(三) 心肌病

X线表现心影早期可以正常,以后中至高度增大,一般以左室显著,其次为右室增大或双室增大。搏动普遍减弱,左心衰时有肺静脉高压表现、肺血再分配与间质性肺水肿等。

1. **扩张型心肌病**(dilated cardiomyopathy,DCM)　在MRI上以心室腔扩大为主,室间隔及心室游离壁不厚甚至变薄。心室壁心肌的信号及厚度较正常无明显改变,室壁运动则普遍减弱。应用心功能分析软件,可见受累心室收缩功能明显受损,心室容积扩大,射血分数等分析指标显著下降。超声:全心扩大,以左心室扩大明显;室壁运动减弱;二尖瓣活动减低,心腔内出现"云雾状"回声或血栓形成;多普勒超声可探及多瓣膜反流。

2. **肥厚性心肌病**(hypertrophic cardiomyopathy,HCM)　CT增强扫描可准确测定心肌壁的厚度、室间隔和游离壁的比例,并可显示粗大的乳头肌。MRI能充分显示心肌异常肥厚的部位、分布、范围和程度,增强扫描于肥厚室壁内有时可见局灶性异常增强区;左心室舒张功能受限致室腔缩小或变形,运动幅度则有增加;左心室流出道狭窄时,电影MRI可见左室流出道内收缩期有低信号的喷射血流。

(四) 冠状动脉粥样硬化性心脏病

冠状动脉造影:目前应用广泛,可显示冠状动脉狭窄的部位、程度和范围,是进行冠状动脉成形术或安放支架的依据,也是随访治疗效果的重要指标。

1. **CT**　MSCTA(CT冠状动脉成像)可显示冠状动脉狭窄程度和斑块情况,为制定治疗方案提供依据,也可以了解放置支架或冠状动脉搭桥术后血流畅通情况。CT灌注扫描可显示心肌血供情况。

2. **MRI**　可做冠状动脉成像,但目前图像质量不如MSCT。MRI灌注成像可评价缺血心肌成活情况,了解心肌功能。MRI平扫可显示有无室壁瘤形成和血栓,还可计算心室容量和每搏心输出量。

3. **超声**　①心肌缺血表现:节段性室壁运动减弱;收缩期室壁增厚率减低。②心肌梗死表现:梗死部位心肌变薄、收缩期增厚率显著减低、室壁运动消失;非梗死部位心肌出现代偿性室壁运动幅度增强。③心肌梗死并发症:室壁瘤、腔内附壁血栓形成、室间隔穿孔和乳头肌功能不全等。

(五) 心包疾病

1. **心包积液**　可由心包的炎症病变引起,以结核性、风湿性、化脓性及病毒性为常见。心包炎可分为干性和湿性两种,前者是心包脏、壁层出现以纤维蛋白为主的渗出物,使心包表面粗糙而呈绒毛状,但X线无异常发现;后者则伴有积液,也可以是恶性肿瘤心包转移引起,多为血性心包积液。

(1) X线:心包积液在300ml以下者,心影大小和形态可无明显改变,中等量积液从心包腔最下部分向两侧扩展,见心影普遍增大,正常弧度消失,呈烧瓶状至球状,上纵隔影变短增宽,心尖搏动减弱或消失,主动脉搏动正常或减弱,肺纹理正常或减少,左心衰时出现肺淤血。

(2) CT:可直接显示心包积液,多数为水样密度,亦可为高密度,提示为血性积液。MRI可显示积液的性质,浆液性心包积液T_1WI呈均匀低信号,炎性渗出液蛋白含量高者则呈不均匀高信号,肿瘤所致血性积液呈高信号,其内可见中等信号的结节影。

（3）MRI：对发现心包积液较敏感，常可显示局限性积液。因受心脏搏动的影响，心包内液体有流动，因此信号可不均匀一致。MRI有时较难区分少量的心包积液与心包增厚。

（4）超声：心包脏、壁层分离，其间为无回声液性暗区；心包积液为纤维素性时，心包脏、壁层可见一些絮状、片状中等回声附着；大量积液，可见心脏摆动征；心脏压塞时，可见右心室前壁舒张期塌陷。

2. **缩窄性心包炎** X线平片示心影大小正常或轻度增大，外形近似三角形，可见心包钙化，这是特征性表现。MSCT更易发现心包钙化和心包增厚（≥4mm）。MRI不易显示心包钙化，但能显示心包增厚，还能评价心脏收缩和舒张功能。

（六）大血管病

血管造影虽然可以显示大部分病变，但有损伤、操作复杂。CT和MRI有很大诊断价值。对于主动脉夹层，能显示真假腔的范围和内膜片；主动脉瘤，可见局部主动脉腔扩大及瘤内血栓；还能显示各种主动脉的异常，如缩窄和扩张，以及腔静脉病变如狭窄和梗阻及先天性大血管异常等。

第十三节 腹 部

一、急腹症

急腹症是腹部急性疾患的总称。临床上常见，而且病情多很严重，常伴有感染、休克等症状，若不及时治疗，均可危及患者生命。常见的急腹症包括急性阑尾炎、溃疡病急性穿孔、急性肠梗阻、急性胆道感染及胆石症、急性胰腺炎、腹部外伤、泌尿系结石及宫外孕破裂等。

影像学检查已成为急腹症最重要、最可靠的诊断方法，其中X线检查对多数急腹症的诊断和鉴别诊断有很大帮助。有的疾病凭X线平片即可得出可靠的结论。有的疾病仅能提供诊断线索。随访对观察疾病的演变和治疗的效果有一定的价值。X线诊断有困难时，可选择CT甚至MRI检查。本节主要介绍肠梗阻和腹部外伤的影像学诊断。

（一）各种检查方法的应用和特点

急腹症患者病情急、重，易发生休克，必须在短时间内作出正确的诊断，因此检查应当平稳、简便、迅速、轻柔、正确，尽量减少不必要的搬动。如遇严重休克，应首先抢救患者，待病情好转后再进行检查。

1. **X线检查** X线是检查急腹症最基本的方法。由于某些胸部疾患如肺炎、胸膜炎、肺梗死、气胸及某些心血管疾患等，可能产生一些类似急腹症的症状，而急腹症又常继发一些胸部改变如肺底炎症、盘状肺不张、膈肌位置及活动变化等。因此，在急腹症的X线检查中，胸部透视或胸片应视为必不可少的常规检查，并注意横膈位置、运动及心脏的搏动等。

（1）透视：腹部透视时应注意观察有无肠管胀气、积液及其分布与程度；还应当注意观察膈下有无游离气体。透视一般取立位，对危重患者不应一律强求立位，可仅作卧位透视。透视时如能结合触诊，有利于鉴别气体是在肠腔内或是腹腔内，还可判断肠曲与肿瘤的关系。

（2）腹部平片：操作简便，并能发现比较细小的变化，所以是诊断急腹症较为便利和有效的方法之一。腹部摄片前，一般不作胃肠道准备（包括禁食和清洁灌肠等）。腹部平片应包括腹部两侧、两侧膈肌至耻骨联合上缘的范围，但泌尿系应包括后尿道区。凡是观察膈下游离气体、肠腔内液平面及腹腔内脓肿,则应拍摄立位的前后位片,不能站立者,拍摄左侧卧位水平投照片。观察分析扩张肠腔的部位、肠腔排列、扩张程度、肠腔相互关系、肠壁的厚薄、腹腔内渗液多少、软组织阴影的改变等,应拍摄仰卧位片。

(3)造影检查:对一些常规检查不能明确的急腹症患者,在严格选择适应证基础上,可进行一些造影检查。

1)钡餐造影:口服法胃肠道造影适用于先天性幽门肥厚、十二指肠梗阻及部分慢性不全性肠梗阻。一般口服或经胃肠减压管注入 30% 硫酸钡混悬液 100ml,儿童用量按年龄大小适当减少。

钡餐造影禁忌证:结肠梗阻、绞窄性肠梗阻、怀疑有胃肠道穿孔者。

2)碘液造影:碘液胃肠道造影是诊断小肠穿孔等急腹症的方法之一,并具有下列特点:①液体稀薄,容易进入小的穿孔。②进入腹腔后能被吸收。但肠梗阻患者因肠腔内积液较多,由于积液的稀释,显影不及钡剂清楚。对比剂使用泛影葡胺或非离子型对比剂,经胃肠减压管注入为宜。疑有胃、十二指肠穿孔的患者,给药后在透视下转动患者体位,了解有无对比剂溢出,并辅以摄片。此外,胆道系统、泌尿系统疾病及肠系膜血管病变等所致的急腹症也可进行有关的胆道、尿路造影检查及血管造影检查。

3)钡剂或空气灌肠:急腹症钡剂灌肠(或空气灌肠)主要用于肠套叠、结肠扭转、结肠癌引起的梗阻,且平片诊断有困难者;同时用于肠套叠、部分轻型盲肠扭转及非闭袢型乙状结肠扭转的整复等。

4)血管造影:对急腹症消化道大出血,可进行选择性或超选择性血管造影。

2. CT 检查 急腹症的影像学检查首选腹部平片,CT 扫描可作为一种补充检查手段。但对腹部外伤者,腹部平片的诊断价值有限,应首选 CT 扫描。扫描范围应包括膈肌至盆腔。CT 增强扫描主要用于了解腹部外伤的出血部位,MSCTA 可了解腹部血管有无栓塞。

(二)常见急腹症的影像学临床应用

1. 肠梗阻(intestinal obstruction) 影像学检查目的在于:明确有无肠梗阻,确定肠梗阻的部位、原因、梗阻程度,判断梗阻的性质(单纯性或绞窄性)。

(1)小肠机械性肠梗阻:因各种机械性因素所致小肠肠腔部分性或完全性闭塞所造成的肠内容物通过障碍称为小肠机械性肠梗阻。最多见原因为肠外压迫,如肠粘连、肠扭转、内疝;其次为肠壁病变,如肠壁肿瘤、先天性肠道畸形;也可由肠腔内阻塞引起,如肠套叠及肠蛔虫、粪块、胆石阻塞肠腔等。

机械性肠梗阻又可根据肠系膜及肠壁血液循环有无障碍,而分为单纯性和绞窄性两种。凡血液循环未发生障碍者称为单纯型肠梗阻;反之,即为绞窄性肠梗阻。

1)单纯性小肠梗阻:梗阻发生后 3~6h 可出现影像表现。X 线平片显示为肠管节段性扩张、阶梯状气液面,肠曲位置较固定,可根据胀气扩大的肠管分布和黏膜皱襞的特征大致判断梗阻的部位。有时在透视下液平面作上下运动,表示肠蠕动亢进。充气肠曲位置高、液平少,肠管内皱襞显著,表示梗阻部位高(多位于空肠)。充气肠曲和液平多,布满全腹,表示梗阻部位低(多位于回肠下段)。CT 表现为梗阻近侧肠管扩张,并可见阶梯状气液平面,梗阻远侧肠管塌陷或管径正常,与扩张肠管之间出现"移行带",为诊断粘连性肠梗阻的可靠征象。冠状面重建图像有助于显示粘连带。

2)绞窄性小肠梗阻:常见于扭转、内疝、套叠和粘连等,多有小肠系膜受累,肠曲活动被牵制,伸展受限,因而有肠曲向某一固定部位聚集的表现。肠壁循环障碍,黏膜皱襞增粗(后期可变薄),可见肠内积液、液面较高等改变。闭袢性肠梗阻表现特征如"假肿瘤征"、小肠显著扩大征、空回肠换位征等,当出现在闭袢的长度较短时,不易与单纯性小肠梗阻区别。CT扫描对判断肠管缺血有一定帮助。肠壁轻度增厚、靶征及肠系膜血管集中等征象反映肠管缺血属轻度或存在可复性;肠壁密度增加、积气以及肠系膜出血等征象则提示肠管缺血比较严重甚至已发生梗死。

（2）麻痹性肠梗阻:肠管均处于麻痹扩张状态,无器质性狭窄,而由各种原因使胃肠道暂时失去运动功能,致使肠内容物淤滞和积存。常继发于腹腔手术、各种原因引起的急性腹膜炎、腹腔内脏急性炎症、肾绞痛或胆绞痛、卵巢囊肿蒂扭转、胸腹部外伤以及严重的全身感染、尿毒症等。

X线平片及CT检查可见胃、小肠、结肠全部充气,肠内气体多,液体少,致肠内液面较低。多次检查肠管形态改变不明显。急性腹膜炎的患者常出现腹水征,可见腹脂线模糊,肠壁水肿、充血而增厚,横膈运动受限,胸腔积液等。

（3）肠套叠:肠套叠是一段肠管套入其相连的远端或近端肠腔内。任何年龄都可发生,婴儿与儿童最多见,占90%,成人占10%。

普通透视和腹部平片只见到低位肠梗阻的表现,如小肠胀气和液平等。大多数做钡剂或空气灌肠才能明确诊断。空气或钡剂灌入到达套入部前端时,即受阻停止,阻端呈杯口状凹陷,凹面向近侧,有时在该处可摸到肿块,如有少量钡剂进入套入部与鞘部之间的肠间隙内,可见弹簧状或螺旋状阴影。

对于病程在24~48h内的回结肠型肠套叠诊断明确后,可以立即利用空气灌肠复位机进行复位。用空气灌肠复位,注入气体后首先要在透视下找到套入部尖端,其表现为一个密度增高的半圆形软组织影。然后在注气下密切观察其向回盲部退回的情况,直到软组织肿块消失,气体进入回肠。

2. 腹部外伤

（1）肝脏外伤:CT表现为肝包膜下血肿,形成半月形的低密度或等密度区,伴相应肝实质边缘变平。血肿的CT值随时间推移而减低。肝实质内的血肿常常是圆形或卵圆形的,偶尔呈星状,病灶随时间推移而缩小。肝撕裂可以是单一或多发性的,单一撕裂可见线样的低密度,其边缘模糊。随时间推移,撕裂的边缘可以变得更清楚。

（2）脾外伤:CT表现为脾包膜下局限性积血,似新月形或半月形,伴有相应实质受压变平或呈锯齿状。最初（1~2d内）血肿的密度近似于脾的密度,超过10d的血肿,CT值逐渐降低,变为低于脾实质密度。脾实质内血肿常呈圆形或卵圆形的等密度或不均匀高密度区,血肿周围完全被脾实质包绕,脾包膜破裂则形成腹腔内积血。单一的脾撕裂在增强的脾实质内看到线样的低密度区,在损伤的急性期,其边缘是不清楚的,当治愈时,形成边缘清楚的裂隙。多发性脾撕裂常表现为粉碎性脾,呈多发性低密度区,通常累及脾包膜,伴腹腔积血。脾脏不增强的部分,提示损伤或供应脾的动脉栓塞。如见到腹腔积血和脾周血肿时,CT图像上即使未显示脾撕裂征象,也必须迅速和仔细寻找脾损伤。

（3）肾脏外伤:闭合性肾损伤可分为肾挫伤、肾实质裂伤、肾盂（肾盏）撕裂、肾广泛撕裂四型。肾挫伤可发生在肾实质内,可引起包膜下血肿;肾包膜破裂引起肾周围积血和积液;肾外筋膜破裂引起腹膜后血肿。肾蒂撕裂者常引起出血性休克。轻微肾损伤CT表现为边界模糊的密度减低区;增强CT延迟扫描肾间质内可有少量对比剂积聚。增强CT上肾内血肿表现为低密度区,其边界不清。肾包膜下血肿局限,常常是半月形的,新鲜的血肿在CT

平扫图上常呈高密度区,有些表现为巨大葱皮样的高密度区,相应的肾实质边缘变平。肾撕裂伤表现为肾实质内线样低密度的裂隙,同时常伴有肾周血肿。

二、食管与胃肠道

胃肠道疾病的检查首选钡剂造影。钡剂充填胃肠道内腔,与周围组织形成明显的对比,其价值可与内镜检查媲美。CT 对了解胃肠道肿瘤的内部结构、肠壁受浸润程度和转移情况有较大价值。这些方法的综合应用对胃肠道肿瘤术前 TNM 分期和治疗方案的确定,可提供有力的依据。血管造影用于胃肠道血管性病变、小肠内富血管性肿瘤、胃肠道出血的检查和介入治疗。近年来,MRI 在胃肠道疾病的诊断中的价值也逐渐体现出来。

(一) 各种检查方法的应用和特点

1. X 线检查

(1) 平片:用于观察膈下游离气体,诊断消化道穿孔。

(2) 造影检查

1) 钡剂造影:钡剂造影方法可分为传统的钡剂造影法和气钡双对比造影法。胃肠道钡剂造影应注意以下三点:①透视与摄片结合;②形态与功能并重;③适当加压以了解胃肠道不同充盈状态的表现。

辅助药物的应用:抗胆碱药,如盐酸山莨菪碱可松弛平滑肌、降低胃肠道张力,有利于显示胃肠道黏膜面的细微结构及微小病变,也可用以帮助鉴别胃肠道狭窄是痉挛性还是器质性。肌注新斯的明、口服甲氧氯普胺或西沙必利都可以增强胃肠道张力、促进蠕动、加快钡剂的排空。在小肠检查时可缩短检查时间。

按检查范围分为:①食管吞钡检查:在怀疑有不透 X 线异物时,可作钡棉检查;②上消化道造影;③小肠钡剂造影;④结肠钡剂灌肠造影。

在怀疑有胃肠道穿孔时,禁用钡剂,可改用非离子碘水对比剂。

2) 血管造影:主要用于钡剂检查不能确诊的胃肠道血管性病变,如血管栓塞、动脉瘤和动静脉血管畸形等;了解胃肠道出血的病因和部位,以便采用介入治疗。

2. CT 检查　应常规做空腹准备,检查前口服清水 800~1 000ml 使胃或肠充分扩张。取仰卧位连续扫描,必要时做增强检查,观察胃肠壁的厚度、扩张、狭窄的情况及有无肿块、肿大的淋巴结等。

(二) 常见胃肠道疾病的临床应用

1. 胃、十二指肠溃疡(gastric ulcer,duodenal ulcer)　是最常见的消化道溃疡,好发于 20~50 岁。

溃疡从黏膜开始并侵及黏膜下层,常深达肌层。慢性溃疡如深达浆膜层时,称穿透性溃疡。如浆膜层被穿破且穿入游离腹腔者为急性穿孔。后壁溃疡易致慢性穿孔,与网膜、胰等粘连甚至穿入其中。溃疡周围具有坚实的纤维结缔组织增生者,称为胼胝性溃疡。溃疡愈合后,常有不同程度的瘢痕形成,严重时可使胃和十二指肠变形或狭窄。溃疡常单发,少数为多发。胃和十二指肠同时发生溃疡者为复合性溃疡。严重者可继发大出血和幽门梗阻。胃溃疡可恶性变。

(1) 胃溃疡:直接征象是龛影,好发于胃角小弯侧附近(85%)。切线位呈乳头状、锥状,边缘光滑整齐,密度均匀。底部平整或稍不平。在急性期,龛影口常有一圈黏膜水肿所造成的透明带,依范围表现为黏膜线、项圈征、狭颈征,这是良性溃疡的特征性表现。慢性溃疡周围的瘢痕收缩,造成黏膜皱襞均匀性纠集,这种皱襞如车轮向龛影口部集中且直达口部边缘并逐渐变窄,是良性溃疡的又一特征。

胃溃疡引起的功能性改变包括:①痉挛性改变,表现为小弯龛影,大弯指状痉挛切迹,胃窦或幽门痉挛也很常见;②蠕动增强或减弱;③胃分泌增加。溃疡好转或愈合时,功能性改变也随之减轻或消失。

胃溃疡引起的瘢痕性改变可造成胃的变形和狭窄。小弯溃疡可使小弯缩短,致幽门与贲门靠近,呈"蜗牛状",也可使胃体呈环状狭窄而形成"葫芦胃"。幽门管溃疡可造成幽门狭窄和梗阻。

胃溃疡还有一些特殊表现:①穿透性溃疡:龛影深度超过 1cm,水肿带范围较大;②穿孔性溃疡:龛影如囊袋状,其内常出现气、液、钡三层或气、钡两层现象;③胼胝性溃疡:龛影大而浅,其口部有一圈较宽的透明带,边界清楚而整齐,常伴有黏膜皱襞纠集,这种溃疡与恶性溃疡难于鉴别;④愈合性溃疡:龛影变浅变小,形成"<"型轮廓。

慢性胃溃疡恶变可在良性胃溃疡表现的基础上出现一些恶性表现:①龛影周围出现小结节状充盈缺损,犹如指压迹;②周围黏膜呈杵状增粗或中断;③龛影变为不规则或边缘出现"尖角征";④治疗过程中龛影增大。

(2)十二指肠溃疡:好发于球部(90%),其 X 线表现与胃溃疡大致相同,如直接征象是龛影,功能性改变有激惹征、幽门痉挛、胃分泌和蠕动异常、球部固定压痛等。所不同的是:①恒久的球部变形是直接征象,据此可作出溃疡的诊断。这是由于球部腔小壁薄,溃疡易造成球部变形,可以是山字形、三叶草形、葫芦形等。有时在变形的球部仍可显示龛影。球部溃疡愈合后,龛影消失,变形可继续存在,功能性改变也常随之消失。②十二指肠溃疡很少恶变。

2. 消化道癌肿　是发生在消化道黏膜的上皮性恶性肿瘤,以胃癌、食管癌、结肠癌常见,发病率高,危害性大。消化道癌肿虽然发生部位不同,但因各部位的组织学结构相似,其病理改变及 X 线表现亦类同,故把胃癌、食管癌、结肠癌集中在一起并冠以消化道癌肿。

(1)消化道癌肿的共性 X 线表现

1)早期癌肿:早期癌肿是指癌局限于黏膜或黏膜下层,而不论其大小或有无转移。分为三个基本类型,即隆起型(Ⅰ型)、表面型(Ⅱ型)和凹陷型(Ⅲ型)。

双对比造影可显示黏膜面的细微结构,对早期癌肿的诊断具有重要价值。

2)进展期癌肿:消化道癌肿一旦侵犯到肌层,即为进展期癌肿。按其大体形态分为三型:①蕈伞型(息肉型、肿块型、增生型):癌瘤向腔内生长,表面大多高低不平,如菜花样,常有糜烂,与周围腔壁有明显的分界。②浸润型(硬癌):癌瘤沿消化道管壁浸润生长,常侵犯消化道管壁各层,使消化道管壁增厚、僵硬、弹性消失。黏膜表面平坦而粗糙,与正常组织区分不清,病变可只侵犯器官一部分,但也可侵及器官的全部,如"革袋状胃"。③溃疡型:癌瘤常深入肌层,形成大而浅的盘状溃疡,其边缘一圈堤状隆起,称环堤。溃疡性癌又称恶性溃疡。

消化道进展期癌肿的 X 线表现与大体形态有关,常见下列表现:①充盈缺损:多见于蕈伞型癌;②管腔狭窄,管壁僵硬:主要由浸润型癌引起,也可见蕈伞型癌;③龛影:见于溃疡型癌,龛影形状不规则,多呈半月形,外缘平直,内缘不整齐而有多个尖角,龛影位于胃轮廓之内,龛影周围绕以宽窄不等的透明带,即环堤,边缘不规则而锐利,其中常见结节状或指压迹充盈缺损,以上表现被称为"半月综合征";④黏膜皱襞破坏、消失或中断:黏膜下肿瘤浸润常使皱襞异常粗大、僵直或如杵状和结节状,形态固定不变;⑤癌瘤区蠕动消失。

(2) 消化道癌肿的 X 线鉴别诊断

1) 良、恶性溃疡的 X 线鉴别诊断:应从龛影的形状、位置,龛影口部的充钡状态及周围的黏膜皱襞情况,以及邻近胃壁的柔软度和蠕动情况等做综合分析,才能得到较准确的结论。主要鉴别点见表 9-2。

表 9-2 良、恶性溃疡的 X 线鉴别诊断

	良性溃疡	恶性溃疡
龛影形状	圆形或椭圆形,边缘光滑整齐	不规则,扁平,有多个尖角
龛影位置	突出于器官轮廓外	完全或大部分在器官轮廓内
周围和口部	黏膜水肿,如黏膜线、项圈征、狭颈征等;黏膜皱襞纠集,向龛影集中直达龛影口部	指压迹样充盈缺损,有不规则环堤,黏膜皱襞中断、破坏
附近腔壁	柔软,有蠕动波	僵硬,峭直,蠕动消失

2) 良、恶性管腔狭窄的 X 线鉴别诊断:鉴别的重点是观察黏膜皱襞是否完整和腔壁是否柔软等(表 9-3)。

表 9-3 良、恶性管腔狭窄的 X 线鉴别诊断

	良性管腔狭窄	恶性管腔狭窄
黏膜皱襞	存在,常肥大、迂曲、粗乱	破坏消失
轮廓	较整齐或波浪状	不齐,陡峭
腔壁柔软度	柔软可变	僵硬不变
蠕动	存在	消失
病变区与正常区分界	没有	大多有

(3) 消化道癌肿 CT、MRI 检查:检查目的不仅在于查出肿瘤,更重要的是了解肿瘤有无向外侵犯及侵犯程度、与周围脏器及组织间的关系、有无淋巴结转移和远处脏器的转移等,这有助于肿瘤的分期,为制定治疗方案和估计预后提供重要依据。也用于恶性肿瘤手术后、放射治疗或药物治疗的随诊观察。

三、肝脏、胆系、胰腺与脾

(一) 各种检查方法的应用和特点

1. **X 线检查** 对肝脏疾病的诊断价值有限。胆囊区平片可了解有无胆囊阳性结石。造影检查是诊断胆道疾病的重要和可靠方法。胆道造影的方法较多,有术中胆道造影、术后"T"管胆道造影、经十二指肠内镜逆行胆道造影以及经皮肝穿刺胆道造影等。

2. **CT 检查**

(1) 平扫:患者取仰卧位,扫描范围从膈顶至肝下缘,宜用薄层扫描。

(2) 增强扫描:①通过增加正常肝组织与病灶间的密度,有利于显示平扫不能发现的或可疑病灶;②帮助鉴别病灶的性质;③有利于显示肝内血管解剖。方法:平扫的基础上,静脉

团注 60~80ml 浓度 300~350mg/ml 的非离子型对比剂,速率 2~3ml/s,双期或多期扫描。

3. MRI 检查

(1)平扫:患者取仰卧位,使用自旋回波(SE)序列,先做横断面 T_1WI 和 T_2WI,再做冠状面 T_1WI 和 T_2WI,必要时加矢状面成像。

(2)增强扫描:Gd-DTPA 为顺磁性对比剂,广泛应用于双期和动态 MRI 增强。常规剂量为 0.2mmol/kg,速率 2.5~3ml/s,采用动态增强扫描。

(3)MR 胰胆管成像(MRCP):用重 T_2WI 突出水的信号,清晰显示胰胆管的 MRI 图像。

4. **超声检查** 二维超声检查可敏感地发现脏器大小、形态、边缘、回声及血流的异常改变,从而检出病变并多能明确诊断;多普勒超声检查能够反映病变的血流状况;声学造影检查能定量分析病变组织的血流灌注情况,常用于肿块的鉴别诊断。

(二)常见肝、胆、胰、脾疾病的影像学临床应用

1. 肝脓肿(hepatic abscess)

(1)CT:平扫示低密度占位,密度均匀或不均匀,圆形或椭圆形,病灶边缘多数不清楚,脓肿周围往往出现不同密度的环形带,称环征或靶征。增强后中心液化区 CT 值不变,周围的环均有不同程度的强化,比平扫更清晰。可有多房脓肿,显示多个分隔,常有强化,增强后呈蜂房状改变。病灶内气体比较少见,但具有特征性。

(2)MRI:T_1WI 为圆形或卵圆形低信号区,信号强度可略不均匀,脓肿壁略高于脓腔而略低于正常肝实质,呈厚约 3~5mm 环状低信号,壁外侧有一圈略低信号的水肿带。T_2WI 脓腔呈高信号,多房时可见低信号的间隔,脓肿壁呈较高信号,可为不完整晕环围绕脓腔,脓肿周围水肿呈明显高信号,范围较广。慢性期肝脓肿脓腔信号趋于均匀,周围水肿减轻以致消失,脓肿壁边界较清楚呈同心环状,内层环样等 T_1 长 T_2 信号为肉芽组织,外层长 T_1 短 T_2 信号为胶原增生。扩散加权成像(DWI)脓腔显示为明显高信号。

(3)超声:可作为首选检查方法。直接征象:单发或多发无回声区;脓肿壁高回声;壁厚薄不均。间接征象:肝内胆道受压移位、扩张、胸腔积液等。

2. **肝海绵状血管瘤**(hepatic cavernous hemangioma) 为肝内最常见的良性肿瘤,可单发或多发。病理上主要为扩大的、充盈血液的血管腔隙构成。瘤体的中央或瘤体内散在分布的纤维瘢痕组织相当常见。

(1)CT:平扫呈均匀的低密度,大的血管瘤病灶中央可见更低密度区,大部分病灶呈圆形或卵圆形,少数为分叶状或不规则形,病灶边缘通常清晰光滑。增强扫描动脉期边缘见结节状强化,强化程度类似于腹主动脉,然后进行性向中心扩展;延迟扫描小病灶呈等密度充填,其密度与正常肝组织一致。如病灶较大,中间可有出血、坏死,延迟扫描一般不能完全充填。

(2)MRI:T_1WI 多呈均匀低信号,T_2WI 呈高信号,重 T_2WI 呈显著高信号,即所谓"灯泡征"。巨大的海绵状血管瘤的纤维瘢痕在 T_1WI、T_2WI 上均表现为低信号。Gd-DTPA 多期增强表现同 CT。

(3)超声:直接征象:肝内均匀高回声团块,边界清晰;较大肿瘤回声可不均匀。间接征象:检查中用探头压迫肿瘤部位,可见肿瘤受压变形;肿瘤边缘可见血流信号。超声造影典型表现为动脉期周围结节样强化,门静脉期部分或完全向心性填充,延迟期持续增强。

3. **原发性肝癌**(primary hepatic carcinoma,PHC) 原发性肝癌是我国最常见的恶性肿瘤之一,90% 以上为肝细胞癌,多在慢性肝炎和肝硬化的基础上发生。早期肝癌(小肝癌)

是指瘤体在 3cm 以下,不超过 2 个瘤结节的原发性肝癌。原发性肝癌早期缺乏典型症状,中晚期主要为肝区疼痛、肝肿大以及全身和消化道症状。

(1) CT:可分为结节型、巨块型和弥漫型。大多数呈圆形或卵圆形,少数呈分叶状。大多数病灶平扫显示为低密度,也可呈等密度或高密度。增强动脉期,原低密度病灶早期可出现斑片状、结节状强化,CT 值迅速达到峰值,部分肿瘤内可见血管;门静脉期,病灶的 CT 值逐渐下降,而正常肝实质继续上升,病灶又成为低密度。因此,肝癌增强峰值较肝实质高,而持续时间短,对比剂呈"快进快出"的特点。静脉内癌栓增强后表现为门、腔静脉内的低密度充盈缺损,CTA 显示更清楚。

其他表现:①淋巴结转移:以肝门处淋巴结转移比例最高;②前腹壁或胆囊直接受侵犯;③伴有肝硬化;④出现腹水。

(2) MRI:多数肝癌 T_1WI 呈均匀的低信号区,少数呈高、低混合信号区;T_2WI 肿瘤呈高、等信号,DWI 上肿瘤呈高信号。有时可见假包膜,T_2WI 呈肿瘤周围环样低信号。弥漫型肝癌和部分巨块型、结节型肝癌呈浸润性生长,与周围肝实质分辨不清。增强扫描表现同 CT。大的病灶因中心坏死液化多见,因而强化不均匀,往往表现为周边强化。

原发性肝癌的占位征象如肝裂和肝门的变窄、闭塞、移位,下腔静脉受压变形、移位以及肝轮廓的局限性隆起,肝门和腹膜后的转移灶以及原发性肝癌患者常伴有的肝硬化都能在 MRI 上很好显示。

(3) 超声:直接征象:肝实质单发或多发肿块,回声复杂,以低回声和混合回声多见,肿瘤周围常有环形低回声带,具有一定特征。间接征象:多数合并肝硬化声像表现;癌栓;淋巴结转移。超声造影的典型表现为动脉期早于肝实质呈整体高强化,门静脉期和延迟期呈低增强。

4. **肝转移瘤**(hepatic metastasis) 肝转移瘤的大小、数目和形态表现不一。绝大多数为圆形,个别大的病灶可不规则或呈分叶状。

(1) CT:平扫一般为低密度,如合并脂肪肝,转移灶的密度可高于、等于肝实质,病灶内钙化为少见征象。部分病灶边缘模糊,部分清晰。增强 CT:①病灶边缘强化,程度不一,大部分仍低于正常肝实质。②整个病灶均匀或不均匀强化,通常低于周围肝组织,正常肝实质与病灶之间密度差异往往较平扫时提高,边缘也趋向清楚。③"靶征"或"牛眼征",即病灶中心坏死区无强化,边缘环状强化。④少数血供较丰富的肿瘤在肝动脉期强化显著,密度高于正常肝组织。⑤延迟扫描或动态扫描的后期,病灶一般都是低密度。⑥囊样改变,大的病灶因血供不足可发生坏死,中心密度低于边缘部分,强化后更为清楚。肿瘤壁厚薄不一,内缘往往不规则,少数瘤壁很薄,且光滑类似囊肿。小的转移灶也可以发生坏死。⑦大的转移灶可侵犯局部血管,但较少侵犯大的分支。⑧病灶边缘假包膜的"晕圈征"极少见。

(2) MRI:多数转移性肝肿瘤 T_1WI 呈均匀或不均匀低信号,边界较清楚,可见"靶征"或"牛眼征",有些转移性肝肿瘤 T_2WI 中央为小圆形或片状均匀或不均匀信号,其周围有宽度不等的低信号晕环,可称为内晕环,有的病例在内晕环周围还可见厚约 2~10mm 的高信号带,称为外晕环。增强后,转移性肝肿瘤呈不均匀强化或环状强化,少数可为均匀强化。

(3) 超声:直接征象:肝实质内多发高回声或低回声结节,典型者周边为实性高或低回声,中央液化坏死呈低回声。间接征象:同时发现邻近器官转移瘤和/或原发肿瘤。超声造影的典型表现为动脉期快速环形增强或整体增强为主,动脉晚期或门静脉早期呈低增强。

5. 肝硬化(hepatic cirrhosis)

(1)CT:肝脏通常有缩小,有时缩小十分显著,常不成比例。肝炎后肝硬化常常右叶萎缩,尾状叶代偿性增大,左叶保持正常或缩小或增大,增大常局限于外侧段。肝裂增宽且肝门区扩大。肝脏结节增生显著的,肝脏表面高低不平,外缘呈分叶状或波浪状。

肝脏密度高低不平,在脂肪肝基础上演变而形成的肝硬化,或肝硬化伴显著的脂肪浸润时,可见局灶性低密度区。

脾肿大、腹水、门静脉高压是肝硬化的继发性表现,门脉主干扩张,侧支血管扩张和扭曲,表现为团状、结节状软组织影。增强扫描明显强化同血管。

(2)MRI:肝脏轮廓改变同CT。肝硬化结节在T_1WI呈等信号或略高信号;T_2WI上呈低信号,当低信号结节内出现等信号或高信号时,提示再生结节有癌变可能。

门静脉高压时,侧支血管表现为低信号的团状或条状扭曲结构。脾静脉迂曲,脾脏增大。腹水呈长T_1、长T_2信号。

(3)超声:直接征象:肝脏萎缩,表面凹凸不平,回声弥漫性增粗、增强,肝静脉变直、迂曲。间接征象:脾大、腹腔积液、门静脉主干和主支增粗。

6. 胆石症(cholelithiasis)

(1)胆囊结石

1)X线:可显示胆囊阳性结石,呈石榴子样的致密影。

2)CT:可分为5种类型:①高密度结石;②略高密度结石;③等密度结石:④低密度结石;⑤环状结石。低密度结石表现为胆囊中出现的低于胆汁密度的大小不一的透亮影,是胆固醇类结石的特点。多合并胆囊炎,胆囊壁厚度超过3mm。

3)MRI:胆囊结石T_1WI和T_2WI均呈单个或多个圆形低信号影,在T_2WI上在高信号的胆汁内见"充盈缺损区"。MRCP对胆囊结石更为敏感和直观。

4)超声:胆囊内可见一个或多个形态固定的强回声团、光斑或弧形强回声带,后方伴声影。

(2)肝外胆管结石:X线检查以直接胆管造影为主,如经皮经肝胆管造影(PTC)、经内镜逆行性胰胆管造影(ERCP)、术中胆管造影和术后T管造影等。表现为类圆形、串珠状充盈缺损,多发或单发。梗阻以上胆管显著扩张。MRCP和CT可见肝外胆管内有结石影,发现率较高。前者表现为圆形充盈缺损影,后者可显示靶征。

(3)肝内胆管结石

1)胆管造影:可清楚地显示结石的充盈缺损,部分肝内胆管扩张呈枯树枝状。

2)CT:肝内胆管结石以管状、不规则为多,形成铸形结石,密度与胆汁相比为等密度或高密度,远端小的胆道分支扩张。

3)MRI:T_1WI和T_2WI均呈低信号。MRCP对胆系结石的判断有极高的准确性。常合并胆囊结石、胆囊炎、胆总管结石。

7. 胆囊癌(carcinoma of the gallbladder)与胆管癌(cholangiocarcinoma) 胆囊癌分为胆囊壁增厚型、腔内型和肿块型三种类型,胆管癌分为周围型、肝门型、肝外胆管型和壶腹型。

(1)CT:胆囊癌、胆管癌在平扫表现为低密度灶,增强后胆囊癌中度强化;胆管癌随时间延迟逐渐轻度强化,胆管癌常伴有肝内或肝外胆管梗阻,有时看不到明显的肿块。常合并胆石症和胆囊炎。

（2）MRI：诊断价值也较高，胆囊癌或周围型胆管癌的肿瘤组织在 T_1WI 呈低信号，T_2WI 呈明显或轻度的高信号，且信号多不均匀。晚期胆囊窝内见团块状影，见不到胆囊轮廓，一般都有邻近肝实质的侵犯及邻近器官的浸润粘连，表现为与正常器官间脂肪分界消失，边缘模糊。可见淋巴结转移。发生在较大胆管的胆管癌常伴相应的胆管扩张，MRCP 可很好地显示，并能看到肿瘤引起的狭窄胆管和肿瘤本身。

（3）超声：依照超声表现分为小结节型、覃伞型、厚壁型、混合型、实块型。表现为胆囊内结节、肿块或胆囊壁增厚，表面不光滑，可累及肝脏。

8. 胰腺炎（pancreatitis）

（1）急性胰腺炎（acute pancreatitis）

1）X 线：胸、腹部平片示左侧膈肌抬高，活动受限，左侧胸腔积液，左肺底炎症；反射性肠郁张；"横结肠截断征"，表现为肝、脾曲结肠胀气，虽经体位改变，横结肠也不充气，是急性胰腺炎对横结肠的直接刺激所致。

2）CT：轻度急性水肿性胰腺炎可无异常表现，程度较重时则表现为胰腺体积增大，胰腺密度降低，均匀或不均匀，轮廓不规则，边缘模糊。渗出明显时，可有胰周积液。急性出血性坏死性胰腺炎所致胰腺增大明显，胰腺水肿、坏死区 CT 值降低，而出血区 CT 值高于正常胰腺，胰腺密度不均匀。胰腺周围脂肪受炎症波及发生坏死，表现为边缘模糊的絮状渗出影。胰周、小网膜囊及肝右叶下缘可出现积液。胰腺炎扩散范围可以广泛。急性坏死性胰腺炎可引起蜂窝织炎、胰腺脓肿、胰腺假性囊肿等并发症。

3）MRI：炎症和坏死组织 T_1WI 呈低信号，T_2WI 呈高信号。还可见胰腺体积增大，边界不清。当炎症扩散时，胰腺周围脂肪层消失，胰腺和腹膜后脂肪分界不清，出现小网膜囊积液、膈下积液及肾筋膜增厚等。急性胰腺炎出血时，可引起腹腔内血肿，多发于十二指肠和脾周围，随着正铁血红蛋白的出现，T_1WI、T_2WI 均表现为高信号。

4）超声：胰腺肿大，多为弥漫性；边界不清；内部回声稀少，强度减低。

（2）慢性胰腺炎（chronic pancreatitis）：是由多种原因引起的胰腺实质慢性渐进性炎症与纤维增生病变。

1）X 线：腹部平片价值不大，少数患者在胰腺区可见钙化或结石。胰胆管造影见主胰管扩张与狭窄并存，呈串珠状，伴有阻塞和钙化；胰管分支扩张，粗细不均，分支减少和假性囊肿形成；胆总管下端僵直、狭窄或阻塞。

2）CT：胰腺体积可正常、缩小或增大，主胰管和次胰管均明显扩张，呈串珠状；也可能狭窄与扩张交替同时存在，有腺管结石和胰腺实质钙化，假性囊肿形成。

3）MRI：T_1WI 表现为不均匀的低信号，T_2WI 呈不均匀的高信号或高、低混杂信号。胰管扩张 T_1WI 上呈低信号，T_2WI 呈高信号。慢性胰腺炎胰腺常发生钙化，但小的钙化灶 MRI 常难于发现。假性囊肿 T_1WI 呈低信号，T_2WI 呈明显高信号。

4）超声：胰腺轻度增大或变小，轮廓不规则；实质回声不均匀性增粗、增强；主胰管扩张；实质和胰管内钙化和结石表现为点状或斑片状强回声，后方伴声影；如有假性囊肿则呈无回声。

9. 胰腺癌（pancreatic carcinoma）

（1）胆胰管造影（ERCP 或 PTC）：①肝内胆管扩张、迂曲呈软藤状；②胰部胆总管受压狭窄、阻塞，梗阻端呈鸟嘴状、圆钝状或杯口状，狭窄呈对称性或偏侧性；③梗阻以上胆管包括胆囊扩张;④双管征,主胰管及胆总管扩张;⑤主胰管不规则梗阻或狭窄。

（2）CT:直接征象:胰腺肿块致胰腺外形增大,边缘呈分叶状。平扫时多数肿块呈等密度或略低密度。增强扫描时正常胰腺强化明显,而肿瘤组织由于血供少,强化不明显,呈低密度,因此肿瘤轮廓、形态更清楚。如果钩突失去正常边界平直的三角形而变隆凸,并延伸到肠系膜上静脉后方,则高度提示钩突存在肿瘤。胰头癌时,胰体和尾部常有不同程度的萎缩改变。间接征象:包括周围血管和脏器受侵犯、胆管系统扩张、胰管扩张、继发囊肿、淋巴结和远处转移等。MSCTA 显示血管更清楚,可明确血管是否受侵犯。

（3）MRI:胰腺癌肿 T_1WI 呈低或等信号,T_2WI 呈高信号或等、高信号。癌肿内发生坏死液化时,则可见长 T_1、长 T_2 信号区。MRI 能很好地显示梗阻上方扩张的胆管和胆囊。肿瘤阻塞可引起胰管扩张;胰管和胆管均有扩张即所谓"双管征"。胰腺癌侵及周围脂肪,T_1WI 可见高信号的脂肪影为癌肿的低信号影替代,边界可以清楚锐利,也可模糊不清。胰腺癌较易引起淋巴结转移,可见胰腺旁、胆总管或腹主动脉旁淋巴结肿大、融合。胰周血管受侵表现为血管狭窄、移位或闭塞,尤其肠系膜上动、静脉移位或闭塞是钩突部位肿瘤常见且较早出现的征象。静注 Gd-DTPA 增强扫描,正常胰腺有强化,而大部分胰腺癌强化不明显,呈相对低信号区。

（4）超声:直接征象:胰腺局限性增大,内有边界不清的低回声团块,较大者为混合回声;CDFI 显示肿块内无明显血流信号。间接征象:肿块上游胰管扩张;胰腺周围脏器或血管受压;淋巴结转移、肝转移。

10. 脾肿瘤（splenic tumor） 原发于脾脏的肿瘤少见。良性肿瘤主要有血管瘤、淋巴管瘤等。恶性肿瘤有淋巴瘤、血管肉瘤等。大多数脾转移性肿瘤均为癌转移,较常见的原发性癌为肺癌、乳腺癌、前列腺癌、结肠癌和胃癌等。

（1）海绵状血管瘤:是脾脏最常见的良性肿瘤。

1）CT:平扫表现为轮廓清晰的低密度区,如果病灶位于边缘,可造成脾脏轮廓突出。增强扫描,病灶周围可见明显结节状增强,然后逐渐向中央充填。延迟扫描大多数病灶能完全充填,与正常脾脏实质密度一致。

2）MRI:T_1WI 表现为境界清晰的圆形或椭圆形低信号区,T_2WI 病灶信号很高,且随回波时间（TE）延长而提高。

3）超声:二维超声检查表现为圆形边界清楚的高回声,内部回声均匀或呈蜂窝状;CDFI 示瘤内无血流,周围有点状或短线状血流。

（2）淋巴瘤

1）CT:平扫表现为脾脏轻至中度增大,脾内见单个或多个低密度占位,轮廓清楚,病灶内可见粗大间隔。增强后病灶有强化,但明显低于脾实质,延迟后仍为低密度。

2）MRI:T_1WI 肿块为等或低信号,肿块轮廓不能清晰显示。T_2WI 上肿块信号可轻度高于正常脾脏,且不均匀。Gd-DTPA 增强后病灶仅轻度强化,信号较正常脾脏低。

3）超声:表现和病理类型相关。脾脏弥漫肿大,回声减低或正常;脾脏内结节和肿块,边界清晰,低回声,其内部回声不均匀。

四、泌尿系统与肾上腺

泌尿系统由肾、输尿管、膀胱及尿道构成,这些器官在 X 线检查时均表现软组织密度而缺乏自然对比,需用造影检查才能显示。由于肾具有排碘的能力,尿道又与外界相通,因此泌尿系统造影作为常规的检查方法,对诊断泌尿系统疾病具有重要的意义。由于解剖位置关系,肾上腺也在本节内讲述。

(一) 各种检查方法的应用和特点

1. 腹部平片(KUB 平片)　是泌尿系统 X 线检查中常见的方法。平片可显示肾脏位置、大小和轮廓,可观察泌尿系统有无阳性结石和钙化。摄片采用仰卧位,应包括全尿路。

2. 尿路造影　可显示泌尿系统的解剖结构,借以诊断部分疾病。

(1) 排泄性尿路造影:亦称静脉肾盂造影(intravenous pyelography,IVP),此种造影用非离子型碘对比剂经静脉注入后,几乎全部经肾小球滤过排入肾盏、肾盂内,可显示肾盏、肾盂、输尿管及膀胱内腔的形态,并可了解肾功能情况。

造影前应了解有无应用对比剂的禁忌证,离子型对比剂还需做碘过敏试验,准备好急救药品和器材。检查前应清除肠道粪便和气体,限制饮水。

造影时应取仰卧位。注射对比剂后 2~3min,肾小盏开始显影,为了使肾盏肾盂显影满意,需采用压迫带,使输尿管暂时阻断。注药后 5min、10min、15min 分别拍摄肾区片,如显影良好可除去压迫带,摄全腹片,此时输尿管及膀胱显影。如果肾盂积水显影不清,可延迟摄片时间至 2h。

(2) 逆行性尿路造影:包括逆行性膀胱造影和逆行性肾盂造影。行膀胱镜检查时,将导管插入输尿管,在透视下缓慢注入对比剂使肾盂、肾盏显影。此种方法用于排泄性尿路造影未显影或显影不清难以诊断者。

3. CT 检查　常规先平扫,扫描层面应包括全肾,如怀疑输尿管病变,向下扫描至盆腔。如有需要,再做多期增强扫描:肾皮质期(注射对比剂后 25~30s)、肾实质期(注射对比剂后120s)、肾盂期(注射对比剂后 5min),其中肾盂期用于观察肾盂内肿瘤和肾盂、输尿管积水。应用多层螺旋 CT 血管成像(MSCTA)技术,对肾及周围大血管可清楚显示,从而了解血管有无异常。MSCTA 分辨率明显高于 MRA。

肾上腺呈软组织密度,右侧常为斜线状、倒"V"或倒"Y"形;左侧多为倒"V"或倒"Y"形或三角形。肾上腺边缘平直或凹陷。通常用侧支厚度表示肾上腺大小,正常侧支厚度 <10mm,面积 <150mm^2。增强扫描均匀强化。

4. MRI 检查　常规用自旋回波序列(SE),行横断面和冠状面 T_1WI、T_2WI,T_1WI 显示解剖结构清晰,T_2WI 判断病变性质最佳。也可采用梯度回波(GRE),用短 TR(重复时间)进行快速扫描,屏气扫描可以减少呼吸运动伪影,层厚 5~8mm。对含脂肪成分的病变或因肾周脂肪丰富影响观察病灶时,需加脂肪抑制技术,以明确诊断。肾上腺小病灶扫描层厚采用3~5mm。

磁共振尿路造影(MRU)是一种水成像的技术方法,MRU 检查的优势是不用对比剂及插管技术就可显示尿路系统,主要适用于尿路梗阻性病变,能清晰显示梗阻的部位及积水程度。

肾上腺在 MRI 横断面上形态、大小、位置与 CT 相同。在冠状面图像上,肾上腺位于肾上极上方,以"人"字形和三角形多见。在 T_1WI 呈均匀一致等信号,T_2WI 为等信号。MRI对肾上腺检查的优点:可多方位成像,可判断肾上腺区较大肿块的来源,与 CT 比较同样可反映出病变的组织特征,明确病变的性质。

5. 超声检查　超声通常作为泌尿系统疾病的首选影像学检查方法,可以检出和诊断结石、肿瘤等大多数病变。然而,超声检查对于较小病变的检出以及定性诊断还有一定限度,有时还受到肠气的干扰影响检查效果。

(二)常见泌尿系统与肾上腺疾病的影像学临床应用

1. 泌尿道结石 结石可位于肾至尿道的任何部位。结石的成分不同,其形状、密度也不同。多数结石含钙、密度高,在 X 线平片上显示,称为阳性结石。少数在 X 线平片上不显示的为阴性结石,如尿酸盐类结石含钙少,需用造影诊断。X 线检查能确定有无结石的存在,显示部位、大小、形态、数目。CT 显示结石更敏感,MRI 对结石的显示不敏感。

(1)肾结石(kidney calculus):较常见,多为单侧性,可单发或多发,大小不一。绝大多数结石位于肾盂或肾盏内,极少数位于肾实质内。

1)X 线平片:肾结石呈圆形或卵圆形、桑葚形,具有肾盂肾盏形状的铸形结石常呈鹿角形或珊瑚状。结石的结构不同,密度高低不一。侧位片上肾结石与脊柱重叠,可与胆囊结石、淋巴结钙化及肠道内容物相鉴别。

2)尿路造影:对可疑的肾结石能明确诊断。阳性结石多被对比剂所掩盖,阴性结石在肾盂、肾盏内显示为充盈缺损。造影还能了解肾功能情况及肾积水的程度。

(2)输尿管结石(ureteral calculus):输尿管结石多为肾结石掉落。多为单发,呈圆形、卵圆形或枣核样致密影,其长轴与输尿管走行一致。易停留在输尿管生理狭窄处。输尿管下段的结石需与静脉石及淋巴结钙化鉴别。对 X 线平片上难以确定的结石,需作造影或 CT 确诊。

(3)膀胱结石(bladder calculus):膀胱结石多为阳性结石,大多为单发,亦可多发,大小不一,小的仅数毫米,大的直径 10cm 以上。结石可呈圆形、卵圆形,边界光整,密度均匀或呈分层状,亦可呈齿轮状、桑葚状,边缘模糊。结石可随体位改变而移动,少数结石可嵌于尿道口或在膀胱憩室内,膀胱造影能明确诊断。

2. 泌尿系统肿瘤 CT 能准确地显示肾脏肿瘤大小、形态及密度,对恶性肿瘤的浸润范围、淋巴结转移及静脉瘤栓观察较清楚,有助于恶性肿瘤的分期。MRI 在形态学上与 CT 相似。在肾癌的分期方面,除了了解有无癌栓形成,还可从不同平面观察肾癌有无侵犯周围器官。

(1)肾细胞癌(renal cell carcinoma,RCC):简称肾癌,是最常见的肾脏恶性肿瘤,占其中 80%~90%,多见于中老年男性,20 岁以下少见。临床主要症状是无痛性血尿。

1)平片:有时可显示肾影增大或局限性突出,约 5% 肿瘤可出现斑点状、弧形钙化。

2)尿路造影:可见肾盂、肾盏受压、包绕,肾盏变形、拉长、狭窄。直径小于 2cm 的肿瘤,没有压迫肾盂肾盏时,造影可无改变。晚期肾癌,肾盂、肾盏可不显影。

3)CT:肾肿瘤呈圆形或椭圆形,边缘光滑或不整。部分肿瘤有假包膜形成。肿瘤密度低于或等于正常肾实质,少数为略高密度。肿瘤内可伴有坏死、出血、囊性变,少数可伴钙化。对于小于 2cm 的肾癌,如没有密度及外形的改变,平扫时会漏诊。CT 增强扫描是必需的步骤,肾癌多为富血供,增强后皮质期肾肿瘤明显强化,实质期肿瘤强化程度下降,低于正常肾实质,形成鲜明的对比。CT 对评估肾癌大小范围及淋巴、血行转移和邻近脏器的侵犯情况相当可靠,肾癌的术前分期较准确,有助于制定治疗方案。

4)MRI:T_1WI 呈低信号,T_2WI 肿瘤呈高信号为主的混杂信号,若中央有坏死区,呈明显更高信号。有些肾癌具有假包膜,在 T_1WI 和 T_2WI 均为较薄的低信号带环绕在肿瘤周围,T_2WI 显示更好。

5)超声:肾包膜隆起,见边缘不光整的肿块,较小者呈高回声,较大者多为低回声,可有坏死、囊变所致的局限性无回声;CDFI 显示肿块周边和瘤内有丰富血流。

（2）膀胱癌（urinary bladder carcinoma）:是膀胱肿瘤中最多见类型,主要为移行细胞癌,少数为鳞癌和腺癌。肿瘤可单发或多发。临床表现为血尿,可伴有膀胱刺激症状。

1）尿路造影:膀胱内结节状或菜花状充盈缺损,浸润膀胱壁的肿瘤可显示局限性壁僵硬。如肿瘤较小,易被对比剂掩盖,应注意使用较低浓度的对比剂。

2）CT:显示膀胱癌较准确,表现为乳头状或局限性膀胱壁增厚,突向膀胱内,也可显示较大范围膀胱壁的浸润。肿瘤向膀胱外蔓延时,表现为膀胱周围脂肪层消失,CT 能发现邻近组织浸润及淋巴结转移,对膀胱癌的分期有较大的临床价值。

3）MRI:可三维直接成像,软组织对比好,对膀胱癌的定位及大小判断更为准确,其肿瘤的形态学特征与 CT 相似,肿瘤的信号强度在 T_1WI 类似于膀胱壁,在 T_2WI 明显高于正常膀胱。结合 Gd-DTPA 增强对膀胱癌的分期价值较大。

4）超声:膀胱壁不规则,并有宽基底或带蒂的结节状、菜花状中等回声团块突入膀胱腔内。

（3）肾血管平滑肌脂肪瘤（angioleiomyolipoma,AML）:常称为错构瘤,是肾脏常见的良性肿瘤。肿瘤起源于中胚层,由不同比例的平滑肌、血管、脂肪组织构成。

1）CT:肿瘤大小不一,边界清晰,密度不均,CT 能显示肿瘤内脂肪密度,测 CT 值在 $-100 \sim -30HU$ 之间,这是诊断此肿瘤的关键。但部分乏脂肪成分的错构瘤,不易发现脂肪组织成分,与肾癌鉴别较困难。肿瘤有出血,瘤内密度增高,可掩盖脂肪组织。增强扫描脂肪成分不强化,软组织成分较均一强化。

2）MRI:可显示肿瘤内脂肪组织特征,在 T_1WI 和 T_2WI 都为高信号,如加脂肪抑制技术,使高信号脂肪被抑制呈低信号。MRI 正反相位可很好地显示小肿瘤内的脂质成分。

3）超声:肾实质内边界锐利的高回声团块,肿瘤出血时回声不均匀,呈葱皮样表现;CDFI 一般无血流信号,较大者可见少量血流。

3. **肾囊肿与多囊肾**　肾囊肿分类较复杂,以单纯性肾囊肿（simple renal cyst）最常见,可单发或多发。多囊肾（polycystic kidney）为先天性、遗传性病变,常合并多囊肝,偶见胰及脾有多发囊性病变。

（1）单纯性肾囊肿

1）X 线平片:多无异常,少数见肾外形局部扩大,约 5% 可发生钙化,尿路造影显示肾盂肾盏受压、变形、移位、拉长,但无肾盏破坏现象。

2）CT:囊肿位于肾实质内呈单发或多发,大小不等,边缘光滑,内均匀一致低密度,CT 值 0~20HU;囊肿与肾实质之间分界锐利,囊肿突出肾轮廓,壁薄。增强后无强化。当囊肿合并感染、出血、钙化时又称复杂性囊肿,应与囊性肿瘤鉴别。

3）MRI:显示形态与 CT 一致,MRI 的信号改变规律与囊肿内液体成分密切相关。大多数肾囊肿以水为主,T_1WI 为低信号,T_2WI 为高信号。如囊肿合并出血则 T_1WI 和 T_2WI 均为高信号;囊肿合并感染时,T_1WI 信号稍高,与肾实质接近,T_2WI 为高信号,同时囊壁增厚,为环形低信号影。

4）超声:肾实质内见单发或多发的类圆形液性无回声区,边界光滑锐利,后方和后壁回声增强,病变多位于肾皮髓质交界区,外凸生长。

（2）多囊肾:多囊肾在肾内形成多个大小不等囊肿,绝大多数为双侧性。临床表现为高血压伴腰痛、血尿。

1）平片：双肾影增大，轮廓呈波浪状改变，少数可见肾区结石影。

2）尿路造影：双肾盂肾盏受压，变细、拉长或分离。肾盏颈部细长呈"蜘蛛足"状。本病虽然累及全肾，但肾盂肾盏无破坏、截断现象。

3）CT：双肾体积增大，轮廓呈分叶状，肾内布满大小不等低密度区，边缘光滑。增强后囊肿与正常肾之间显示更清楚。多囊肾与肾多发性囊肿在病理上完全不同，后者数目虽较多，但可以计数。

4）MRI：多囊肾形态大小与CT相似，肾实质大小不等，多发囊肿呈"蜂窝状"或"葡萄状"。T_1WI 为低信号，T_2WI 为高信号。囊肿合并出血时信号不均匀。

5）超声：双肾布满多发大小不等的囊肿，其回声特点类似于单纯性肾囊肿。

4. 肾上腺功能亢进病变

（1）原发性醛固酮增多症（Conn 综合征）：临床主要表现为高血压、低血钾、钠潴留和周期性软瘫，最常见的是腺瘤，约占 90%，少数为肾上腺皮质增生。

1）腺瘤：称为 Conn 腺瘤，因腺瘤较小，CT 可作为主要检查方法，表现为肾上腺的体部或侧支上圆形或椭圆形肿瘤，直径 1~2cm，大多数发生在左侧肾上腺。由于腺瘤内包含脂质多，常呈水样密度，增强后有轻度强化。MRI 反相位有助于发现小腺瘤。超声表现为单侧肾上腺圆形或类圆形肿块，回声低或弱，边界清晰。

2）肾上腺皮质增生：双侧肾上腺弥漫性增厚，侧支厚度 >10mm，面积 $>150mm^2$。超声表现为肾上腺增大，回声均匀。

（2）库欣综合征（Cushing syndrome）：又称皮质醇症，是由体内皮质醇分泌增多引起的全身代谢性改变。常发生于中年女性，临床症状为满月脸、水牛背、向心性肥胖、毛发增生及骨质疏松，女性常伴月经失调。大多数有高血压症状。实验室检查有血、尿皮质醇增高。依据病因可分为垂体性、异位性和肾上腺性。肾上腺本身的病变可有腺瘤、增生和腺癌。Cushing 腺瘤直径常为 2~3cm，密度低于或类似于肾实质，有同侧残部和对侧腺体萎缩。增强扫描具有快速强化、快速廓清及反相位信号降低的特点。

（3）嗜铬细胞瘤（pheochromocytoma）：起源于肾上腺髓质，也称为"10% 肿瘤"，即约 10% 肿瘤位于肾上腺外，约 10% 肿瘤为多发，约 10% 肿瘤为恶性，约 10% 肿瘤为家族性。常见于成人，有阵发性高血压、高代谢、高血糖（三高症）及头痛、心悸、出汗（三联症）等症状。实验室检查，24h 尿香草基扁桃酸（VMA）明显升高。

1）CT：肾上腺嗜铬细胞瘤一般较大，直径 3~5cm，个别在 8cm 以上，呈圆形，边缘光整。小的肿瘤密度均匀，大的密度不均匀，常合并出血、坏死或囊变，少数伴钙化。多发肿瘤常发生在双侧肾上腺，也可发生在单侧。异位的嗜铬细胞瘤多位于肾门和主动脉旁，也可发生在胸腔、膀胱等部位。恶性嗜铬细胞瘤瘤体较大，呈不规则形，伴出血、坏死和囊变机会更高，只有在侵及邻近大血管或组织，甚至发生转移时，CT 才能确定为恶性。增强后明显强化，与腹主动脉相似。

2）MRI：嗜铬细胞瘤血供丰富，T_1WI 与肝肾信号相似，呈等信号，T_2WI 明显高信号，可与肾上腺腺瘤鉴别。MRI 在寻找异位嗜铬细胞瘤方面有较大优势，在冠状位、矢状位像显示腹膜后的全貌。

3）超声：单侧、偶为双侧肾上腺肿块，实性部分呈中等回声，肿块较大，易出现出血、囊变、坏死致回声不均。

五、生殖系统

(一)各种检查方法的应用和特点

在女性生殖系统疾病诊断方面,首选超声检查。X 线对性腺有辐射作用,应慎用。MRI 检查安全无创,是十分有价值的检查方法。在男性生殖系统,以 CT 和 MRI 为主要方法。

1. **X 线检查**　应用较少,主要用于了解有无结石,观察金属避孕环的位置。子宫输卵管造影(hysterosalpingography)是为了显示子宫和输卵管内腔,观察输卵管是否通畅、子宫有无畸形等。临床上主要用于寻找不孕的原因。造影还有分离粘连的作用。子宫输卵管造影应于月经后 5~7d 进行。在生殖器官急性炎症、月经期、子宫内出血等情况下禁用。

2. **CT 检查**　主要用于对肿块进行定位,帮助确定其性质。CT 能对恶性肿瘤进行分期,且对前列腺的形态、大小及周围的解剖关系都能够清楚显示。睾丸对射线敏感,CT 检查不作为常规检查,主要用于发现未降睾丸及确定睾丸肿瘤的转移情况。

3. **MRI 检查**　对前列腺增生及前列腺癌的显示和分期方面,MRI 检查有很高的敏感性及准确率。MRI 检查对女性生殖系统疾病诊断有很高的价值,除了具备 CT 的优点之外,MRI 还很安全,无放射性损伤。MRI 能直接三维成像,软组织显示清晰,为诊断疾病提供更多有价值的信息。

4. **超声检查**　超声检查较为安全,是女性生殖系统首选也是最主要的检查方法。检查途径包括经腹扫查、经直肠扫查和经阴道扫查。

(二)常见生殖系统疾病的影像学临床应用

1. **良性前列腺增生(benign prostatic hyperplasia,BPH)**　在 60 岁以上的男性中发病率高达 75%。病理上,增生主要发生在移行带。临床表现主要为尿频、尿急、夜尿增多及排尿困难。

(1)CT:前列腺体积增大,其上缘超过耻骨联合上方 2cm,横径大于 5cm,边缘清楚,密度均匀,其内可有钙化点。增大的前列腺压迫并突入膀胱底部。

(2)MRI:T_1WI 增生的前列腺结节呈均匀的稍低信号;T_2WI 移行带和中央带依增生结节组织成分的不同而表现为不同信号,可以是低、等或高信号。周围带受压变薄,为高信号。T_2WI 检查有很重要的鉴别诊断意义,表现为增生前列腺的周围带虽然变薄,但信号正常。

(3)超声:前列腺均匀对称性增大,移行带增大为主,突入膀胱内。内部回声不均,增生的结节为等或高回声;外腺受压变薄,回声稍增强。

2. **前列腺癌(prostate carcinoma)**　是老年男性常见的恶性肿瘤。早期临床症状和体征不明显,类似前列腺增生。晚期出现膀胱和会阴部疼痛以及转移体征。直肠指检前列腺质地坚硬,表面不规则。血清前列腺特异性抗原(PSA)显著升高,且游离 PSA/总 PSA 比值降低。前列腺癌中 95% 以上为腺癌,70% 发生于周围带。

(1)CT:早期诊断有一定的限度,晚期可显示前列腺明显增大,边缘不规则,密度不均匀。膀胱精囊三角消失提示膀胱和精囊已受侵。

(2)MRI:T_2WI 对诊断前列腺癌有很高的价值。前列腺癌结节多位于周围带,T_2WI 上前列腺高信号周围带内出现低信号结节。在 T_1WI 上,癌结节呈等或稍低信号。病灶 DWI 呈高信号。MRS 病变区枸橼酸盐(Ci)的峰值明显下降,胆碱(Cho)及肌酸(Cr)的峰值增高,(Cho+Cr)/Ci 比值显著升高。

(3)超声:早期表现为外腺内的低回声结节,也有少数为等回声或非均匀回声增强;进展期表现为前列腺不规则分叶状增大,包膜回声连续性中断,内部回声不均;CDFI显示非对称性异常血流、肿块周围和内部血流丰富。

3. **子宫肌瘤**(uterine leiomyoma) 是女性生殖系统最常见的良性肿瘤。临床表现与肌瘤的生长部位有密切关系,主要表现为阴道出血、腹部肿块及压迫症状。

(1)CT:子宫增大,有时可见局部向外突起的实性肿块。肌瘤密度可等于或低于正常子宫,边界较清楚,其内可有坏死、钙化。

(2)MRI:T_1WI表现为中等信号,与正常子宫肌层难以区分;T_2WI肌瘤呈均匀低信号,易于识别。

(3)超声:子宫增大,形态不规则;肌瘤结节呈圆形低回声,少数为等回声,周边有假包膜形成的低回声晕;肌层内肌瘤可使内膜变形、移位,黏膜下肌瘤显示内膜增宽、回声增强或显示出瘤体。

4. **子宫颈癌**(cervical carcinoma) 是发病率最高的女性生殖系统恶性肿瘤。宫颈癌早期可无症状,中晚期出现阴道不规则出血和白带异常。

(1)CT:宫颈增大,并出现不规则的软组织肿块。晚期可侵犯子宫及宫旁组织,并累及膀胱和直肠。

(2)MRI:宫颈癌在T_1WI上较难识别;T_2WI对诊断宫颈癌有很高的价值,宫颈软组织肿块在T_2WI上较正常宫颈信号高,宫颈管增宽,正常分层消失,DWI病灶呈高信号。

5. **卵巢囊肿或卵巢肿瘤**(ovarian cyst,ovarian tumor) 为女性盆腔包块常见原因。卵巢肿瘤分良性、恶性,囊性和实性。良性肿瘤中最常见的是囊腺瘤,恶性肿瘤以囊腺癌多见。

(1)CT:单纯的卵巢囊肿,边界光滑整齐,CT值与水接近。卵巢囊腺瘤分为浆液性和黏液性,浆液性囊腺瘤体积一般稍小,囊壁薄,呈水样密度;黏液性囊腺瘤体积一般较大,囊壁稍厚,囊内液体密度稍高。

卵巢癌大多同时有实性和囊性部分,边缘不规则。增强扫描实性部分有增强。卵巢癌可产生血性腹水,CT值偏高,约60HU。此外还可见腹膜或大网膜转移,表现为前腹壁后方密度不均的扁平状软组织肿块。

(2)MRI:卵巢囊肿根据其内容物成分不同,T_1WI可为低、中或高信号,T_2WI一般为高信号。浆液性囊腺瘤呈液体样长T_1、长T_2信号;黏液性囊腺瘤由于蛋白含量较高,在T_1WI上信号较高。

卵巢癌在T_1WI上,实性部分呈等信号,囊性部分呈低信号;T_2WI上实性部分呈稍高信号,囊性部分呈高信号。MRI也能显示腹水及转移。

六、腹膜后间隙

腹膜后间隙(retroperitoneal space)是指位于后腹膜与腹横筋膜之间的解剖结构。包括疏松结缔组织、筋膜和一些脏器,如胰腺、十二指肠降段和水平段、升结肠、降结肠、肾脏、肾上腺、输尿管、腹主动脉及其分支、下腔静脉及其属支、淋巴管、神经等。腹膜后间隙组织结构复杂,可发生多种不同类型病变,影像学检查对这些疾病的检出和诊断具有重要价值,常在临床诊疗中起关键性作用。本节所叙述的内容不包括来自腹膜后间隙脏器及大血管所发生的病变。

（一）各种检查方法的应用和特点

1. **X线检查**　X线检查包括平片和各种造影检查,对于腹膜后病变的诊断价值有限,临床上很少应用。

2. **CT检查**　CT是腹膜后间隙疾病的主要影像检查方法,能够清楚显示腹膜后间隙的解剖结构,可敏感地发现病变,尤其是肿块性病变;在一定程度上还能反映肿块的结构特征,对诊断有较大帮助。

3. **MRI检查**　在腹膜后间隙疾病中,MRI通常作为超声和CT检查的补充方法,主要用于腹膜后间隙肿块的鉴别诊断。

（二）常见腹膜后间隙疾病的影像学临床应用

1. **腹膜后肿瘤**　包括原发腹膜后肿瘤和转移瘤。前者指原发于腹膜后间隙内脂肪、肌肉、纤维、淋巴、神经等组织的肿瘤。后者指来自体内不同器官和组织肿瘤的腹膜后间隙转移。本节只介绍原发腹膜后肿瘤。

（1）CT:可以明确肿瘤所处腹膜后间隙的解剖部位、范围和大小。原发腹膜后肿瘤常呈腹部巨大肿块,根据腹膜后间隙内脏器官的移位以及病变与肾筋膜的关系,不难判断腹膜后间隙肿块所处的解剖间隙。CT检查还有助于判断肿瘤的病理类型,例如常见的脂肪肉瘤其内有脂肪性低密度灶,而平滑肌肉瘤内常有广泛坏死等;增强检查,腹膜后恶性肿瘤多呈不均一强化,良性者多为均匀强化。

（2）MRI:原发腹膜后肿瘤形态学表现同CT检查。MRI检查通过不同序列或脂肪抑制技术,可获得更多有关肿瘤组织结构的信息。

2. **腹膜后纤维化（retroperitoneal fibrosis）**　腹膜后纤维化是一种临床较少见疾病,分为特发性及继发性。特发性腹膜后纤维化病因不明,多认为是全身特发性纤维化的腹膜后表现。

（1）CT:直接显示腹膜后间隙均匀软组织密度肿块,位于肾门水平下方,一般沿腹主动脉前方和两侧分布,病变可局限或广泛,下方可达髂总动脉周围。肿块常常包绕输尿管和下腔静脉;增强扫描肿块内见多发小片状强化,强化程度与肿块成分相关,肿块纤维化程度越成熟,强化程度越轻。

（2）MRI:平扫T_1WI呈较低信号,T_2WI表现因疾病发展的不同阶段而异,早期呈高或稍高信号,晚期为低信号,即成熟纤维成分越多,信号越低,因而T_2WI上的信号强度可反映病变的活动程度;动态增强检查,表现类似CT增强所见。

第十四节　骨骼肌肉系统

骨关节病变众多,影像学表现复杂多样,除外伤、炎症和肿瘤等疾病外,营养代谢和内分泌等全身性疾病也可引起骨骼的改变。由于骨骼肌系统组织结构的特点,各种医学影像手段都能一定程度地反映这些疾病的病理变化。X线检查在骨关节疾病的诊断中应用普遍,目前仍是临床诊治首选的检查方法;CT检查由于密度分辨率高,无影像重叠,可三维成像,对骨内病灶和软组织的观察优于X线;MRI对软组织和骨髓病变的分辨率优于常规X线和CT,故可根据病情需要,选择使用。

一、影像检查技术

（一）X 线检查

骨骼的主要成分是钙盐,密度高,同其周围的软组织形成鲜明的自然对比。而在骨骼本身的结构中,骨皮质密度高,松质骨和骨髓比骨皮质密度低,也有较强对比,因此一般摄影即可使骨关节清楚显影,而骨关节疾病也容易在 X 线片上得到显示。必须指出,有少部分骨关节疾病,X 线表现晚于临床表现,因此,早期拍片阴性,不能除外病变的存在。例如,早期的炎症和肿瘤就可能无阳性发现,应密切结合临床,短期复查或进一步作 CT、MRI 检查。也有病例初次 X 线检查发现病变但不能确诊,经复查比较或其他检查才能作出定性诊断。

骨与关节的 X 线摄片应注意以下几点:①摄片位置:对四肢长骨、关节、脊柱的摄片,都要用正侧位两个位置,这在检查外伤性病变尤其重要,某些部位还可摄斜位、切线位和轴位等;②摄片范围:各部位的摄片,必须包括周围的软组织,四肢长骨摄片,必须将邻近的关节包括在内;③与健侧对比:在人体两侧对称的骨关节中,如果病变的 X 线征象较轻微,难以确诊或疑为发育变异时,应摄对侧相应部位 X 线片比较。

（二）CT 检查

当临床和 X 线诊断有困难时可选择 CT 检查。CT 的主要优点是密度分辨率高,且没有重叠,故能提供更多的诊断信息,如平片上难以发现的复杂部位的骨折、细微病理性骨折、骨质破坏等;还可区分软组织肿块;CT 对钙化非常敏感,可以明确钙化的范围与类型。CT 增强对病变的定性有一定的价值。CT 三维重建图像可以显示骨骼与关节结构以及与病变的关系。CT 的不足之处在于对骨髓浸润型病变不能早期发现,对软组织病变的定性也有一定的限度。

（三）MRI 检查

MRI 是检查骨关节与软组织病变的重要手段,对各种正常软组织如肌肉、关节、韧带、肌腱、脂肪、软骨、骨髓等,病变如肿块、出血、坏死、水肿等都能很好显示,优于 X 线平片和 CT,MRI 增强对病变的定性诊断有价值。但 MRI 对钙化及较小骨化的显示不如 X 线和 CT。

二、正常影像表现

（一）骨骼正常影像表现

1. 骨的结构与发育 人体骨骼因形状不同分为长骨、短骨、扁骨和不规则骨四类,骨质按其结构分为密质骨(compact bone)和松质骨(spongy bone)两种。密质骨有骨皮质和颅骨内外板,松质骨由骨小梁构成。

骨的发育包括骨化与生长,在胚胎期即开始进行。骨化有两种形式:一种为膜化骨,包括颅盖诸骨和面骨。另一种为软骨内化骨,包括躯干骨、四肢骨、颅底骨与筛骨。锁骨及下颌骨则兼有两种形式的骨化,称为混合型化骨。

骨骼在发育生长过程中不断增大,根据生理功能的需要,通过破骨细胞的骨质吸收活动和成骨细胞的成骨活动而改建塑形。骨质的吸收过程称为破骨。骨髓腔的形成就是在骨发育过程中骨皮质内面骨吸收所造成的。骨骼的发育主要是以成骨和破骨的形式进行的。

2. 长骨

（1）小儿骨:骨化中心包括在骨干的原始骨化中心(一次骨化中心)和两端的继发骨化中心(二次骨化中心)。出生时骨干已大部分骨化,两端仍为软骨,称为骺软骨(epiphyseal cartilage），故小儿长骨分为骨干（diaphysis）、干骺端（metaphysis）、骺板（epiphyseal plate）和骨骺（epiphysis）等部分。

1）骨干：X线上骨皮质为外缘清晰的均匀致密影，骨干处最厚，两端变薄；松质骨表现为致密网格影。骨干中央为骨髓腔，为无结构半透明区。CT上骨皮质为致密线状或带状影，骨小梁为细密网状影，骨髓腔呈低密度影。MRI上骨皮质与骨小梁在T_1WI和T_2WI均为低信号，骨髓腔内红骨髓T_1WI为中等信号、T_2WI为高信号，黄骨髓T_1WI和T_2WI均为高信号。

2）干骺端：骨干两端向骨骺移行的粗大部分，周围为薄层骨皮质，内为松质骨。X线上干骺端表现为由致密骨小梁交叉构成的海绵状结构，顶端为横行薄层致密带，称为临时钙化带。CT上干骺端表现为由骨小梁交错构成的致密网状影，密度低于骨皮质，网格间为低密度的骨髓组织；临时钙化带为致密影。MRI上干骺端骨小梁和临时钙化带为低信号，骨髓多为红骨髓，常低于骨干区髓腔信号。

3）骨骺：未发育完成的长骨末端，胎儿和幼儿期为软骨（骺软骨）。X线：骺软骨不显影；骨化初期骺软骨内出现二次骨化中心，为点状致密影；骺软骨不断增大，二次骨化中心由于骨化也不断增大，形成松质骨，边缘由不规则变光滑，直至与干骺端融合。CT：骺软骨为软组织密度，二次骨化中心结构和密度类似干骺端。MRI：骺软骨为中等信号，二次骨化中心信号类似干骺端。

4）骺板：骨骺与干骺端不断骨化，之间的软骨不断变薄呈板状，称为骺板。X线：骺板呈横行透明带，位于干骺端与二次骨化中心之间；骺板进一步变薄呈线状透明影，称为骺线（epiphyseal line）；最终骨骺与干骺端融合，骺线消失。CT与MRI：表现与骺软骨相似。

（2）成年骨：骨骺与干骺端已闭合，只有骨干和由松质骨构成的骨端。X线：骨端的薄层壳状骨板为骨性关节面，覆以软骨（关节软骨），关节软骨在X线上不显影。CT：与小儿骨类似，无骺软骨与骺板。MRI：骨髓中脂肪成分增多，信号高于婴幼儿。

（二）关节正常影像表现

滑膜关节的正常解剖结构包括关节骨端、关节囊和关节腔，关节骨端被覆关节软骨，关节囊内衬以滑膜，关节腔内有少量滑液。有的关节有囊外和/或囊内韧带，有的关节有关节盘。

1. 关节骨端　关节骨端骨性关节面在X线上表现为边缘光滑的线样致密影，CT表现为高密度，MRI表现为在不同加权图像上呈一薄层清晰锐利的低信号。关节软化及尚未骨化的骺软骨在X线和CT上均不能分辨，在SE序列关节软骨呈一层中等偏低均匀信号影，在脂肪抑制T_2WI上呈高信号影。

2. 关节间隙（joint space）　X线表现为两个骨性关节面之间的透亮间隙，包括关节软骨、潜在关节腔及少量滑液的投影。CT表现为关节骨端间的低密度间隙，在冠状和矢状重建图像上比较直观。关节软骨及少量滑液在CT上常不能分辨。滑液在T_1WI上呈薄层低信号，在T_2WI上呈细条状高信号。儿童因骺软骨未完全骨化，在X线和CT上关节间隙较成人宽。

3. 关节囊、韧带、关节盘　关节囊、韧带、关节盘在X线上不能分辨。关节囊壁在CT上呈窄条状软组织密度影，厚约3mm。在MRI各序列上呈光滑连续的小弧形线样低信号。韧带在CT上显示为线条状或短带状软组织影，MRI为条状低信号。

三、基本病变表现

(一)骨骼基本病变表现

1. **骨质疏松**　骨质疏松是多种原因引起的一组骨病,骨组织有正常的钙化,钙盐与基质呈正常比例,是以单位体积内骨组织量减少为特点的代谢性骨病变。组织学表现为骨皮质变薄、哈氏管扩大和骨小梁变细并减少。

2. **骨质软化**　骨质软化指单位体积内类骨质钙化不足。骨的有机成分,钙盐含量降低,骨质变软。组织学变化主要是未钙化的骨样组织增多,骨骼失去硬度变软、变形,尤以负重部位为著。

3. **骨质破坏**　骨质破坏是指原有骨结构吸收、消失,被炎症、肿瘤或其他病理组织代替。X线表现为局部骨质结构缺失,呈斑片状或虫蚀状骨破坏灶。

4. **骨质增生硬化**　单位体积内骨量增多,是成骨增多和破骨减少同时存在所致。表现为骨皮质增厚,骨小梁增多增粗。

5. **骨膜增生**　骨膜增生指在病理情况下骨膜内层的成骨细胞活动增加所产生的骨膜新生骨。骨膜反应一般意味着骨质有破坏或者损伤。组织学上可以见到骨膜内层成骨细胞增多,形成新生骨小梁。

6. **骨与软骨钙化**　骨内钙化为骨内钙盐异常沉积,见于骨内软骨类肿瘤、骨梗死、骨结核等;软骨钙化可为生理性或病理性。

7. **骨质坏死**　骨质坏死是骨组织局部代谢的停止,坏死的骨质称为死骨。形成死骨的主要原因是血液供应的中断。

8. **骨骼变形**　骨骼变形多与骨骼大小改变并存,可累及一骨、多骨或全身骨。

(二)关节基本病变表现

1. **关节肿胀**　关节肿胀常由关节腔积液或关节囊及其周围软组织充血、水肿、出血所致。

2. **关节破坏**　关节破坏指关节软骨及下方的骨质被病理组织侵犯、代替。

3. **关节退行性变**　关节退行性变早期改变始于软骨,为缓慢发生的软骨变性、坏死和溶解,逐渐为纤维组织或纤维软骨所代替。软骨表面可碎裂,形成关节游离体。软骨广泛变性、坏死可引起关节间隙狭窄,继而造成骨性关节面骨质增生硬化,形成骨赘,关节囊肥厚、韧带骨化。

4. **关节强直**　关节强直指人体关节因炎症、骨折、出血、长期制动及滑膜切除等原因引起内部粘连等病理状态,分骨性强直和纤维强直两种。

5. **关节脱位**　关节脱位是指构成关节的骨端失去了正常的位置,发生了错位,有完全脱位和半脱位两种。

四、疾病诊断

(一)骨骼与软组织的创伤

骨和/或软骨的完整性或连续性发生断裂称为骨折。所有疑有骨折的病例均需作影像学检查,常规摄片包括正位和侧位,特殊部位可加以斜位和切线位,髌骨和跟骨还应加摄轴位片,复杂部位外伤可做 CT 检查,怀疑肌腱韧带的撕裂或骨挫伤应作 MRI 检查。

1. X线检查

（1）骨折的X线表现：骨皮质的断裂和连续性丧失，X线片呈密度减低的线形阴影，称骨折线；嵌入性或压缩性骨折表现为密度增加的线形阴影；松质骨骨折表现为骨小梁纹理的扭曲和紊乱；关节附近韧带撕脱性骨折表现为碎骨片脱落。椎体压缩性骨折，最明显的X线征象是椎体受压变扁，严重时常并发脊柱的后突成角，甚至发生椎体滑脱，造成脊髓的横断性损伤。可并发棘突撕脱骨折和横突骨折。

（2）骨折的类型：根据骨折线的形状分为横形、斜形、螺旋形、线形、星芒状、T形、塌陷性、粉碎性、压缩性和青枝骨折等。根据骨折的程度可分为完全和不完全骨折。

（3）骨折的对位与对线的关系：完全骨折，需要注意骨折断端的移位。确定移位时，在长骨以骨折近段为准，判断骨折远段的移位方向和程度。

骨折断端相互平行侧方移位称横移位；骨折断端沿骨纵轴移位，表现为断骨的上下分离或重叠或嵌入称纵移位；两断端形成角度，可从片上测量角度大小称成角移位；骨折断端沿骨的纵轴旋转称旋转移位。

骨折断端的内外、前后和上下移位称对位不良，而成角移位则称为对线不良。因骨折的对位对线情况与预后关系密切，所以要认真分析观察。在骨折复位后复查时，应注意骨折断端对位与对线的关系。

（4）骨折断端的嵌入：即嵌入性骨折。要注意的是，X线片显示的不是透亮的骨折线，而是密度增加的条带状致密线，系相互嵌入的骨端重叠所致，骨皮质与小梁连续性消失，断端相错。由于嵌入端移位不明显，而多表现为骨骼的缩短与变形。嵌入性骨折多见于股骨颈。

（5）儿童骨折的特点：儿童长骨发生骨折，由于骨骺与干骺端尚未结合，外力可经骺板达干骺端引起骨骺分离，即骺离骨折。由于骨骺软骨骨折不能显示骨折线，X线片上只能显示骺线增宽，骨骺与干骺端对位异常。还可以伴有干骺端的撕脱。X线上把这种从干骺端分离下来的三角形骨片称为"角征"。在长骨由于柔韧性大，外力不易使骨质完全断裂，仅表现为局部骨皮质和骨小梁的扭曲，引起骨皮质发生皱折、凹陷或隆突，称青枝骨折。

（6）骨折的愈合：骨折发生后，骨组织及其周围组织遭到损伤，其修复过程是连续进行的，通常可分为三期，即血肿机化期、原始骨痂期、骨痂改造期。当内外骨痂和中间骨痂会合后，骨折达到临床愈合，一般约需4~8周。骨折部的原始骨痂进一步改造，骨折部位形成骨性连续，一般需要8~12周才能完成。最后骨折痕迹在组织学上或放射学上完全或接近消失，成人一般需要2~4年，儿童则在2年以内。

（7）骨折的并发症：①骨折延迟愈合或不愈合；②骨折愈合畸形；③外伤后骨质疏松；④骨关节感染；⑤骨缺血性坏死；⑥关节强直；⑦创伤性关节炎；⑧骨化性肌炎。

2. CT检查

是常规摄片的重要补充，它可显示在复杂部位平片不易显示的骨折，如眼眶、上颌骨、髋臼等，可以了解骨折片的数目及移位方向，对脊柱骨折CT能清楚显示椎体、椎管、脊髓、神经根等结构及相互关系，能了解碎骨片、小关节紊乱、旋转性半脱位、骨性椎管狭窄及椎管内血肿等情况，为临床医生提供可靠的信息。

3. MRI检查

在显示骨折线方面不及CT，但可清楚显示软组织出血及周围结构的损伤情况，骨折后骨髓内水肿，表现为骨折线周围境界模糊的长T_1、长T_2信号。

骨挫伤（bone bruise）是骨小梁的细微骨折，在平片和CT上常无异常发现。MRI显示骨骼的轮廓仍基本保持完整，骨挫伤一般局限于干骺端松质骨，T_2WI表现为高信号，当愈合后复查骨内的异常信号影即消失。

MRI能准确显示脊柱骨折和脊髓的损伤,优于CT。

(二)关节外伤

1. 关节脱位 关节外伤性脱位大都发生于活动范围大、关节囊和周围韧带不坚强、结构不稳定的关节。在四肢以肩、肘和髋关节常见,而膝关节少见。

大关节脱位,特别是完全性脱位,临床征象明显,不难确诊,但仍需摄X线片了解脱位的情况和有无并发骨折,这对复位治疗是非常重要的。小关节脱位和骨骺未完全骨化的关节脱位,特别是不完全脱位,如X线征象不明确,诊断较难,常需加照健侧进行比较,才能确诊。CT对于显示复杂结构部位关节半脱位和小撕裂骨片及隐匿性骨折具有优势。MRI不但可显示脱位,还可直接显示合并损伤如关节积血、囊内外韧带和肌腱断裂及关节周围的骨挫伤和软组织挫伤。

2. 关节软骨损伤 X线平片和CT不能直接显示关节软骨的骨折,但如发现骨折线波及骨性关节面甚至骨性关节面因此而错位时,应考虑合并关节软骨骨折。MRI可以直接显示断裂的关节软骨,表现为低信号的关节软骨有较高信号区,甚至关节软骨和骨性关节面呈现阶梯状,受累的软骨下的骨髓腔内可见局部水肿和出血。如有软骨撕脱,须通过CT关节造影或MRI方可发现。

3. 关节软骨板损伤 膝关节、腕关节、胸锁关节和颞颌关节的关节内有软骨板(盘)。关节软骨板的损伤可导致软骨盘变性或撕裂。临床上患者除关节疼痛外,还伴有反复的关节积液、关节弹响和关节交锁现象。

膝关节半月板撕裂时,CT只能对半月板行横断面扫描,诊断价值不大。MRI是目前诊断半月板撕裂敏感度和特异度最高的影像学检查方法,常用SE序列,主要采用矢状面和冠状面,前者有利于显示前后角,后者适用于观察体部。半月板是由纤维软骨构成,它在T_1WI、PDWI和T_2WI上均表现为均匀低信号的三角形影,边缘光滑。半月板撕裂的异常表现为低信号的半月板内出现相对的高信号的影。根据形态可将半月板撕裂的异常信号分为三级:一级为半月板内的点状或小结节状高信号,不伸延至半月板的上下关节面,此征象可能代表早期变性,临床上多无症状;二级为半月板内出现水平走行的线状高信号,常延伸到半月板与关节囊的附着处,但不延伸到半月板的关节面,它代表半月板的退行性改变;三级为线样或形态复杂的高信号并延伸到半月板的关节面,提示半月板撕裂。

(三)骨与软组织感染

1. 化脓性骨髓炎(purulent osteomyelitis) 指骨骼全部组织发生化脓性感染,包括骨炎、骨髓炎及骨膜炎。

(1)急性化脓性骨髓炎

1)X线:骨骼X线表现晚于临床表现,在发病2周内仅表现为软组织肿胀。发病10~14d后,于干骺端松质骨中出现局限性骨质疏松或多数分散不规则骨质破坏区,境界模糊。以后骨质破坏区逐渐融合、扩大,可有死骨形成,有时合并病理性骨折。由于骨膜下脓肿的刺激,骨皮质周围出现骨膜反应。

2)CT:能较好地显示急性化脓性骨髓炎的肿胀,骨膜掀起与脓肿,骨髓内的局限性破坏和死骨。

3)MRI:在早期发现病变,确定急性期骨髓炎的髓腔扩展浸润和软组织感染范围方面,MRI优于常规X线和CT。

（2）慢性化脓性骨髓炎：是急性化脓性骨髓炎未得到及时有效治疗的结果。

1）X线：以修复为主。表现为在破坏区的周围有明显的增生硬化，在破坏区内可有大小不等的死骨。骨膜反应不断增厚，呈多层状、外缘起伏不平。同时骨内膜也有明显增生，髓腔缩小或消失。这些改变使病变骨密度明显增高，骨干增粗，轮廓不光整。

2）CT：与X线表现相仿。

3）MRI：慢性化脓性骨髓炎的骨质增生、死骨、骨膜增生 T_1WI 和 T_2WI 均呈低信号，炎性肉芽组织及脓液在 T_1WI 上为稍高信号而在 T_2WI 上呈高信号，瘘管内因含脓液常在 T_1WI 上呈稍高信号而在 T_2WI 上呈高信号，依层面方向不同表现为不规则的粗细不均索条影或斑点影，骨质破坏区与皮肤表面相连。

2. 骨结核（tuberculosis of bone） 骨结核系继发性结核病，是以骨质疏松和骨质破坏为主的慢性进行性疾病。多见于儿童和青年。

（1）X线：检查骨结核的基本方法。

1）长骨结核：骨骺和干骺端是骨结核在长骨中的好发部位。病变常发生于儿童长骨的干骺端，靠近骺板。病变常超越骺板侵犯骨骺。病变初期表现为松质骨骨质疏松，进一步发展在松质骨的中央出现圆形、椭圆形或类圆形骨质缺损区，边缘模糊，周围骨质无硬化现象。大约1/3的病例，在腔内可出现死骨。死骨为不规则颗粒，比周围骨质的密度略高，边缘模糊，大小如沙砾状。

2）脊椎结核：最常见的骨结核病，多发生在儿童和青壮年，以腰椎发病率最高，病变好累及相邻的两个椎体，附件很少累及。按照病灶的发生部位，又分为中心型、边缘型和骨膜下型（韧带下型）三种。中心型脊椎结核多见于10岁以下儿童，以胸椎多见，病灶一般起始于椎体的前方，以骨质破坏为主，使椎体发生较快的广泛的破坏和塌陷，可穿破上、下椎间盘侵及邻近椎体。边缘型脊椎结核是常见的类型，多见于成年人，以腰椎多见。病灶常在椎体前缘。骨膜下以及前纵韧带下的椎间盘开始，常累及相邻两个椎体，有较长时间局限于一个椎间盘的趋势，亦可沿骨膜下或前纵韧带下向上、下蔓延，累及邻近的椎体。骨膜下型是一种较为特殊的脊椎结核，而且少见，病变主要累及椎旁韧带，常有椎旁脓肿形成，椎体及椎间盘改变很少。脊椎结核主要X线表现为骨质破坏、椎间隙变窄或消失、脊柱变形、冷脓肿形成和钙化。

（2）CT：较X线平片能更清晰显示骨质破坏。

1）长骨结核：CT可显示较小的骨质破坏区，并可见其内的沙砾状死骨。病骨周围软组织有肿胀，结核性脓肿密度低于肌肉，增强后其边缘可有强化。

2）脊椎结核：CT显示椎体及附件的骨质破坏、死骨和椎旁脓肿优于平片。椎体骨质破坏可引起椎体压缩性融合、脊柱后突致椎管狭窄，CT可以了解椎管内受累情况。结核性脓肿的位置因发病部位而异，呈液性密度，增强后边缘有环形强化。CT还可发现椎管内硬膜外脓肿。

（3）MRI：脊椎结核的骨破坏区及其周围骨髓因反应性水肿表现为长 T_1、长 T_2 信号，矢状位和冠状位图像有利于椎间盘的观察。如椎间盘受累可见椎体终板破坏、椎间隙变窄和 T_2WI 椎间隙信号增高。冷脓肿在 T_1WI 呈低信号，在 T_2WI 为高信号，其内可见斑点状索条状低信号影，代表脓肿内的纤维化或钙化，增强后脓肿壁可强化。由于MRI可多平面成像，对脓肿的部位、大小、形态和对椎管、硬膜囊、脊髓压迫的显示优于平片和CT。

(四)骨肿瘤及瘤样病变

包括原发性骨肿瘤、继发性骨肿瘤和瘤样病变,其种类繁多,影像学检查在诊断中占有重要地位,不仅能显示病变的部位、大小、邻近组织的改变,还能判定多数病例的良、恶性,原发或转移性。骨肿瘤的表现多种多样,缺乏特征性征象,确定肿瘤的组织学类型仍较困难。因此必须结合临床及实验室检查综合分析,以明确诊断。

在诊断骨肿瘤时应注意病变部位、数目、病灶情况及周围软组织情况进行分析。

1. **部位** 每一种肿瘤都有相应的部位,在诊断上具有重要的参考价值。绝大多数骨肿瘤好发于生长旺盛的干骺端,如骨肉瘤及骨骺未愈合前的骨巨细胞瘤;成年人骨巨细胞瘤则好发于长骨骨端;转移性骨肿瘤及骨髓瘤则多发生于含有红骨髓和血液供应较丰富的扁骨和长骨的两端;尤因肉瘤好发于骨干。

2. **数目** 原发性骨肿瘤大多数为单发。多发性较少,而转移性骨肿瘤和骨髓瘤大多为多发。

3. **病灶分析** 良性肿瘤一般不出现骨膜反应,恶性肿瘤常出现层状、花边状、放射状和三角形骨膜增生。良性肿瘤通常有骨皮质膨胀或压迫性骨缺损;而恶性肿瘤则多呈不规则浸润性骨破坏。另外,破坏区有无钙化或骨化,边缘是否有增生硬化等对肿瘤的定性也有重要意义。

4. **周围软组织变化** 良性肿瘤多无软组织肿胀,仅见软组织推移改变。恶性肿瘤常侵入软组织、形成肿块,境界不清,甚至软组织肿块中出现肿瘤骨。

通过分析,通常可判断骨肿瘤是良性或恶性。良、恶性骨肿瘤的影像特点见表9-4。

表9-4 良、恶性骨肿瘤鉴别表

	良性骨肿瘤	恶性骨肿瘤
生长速度	缓慢	迅速
生长方式	膨胀性	浸润性
骨质破坏边缘	清楚,常有硬化边	不清楚
骨皮质改变	变薄、膨胀,但多完整	虫蚀状破坏,缺损、中断
骨膜反应	少有	常见,破坏并产生骨膜三角
肿瘤骨	无	常见,针状、放射状等
软组织肿块	少有,边界清楚	常见,边界不清
远隔器官转移	无	常见

临床诊断中,应注意发病年龄、症状体征及某些实验室检查结果等。在年龄上,多数肿瘤患者的年龄分布有一定规律性。青少年骨肉瘤好发生在15~25岁,骨髓瘤及转移性肿瘤则多见于40岁以上。良性肿瘤很少引起临床症状,而恶性肿瘤,往往疼痛是首发症状。良性肿瘤边界清楚,压痛不明显,而恶性者则边界不清,压痛明显。良性肿瘤患者一般状况良好,恶性者则病情重,发展快,晚期多有消瘦和恶病质。良性肿瘤一般实验室检查均正常,而恶性者常有变化,如骨肉瘤碱性磷酸酶增高,尤因肉瘤白细胞可增高,转移瘤和骨髓瘤均可发生贫血及血钙增高,骨髓瘤患者尿中可有Bence-Jones蛋白。

（五）代谢性骨病

凡能影响骨基质的形成和钙磷代谢的各种因素均能引起骨代谢疾病（metabolic bone disease），如营养不良、内分泌紊乱、肾功能不全、小肠功能紊乱以及遗传代谢缺陷等。

影响骨基质代谢的主要因素有生长激素、甲状腺激素、肾上腺皮质激素、性激素和维生素等。影响骨钙磷代谢的主要因素有甲状旁腺激素、维生素 D、肾功能和小肠吸收功能等。

代谢性骨病的基本 X 线表现有骨质疏松、骨质软化、骨硬化和局限性骨质缺损（如痛风石和囊性纤维骨炎）等。虽然 X 线检查在代谢性骨病的诊断、随访和治疗观察中占有重要的地位，但有些代谢性骨病在 X 线表现上极相似，因此必须结合临床全面分析判断。下面介绍常见的维生素 D 缺乏性佝偻病。

维生素 D 缺乏性佝偻病（rickets of vitamin D deficiency）是婴幼儿维生素 D 不足引起的钙磷代谢障碍，使新生的骨样组织和软骨中钙盐沉积不足，是全身性骨疾病。骨质变化主要在生长活跃的骨骺和干骺端。由于骨样组织钙化不足而发生骨化异常、骨质软化和变形。佝偻病一般作 X 线检查即能确诊。

佝偻病的早期 X 线改变最容易出现在长骨生长最快的干骺端。如胫骨的近端和尺桡骨远侧干骺端。①最早的 X 线改变是先期钙化带模糊、变薄，以至消失，周围骨质密度减低；②进一步发展，先期钙化带消失，干骺端向内凹陷，形成杯口状变形，其边缘呈毛刷状，为骨样组织不规则钙化所致；③干骺端向外扩张、增宽，干骺端两侧缘出现骨刺，垂直于骨干，这是由于软骨积聚，骨皮质向外延伸所致；④干骺端与骨骺之间的距离增宽，骨质普遍性密度减低；⑤肋骨前端呈杯口状变形；⑥骨骺出现延迟，密度低，边缘模糊，甚至不出现；⑦晚期病例骨干和干骺端骨小梁稀少而增粗，是由于微细骨小梁被吸收，其余骨小梁增粗的结果；⑧骨干可出现青枝骨折或假性骨折；⑨下肢常出现弯曲畸形，形成"O"形腿（膝内翻）或"X"形腿（膝外翻）；⑩经过正确的治疗后，先期钙化带重新出现，干骺端杯口状变形减轻或消失，骨骺密度增高。干骺端与骨骺的距离恢复正常。至于骨的变形，则多长期存在。

（六）慢性关节病

慢性关节病是指发病缓慢、逐渐发展、病程长、涉及全身关节的疾病。

1. 退行性关节病（degenerative osteoarthropathy）　又称骨性关节炎（osteoarthritis, OA）、增生性或肥大性关节炎（hypertrophic arthritis）。其特点为关节软骨退行性改变及骨增生肥大所引起的慢性骨关节病，而不是真正的炎性病变。分原发和继发两种：前者原因不明，多见于 40 岁以上的成年人的承重关节；后者继发于炎症、外伤等疾病，任何年龄、关节均可发病。

病变主要是关节软骨退行性变，以承重部位为著，软骨表面不光滑、变薄，且可碎裂，游离于关节腔内，甚至完全消失，使关节面骨皮质暴露。骨皮质硬化，于边缘形成骨赘。

（1）X 线：表现不尽相同，基本表现包括关节间隙变窄；关节面变平；边缘锐利或有骨赘突出；软骨下骨质致密；关节面下方骨内出现圆形或不规整形透明区，前者为退行性假囊肿形成，后者为骨内纤维组织增生所致。晚期除上述表现加重外，还可见关节半脱位和关节内游离体，但多不造成关节强直。

脊柱退行性骨关节病的 X 线表现包括脊柱小关节和椎间盘的退行性变，可统称为脊椎关节病。脊柱小关节改变包括上下关节突变尖、关节面骨质硬化和关节间隙变窄；椎间盘退行性变表现为椎体边缘出现骨赘，相对之骨赘可连成骨桥；椎间隙前方可见小骨片，但不与椎体相连，为纤维环及邻近软组织骨化所致；髓核退行性变则出现椎间隙变窄，椎体上下缘硬化,可有许莫氏结节。椎体后缘骨刺突入椎间孔或椎管内引起脊神经压迫症状,可摄斜位片或 CT 以显示骨赘。对并发的椎管内后纵韧带、两侧黄韧带及脊椎小关节囊的增生肥厚与椎板增厚引起椎管狭窄并压迫脊髓的诊断有赖于 CT 和 MRI。

（2）CT:对 OA 患者的骨增生、囊性变及腰椎间盘显示优于 X 线。

（3）MRI:可以清晰显示关节软骨的破坏,半月板的撕裂,韧带和肌腱的损伤,关节积液,骨增生,软骨下囊肿/游离体,以及滑膜增厚退行性骨关节病的异常表现。对在 MRI 上关节软骨的变化,Recht 提出了分级:Ⅰ级,关节软骨有不均匀的异常信号;Ⅱ$_a$级,关节软骨有缺损,但小于正常厚度的一半;Ⅱ$_b$级,关节软骨缺损超过正常厚度的一半;Ⅲ级,软骨缺损,软骨下骨质裸露。对于透明软骨病变仅依据软骨厚度的改变是不够的,还要注意局部的轮廓改变和 MRI 信号的改变(T_1WI 为低信号,T_2WI 为高信号）。早期发现软骨损害十分重要,可采用高分辨脂肪抑制梯度回波序列,也可以用增强扫描检查。MRI 能清楚显示脊椎的增生或椎间盘突出压迫脊髓的情况,颈椎、胸椎的显示优于 CT。

2. **类风湿关节炎**（rheumatoid arthritis,RA） 类风湿关节炎是一种慢性全身性自身免疫性疾病,以对称性侵犯四肢滑膜关节为主,可波及滑囊和腱鞘。病因不明。

骨关节的 X 线改变大多出现在发病 3 个月以后。主要改变有:①关节软组织梭形肿胀;②关节间隙早期因关节积液而增宽,关节软骨被破坏后则变窄;③关节面骨质侵蚀多见于边缘,是滑膜血管翳侵犯的结果,也可累及邻近骨皮质;④骨性关节面模糊、中断,软骨下骨质吸收囊变是血管翳侵入骨内所致;⑤关节邻近的骨骼发生骨质疏松;⑥膝、髋等大关节可形成滑膜囊肿向邻近突出;⑦晚期可见四肢肌萎缩,关节半脱位或脱位,骨端破坏后形成骨性融合,指间、掌指关节半脱位明显,且常造成手指向尺侧偏斜畸形,是本病典型的晚期表现;⑧肌腱和韧带附着处的骨皮质侵蚀,常见于跟骨后下缘,侵蚀的边缘不规则骨质增生。

MRI 对类风湿关节炎有很好的诊断价值,可显示关节软骨的破坏、关节积液、血管翳、关节脱位、滑膜增厚等变化。

第十五节　传染性疾病

一、流行性病毒感染

1. **甲型 H1N1 流感** 甲型 H1N1 流感是由 H1N1 病毒感染所致的急性呼吸道传染病。

X 线和 CT:肺炎时肺内弥漫或多发斑片状磨玻璃密度影,伴或不伴实变,多分布于支气管血管束周围或胸膜下,可累及多个肺叶、肺段。病变进展时磨玻璃密度影迅速融合扩大,密度增高;病变吸收时,病灶密度减低、范围缩小。恢复期病灶基本吸收,部分可残留索条影和局限性肺气肿。

2. **严重急性呼吸综合征**（severe acute respiratory syndrome,SARS） 严重急性呼吸综合征是由严重急性呼吸综合征相关冠状病毒（SARS-CoV）引起的人畜共患病。

X 线和 CT:超过 20% 的病例,初始的胸部影像学检查可表现正常;相对于临床症状,影像学表现缺乏特异性,多表现为局灶性肺野透亮度减低(可多发),磨玻璃密度影(单侧或双侧）。

二、获得性免疫缺陷综合征

获得性免疫缺陷综合征（acquired immunodeficiency syndrome,AIDS）,又称艾滋病,是人

类免疫缺陷病毒(human immunodeficiency virus，HIV)感染引起的一种严重免疫缺陷性传染病。本病感染途径主要是经性接触、血液、吸毒(共用针头)及母婴垂直传播。

1. HIV 脑炎　又称 HIV 脑病或 AIDS 相关痴呆综合征，是 HIV 感染引起的中枢神经系统损害，主要导致患者的行为、认知、记忆和运动能力减退。

(1) CT：双侧对称或不对称的脑白质病变，单侧病变少见。病灶呈低密度，晚期病灶融合形成大片状低密度病灶，无占位效应。增强后病灶无强化。病变多位于侧脑室周围白质、半卵圆中心额顶叶，甚至延至皮质下。晚期伴有不同程度脑萎缩。

(2) MRI：脑白质病变在 T_1WI 上呈低信号，T_2WI 上呈高信号。病变的分布及脑萎缩等与 CT 表现基本相同。

2. **进行性多灶性脑白质病**(progressive multifocal leukoencephalopathy，PML)　进行性多灶性脑白质病是由 JC 病毒感染少突胶质细胞引起的中枢神经系统亚急性致死性脱髓鞘性疾病，以少突胶质细胞破坏和神经纤维脱髓鞘为主要病理特点，好发于免疫系统功能受到严重抑制的人群，是 HIV 感染者晚期常见的并发症。

(1) CT：皮质下白质或脑室旁白质单个或多个低密度病灶，边界不清，可融合，无占位效应。

(2) MRI：是 PML 的首选影像检查方法。皮质下白质或脑室旁白质单个或多个异常信号区，FLAIR 和 T_2WI 呈高信号，T_1WI 呈低信号，边界不清，增强后多无强化，偶可见病灶边缘轻度强化。

3. 弓形虫脑炎　弓形虫脑炎是由弓形虫感染引起的局灶性或弥漫性坏死性炎症，是 AIDS 患者中枢神经系统常见的并发症之一。

(1) CT：病变多发生在皮髓质交界区和基底节区，双侧、多发，单发较少。病灶呈低或等密度，伴有水肿及占位效应。增强后病灶呈环形、螺旋状或结节状强化，以环形强化更为常见。

(2) MRI：在 T_1WI 上呈等或稍低信号，T_2WI 上呈高信号，周围环绕高信号水肿，增强病灶明显强化，结节病灶强化较均匀，大病灶呈螺旋状、环形或团块状不均匀强化，与周围低信号的水肿区分界清楚。

4. 耶氏肺孢子菌肺炎　耶氏肺孢子菌肺炎是酵母样真菌耶氏肺孢子菌引起的肺部机遇性感染，是 AIDS 患者首要的发病和死亡原因。

X 线和 CT：早期表现为双肺弥漫分布细颗粒状、网格状阴影，自肺门向周围扩展；中期可见双侧肺门周围或弥漫性对称分布的磨玻璃样密度影，呈斑片状、地图状分布，并伴有网织结节，其内合并单发或多发肺气囊；晚期肺间质增厚呈致密条索影，夹杂不规则斑片状阴影。

5. 肺卡波西肉瘤　卡波西肉瘤又称多发性出血性肉瘤，是一种起源于血管内皮细胞的全身多发性肿瘤。见于 HIV 感染的任何阶段，是 AIDS 相关性肿瘤。

(1) X 线：双侧肺门增大，结构紊乱，多无特异性。

(2) CT：典型表现为沿支气管血管束周围分布的斑片影和多发结节，呈"火焰状"改变，累及各个肺叶，多位于双侧肺门附近。结节和斑片影边缘模糊呈磨玻璃样改变。小叶间隔增厚。腋下、肺门和纵隔淋巴结肿大，密度较均匀，液化坏死少见。可有胸腔积液和心包积液。

三、梅毒

梅毒(syphilis)是由梅毒螺旋体引起的一种全身慢性传染病,是《传染病防治法》规定的乙类传染病。临床表现复杂,可侵犯全身各器官,造成多器官损害。早期主要侵犯皮肤黏膜,晚期可侵犯血管、中枢神经系统及全身各器官。根据传播途径不同分为后天性梅毒和先天性梅毒;根据病程不同又分为早期梅毒和晚期梅毒。

1. **骨梅毒**　骨骼是梅毒最常累及的组织之一,早发型先天性梅毒的骨损伤出现较早,其特征为多骨累及。四肢长骨的干骺端为好发部位,骨化中心不受累。骨损伤还可以见于肋骨、锁骨、面骨和脊柱。

早发型先天性骨梅毒 X 线表现:①干骺端炎:表现形式多样,以四肢长骨为主的对称性改变为其最早且特征性表现。受累长骨早期钙化带增宽、增浓、模糊,骨干远端呈现一层致密白线,两者之间骨质疏松萎缩形成不规则透亮区,即"夹心饼征"。干骺端骨质破坏、碎裂、骨质缺损形成"猫咬征",是先天性骨梅毒的特征性改变。典型的干骺端骨质破坏发生在两侧胫骨上端内侧,即 Wimberger 征。②骨膜炎:与长骨骨干平行的线条状、分层状、包壳状骨膜增生,骨膜明显增厚可形成"石棺征"。③骨髓炎(骨干炎):长骨局限或广泛性骨质破坏与增生硬化,多与干骺端炎或骨膜炎同时存在。受累关节可出现软组织肿胀。

晚发型先天性骨梅毒 X 线表现与后天性骨梅毒相似,骨骼病变以骨膜炎最为常见,其次是骨髓炎。病变好发于长骨,以胫骨为多见,多局限于胫骨前面,胫骨呈刀削样改变称"刀削胫"。骨髓炎以骨硬化为主要表现,骨皮质增厚,骨小梁不规则,骨髓腔密度增高,同时可见骨质破坏区,死骨少见。

2. **神经梅毒(neurosyphilis,NS)**　神经梅毒是梅毒螺旋体侵犯脑膜和 / 或脑实质所致的一种慢性中枢神经系统感染性疾病。

CT 和 MRI:①脑炎:病变呈大片状分布,累及多个脑叶,与脑血管供血分布不一致,CT上为低密度,T_1WI 呈稍低、低或等信号,T_2WI 呈稍高信号,无强化或轻度强化;②脑梗死:小的腔隙状梗死和大面积脑梗死均可见;③梅毒树胶肿:大脑皮质及皮质下单发或多发的结节状或类圆形病灶,直径 1.0~3.0cm,病灶中心的干酪样坏死为低信号或等、低混杂信号,增强检查,病灶呈结节状或环形强化,邻近脑膜强化,似脑膜尾征;④脑膜炎。同一患者可有一种或几种表现同时存在。

(李海歌　刘　剑　朱建国)

第十章 介入放射学

第一节 概 述

介入放射学的发展同其他学科类似,同样在不断探索、创新和完善中发展起来。1931年 Dos Stantos 首先用针穿刺腹主动脉造影,开创了动脉造影的先河。1953 年瑞典 Sven-Ivar Seldinger 医师首创用套管针、导丝和导管经皮股动脉插管做血管造影这一方法,大大简化了介入操作并提高了其安全性,为当代介入放射学奠定了基础。1964 年美国放射学家 Dotter 发明了使用同轴导管技术的血管成形术,为介入放射学中成形术的理论和实践奠定了基础。

介入放射学的蓬勃发展同样也离不开影像监视设备和介入器材的不断提高和完善。例如数字减影(digital subtraction angiography,DSA)的出现,使介入医师能够使用较低浓度的对比剂就可以得到清晰的血管造影图像,极大地促进了介入放射学的开展。又例如血管支架在保证生物相容性的基础上,推送器直径越来越小,支架内径越来越大,能够更加适应血管或腔道生理弯曲,促进了管腔成形术的蓬勃发展。总之,随着介入技术的不断成熟与应用普及,介入放射学已经成为与内科、外科并列的临床医学三大支柱性学科之一。

一、概念

介入放射学(interventional radiology,IR)是以影像诊断为基础,在医学影像诊断设备的引导下,利用穿刺针、导管及其他介入器材,对疾病进行治疗或采集组织学、细菌学及生理、生化资料进行诊断的学科。

二、常用的设备和器材

(一)影像监视设备

1. **直接 X 线透视** 指 X 线穿透人体后在荧光屏上成像的方法,是介入放射学传统的、基础的监视手段。但其成像层次重叠,图像质量差,不利于介入操作,同时 X 射线对患者及术者的放射损伤也是其不可忽视的缺点。

2. **间接 X 线透视与 DSA** 指将通过人体的 X 线经光电转换器及摄像系统传递到显示器上成像的方法,目前已基本取代了直接 X 线透视。尤其是 DSA 的出现,其通过计算机减影技术消除了骨骼及软组织的影响,提高了图像清晰度并减少了造影剂的用量,目前已成为血管介入放射学的首选监视方法。

3. **超声** 使用方便、实时显像及对人体无危害为超声设备在介入放射学中应用的最大优势。例如其在胸腹腔积液、脓肿及体表病变的穿刺定位以及肝胆系统、门静脉经皮穿刺操作中有着广泛的应用。但是,超声波易受骨质及气体因素的影响,部分脏器无法使用超声检查。

4. CT 除同样具有 X 线影像特点外,CT 断层影像能够更加清晰地显示病灶,在非超声监视适应证的穿刺技术中,得到了广泛的应用。

5. MRI 作为特殊的介入放射学监视方法,近年来出现了开放型 MRI 和透视技术,但由于设备的普及程度及介入放射学器材所限,其尚未在临床得到广泛应用,但有着广阔的发展前景。

(二) 常用器材

1. **穿刺针(needle)** 穿刺针用于打开皮肤与血管、胆道、泌尿道等腔道或胃肠道及胸腹腔等空腔器官,建立通道,然后引入导丝、导管或引流管进行治疗;也可直接穿刺进入肿瘤或囊腔作活检、抽吸或灭能治疗。理想的穿刺针应当针尖锋利,粗细适中,硬韧挺直,导丝从针座处进退容易。

2. **导丝(guide wire)** 导丝为引导导管进入血管或腔道并作选择性或超选择性插管的必备器械。理想的导丝应当硬度适中,柔韧性好,表面光滑、有抗凝作用,耐高温高压、抗腐蚀,透视下可见性好,生物相容性好。

3. **导管(catheter)** 导管为薄壁空心的长塑料管,导丝可通过导管进入血管或腔道内,通过导管注射对比剂可用于造影诊断,也可注射药物作灌注治疗或注入栓塞剂作栓塞治疗。理想导管应当硬柔适中,具有良好的弹性记忆,表面有抗凝作用,耐高温高压、抗腐蚀,透视下可见性好,生物相容性好。

4. **支架(stent)** 广义上可以分为内涵管和金属支架,狭义上指金属支架,金属支架根据其扩张的特性可分为自膨式和球囊扩张式,可用于血管和非血管腔道狭窄或建立新的通道。

5. **栓塞材料(embolization materials)** 用于经导管注入并起到血管栓塞作用的材料。按栓塞时间长短分短期栓塞物质(如自体血凝块)、中期栓塞物质(如明胶海绵颗粒)、长期栓塞物质(如弹簧圈、医用胶)。按性质分为液体栓塞物质(如无水乙醇、碘化油)、固体栓塞物质(如聚乙烯醇栓塞微球)。

三、介入放射学分类

(一) 按照介入放射学方法分类

1. **穿刺 / 引流术(percutaneous puncture/drainage technique)**
(1)血管穿刺:如股动脉或门静脉的穿刺。
(2)囊肿、脓肿、血肿、积液的穿刺治疗:如肝囊肿、肝脓肿穿刺治疗。
(3)实质脏器肿瘤的穿刺治疗:如肿瘤微波消融术、无水乙醇经皮注射。
(4)采集组织学标本:如经皮穿刺(肺、肝、肾、乳腺等)活检。

2. **灌注 / 栓塞术(transcatheter arterial infusion/embolization)**
(1)各种原因出血的治疗:如消化道出血的治疗。
(2)实质脏器肿瘤的治疗:如肝细胞癌的栓塞治疗。
(3)消除或减少脏器功能:如部分性脾栓塞治疗脾功能亢进。

3. **成形术(angioplasty)**
(1)恢复管腔脏器的形态:如动脉狭窄的支架治疗。

（2）建立新的通道：如经颈内静脉肝内门腔分流术。

（3）消除异常通道：如闭塞气管食管瘘。

（二）按照治疗领域分类

1. **血管性介入放射学**（vascular interventional radiology）

（1）利用成形术及灌注栓塞术治疗血管本身的病变，如血管狭窄。

（2）利用灌注栓塞术对肿瘤性疾病进行治疗。

（3）利用动脉栓塞术消除器官功能。

2. **非血管性介入放射学**（non-vascular interventional radiology）

（1）经皮穿刺活检。

（2）经皮穿刺引流术。

（3）非血管管腔扩张术。

（4）经皮穿刺消融术等。

四、介入放射学的地位及发展方向

随着介入放射学的发展，介入放射学已成为医学影像学的一个新型分支学科。其集诊断与治疗为一体，正逐步代替部分内科治疗与外科手术。同时，伴随着介入性诊断和治疗的广泛应用，介入放射学学科体系将进一步分化和完善，成为与内科、外科并列的临床医学的又一支柱学科。

第二节　介入放射学基本技术及临床应用

一、经皮穿刺术

经皮穿刺术（percutaneous puncture technique）是介入放射学的基础，其目的为建立血管及非血管通路，大多数介入技术必须通过这种通路完成诊断和治疗过程。

1. **建立管腔通道**　经皮穿刺血管内插管建立起的血管通道可用于血管造影诊断及腔内治疗项目。非血管腔道经皮穿刺主要包括胆道、泌尿道等。

2. **经皮穿刺活检**　对于一些影像学难以明确性质的病变，通过穿刺活检取得细胞学、组织学资料可作出定性诊断和鉴别诊断，对于治疗方法的选择、治疗后随访及预后均具有重要作用。其主要适用于肺、肝、肾、骨骼病变、甲状腺、乳腺的肿块及全身转移性淋巴结的穿刺诊断。经皮穿刺活检为一种安全实用的检查方法，对于恶性肿瘤诊断准确率高达 90% 以上。手术并发症包括局部出血、恶性肿瘤针道转移等，肺部病变穿刺活检并发症还包括气胸、血气胸、咯血等。

3. **经皮穿刺治疗**　主要适用于肝脏原发性与转移性肿瘤的局部消融治疗，包括无水乙醇、碘化油注射，微波、射频、冷冻消融等。例如对于中国肝癌分期方案（China liver cancer staging, CNLC）I_a 期及部分 I_b 期肝癌（即单个肿瘤，直径 ≤5cm；或 2~3 个肿瘤，最大直径 ≤3cm），局部消融治疗可获得与外科切除相媲美的根治性效果。手术并发症包括肝脏出血、术后肝肾功能衰竭、胆管损伤等。

4. **经皮穿刺引流**　主要适用于全身各部位脓肿、囊肿、浆膜腔积液、胆道或泌尿道梗阻的穿刺引流。在对抽出液体进行细胞学、细菌学和生化检测，作出鉴别诊断和指导用药的同时,还可以经引流导管进行局部抗炎、引流等治疗。手术并发症包括局部出血、局部炎症经窦道扩散、术后引流管移位滑脱等,胆道或泌尿道穿刺引流并发症还包括胆瘘、尿瘘等。

二、经导管血管栓塞术

经导管血管栓塞术(transcatheter embolization,TAE)是介入放射学最重要的基本技术之一,为在 X 线透视下将导管超选择插至靶血管,注入栓塞物质使之闭塞,从而达到预期治疗目的的技术。

1. **出血**　主要指动脉性出血,根据出血部位的不同,可应用于消化道或腹腔出血、咯血、泌尿生殖系出血、颌面部出血等。上述各个部位出血,经内科保守治疗无效,均可在抗休克治疗基础上首选血管造影和栓塞治疗。文献统计,血管栓塞术治疗动脉性出血临床有效率在 80% 以上。手术并发症包括疼痛、发热、过度栓塞或误栓导致靶器官损伤等。

2. **富血供肿瘤**　根据治疗目的可分为术前辅助性栓塞和姑息性栓塞治疗两类。前者在外科手术前进行,可减少术中出血,提高肿瘤手术切除率。后者应用于不适合手术切除的富血供肿瘤,如原发性或转移性肝癌、肾癌等。血管栓塞术可使恶性肿瘤大部分坏死,减轻患者肿瘤负荷,从而改善患者临床症状,延长其生存期。例如,经导管动脉化疗栓塞术为治疗中晚期肝癌首选治疗,患者 1 年总体生存率大于 70%,2 年总体生存率大于 50%。手术并发症包括动脉栓塞后综合征(发热、恶心呕吐及腹痛)、过度栓塞或误栓导致靶器官损伤等。

3. **介入性器官切除**　介入性器官切除指应用栓塞剂栓塞某些器官的终末动脉或毛细血管,使其出现不同程度梗死、机化,从而达到临床治疗目的的治疗方法。临床应用最广泛的为部分脾栓塞术(partial splenic embolization,PSE),用于治疗各种原因导致的脾功能亢进。PSE 对于脾功能亢进引起的白细胞、血小板和红细胞减少,近期疗效可达 90% 以上。手术并发症包括动脉栓塞后综合征(发热、恶心呕吐及腹痛)、脾脏液化坏死或脓肿形成等。

4. **血管疾病**　主要应用于动脉瘤、静脉曲张及动静脉畸形的治疗。

三、经导管药物灌注术

经导管药物灌注术(intraarterial infusion,IAI)指通过介入放射学的方法,建立可由体表到达靶动脉的通道(导管),再由通道注入药物从而达到局部治疗的一种方法。

1. **恶性肿瘤**　应用于全身各个部位恶性肿瘤的局部治疗,包括姑息性治疗、术前局部化疗、术后预防性和复发灶的局部化疗等。手术并发症主要为化疗药物引起的不良反应。

2. **动静脉血栓**　应用于血栓形成或栓子脱落引起的冠状动脉、肺动脉、肾动脉、肠系膜上动脉及四肢动脉栓塞以及下肢深静脉血栓。血栓药物灌注术配备专用的溶栓导管,为直头多侧孔导管,可使溶栓药物充分接触血栓。手术并发症主要为应用溶栓药物导致出血,多发生于穿刺部位、消化系统、中枢神经系统及泌尿系统。

四、经皮经腔血管成形术

经皮经腔血管成形术(percutaneous transluminal angioplasty,PTA)指采用导管技术扩张或再通动脉粥样硬化或其他原因所致的血管狭窄或闭塞性病变的方法。

1. **肢体动脉**　适用于髂股动脉短段狭窄或闭塞。对于钙化及球囊成形失败病例可采用支架成形治疗。球囊血管成形术并发症包括穿刺部位出血、血肿、血管损伤、远侧动脉栓塞等,支架成形术并发症还包括支架急性闭塞、术后支架移位及再狭窄等。

2. 肾动脉　适用于肾血管性高血压,该疾病主要由肾动脉主干或分支狭窄造成,约占高血压总体病例数的 5%~10%。支架成形术技术成功率 90% 以上,远期有效率 85%~95%。手术并发症包括球囊扩张引起的肾动脉夹层甚至破裂、支架置入术后急性闭塞以及再狭窄等。

3. 颈内动脉　颈内动脉支架成形术适用于具有同侧脑缺血的中、重度狭窄(狭窄率 >70%),患者近期有短暂性脑缺血发作(TIA)或非致残性脑卒中发作。对于不适宜颈动脉内膜剥脱或术后再狭窄的病例,以及病变处有溃疡、附壁血栓或钙化的病例,亦可考虑支架治疗。手术并发症包括术中及术后出血、缺血性脑卒中以及支架再狭窄或闭塞等远期并发症。

4. 血液透析通路　适用于动静脉内瘘吻合口或外周静脉狭窄导致的内瘘功能不良或内瘘发育不良,支架成形术还应用于维持性血液透析患者中心静脉狭窄或闭塞的情况。球囊成形术并发症包括有症状的肺栓塞、血管破裂等,支架成形术并发症还包括术后支架移位、再狭窄及闭塞等。

五、非血管管腔成形术

非血管管腔指体内消化道、气道、胆道、尿路以及输卵管等非血管组织的中空管腔,随着球囊导管和各种支架的研制成功,逐渐用于非血管管腔的狭窄及阻塞性病变。

1. 食管狭窄　球囊成形术适用于各种良性病变引起的食管狭窄以及恶性肿瘤支架置入前预扩张。支架置入术适用于恶性肿瘤引起的食管狭窄或食管气管瘘,已不能手术或拒绝手术者。手术并发症包括食管出血、食管破裂穿孔、术后支架移位、再狭窄及阻塞等。

2. 胆道狭窄　胆道狭窄主要原因为结石症和肿瘤,其将导致梗阻性黄疸,可行经皮经肝胆管引流术(percutaneous transhepatic biliary drainage,PTBD)治疗。但对于已失去手术机会的恶性梗阻性黄疸患者,支架治疗优于 PTBD,可避免大量胆汁流失所致电解质紊乱并提高患者生存质量。手术并发症包括胆道出血、胆瘘、急性胰腺炎、支架置入术后移位及再狭窄等。

六、其他介入治疗技术

1. 经皮椎间盘髓核切除术(percutaneous lumbar discectomy,PLD)　腰椎间盘突出是常见疾病,由于椎间盘退变、破裂、后突而造成神经压迫和刺激症状,严重者可影响肢体的运动功能。该技术在透视引导下采用套管针经皮穿刺椎间盘,并逐渐扩张穿刺通道,经通道切除部分髓核组织使椎间隙压力减低,从而缓解对于神经根的压迫,达到治疗目的。手术并发症包括神经损伤、腰肌血肿、椎间盘感染等。

2. 经皮椎体成形术(percutaneous vertebroplasty,PVP)　该技术为透视引导下通过经皮穿刺技术将穿刺针定位于病变椎体并向椎体注射骨水泥,从而增强椎体强度及稳定性,缓解椎体来源疼痛,甚至部分恢复椎体高度的一种介入放射技术。临床适用于骨质疏松性椎体骨折及椎体原发性或转移性肿瘤。手术并发症主要为术中骨水泥渗漏导致,包括骨水泥局部渗漏压迫脊髓及骨水泥经椎体静脉引流导致肺动脉栓塞等。

3. ^{125}I 粒子组织间植入技术　^{125}I 粒子是一种低剂量率的单一微型放射源,其半衰期为 59.4d,平均能量为 27~35keV,辐射距离为 1.7~2.0cm。^{125}I 粒子对正常组织创伤小、靶区剂量分布均匀、医护人员易于防护,同时具有微创性和保留器官的功效,克服了放疗和化疗不敏感的缺点,目前广泛应用于泌尿生殖系统、消化系统、头颈部及胸部等恶性肿瘤的治疗。近年来,有学者将 ^{125}I 粒子与支架成形术相结合,在恶性梗阻性黄疸、食管癌及门静脉癌栓等治疗中取得了良好的效果。手术并发症包括穿刺或植入部位出血及恶性肿瘤经针道转移等。

(周 良 甘 振)

第十一章　临床常用诊疗技术

第一节　心电学检查

一、心电图基本知识

（一）心电图概念

心脏在机械收缩之前，心肌细胞会先发生电激动，这些电激动以生物电的形式经人体组织传到体表，心电图（electrocardiogram，ECG）是利用心电图机从体表记录心脏每一个心动周期所产生电活动变化的曲线图形。它反映了心肌的自律性、兴奋性和传导性，与其收缩性无关。

（二）心电图产生原理

心肌细胞在静息状态时，膜外排列阳离子带正电荷，膜内排列同等比例的阴离子带负电荷，保持平衡的极化状态，不产生电位变化。当细胞一端的细胞膜受到刺激（阈刺激），其通透性发生改变，使细胞内外正、负离子的分布发生逆转，受刺激部位的细胞膜出现除极化，使该处细胞膜外正电荷消失而其前面尚未除极的细胞膜外仍带正电荷，从而形成一对电偶（dipole）。电源（正电荷）在前，电穴（负电荷）在后，电流自电源流入电穴，并沿着一定的方向迅速扩展，直到整个心肌细胞除极完毕，其电位变化由电流记录仪描记，形成的电位曲线称除极波，即体表心电图上的 P 波和心室的 QRS 波。复极与除极先后程序一致，但复极化的电偶是电穴在前，电源在后，并较缓慢向前推进，直至整个心肌细胞全部复极为止。心肌复极波较除极波低，心房的复极波又埋于心室的除极波中，体表心电图不易辨认，心室复极波在体表心电图上表现为 T 波。整个心肌细胞全部复极后，再次恢复极化状态，各部位心肌细胞间没有电位差，体表心电图记录到等电位线。

（三）心电图的临床应用

心电图检查在临床上已成为常规性检查，能帮助诊断心肌缺血、心肌梗死（包括梗死的部位）；协助诊断心脏扩大、肥厚；判断药物或电解质对心脏的影响；判断人工心脏起搏状况等；心电图更是诊断心律失常不可替代的检查方法。

二、正常心电图

（一）心电图导联

心脏是一个立体的结构，为了反映心脏不同层面的电活动，在人体不同部位放置电极，并通过导联线与心电图机电流计的正负极相连，这种记录心电图的电路连接方法称为心电图导联。在行心电图检查时,常规记录 12 导联心电图。包括双极标准肢体导联 Ⅰ、Ⅱ、Ⅲ,加压单极肢体导联 aVR、aVL、aVF;单极胸前导联 V_1、V_2、V_3、V_4、V_5、V_6,按指定的位置放于胸前(图 11-1)。肢体导联系统反映心脏电位投影在矢状面的情况,胸前导联系统反映心脏电位投影在水平面的情况。

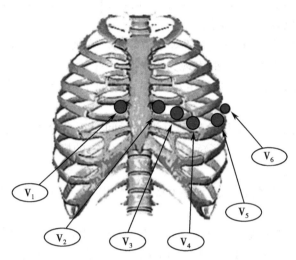

图 11-1　胸导联安置示意图

(二) 心电图各波及波段的组成

正常心电活动始于窦房结,兴奋心房的同时经前、中、后结间束、房间束传导至房室结(激动传导在此处延迟 0.05~0.07s),然后沿希氏束到左、右束支再到浦肯野纤维(Purkinje fiber)传导,最后兴奋心室。这样电激动先后有序的传播会引起一系列电位改变,从而形成了心电图上的相应波段(图 11-2)。临床心电学对这些波段规定了统一的名称。

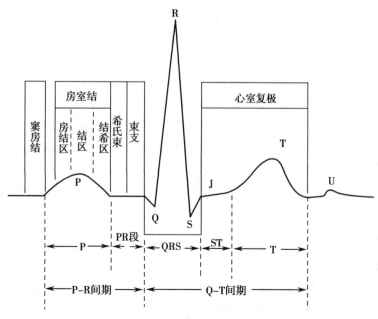

图 11-2　心电图各波段关系示意图

1. **P 波**　心电周期的第一个波,反映心房除极过程。正常 P 波时限一般小于 0.12s,振幅小于 0.25mV。

2. **P-R 间期**　心房开始除极至心室开始除极的间隔时间。正常 P-R 间期在 0.12~0.20s,并受年龄及心率的影响。

3. **QRS 波群**　紧跟 P 波后的一个综合波,是心室除极波形成的总称。正常激动时限不超过 0.11s,振幅大小也有一定的范围。

4. **ST 段**　正常情况下 ST 段应处于等电位线上。当某部位心肌出现缺血或坏死,心室在除极完毕后则仍存在电位差,此时表现为心电图上 ST 段发生偏移。

5. **T 波**　代表了心室的复极。在 QRS 波主波向上的导联,T 波应与 QRS 主波方向相同。

6. **Q-T 间期**　代表了心室从除极到复极的时间。正常 Q-T 间期为 0.32~0.44s。由于 Q-T 间期受心率的影响,因此引入了矫正 Q-T 间期(QT_C)的概念。Q-T 间期的延长往往与恶性心律失常的发生相关。

7. **U 波**　与心室的复极有关,T 波后 0.02~0.04s 出现,方向大体与 T 波相一致。

(三) 心电图测量

1. **心电图记录纸的组成**　心电图多是直接描记在印有许多纵线和横线交织而成的小方格的纸上,小方格的各边细线间隔均为 1mm,纸上的横向距离代表时间,用以计算各波和间期所占的时间。心电图纸移动的速度一般为 25mm/s,因此每 1mm(一小格)代表 0.04s;粗线间隔内有 5 小格,故每两条粗线之间代表 0.2s。

2. **心率的测量**　测量心率时,只需测量一个 R-R(心室率)或 P-P(心房率)间期的秒数,然后用 60 除以该数即可求出。心律明显不齐时,一般取数个心动周期的平均值来测算。

3. **各波振幅和时间测量**　测量一个向上波形的高度,应从等电线(基线)的上缘垂直地量到波的顶端,测量一个向下波形的深度时,应从等电线(基线)的下缘垂直地量到波的最低处。测量各波的时间应选择波形比较清晰的导联,从波形的起始部内缘测量至波形的终末部分的内缘。

4. **心电轴的测量**　心电轴一般指的是平均 QRS 电轴,心电轴的测量方法主要包括目测法、作图法和查表法。正常心电轴及其偏移的分类如图 11-3。心电轴的偏移,一般受心脏在胸腔内的解剖位置、两侧心室的质量比例、心室内传导系统的功能、激动在室内传导状态以及年龄、体型等因素影响。

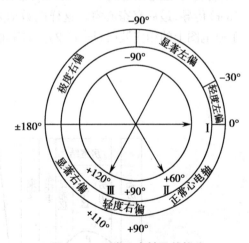

图 11-3　正常心电轴及其偏移

三、房室肥大

(一) 心房肥大

P 波是由两侧心房共同除极形成的。心房肥大的病理改变大多数表现为心房的扩张,而较少表现为心房肌的肥大。依据心房肥大的部位不同,可分为左心房肥大、右心房肥大和双侧心房肥大。

1. 右心房肥大心电图特点　Ⅱ、Ⅲ、aVF 导联 P 波振幅≥0.25mV；胸前 V_1 导联直立的 P 波振幅≥0.15mV。因主要见于肺心病患者故又称"肺型 P 波"。

2. 左心房肥大心电图特点　P 波时限≥0.12s；常呈双峰，峰距可≥0.04s。主要见于二尖瓣病变者，故又称"二尖瓣型 P 波"。

3. 双心房肥大心电图特点　P 波时限≥0.12s，其振幅≥0.25mV；V_1 导联 P 波高大双相，上下振幅均超过正常范围。

(二) 心室肥大

心室肥大包含两方面，即心室肌的肥厚和心室体积的扩大。依据心室肥大的部位不同，可分为左心室肥大、右心室肥大、双侧心室肥大。

1. 左心室肥大心电图特征　① QRS 波群电压增高：$R_Ⅰ+S_Ⅲ>2.5mV$，$R_{aVL}>1.2mV$；$R_{aVF}>2.0mV$，R_{V_5} 或 $R_{V_6}+S_{V_1}>4.0mV$（男）或 >3.5mV（女）；②可出现额面 QRS 心电轴左偏；③ QRS 时间延长到 0.10~0.11s；④以 R 波为主的导联 ST 段下降 >0.05mV，T 波平坦、双向或倒置。临床主要见于高血压、主动脉瓣狭窄、冠状动脉粥样硬化性心脏病（冠心病）等。（图 11-4）

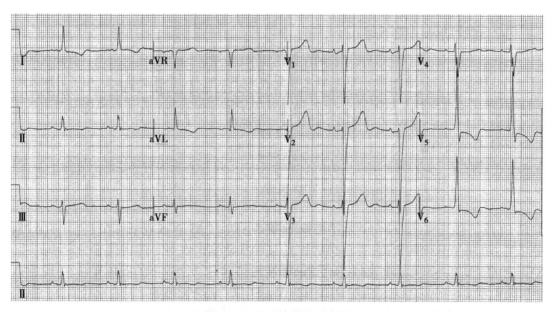

图 11-4　左心室肥大心电图

2. 右心室肥大心电图特征　① QRS 波群形态和电压的改变：V_1 导联：呈 Rs、R、rSR′ 或 qR 型，R>1.0mV，R/S>1；aVR 导联：R>0.5mV；V_5 导联：R/S≤1，$R_{V_1}+S_{V_5}>1.05mV$（重症 >1.2mV）；②心电轴右偏（>+90°）；③ ST 段与 T 波的改变：V_1 导联 ST 段下降，T 波双向或倒置。（图 11-5）

3. 双侧心室肥大心电图特征　与诊断双侧心房肥大不同，双侧心室肥大的心电图表现并不是简单地把左、右心室异常表现相加，心电图可出现下列情况：①可能因为两侧心室的综合心电向量互相抵消而呈现大致正常的心电图。②仅表现为一侧心室肥大而掩盖另一侧心室肥大的存在。③既表现为右室肥大图形如 V_1 导联 R 波为主、电轴右偏，又存在左室肥厚的某些征象如 V_5 导联 R/S>1、R 波振幅增高等。

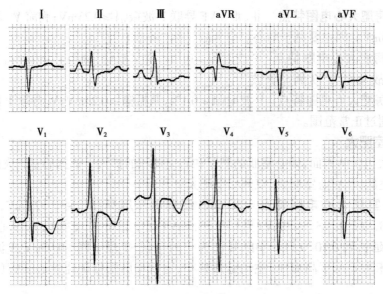

图 11-5　右心室肥大心电图

四、冠状动脉供血不足

冠状动脉供血不足是指冠状动脉的供血不能满足心肌代谢的需要而出现心肌缺氧的状态。当心肌某一部分缺血时，将影响到心室复极的正常进行，并可使缺血区相关导联发生 ST 段偏移、T 波改变和 U 波倒置等，有时也可引起 QRS 波群变化。心肌缺血的心电图改变类型取决于缺血的严重程度、持续时间和缺血发生部位。

（一）心电图特征

1. T 波改变　心外膜下或发生透壁心肌缺血时，心电图表现为对称性深倒置的 T 波；当缺血发生于心内膜时，心电图表现为与 QRS 主波方向一致的对称性直立高耸的 T 波。

2. ST 段改变　ST 段压低：可分为水平型下移、下斜型下移、完全水平型、J 点下移和假性 ST 段下移五种（图 11-6）。水平型或下斜型下移≥0.05mV；J 点下移在 J 点之后 0.08s处下移≥0.2mV 有诊断价值，且下移的程度与冠状动脉供血不足的程度有一定相关性。ST 段抬高：可有各种形态（图 11-7）。诊断标准为：2 个或 2 个以上的肢体导联 ST 段抬高≥0.1mV；或 2 个或 2 个以上的胸导联≥0.1mV。ST 段抬高为心外膜下缺血或透壁性心肌缺血的表现，常见于变异型心绞痛发作时，发作停止后很快能恢复正常。

3. 各种心律失常及传导阻滞。

4. 根据心电图结果，大致能判断心肌缺血范围并有动态变化。

（二）临床意义

心肌缺血的心电图可仅仅表现为 ST 段改变或者 T 波改变，也可同时出现 ST-T 改变。临床上发现约 50% 的冠心病患者未发作心绞痛时，心电图可以正常，而仅于心绞痛发作时记录到 ST-T 动态改变。约 10% 的冠心病患者在心肌缺血发作时心电图可以正常或仅有轻度 ST-T 变化。

典型的心肌缺血发作时，面向缺血部位的导联常显示缺血型 ST 段压低（水平型或下斜型下移≥0.1mV）和 / 或 T 波倒置（图 11-8）。

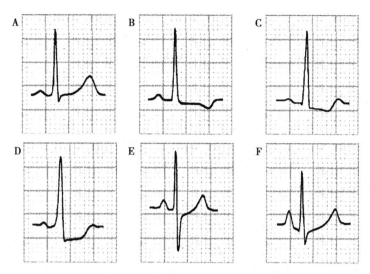

图 11-6　常见 ST 段压低类型

A:正常;B:水平型下移;C:下斜型下移;D:完全水平型;E:J 点下移;F:假性 ST 段下移。

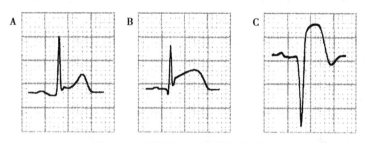

图 11-7　常见的 ST 段抬高的形态

A:凹面向上抬高型;B:弓背向下抬高型;C:弓背向上抬高型。

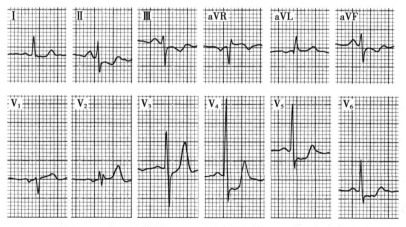

图 11-8　心肌缺血心电图

（三）鉴别诊断

需要强调,由于心电图上 ST-T 改变是非特异性心肌复极异常的共同表现,除冠心病外,其他疾病如心肌病、心肌炎、瓣膜病、心包炎、脑血管意外(尤其颅内出血)等均可出现此类 ST-T 改变;低钾血症、高钾血症等电解质紊乱,药物(洋地黄、奎尼丁等)影响以及自主神经调节障碍均可引起非特异性 ST-T 改变；此外，心室肥大、束支传导阻滞、预激综合征等可引起继发性 ST-T 改变。因此心电图只是冠心病的一项辅助诊断方法，在作出心肌缺血诊断之前必须结合临床资料，冠状动脉造影才是冠心病诊断的"金标准"。

五、心肌梗死

心肌梗死（myocardial infarction）是指冠状动脉供血急剧减少或中断，接受其血供的心肌细胞发生缺血缺氧而坏死，属于冠心病的严重类型。除临床表现及生化指标外，心电图的特征性改变及其演变规律是确定心肌梗死诊断和判断病情的重要依据。

（一）心电图基本图形

绝大多数心肌梗死是冠心病所致，心电图显示的电位变化是梗死后心肌多种心电变化综合的结果，依次表现为：缺血、损伤和坏死。

1. **缺血型改变**　表现为 T 波与 QRS 波群主波方向相反，上升支与下降支对称。

2. **损伤型改变**　表现为 ST 段抬高，与 T 波融合，弓背向上，形成损伤型"单向曲线"改变。

3. **坏死型改变**　QRS 波群呈 QS 或 Qr 型（Q 波时限≥0.03s，振幅≥1/4R，称之为坏死型 Q 波）。一般认为：梗死的心肌直径 >20~30mm 或厚度 >5mm 才可产生病理性 Q 波。

（二）心肌梗死的图形演变及分期

发生急性心肌梗死时，心电图随着心肌缺血、损伤、坏死的发展和恢复而呈现一定规律的变化。根据心电图图形的演变过程和演变时间可分为超急性期、急性期、近期（亚急性期）和陈旧期（图 11-9）。

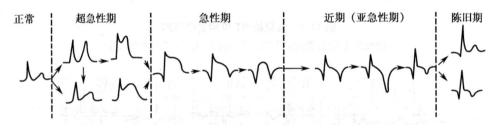

图 11-9　典型的急性心肌梗死的图形演变及分期

1. **超急性期（超急性损伤期）**　急性心肌梗死发生数分钟后，心电图上产生高大的 T 波，以后迅速出现 ST 段斜型抬高。由于急性损伤性阻滞，可出现 QRS 振幅增高，并轻度增宽，但尚未出现异常 Q 波。这些表现仅持续数小时，因持续时间太短而不易记录到。此期心肌处于可逆性损伤阶段，若行及时而有效的治疗，有可能避免发展为心肌梗死或使已发生梗死的范围缩小。

2. **急性期（充分发展期）**　始于梗死后数小时或数日，可持续到数周，心电图呈现一个动态演变过程。坏死型的 Q 波、损伤型的 ST 段抬高和缺血型的 T 波倒置在此期内可并存。

3. **近期（亚急性期）**　出现于梗死后数周至数月，抬高的 ST 段恢复至基线，缺血型 T 波由倒置较深逐渐变浅，坏死型 Q 波持续存在。

4. **陈旧期（愈合期）**　常出现在急性心肌梗死 3~6 个月之后，ST 段和 T 波恢复正常或 T 波持续倒置、低平，恒定不变，坏死型 Q 波大都持续存在终生，少数者由于瘢痕组织的缩小或周围心肌的代偿性肥大，小范围梗死的图形改变有可能变得很不典型，异常 Q 波甚至消失。

需要指出:近年来,急性心肌梗死的检测手段及治疗技术有了突破性的进展。通过对急性心肌梗死患者早期实施有效治疗(溶栓、抗栓或介入性治疗等),使闭塞的冠状动脉及时再通,不但可缩小梗死面积,显著缩短整个病程,而且可改变急性心肌梗死的心电图表现,使其不再呈现上述典型的演变过程。

(三) 心肌梗死的心电图定位

心肌梗死的部位主要根据心电图坏死型图形(异常 Q 波或 QS 波)出现于哪些导联而作出判断。在急性心肌梗死早期,尚未出现坏死型 Q 波,可根据 ST-T 异常(ST 段抬高或压低,或 T 波异常变化)出现于哪些导联来判断梗死的部位。发生心肌梗死的部位多与冠状动脉分支的供血区域相关。如急性下壁心肌梗死时,Ⅱ、Ⅲ、aVF 出现特征性改变(图 11-10)。

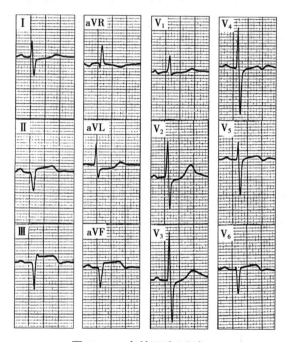

图 11-10　急性下壁心肌梗死

六、心律失常

(一) 概述

正常人的心脏起搏点位于窦房结,并按正常传导系统顺序激动心房和心室。如果心脏激动的起源异常和 / 或传导异常,称为心律失常(arrhythmias)。

(二) 窦性心律及窦性心律失常

凡起源于窦房结的心律,称为窦性心律(sinus rhythm)。窦性心律属于正常节律。

1. 正常窦性心律的心电图特征　①窦性心律 P 波形态呈圆拱状,Ⅰ、Ⅱ、aVF、V4、V5、V6 导联直立,aVR 导联倒置。② P-R 间期≥0.12s。③ P 波按规律发生,正常频率一般 60~100 次 /min。

2. 窦性心动过速及窦性心动过缓　成人窦性心律超过 100 次 /min 为窦性心动过速;低

于 60 次 /min 为窦性心动过缓。

3. **窦性心律不齐**　窦性心律之 P-P 间隔,若在同导联相差 >0.12s,在不同导联相差 >0.16s 为窦性心律不齐。

4. **窦性停搏(窦性静止)**　心电图一段较长时间不出现窦性 P 波,且最长 P-P 间隔与最短 P-P 间隔无倍数关系。长间歇后常出现逸搏或逸搏心律。

(三)期前收缩

期前收缩又称过早搏动,是指窦房结以外的异位起搏点提前发出激动,是临床上最常见的心律失常。根据异位搏动发生的部位,可分为房性、交界性和室性期前收缩,其中以室性期前收缩最为常见,房性次之,交界性比较少见。

1. **房性期前收缩心电图特点(图 11-11)**　①提前发生的 P′ 波,其形状不同于窦性 P 波;② P′-R 间期 >0.12s;③期前的 P′ 波后继以一个正常的 QRS 波群;④常是不完全代偿间期,即期前收缩前后两个窦性 P 波的间距小于正常 P-P 间距的两倍。如异位 P′ 后无 QRS-T 波,则称为未下传的房性期前收缩;有时 P′ 下传心室引起 QRS 波群增宽变形,多呈右束支阻滞图形,称房性期前收缩伴室内差异性传导。

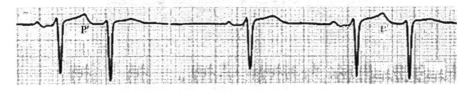

图 11-11　房性期前收缩

2. **室性期前收缩心电图特点(图 11-12)**　①提前发生的 QRS 波群,其前无 P 波;② QRS 波群一般宽大畸形,时间大多 >0.12s;③ T 波与主波方向相反;④除间位性(插入性)室性期前收缩外,代偿间期完全。

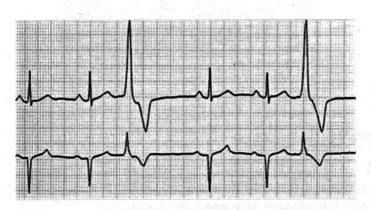

图 11-12　室性期前收缩

3. **交界性期前收缩心电图特点(图 11-13)**　①期前出现的 QRS 波群,形态与正常窦房结下传的 QRS 波群相同;②在 QRS 波群前如有逆行 P′ 波(在 II、III、aVF 导联倒置,aVR 导联直立),则 P′-R 间期 <0.12s,在后则 R-P′ 间期 <0.20s,也可落在 QRS 波群中而不易见到;③大多为完全性代偿间歇。

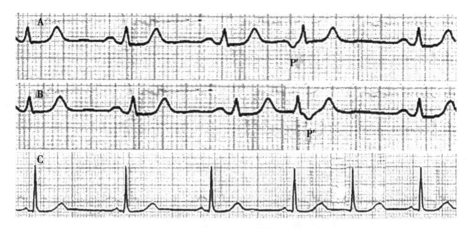

图 11-13　交界性期前收缩

A. 逆行 P′ 波出现在 QRS 波群前面；B. 逆行 P′ 波出现在 QRS 波群后面；C. 逆行 P′ 波与 QRS 波群相重叠。

（四）异位心动过速

异位心动过速是指异位节律点兴奋性增高或折返激动引起的快速异位心律（期前收缩连续出现 3 次或 3 次以上）。根据异位节律点发生的部位，可分为房性、交界性及室性心动过速。

1. **阵发性室上性心动过速心电图特点**　①3 次或 3 次以上连续而匀齐的 QRS 波群，心室率 160~250 次 /min；②往往分辨不出 P 波（没有 P 波或 P 波与 T 波重叠），如果能辨别 P′ 波形状及 P′-R 间期，则可辨别是房性或是交界性阵发性心动过速；③QRS 波群时间正常（<0.10s）（伴有束支阻滞或室内差异性传导者，可呈宽 QRS 波心动过速）。

2. **阵发性室性心动过速心电图特点**　①3 次或 3 次以上连续而迅速的搏动，心室率 140~200 次 /min，节律可稍不齐，发作前常有室性早搏；②QRS 波群形态宽大畸形，时限通常 >0.12s；③如能发现 P 波，并且 P 波频率慢于 QRS 波频率，PR 无固定关系（房室分离），则可明确诊断。如发现有 P 波传至心室，形成心室夺获或室性融合波，则更能明确诊断（图 11-14）。

3. **非阵发性心动过速**　可发生在心房、房室交界区或心室，又称加速的房性、交界性或室性自主心律，此类心动过速发作多有渐起渐止的特点。心电图主要表现为：频率介于阵发性心动过速与逸搏心律之间，交界性心律频率多为 70~130 次 /min，室性心律频率多为 60~100 次 /min。此类型心动过速的机制是异位起搏点自律性增高，多发生于器质性心脏病。

4. **扑动与颤动**　扑动、颤动可出现于心房或心室。

（1）心房扑动的心电图特征：①P 波消失，代之以 240~350 次 /min、间隔匀齐、形态相同的锯齿波，命名为 F 波（扑动波）；②QRS 波群与 F 波呈某种固定比例关系（心室律齐）或比例关系不固定（心室律不齐）；少数心房扑动的 F 波大小、形态和间隔相互之间略有差别，称为"不纯性心房扑动"，这是介于房扑和房颤之间的一种房性异位心律。

（2）心房颤动的心电图特征（图 11-15）：P 波消失，代之以大小不同、形态各异、间隔不齐，频率为 350~600 次 /min 的 f 波；心室搏动间隔完全不匀齐（R-R 间隔不等）。

（3）心室扑动与心室颤动：是极严重的致死性心律失常。心室扑动心电图出现连续而匀齐的正弦型扑动波，无法将 QRS 波群与 ST-T 区别出来，扑动波的频率常在 200~250 次 /min。心室颤动为一系列快速而不匀齐、波幅高低不一的颤动波。

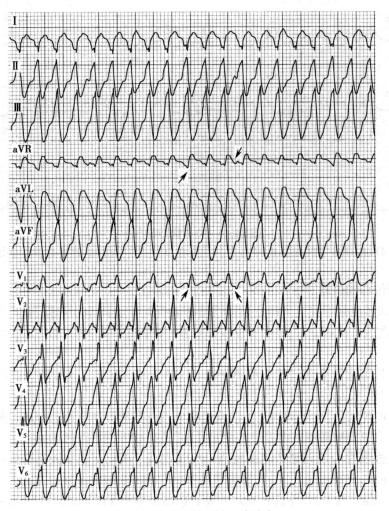

图 11-14　阵发性室性心动过速

箭头示 P 波,P-R 间期无固定关系,心室率快于心房率。

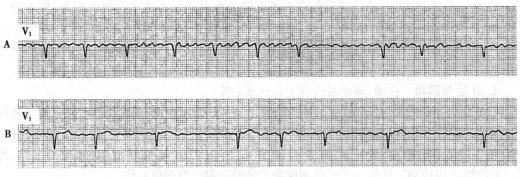

图 11-15　心房颤动

A. 颤动波较粗大;B. 颤动波较细小。

(五) 传导异常

心脏传导异常包括病理性传导阻滞、生理性干扰脱节及传导途径异常。

1. 心脏传导阻滞　按发生的部位分为窦房传导阻滞、房内阻滞、房室传导阻滞和室内阻滞。按阻滞程度可分为一度（传导延缓）、二度（部分激动传导发生中断）和三度（传导完全中断）。按传导阻滞发生情况，可分为永久性、暂时性和间歇性。

（1）窦房传导阻滞：一度窦房传导阻滞与三度窦房传导阻滞心电图无法诊断。二度窦房传导阻滞分为二度Ⅰ型（文氏型）窦房传导阻滞及二度Ⅱ型（莫氏型）窦房传导阻滞。二度Ⅰ型窦房传导阻滞心电图表现为 P-P 间隔逐渐缩短，达到最短后突然又变长；以上规律周而复始出现称为文氏现象。二度Ⅱ型窦房传导阻滞表现为规律 P-P 间期后面突然出现长 PP；长 P-P 间期与短的 P-P 间期成整数倍数。

（2）房室传导阻滞：是临床最常见的传导阻滞。

1）一度房室传导阻滞：心电图主要表现为 P-R 间期延长。在成人若 P-R 间期 >0.20s（老年人 >0.22s，14 岁以下 >0.18s），或对两次检验结果进行比较，心率没有明显改变而 P-R 间期延长超过 0.04s，亦可诊断为一度房室传导阻滞。（图 11-16）。

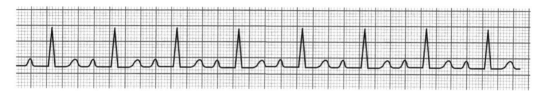

图 11-16　一度房室传导阻滞

2）二度房室传导阻滞：心电图主要表现为部分 P 波后 QRS 波脱漏，分两种类型：二度Ⅰ型（Mobitz Ⅰ型）表现为：P-R 间期依次逐渐延长，R-R 间隔逐渐缩短，直至最后一个 P 波不能传入心室，发生心搏脱落；长的间歇小于两次短 R-R 间期之和，且间歇后的 R-R 间期最长；上述现象周而复始（图 11-17）。二度Ⅱ型（Mobitz Ⅱ型）表现为：P-R 间期固定不变；周期性的 P 波不能下传至心室，可呈 2∶1、3∶1 等房室传导，但 R-R 间期是整齐的，或成倍数关系（图 11-18）。

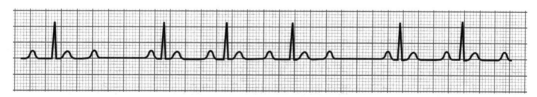

图 11-17　二度Ⅰ型房室传导阻滞

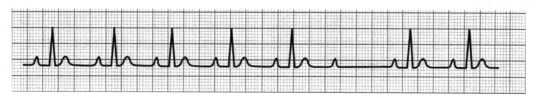

图 11-18　二度Ⅱ型房室传导阻滞

二度Ⅰ型房室传导阻滞较Ⅱ型常见。前者多为功能性或病变位于房室结或希氏束的近端，预后较好。后者多属器质性损害，病变大多位于希氏束远端或束支部位，易发展为完全性房室传导阻滞，预后较差。

3）三度（完全性）房室传导阻滞（图 11-19）：P-P 和 R-R 间隔各自规律出现，P 波和 QRS 波群之间无固定关系；P 波频率大于 QRS 波群频率；心室频率缓慢而匀齐。

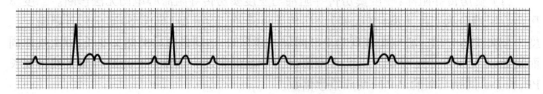

图 11-19　三度房室传导阻滞

（3）束支与分支阻滞：在心电图上根据 QRS 波群的时限是否≥0.12s 而分为完全性与不完全性束支阻滞。

1）右束支阻滞：V$_1$ 或 V$_2$ 导联 QRS 呈 RSR′ 型或 M 形，此为其最特征性的改变；Ⅰ、V$_5$、V$_6$ 导联 S 波增宽而有切迹，其时限≥0.04s；aVR 导联呈 QR 型，其 R 波宽钝。（图 11-20）

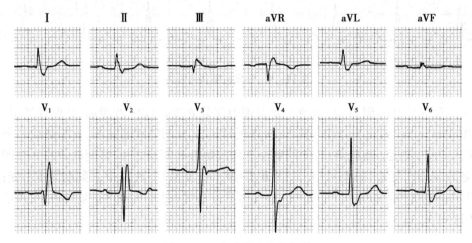

图 11-20　完全性右束支阻滞

2）左束支阻滞：左束支粗而短，由双侧冠状动脉供血，不易发生传导阻滞。如有发生，大多提示器质性病变。心电图表现：V$_1$、V$_2$ 导联呈 rS 型（其 r 波极小，S 波深宽）或呈宽而深的 QS 型；Ⅰ、aVL、V$_5$、V$_6$ 导联 R 波增宽、顶峰粗钝或有切迹，Ⅰ、V$_5$、V$_6$ 导联 q 波一般消失；可出现继发性 ST-T 改变，表现为 ST-T 方向与 QRS 主波方向相反；QRS 心电轴可有不同程度的左偏。

2. 干扰与脱节　正常的心肌细胞在一次兴奋后具有较长的不应期，对相继而来的刺激不再发生反应或反应迟缓，这种现象称为干扰。当心脏两个不同起搏点并行地产生激动，引起一系列干扰，称为干扰性房室脱节。干扰与脱节是一种生理现象，是为防止心室搏动过度频繁的保护机制。

3. 预激综合征　由于解剖学上房室间存在绕过房室交界的捷径（房室旁道），经心房下传的激动，一方面循房室交界区→希氏束正常传导途径下传，另一方面，经房室旁道下传至心室，心室肌的激动实际上是两者的融合波。房室交界区的传导速度较慢，故房室旁道可较早到达心室，故称为"预激波"（"delta" 波，以△为符号），同时 P-R 间期缩短，QRS 波群时间延长（P-J 间期正常），并继发 ST-T 改变。部分患者有心动过速反复发作，包括阵发性室上性心动过速或是心房纤颤。

(六) 逸搏与逸搏心律

当高位节律点发生病变或受到抑制而出现停搏或节律明显减慢时(如病态窦房结综合征),或者因传导发生障碍时(如窦房或房室传导阻滞),或其他原因造成长的间歇时(如期前收缩后的代偿间歇等),作为一种保护性措施,低位起搏点就会发出冲动,暂时控制整个或部分心脏的活动。仅发生 1~2 个称为逸搏,连续 3 个以上称为逸搏心律。按发生的部位分为房性、交界性和室性逸搏。其中房室交界性逸搏最为多见,室性逸搏次之,房性逸搏较少见。逸搏多在长间歇后出现,属被动节律。

七、其他常用心电学检查

(一) 动态心电图

动态心电图可连续记录 24h 心电活动的全过程,包括休息、活动、进餐、工作、学习和睡眠等不同情况下的心电图资料,能够发现常规 ECG 不易发现的心律失常和心肌缺血,还可对一些经常出现心血管病症状(普通心电图没有阳性发现)的患者进行鉴别诊断。在这部分患者中,有些是心脏疾病引起的症状,也有相当一部分患者是非心脏疾病而引发症状,如部分自主神经功能紊乱或更年期综合征患者等,动态心电图检查对临床医生作出正确诊断并有针对性进行治疗,有很大的帮助,是临床分析病情、确立诊断、判断疗效重要的客观依据。动态心电图还可以用于抗心律失常药物疗效的评价研究工作,对起搏器工作的检测及调整提供依据;也可应用于晕厥患者的研究,发现心源性晕厥的病例,使患者得到及时治疗。

(二) 心电图运动负荷试验

心电图运动负荷试验是通过一定负荷量的生理运动,增加心肌耗氧量,通过观察心电图变化,对已知或怀疑患有心血管疾病,尤其是冠心病的患者进行临床评估的方法。

运动负荷量分为极量与亚极量两档。极量是指心率达到人体的生理极限的负荷量。极量运动试验的目标心率 =(220– 年龄);亚极量是指心率达到 85%~90% 最大心率的负荷量,目标心率 =(195– 年龄)。临床上多采用亚极量运动试验。

心电图运动负荷试验的方法有平板运动试验、踏车运动试验及 Master 二级梯运动试验等。

运动试验结果的判断:分析的内容包括运动能力、临床症状、血流动力学和心电图的改变。运动试验最重要的阳性心电图表现是 ST 段压低或抬高,即 J 点后 60~80s 的 ST 段水平型、下垂型压低或抬高≥1mm,并持续 2min 以上;上斜型 ST 段压低应考虑为临界状态或阴性结果。运动试验时出现的缺血性胸痛,特别是导致运动试验终止的心绞痛具有重要的临床意义。运动能力异常、运动时收缩压反应和心率反应也是重要的阳性表现。

此外,运动试验应在训练有素的内科医生监护下进行,试验中需严密观察患者的反应,及时预防和阻止意外事件的发生。一旦发生不良反应,应立即终止试验。

(三) 食管心电图

食管心电图是用食管内放置的电极导管记录的心电图,电极与心房十分接近,P 波常常正负双向或高大直立,较常规体表心电图清晰可辨,而且该方法简便、快速、易操作,在心动过速的发生机制研究及其诊断和鉴别诊断中发挥了重要作用。

(谭　晓)

第二节　内镜检查及治疗

一、内镜检查原理

内镜(endoscopy)是一种光学仪器,它通过人体自然腔道(口腔、肛门、鼻腔、尿道、阴道)或手术小切口(腹腔、胆道)进入体内,对体内疾病进行检查,可以直接观察到脏器内腔病变,确定其部位、范围,并可进行照相、活检或刷片,大大提高了疾病诊断准确率,并可进行某些治疗。1806年,德国人首先发明了最早的硬式内镜,开创了内镜的时代。两百余年来,内镜经历了硬管式内镜(1806—1932年)、半屈式内镜(1932—1957年)、纤维内镜(1957—1983年)、电子内镜(1983年至今)、胶囊内镜及超声内镜(2000年以后)等发展阶段。

纤维内镜由先端部、弯曲部、导像管、操作部、导光管、导光管接头组成。其成像原理是:将冷光源的光传入导光束,在导光束的头端(内镜的先端部)装有凹透镜,导光束传入的光通过凹透镜照射于脏器内腔的黏膜面上,这些光被反射成为成像光线,这些成像光线再反射至观察系统,按照先后顺序经过导像束的一系列的光学反射便能在目镜上观察到被检查脏器内腔黏膜的图像。因为构成导光束、导像束的光纤非常纤细、富有弹性,所以内镜能在弯曲的条件下导光导像。

电子内镜不需要纤维光束,是新一代的内镜,目前已广泛应用于临床。它主要由内镜、电视信息系统中心、电视监视器三个主要部分组成。它的成像主要依赖于镜身前端装备的微型图像传感器(CCD),CCD就像一台微型摄像机将图像经过图像处理器处理后显示在电视监视器的屏幕上。电子内镜无光导纤维断裂之弊,图像内不会出现黑点或亮度损失,其前端CCD的像素(picture dements)较纤维镜的光导纤维束强2~3倍,使图像分辨率更高。电子内镜不吸收光,因此较纤维内镜的颜色更真实。加上固定图像、摄影、录像的配合,有利于记录及会诊。计算机与图文处理系统的有机结合,更有利于资料储存和图像采集,便于分析与交流。电子内镜已成为现代消化系统疾病诊断和治疗中不可缺少的工具。

内镜与各种先进诊疗技术的结合,进一步拓宽了内镜诊治的领域,如超声内镜在内镜头端装有超声探头,可以扫查消化道管壁或邻近器官病变,并可进行穿刺活检或治疗;色素与放大内镜可用于发现黏膜细微病变,用于鉴别良恶性质;共聚焦内镜将共聚焦显微镜引入腔内检查,达到光学活检的效果;胶囊内镜将无线摄影装置带入消化道,定时摄录腔内图像,为小肠病变诊断提供了重要手段。多种诊疗新技术的开展也使内镜技术成为微创治疗的重要措施,如:氩气治疗、息肉切除、内镜下黏膜切除术(EMR)、经内镜黏膜下剥离术(ESD)、曲张静脉套扎术、经口内镜下肌切开术(POEM)及支架放置、鼻胆管引流等。根据类似原理制成的内镜还有结肠镜、小肠镜、十二指肠镜、气管镜、胆道镜、膀胱镜、腹腔镜、胸腔镜、宫腔镜、关节腔镜等,不仅可对大肠、小肠、胆管、胰管等部位进行检查治疗,尚可延伸到对呼吸系统、泌尿系统、生殖系统、胸腹腔、运动系统病变的诊断治疗,因而形成一个崭新的诊治领域,达到内镜技术发展的全新境界。随着技术的进步及新的内镜设备和内镜技术的出现,内镜将会更好地服务于患者。

二、无痛内镜术

内镜检查为侵入性操作,会造成患者的不适感,部分患者由于恐惧而拒绝行内镜检查,从而延误了诊断和治疗。无痛内镜术指患者在无痛苦状态下完成内镜检查和治疗。患者由于无任何不适,配合度高,有利于医生仔细检查、及时发现微小病灶,同时也适应时代舒适医疗的要求。丙泊酚(异丙酚,propofol)、芬太尼(fentanyl)、氯胺酮(ketamine)等静脉麻醉药常被用于无痛内镜术中。丙泊酚作为新型静脉麻醉药,是临床上常用的备受推崇的强可控性静脉麻醉药,具有速效、短效,苏醒快而完全,持续输注后无蓄积,且抗呕吐、毒性小等特点,具有其他静脉麻醉药或麻醉性镇痛药无可比拟的优点,特别适用于无痛内镜术,备受国内外内镜工作者的青睐。大量的临床研究已肯定了它在无痛内镜术中应用的安全性,丙泊酚还能够抑制平滑肌细胞磷酸二酯酶的活性,拮抗多巴胺 D_2 受体,使胃肠道平滑肌蠕动减弱,有利于内镜的置入、观察、活检以及氩气烧灼等治疗,不仅消除了患者难以忍受的痛苦,更利于医者操作,能够大大缩短操作时间,提高检查成功率,减少并发症。丙泊酚与芬太尼或咪达唑仑联用,会增加麻醉效果。常用麻醉方法有静脉麻醉、气管插管麻醉等。

三、消化系统内镜检查及治疗

(一)胃镜检查及治疗

胃镜(gastroscope)是一种常用的医学检查方法。它借助一条纤细、柔软的管子伸入胃中,医生可以直接观察食管、胃和十二指肠的病变,尤其是微小的病变。近年来还可以通过胃镜进行多种内镜下治疗。

1. 适应证

(1)有上消化道症状,疑有食管、胃、十二指肠疾病者。

(2)其他影像学检查疑为上消化道病变未能确诊者。

(3)原因不明的上消化道出血。

(4)上消化道疾患的追踪观察。

(5)高危人群(食管癌、胃癌高发区人群)的普查。

(6)适于胃镜下治疗者。

2. 禁忌证

(1)严重心肺疾病,无法耐受检查者。

(2)休克、昏迷等危重状态。

(3)精神病及意识明显障碍不能合作者。

(4)食管、胃、十二指肠穿孔急性期。

(5)口腔、咽、食管等急性炎症尤其是腐蚀性炎症者。

(6)急性重症咽喉部疾患胃镜不能插入者。

3. 检查方法

(1)检查前准备:了解病史及其他检查结果,向患者解释,取得患者合作。检查前禁食6~8h,幽门梗阻患者应禁食 2~3d,必要时洗胃,将胃内积存的食物清除。口服祛泡剂和祛黏液剂,咽部麻醉,嘱患者松解领口及裤带,如有活动假牙宜取出,轻轻咬住牙垫;取左侧卧位躺于检查床上;无痛胃镜诊疗者,检查前先置入静脉留置针。

(2)操作:检查者左手持镜,右手持可屈部,将镜端轻柔插入食管上端,在直视下由食管通过贲门进入胃腔,再经幽门入十二指肠。退镜时仔细观察各部情况,观察顺序依次为:十二指肠、幽门、胃窦、胃角、胃体、胃底、贲门、食管。可进行病变部位的摄影、活体组织检查取材。术后 2h 待麻醉作用消失后可进温流质或半流质饮食,次日可恢复正常饮食。

4. 胃镜下治疗

（1）氩气治疗:适用于食管、胃、十二指肠较小病灶。

（2）息肉圈套治疗:适用于食管、胃、十二指肠有蒂息肉。

（3）内镜下黏膜切除术(endoscopic mucosal resection,EMR):适用于较小黏膜病变或广蒂无蒂息肉。

（4）经内镜黏膜下剥离术(endoscopic submucosal dissection,ESD):适用于面积较大黏膜病变或广蒂无蒂息肉。

（5）经口内镜下肌切开术(peroral endoscopic myotomy,POEM):适用于贲门失弛缓症患者。

（6）食管曲张静脉套扎治疗、硬化治疗,胃曲张静脉组织胶治疗:适用于肝硬化等引起的食管、胃静脉曲张患者。

（7）消化道金属支架置入:适用于食管、胃流出道、十二指肠良恶性狭窄。

（8）内镜下止血治疗:可以用 1∶10 000 肾上腺素黏膜下注射、8% 去甲肾上腺素黏膜表面喷洒,或用钛夹局部钳夹治疗。

（9）内镜下取异物。

5. 并发症

（1）消化道出血。

（2）肺部并发症。

（3）麻醉及心脏意外。

（4）消化道穿孔。

（5）其他少见并发症,如下颌关节脱臼、喉头痉挛、腮腺肿大、非穿透性气腹、拔镜困难等。

（二）结肠镜检查及治疗

结肠镜(colonoscope)检查是经肛门将肠镜循腔插至回盲部,从黏膜侧观察结肠病变的检查方法,是如今诊断大肠黏膜病变的最佳选择。它是通过安装于肠镜前端的电子摄像探头将结肠黏膜的图像传输于电子计算机处理中心,后显示于监视器屏幕上,可观察到大肠黏膜的微小变化。

1. 适应证

（1）不明原因的下消化道出血。

（2）不明原因的慢性腹泻。

（3）不明原因的腹痛、黏液血便、大便习惯改变、便秘、排便困难、贫血、消瘦,不能排除回肠末端及结直肠病变者。

（4）疑有良、恶性结肠肿瘤者。

（5）其他影像学检查有异常发现疑为结直肠病变未能确诊者。

（6）适于肠镜下治疗者。

2. 禁忌证

（1）极度衰竭或严重心、肺、肝、肾等疾病无法耐受检查者。

（2）大肠急性炎症性病变。

（3）疑有肠穿孔或急性腹膜炎。

（4）腹腔、盆腔手术后早期,怀疑有穿孔、肠瘘或广泛腹腔粘连者。

（5）妇女月经期不宜检查,妊娠期应慎做。

（6）肛管直肠狭窄,肠镜无法插入时,不宜做肠镜检查。

3. 检查方法

（1）检查前准备:了解病史及其他检查结果,向患者解释,取得患者合作。检查前 1~2d 进少渣流质或半流质饮食,检查前一晚进行肠道清洁准备。手术当日禁食。对情绪紧张者可肌注地西泮 5~10mg,哌替啶 50mg,但使用上述药品可使痛阈增高,降低结肠穿孔反应信号,应特别警惕。患者取左侧卧位躺于检查床上。无痛肠镜诊疗者,检查前先置入静脉留置针。

（2）操作:术者先做肛门检查后将涂以润滑油的肠镜插入肛门内,在直视肠腔下进镜,使镜身顺利循腔进镜,达到回盲部,尽可能通过回盲瓣到达末段回肠,仔细观察,缓慢退镜,观察各段结肠黏膜,发现病变详细记录部位及特征,可先摄影,再活检。退镜前应吸净所注气体,以减轻腹胀。术后注意患者有无剧烈腹痛及血便。

4. 结肠镜下治疗

（1）氩气治疗:适用于结肠较小病灶。

（2）息肉圈套治疗:适用于结肠有蒂息肉。

（3）内镜下黏膜切除术（endoscopic mucosal resection,EMR）:适用于较小黏膜病变或广蒂无蒂息肉。

（4）经内镜黏膜下剥离术（endoscopic submucosal dissection,ESD）:适用于面积较大黏膜病变或广蒂无蒂息肉。

（5）消化道金属支架置入:适用于结肠良恶性狭窄。

（6）内镜下止血治疗:可以用 1∶10 000 肾上腺素黏膜下注射、8% 去甲肾上腺素黏膜表面喷洒,或用钛夹局部钳夹治疗。

5. 并发症

（1）肠出血。

（2）肠穿孔。

（3）肠系膜损伤。

（4）心脑血管及麻醉意外等。

（三）十二指肠镜检查及治疗

电子十二指肠镜（electronic duodenoscope）是内镜家族的重要成员,是肝、胆、胰疾病诊断和治疗的重要工具,是微创手术的重要组成部分。内镜下逆行胰胆管造影（endoscopic retrograde cholangiopancreatography,ERCP）是电子十二指肠镜的一项独特而无法替代的胰胆管检查治疗方法,是诊断、治疗胆胰疾病的重要手段。

1. 适应证

（1）原因不明的梗阻性黄疸。

（2）怀疑为胰、胆及壶腹部恶性肿瘤者。

（3）疑为胆源性胰腺炎者。

（4）病因不明的复发性胰腺炎。

（5）胰胆系先天性异常,如胆总管囊肿、胰腺分裂症、胰胆管汇合异常等。

（6）胆囊切除或胆管手术后反复发作性右上腹痛者。

（7）胆道感染并胆管阻塞须行鼻胆管或内支架引流减黄者。

（8）因胆管或胰腺疾病须行内镜下治疗者。

（9）原因不明的上腹痛而怀疑有胰胆疾病患者。

（10）疑为胆胰壶腹括约肌及胆管功能障碍需行测压者。

（11）因胆胰疾患需收集胆汁、胰液检查者。

（12）疑为胆道出血者。

（13）胰腺外伤后疑胰管破裂及胰漏者。

（14）胆管手术后有误伤及胆漏者。

（15）某些肝脏疾患及肝移植术后须了解胆道情况者。

（16）消化道重建术后胆管、胰管病变患者。

2. 禁忌证

（1）非胆源性急性胰腺炎。

（2）严重胆道感染及胆管梗阻而无引流条件者。

（3）严重心、肺、肾、肝功能不全及精神病患者。

（4）其他上消化道内镜检查禁忌者。

（5）严重碘过敏者。

3. 操作过程

（1）操作前检查：操作前需检查内镜光源是否正常，检查大角钮、小角钮、注水注气按钮、抬钳钮、负压吸引按钮是否正常。

（2）插镜：向患者说明如何配合，取得患者合作。患者取左侧卧位，头略抬，术者左手握十二指肠镜头部，适当转动大旋钮，使其镜端的弯度与咽喉的生理弯曲近似，右手轻轻送入镜端，顺其吞咽动作滑入食管，不可强行插入以免引起梨状窝血肿或其他损伤。

（3）观察食管：十二指肠镜为侧视镜，内镜进入食管后，只能看到一侧管壁，故观察食管不甚理想。此时要特别注意无阻力可逐渐前进；如遇阻力则应考虑到食管狭窄、肿瘤或憩室等情况，不能盲目进镜。内镜下见到食管下段的栅栏状黏膜下血管及齿状线，提示到达贲门，此时可将内镜逆时针或向左侧旋转，充气的同时进入胃腔。

（4）观察胃腔：十二指肠镜在进入胃腔后，顺时针旋转镜身，将镜端送至幽门口处。侧视镜要比直视镜通过幽门口困难，且方法不同。调整幽门口至内镜视野正下方中央。

（5）观察球部：球部是内镜操作中穿孔的好发部位，进镜时动作要稳、准、轻、柔，切勿使用蛮力。进入十二指肠球部后，右旋镜身并推镜，进入十二指肠降部。

（6）寻找乳头：在十二指肠降部先找到十二指肠口侧的隆起，乳头通常位于其肛侧端。有时在十二指肠降部上段发现小息肉样隆起，为副乳头，其肛侧 2~3cm 处常可找到乳头。此外，乳头表面常呈淡红色椭圆形隆起，有的似轻度糜烂外观，若见有胆汁溢出，即可确认。

（7）插管：找到十二指肠乳头后，将小角钮向右旋转、大角钮向上旋转，向外拉直镜身，调整乳头至视野最佳位置后，锁定大、小角钮。通过工作通道插入造影导管，使用大、小角钮以及抬钳器配合，进行选择性胆、胰管插管或其他治疗。

4. 十二指肠镜下治疗

（1）经内镜逆行胰胆管造影（endoscopic retrograde cholangiopancreatography，ERCP）。

（2）经内镜十二指肠乳头括约肌切开术（endoscopic sphincterotomy，EST）。

（3）内镜下鼻胆管引流术（endoscopic nasobiliary drainage，ENBD）。

（4）胆管结石取石术。

（5）胆管内支架（塑料或金属）置入术。

（6）胰管结石取石术。

（7）胰管内塑料支架置入术。

（8）胆管肿瘤射频消融术等。

5. 并发症

（1）术后胰腺炎。

（2）胆道感染——化脓性胆管炎。

（3）出血。

（4）穿孔。

（5）造影剂反应。

（6）操作不慎所致的乳头损伤、胰胆管破裂等。

（7）其他：如心脏骤停、网篮嵌顿等。

（四）超声内镜检查及治疗

超声内镜检查术（endoscopic ultrasonography，EUS）是将微型高频超声探头安置在内镜顶端，当内镜插入消化道后，通过内镜直接观察消化腔道的形态，同时又可进行实时超声扫描，以获得消化道层次的组织学特征及周围邻近脏器的超声图像，从而进一步提高了内镜和超声的诊断水平。超声内镜已成为胃肠道黏膜下肿物诊断及鉴别诊断、消化道恶性肿瘤的诊断和术前 TNM 分期，以及胆胰疾病进一步诊断和治疗的重要影像学手段。由于超声内镜可判断消化道管壁间叶源性肿瘤的起源层次，通过超声内镜引导下的细针穿刺也可进一步明确病变的病理，超声内镜已成为胃肠道黏膜下隆起诊断的首选检查手段。

1. 适应证

（1）确定消化道黏膜下肿瘤的起源与性质。

（2）判断消化系肿瘤的侵犯深度及外科手术切除的可能性。

（3）胰胆系统肿瘤。

（4）慢性胰腺炎。

（5）十二指肠壶腹部肿瘤的鉴别诊断。

（6）纵隔病变。

（7）判断食管静脉曲张程度与栓塞治疗的效果。

（8）消化系疾病的治疗：胰腺囊肿引流、腹腔神经节阻滞、胆道引流、胃肠吻合等。

2. 禁忌证　一切胃镜、十二指肠镜或结肠镜检查的禁忌证。

3. 操作过程

（1）患者需空腹 4~6h 以上，检查前一天晚饭进食少渣易消化的食物。

（2）向患者讲清检查目的、必要性、相关风险及配合检查须注意的事项，消除患者的顾虑，术前签署知情同意书。

（3）用药：术前 15~30min 口服祛泡剂；肌注东莨菪碱 20mg；精神紧张者可肌内注射或缓慢静脉注射地西泮 5~10mg，行上消化道检查者需要含服利多卡因胶浆局部麻醉及润滑，亦可在全麻下进行操作。

（4）上消化道超声内镜通常患者取左侧卧位，双下肢微屈，解开衣领，放松腰带，头稍后仰；行结肠超声内镜检查者，术前应清洁肠道准备。

（5）操作步骤：超声内镜插入消化道后，可采用直接接触法、水囊法对胃肠道黏膜下病变、肿瘤及邻近脏器进行扫描检查。结合多普勒,超声内镜尚能够检测血流速度和血流量并能显示血流方向。

(6) 可进行各种治疗。

4. 超声内镜下治疗

(1) EUS引导下细针吸取细胞学检查(FNAC)。

(2) EUS引导下消化道及其周围囊肿的穿刺和内引流。

(3) EUS引导下腹腔神经丛阻滞术(CPN)。

(4) EUS引导下胰胆管造影引流(EGCPD)。

(5) EUS引导下肉毒杆菌毒素(BTX)注射。

(6) EUS引导下硬化治疗和组织黏合剂治疗。

(7) EUS引导下放射性粒子植入治疗晚期胰腺癌。

(8) EUS引导下胃肠吻合术等。

5. 并发症　消化道超声内镜检查较安全,一般无严重并发症。其可能的并发症有误吸、出血、消化道穿孔、感染、心血管意外等。

(五) 胶囊内镜检查

胶囊内镜(capsule endoscopy,CE)又称“医用无线内镜”。其原理是受检者通过口服内置摄像与信号传输装置的智能胶囊,借助消化道蠕动使之在消化道内运动并拍摄图像,医生利用体外的图像记录仪和影像工作站,了解受检者的整个消化道情况,从而对其病情作出诊断。胶囊内镜具有检查方便、无创伤、无导线、无痛苦、无交叉感染、不影响患者正常工作等优点,扩展了消化道检查的视野,克服了传统插入式内镜所具有的耐受性差、不适用于年老体弱和病情危重患者等缺陷,可作为消化道疾病尤其是小肠疾病诊断的首选方法。

1. 适应证

(1) 不明原因的消化道出血,经上下消化道内镜检查无阳性发现者。

(2) 其他影像学检查提示的小肠病变。

(3) 各种炎症性肠病,但不含肠梗阻者及肠狭窄者。

(4) 无法解释的腹痛、腹泻。

(5) 小肠肿瘤(良性、恶性及类癌等)。

(6) 不明原因的缺铁性贫血。

2. 禁忌证

(1) 消化道畸形、胃肠道梗阻、消化道穿孔、狭窄或瘘管者。

(2) 体内置入心脏起搏器或其他电子仪器者。

(3) 有严重吞咽困难者。

(4) 各种急性肠炎、严重的缺血性疾病及放射性结肠炎,如细菌性疾病活动期、溃疡性结肠炎急性期,尤其暴发型者。

(5) 对高分子材料过敏者。

(6) 18岁以下、70岁以上患者以及精神病患者。

3. 检查过程

(1) 通过导线将数据记录仪与粘贴于患者体表的传感器电极相连接。

(2) 嘱患者吞服胶囊,当胶囊通过消化道时不断摄取彩色图像和数据;指导患者按时记录相关症状,并监视数据记录仪上闪烁的指示灯,以确定检查设备能正常运行;患者在吞服胶囊内镜 2h 内需禁饮、禁食,2h 后可饮少量水,4h 后可进少量半流食;检查过程中,患者可以保持正常活动,其平均通过胃部时间为 45min,如胶囊在胃内滞留,可通过胃镜将其送入十二指肠。

（3）在胶囊电池耗尽时（一般 6~8h 后）,从患者身上取下数据记录仪,连接到数据处理工作站,下载图像资料,并用相关软件进行分析、处理。

4. **并发症**　一般无明显并发症,有消化道狭窄时,可发生胶囊滞留,检查前应和患者及家属充分沟通。

（六）双气囊小肠镜检查及治疗

双气囊小肠镜（double balloon enteroscopy,DBE）是在推进式小肠镜外加上一个顶端带气囊的外套管,同时也在小肠镜顶端加装一个气囊。使用外套管后,可避免小肠镜在胃内盘曲,提高小肠镜经十二指肠悬韧带进入空肠的插入性。在通常情况下可抵达回肠中下段,部分可达末端回肠,检查范围大大扩展,经口或经肛侧分别进镜相结合可使整个小肠得到全面、彻底的检查。

1. **适应证**

（1）消化道出血,经胃镜和结肠镜检查未能发现病变,临床怀疑有小肠疾病者。

（2）克罗恩病的全消化道评估。

（3）不完全小肠梗阻。

（4）疑有小肠器质性病变者,如小肠肿瘤、小肠吸收不良综合征、慢性腹痛及慢性腹泻等。

（5）多发性息肉患者的全消化道评估。

（6）小肠造影或胶囊内镜有小肠异常发现者。

（7）开展小肠疾病的内镜下治疗:息肉的电切术、小肠出血的注射治疗及异物的取出术（包括滞留的胶囊内镜）等。

2. **禁忌证**

（1）明确或可疑的小肠穿孔。

（2）腹腔广泛粘连者。

（3）精神障碍患者不能配合。

（4）急性心肌梗死及严重呼吸功能障碍者。

（5）血流动力学不稳定。

（6）有凝血功能障碍。

（7）有其他内镜检查禁忌证者。

3. **检查过程**

（1）双气囊小肠镜可分为经口进镜和经肛进镜。

经口进镜方法类似胃镜检查,直视下送镜,依次经过食管、胃、十二指肠球部及降部。当内镜头端进入至十二指肠水平段后,先将小肠镜的内镜气囊充气,使内镜头部不易滑动,然后将外套管沿镜身滑插至内镜前部,随后将外套管气囊充气,此时两个气囊均已充气,内镜、外套管与肠壁已相对固定,然后缓慢拉直内镜和外套管,缩短肠管。接着将内镜气囊放气,操作者将内镜缓慢循腔进镜向深部插入,直至无法继续进镜,再依次将内镜气囊充气,使其与肠壁相对固定,并同时释放外套管气囊,外套管沿镜身前滑,如此重复上述充气、放气、推进外套管和向后牵拉操作,直至到达病灶或无法继续进镜为止。

经肛门进镜,操作方法与经口途径相同,但由于双气囊小肠镜的镜身较软,容易在结肠内结襻,可利用外套管增加镜身的硬度减少操作困难。小肠镜越过回盲瓣是经常遇到的一个技术困难。在结肠内应尽量少注气,到达盲肠可将内镜气囊和外套管气囊均充气后,缓慢拉直内镜及外套管,取直镜身,释放气囊后,看清瓣口进镜。

（2）从口或肛门进镜主要根据小肠可疑病变部位的不同来决定。通常情况,经口进镜可抵达回肠中下段,经肛门进镜可达空肠中上段,这样交叉进镜可对整个小肠进行完全、彻底的检查。如果经口或经肛检查未发现病变,可在到达的小肠部位做标记,并从另一侧进镜。

（3）在操作过程中可根据需要从活检孔道内注入稀释的造影剂如碘海醇,在 X 线透视下了解内镜的位置、肠腔狭窄和扩张的情况、内镜离末端回肠的距离等。小肠镜还能在检查过程中进行活检、止血、息肉切除、注射等治疗,实现了检查、治疗于同一过程中完成。与其他内镜检查相比,小肠镜检查的时间相对较长,约 90min 左右,在清醒镇静或全麻下检查,患者的耐受性和安全性均良好。

4. 双气囊小肠镜下治疗

（1）小肠息肉切除。

（2）小肠狭窄扩张。

（3）止血治疗。

（4）辅助完成 ERCP 治疗。

5. 并发症

（1）肠道穿孔和出血。

（2）粗暴插镜引起食管、胃或小肠黏膜损伤。

（3）注入大量气体,引起术后腹痛和腹胀。

（4）损伤十二指肠大乳头诱发术后胰腺炎。

（七）胆道镜检查及治疗

胆道镜（choledochoscopy）是一种直视下观察胆管、肝管,处理病变的特制器械,可在胆道手术中或胆道术后带有 "T" 管患者中直视胆道内部情况,向上可以看到肝内胆道深达Ⅲ、Ⅳ级的胆管,向下可见到胆总管下段十二指肠乳头,甚至达十二指肠内,并能直接看到胆管里的黏膜是否充血、水肿、糜烂及胆石的形状、颜色、大小、数目及是否嵌顿,还可区分胆道中的血块、气泡、息肉及蛔虫,取活检作病理检查,可作胆道疾病的诊断,了解病变的部位及性质,是否有残余结石等,并可用于胆道疾病的治疗。按胆道镜进入途径可分为:术后经窦道胆道镜、术中胆道镜、经口胆道镜（子母镜）、经皮经肝胆道镜。

1. 适应证

（1）胆道手术中探查和术后经 T 管探查取出胆道残留结石。

（2）胆总管巨大结石（常规治疗性 ERCP 技术直接取石、胆道内机械碎石失败者）。

（3）Mirizzi 综合征。

（4）胆肠吻合口狭窄伴肝内胆管结石、梗阻性黄疸。

（5）胆管癌、肝移植术后胆道并发症等。

2. 禁忌证　胆道广泛性出血或管壁新鲜坏死。

3. 操作过程　临床以手术后经窦道胆道镜最为常见。为降低窦道破裂风险,一般胆道术 2 个月后方可行胆道镜检查治疗。患者禁食,常规消毒铺巾,拔出 T 管,胆道镜经窦道进

入胆管内,依次观察肝内胆管、胆总管,了解黏膜病变、结石有无、大小、位置等,如有结石,可给予取石,如结石较大,可给予 U100 双频激光碎石后取石,对黏膜病变,可给予活检。置入直管继续引流,消毒盖纱布。如结石取尽,1~2d 后可拔出直管。

4. 胆道镜下治疗

(1) 胆道镜下取石。

(2) 胆道镜下支架置入。

(3) 胆道镜下胆管肿瘤射频消融治疗等。

5. 并发症

(1) 出血。

(2) 窦道破裂。

(3) 感染。

(4) 急性胰腺炎。

(八) 腹腔镜检查与治疗

腹腔镜(laparoscope)与胃镜类似,是一种带有微型摄像头的器械,腹腔镜手术就是利用腹腔镜及其相关器械进行的手术:使用冷光源提供照明,将腹腔镜镜头(直径为 3~10mm)插入腹腔内,运用数字摄像技术使腹腔镜镜头拍摄到的图像通过光导纤维传导至后级信号处理系统,并且实时显示在专用监视器上。然后医生通过监视器屏幕上所显示患者器官不同角度的图像,对患者的病情进行分析判断,并且运用特殊的腹腔镜器械进行手术。

1. 适应证

(1) 胃肠、胰腺肿瘤需要确定病变范围及有无转移或需手术者。

(2) 各种肝胆胰、腹膜疾病不能明确诊断时。

(3) 盆腔疾病、女性生殖器疾病、膀胱疾病等需要诊断和治疗者。

2. 禁忌证

(1) 有严重心、肺、肝、肾功能不全者。

(2) 腹膜、腹腔急性炎症者。

(3) 各种腹部手术有严重粘连者。

(4) 有明显出血倾向者。

(5) 盆、腹腔巨大肿块:肿块上界超过脐孔水平或妊娠子宫大于 16 孕周,子宫肌瘤体积超过孕 4 月时,盆、腹腔可供手术操作空间受限,肿块妨碍视野,建立气腹或穿刺均可能引起肿块破裂。

3. 检查方法

(1) 术前检查:详细了解病史、手术史及其他检查结果,查血常规、凝血常规、心电图等,术前 12h 禁食,术前排尿、排便,脐周手术部位剃毛。术前 30min 肌注阿托品 0.5mg,地西泮 10mg,哌替啶 50mg。

(2) 操作过程:患者取仰卧位,常规消毒、麻醉后,视诊断或治疗需要选择切口部位。于脐下缘切开皮肤 1cm,由切口处以 45° 插入气腹针,回抽无血后接一针管,若生理盐水顺利流入,说明穿刺成功,针头在腹腔内。接 CO_2 充气机,进气速度不超过 1L/min,总量以 2~3L 为宜。腹腔内压力不超过 16mmHg(2.13kPa)。插入套管针,经穿刺针插入腹腔镜观察肝胆脾、腹膜及盆腔脏器,发现病变给予活检,如为腹腔镜治疗,根据手术部位再次穿刺 2~3 孔进行操作。术后应卧床,给予抗生素、止血、补液治疗等。

4. 腹腔镜下治疗　用于腹腔脏器切除,如胆囊切除、胃切除、肠切除、胰腺切除等。

5. 术后并发症　可以发生皮下气肿、空气栓塞、血管损伤、脏器损伤、感染、胆汁性腹膜炎等。熟练操作方法、按常规进行操作,可以降低并发症的发生。

四、呼吸系统内镜检查及治疗

(一)支气管镜检查及治疗

支气管镜(bronchoscope)检查是将细长的支气管镜经口或鼻置入患者的下呼吸道,即经过声门进入气管和支气管以及更远端,直接观察气管和支气管的病变,并根据病变进行相应的检查和治疗。检查所用内镜分为硬质支气管镜和软性支气管镜(又称可弯曲支气管镜)。可弯曲支气管镜又分为纤维支气管镜和电子支气管镜。

1. 适应证

(1)诊断上的适应证:①不明原因的咯血,病因不明的慢性咳嗽患者,不明原因声音嘶哑者,不明原因横膈上升者;②肺癌患者诊断及分期;③良性支气管病变的诊断;④诊断弥漫性肺部疾病。

(2)治疗上的适应证:①清除气管内异物;②清除气管内分泌物及血块;③配合镭射装置切除支气管内肿瘤或肉芽组织;④气管狭窄病患可施行扩张术或放置气管内支架。

(3)研究上的适应证:①切片及细胞学检查、细菌和霉菌培养;②结核菌培养。

2. 禁忌证

(1)绝对禁忌证:神志混乱无法控制的病患,有出血倾向者,低血氧患者,急性呼吸性酸中毒者,严重心律不齐或高血压控制不佳者,未经治疗的开放性肺结核患者。

(2)相对禁忌证:各种疾病末期患者,心肺功能不良者,肺动脉高压者,气喘发作或控制不良者,大量咯血者。

3. 操作过程

(1)术前准备:禁食4h以上,向患者解释操作过程;术前用药:视情况术前半小时肌注阿托品0.5mg,精神紧张者肌注地西泮5~10mg。

(2)局部麻醉:2%利多卡因喷雾咽喉部局麻;然后再用利多卡因喷入鼻孔;插入支气管镜过程中视情况可予气道内2%利多卡因局麻,但总量不超过400mg。

(3)患者体位:仰卧位,也可坐位或半卧位。

(4)插入途径:支气管镜一般经鼻孔插入,若鼻孔太小,可通过口腔插入,气管切开患者可由气管切开处插入。

(5)检查顺序:按先健侧后患侧、自上而下的顺序逐段观察声门、气管、隆突、支气管等各方面情况。

(6)标本采集:发现病变可在直视下用活检钳钳取和/或细胞刷刷取标本送病理检查,或吸取支气管分泌物作细胞学或组织学检查。对不能直接观察到的周围性病变,可做X线透视引导或无X线透视引导的经支气管镜肺活检获取标本。

4. 支气管镜下治疗

(1)气管内取异物。

(2)清除呼吸道分泌物。

(3)支气管肺泡灌洗的治疗。

(4)经支气管镜注射药物治疗肿瘤。

（5）治疗支气管胸膜瘘及气管食管瘘。

（6）高频电刀治疗气管支气管良恶性病变。

（7）治疗气管支气管内膜结核。

（8）通过支气管镜进行气管插管。

（9）病灶活检。

（10）气管狭窄病患可施行扩张术或放置气管内支架。

5. 并发症

（1）麻醉药过敏。

（2）支气管或喉头痉挛、缺氧。

（3）发热、菌血症。

（4）气胸。

（5）出血。

（二）胸腔镜检查及治疗

胸腔镜（thoracoscope）是胸部微创外科的代表性手术。胸腔镜外科手术（电视辅助胸腔镜手术）是使用现代电视摄像技术和高科技手术器械装备，在胸壁套管或微小切口下完成胸内复杂手术的微创胸外科新技术，它改变了一些胸外科疾病的治疗概念，被认为是 20 世纪末胸外科手术的最重大进展，是未来胸外科发展的方向。

1. 适应证

（1）诊断性胸腔镜检查：①原因不明胸腔积液的病因诊断，以确定是否为转移性病变、间皮瘤、肺癌伴胸膜累及、结核病等；②胸膜肿块、纵隔肿块；③弥漫性肺病变或周围型局限性肺病变的病因诊断，如结节病、特发性肺纤维化、肺肉芽肿病、组织细胞病、卡氏肺孢子虫病、肺肿瘤等；④气胸和血胸；⑤膈肌病变（炎症、肿瘤、损伤等）；⑥心包疾病（炎症、肿瘤、结核等）；⑦急性胸部创伤；⑧纵隔或胸骨旁乳内淋巴结活检；⑨激素受体测定：乳腺癌胸内转移的患者取胸膜活组织作雌激素受体的测定；⑩胸膜形态学和支气管胸膜瘘的检查。

（2）治疗性胸腔镜检查：①粘连松解术：治疗肺结核等；②胸膜固定术：治疗持续性或复发性气胸，良性、慢性或复发性胸腔积液，恶性胸腔积液等；③支气管胸膜瘘的治疗；④清除胸膜腔内异物。

2. 禁忌证

（1）脏层和壁层胸膜融合者，使得任何类型的胸腔镜无法插入胸膜腔。

（2）广泛的胸膜粘连，胸膜腔消失者。

（3）血液凝固障碍伴血小板少于 40×10^7/L，或凝血酶原时间 >16s 者。

（4）严重的器质性心脏病，无法纠正的心律失常和心功能不全，6 个月内心肌梗死者。

（5）严重的肺功能不全伴呼吸困难，不能平卧者。

（6）严重的肺动脉高压［平均肺动脉压 >35mmHg（4.67kPa）］，肺动、静脉瘤或其他血管肿瘤。

（7）肺棘球蚴病。

（8）剧烈咳嗽或极度衰弱不能承受手术者。

（9）急性胸膜腔感染者为相对禁忌证，在感染控制后仍可行胸腔镜检查。

3. 检查过程　患者取健侧卧位，选定穿刺点，2% 利多卡因局麻，切开皮肤，套管针沿肋骨上缘垂直进入胸膜腔，拔出针芯，插入胸腔镜。吸引管吸出胸液，全面观察胸膜腔。如有蜘蛛网样的粘连影响观察,可予机械分离。仔细观察病灶的形态和分布,判定病灶的部位、分布、大小、质地、颜色、表面情况、有无血管扩张或搏动,以及病灶有无融合、基底部的大小、活动度和与周围组织的关系,并在直视下根据疾病情况进行胸膜活检和/或肺活检及某些治疗。术毕拔出胸腔镜和套管,放置胸腔引流管并缝合皮肤。

4. 胸腔镜下治疗

（1）膈肌病变。

（2）心包疾病。

（3）胸部创伤。

（4）肺部或纵隔肿瘤或肿物切除,肺叶切除术。

（5）肺大疱、肺结节切除术。

（6）支气管胸膜瘘的治疗。

（7）清除胸膜腔内异物。

（8）粘连松解术:治疗肺结核等。

（9）胸膜固定术:治疗持续性或复发性气胸,良性、慢性或复发性胸腔积液,恶性胸腔积液等。

（10）脊柱侧弯矫正。

（11）胸交感神经切断术。

5. 并发症　纵隔气肿、脓气胸、脓肿破入胸腔、胸腔出口综合征、胸腔积液、出血等。

五、泌尿生殖系统内镜检查及治疗

(一) 输尿管镜检查及治疗

输尿管镜检查是一项用于检查尿道功能是否正常的辅助检查方法。输尿管镜是一种管状仪器,由尿道经膀胱进入输尿管,前端有镜面,可将影像通过反射或光机传导至另一端,可透过管镜视窗观察输尿管构造及病变。通过以上检查可以判断相应的病症。

1. 适应证

（1）治疗性适应证:①尿路结石(主要包括直径 2cm 以内的输尿管上段结石、肾盂结石、肾盏结石、其他碎石方式困难的结石);②肾盂输尿管连接部位梗阻的内镜治疗;③上尿路移行细胞癌的活检切除;④取回移位的输尿管导管。

（2）诊断性适应证:①尿细胞学阳性而膀胱镜检查正常者的评估;②既往患尿路移行细胞癌的监测;③静脉/逆行肾盂造影检查中充盈缺损的评估;④未确诊的肉眼血尿的检查。

2. 禁忌证

（1）曾行输尿管手术或已知输尿管狭窄的患者。

（2）严重心肺疾病不能耐受手术者。

（3）未纠正的糖尿病、高血压患者。

（4）患有不能控制的凝血障碍疾病的患者。

（5）有盆腔手术、放疗病史,输尿管病变下方有明显狭窄、膀胱挛缩的患者。

（6）因输尿管固定、狭窄、纤维化,输尿管镜插入困难的患者。

3. 检查过程　麻醉后将输尿管镜经尿道插入,进行检查及治疗,若有输尿管或肾盂内的肿瘤,可以做活检取样,将之刮除后烧灼;若输尿管狭窄、损伤或碎石较多时,可在输尿管内放入双 J 管,维持输尿管畅通,双 J 管可在病情改善后再安排取出。

4. 输尿管镜下治疗

（1）输尿管狭窄扩张。

（2）尿路结石（碎石取石）。

（3）肾盂输尿管连接部位梗阻的内镜治疗。

（4）上尿路移行细胞癌的活检切除。

5. 并发症

（1）输尿管损伤：黏膜撕裂、假道、穿孔等。

（2）出血。

（3）邻近脏器损伤。

（4）器械失灵：失功、损坏等。

（二）宫腔镜检查及治疗

宫腔镜（hysteroscope）是一项新的、微创性妇科诊疗技术，是用于子宫腔内检查和治疗的一种内镜，它利用镜体的前部进入宫腔，对所观察的部位具有放大效应，以直观、准确等优点，成为妇科出血性疾病和宫内病变的首选检查方法。

1. 适应证

（1）子宫异常出血、月经过多、月经稀少、月经周期不准。

（2）子宫肌瘤、子宫息肉。

（3）避孕器移位。

（4）不孕症、习惯性流产、自然或人工流产后的追踪检查。

（5）长期下腹痛。

（6）人工受孕及试管婴儿的术前评估等。

2. 禁忌证　尚无明确的绝对禁忌证，以下为相对禁忌证。

（1）阴道及盆腔感染。

（2）多量子宫出血。

（3）有妊娠打算者。

（4）近期子宫穿孔。

（5）宫腔过度狭小或宫颈过硬、难以扩张者。

（6）生殖道急性亚急性炎症。

（7）严重心、肝、肺、肾疾病。

（8）宫颈浸润癌。

（9）生殖器结核，未经抗结核治疗者。

（10）患者严重内科疾患，难以耐受者。

（11）血液病无后续治疗措施者。

3. 检查过程　取截石位，常规消毒外阴及阴道，用宫颈钳夹持宫颈前唇，以探针探明宫腔深度和方向，根据鞘套外径扩张至 6.5~7 号。常用 5% 葡萄糖溶液或生理盐水膨宫，先排空镜鞘与光学镜管间的空气，缓慢置入宫腔镜，打开光源，注入膨宫液，膨宫压力 13~15kPa（1kPa=7.5mmHg），待宫腔充盈后，视野明亮，可转动镜体并按顺序全面观察。先检查宫底和宫腔前、后、左、右壁再检查子宫角及输卵管开口。注意宫腔形态、有无子宫内膜异常或占位性病变，必要时定位活检，最后在缓慢退出镜体时，仔细检视宫颈内口和宫颈管。

4. 宫腔镜下治疗

（1）内膜活检。

（2）息肉切除。

（3）切除小的黏膜下肌瘤或者其他赘生物。

（4）分离轻度的宫腔粘连。如果息肉多发、较大，黏膜下肌瘤较大或者宫腔粘连较重时则需要住院进行宫腔镜手术治疗。

5. 并发症

（1）损伤：多与操作粗暴有关，可引起宫颈撕裂、子宫穿孔、输卵管假道、输卵管破裂等。

（2）出血：宫腔镜检查一般不引起严重出血，如有过量出血应针对原发病进行处理。

（3）感染：罕见，多原有慢性盆腔炎史，应严格掌握适应证。

（4）CO_2膨宫并发症：操作时间过长、宫腔灌注量过大可引起CO_2气栓，应立即停止操作，吸氧，静脉注射地塞米松。

（5）心脑综合征：扩张宫颈和膨胀宫腔可导致迷走神经张力增高，表现同人工流产吸宫时发生者。

六、运动系统内镜检查及治疗

运动系统内镜主要是关节腔镜（arthroscopy），其检查及治疗内容如下。

1. 适应证　原则上膝关节内的所有病变，都是膝关节镜下手术的适应证。膝关节是关键技术开展最多的部位，是关节镜外科的基础。

（1）前后交叉韧带重建术。

（2）关节内骨折的复位与固定术。

（3）半月板的切除、部分切除、缝合及成形术。

（4）滑膜组织活检及滑膜切除术。

（5）关节异物、晶体、碎片、游离体等的清（摘）除术。

（6）软骨或骨软骨病变的成形、移植或清理。

（7）髌骨轴线的矫正术。

（8）关节软骨成形术。

（9）骨赘或肿瘤切除。

（10）关节粘连的松解。

（11）关节下清理术。

2. 禁忌证

（1）绝对禁忌证：①败血症；②关节活动明显受限，严重的关节强直，关节腔狭窄，不能配合检查者；③凝血机制异常者；④手术野皮肤有感染。

（2）相对禁忌证：①滑膜增生性炎症，关节极度肿胀而浮髌试验阴性，提示增生滑膜已填充关节腔，此时不易注水膨胀，无法观察关节内结构，强行施关节镜检查可能造成关节内出血；②病毒性肝炎。

3. 检查过程　关节镜的小型化已使其操作简化到可以在门诊及局麻下进行，但目前仍使用普通膝关节镜，在手术室进行，其步骤简述如下。

持续硬膜外麻醉下，置患肢于手术台上，用硬膜外穿刺针于髌上囊做关节穿刺，将渗出液抽出，向关节内注入生理盐水使关节腔扩张（盐水瓶悬挂高度一般为高于膝关节 1m 左右)。穿刺点选在髌腱外侧缘、股骨外踝前缘、胫骨上缘形成的三角形中心上。先在皮肤切一0.5cm左右小口,然后用和关节镜直径配套的套管针穿刺,拔去锐性闭塞器,换以钝性闭塞器,将关节镜插入关节腔内,观察顺序如下:髌上滑膜皱襞—髌股关节—内侧隐窝(内侧的内壁、髌内侧滑膜皱襞、内踝的隐窝面)—内侧的胫股关节(内侧半月板、股骨内踝前下面及相对的胫骨关节面)—髌上囊—外侧胫股关节(外侧半月板、股骨外踝前下面及相对的胫骨关节面)—外侧隐窝(外侧的内壁、股骨外踝的隐窝面、肌腱)。以上所见可以照相。最后可作活体组织检查,洗净后排尽充盈的液体,拔出套管针,缝合皮肤切口。

4. 关节腔镜下治疗　参见适应证提及的各种手术。

5. 并发症

(1)感染。

(2)软骨和关节囊的损伤。

(3)关节内出血和外伤性关节炎。

(缪　林　李全朋)

第三节　肺功能检查

肺脏的呼吸功能是维持人体生命的重要环节,人体通过肺吸入氧气并排出二氧化碳,使动脉血中氧分压、二氧化碳分压和pH值保持在正常的生理范围。目前临床上最为常用的肺功能测试方法和指标包括:①肺容量中的肺活量、残气量和肺总量;②肺通气功能中的时间肺活量、最大通气量和呼气峰流量;③肺换气功能中的弥散功能等;④气道反应性功能中的支气管激发试验和支气管舒张试验。肺功能测定需要肺量计,人体体积描记仪(简称体描仪)和气体分析仪等。

肺功能检查的意义:早期检出肺和气道病变;评判疾病功能及病变部位诊断;评估肺部疾患的病情及预后;评定药物临床疗效;鉴别呼吸困难的原因;评估肺功能对手术的耐受力或劳动强度耐受力;危重患者的监护等。

一、肺容量检查

(一)肺容量及其组成

1. 肺容量(lung volume,LV)　是指肺内容纳的气量,是呼吸道与肺泡的总容量,反映了外呼吸的空间。肺容量共有四个基础容积,即潮气量、补吸气量、补呼气量和残气量。基础容积互不重叠。由其中两个或两个以上基础容积构成四个肺容量,即肺活量、深吸气量、功能残气量和肺总量。

2. 潮气量(tidal volume,V_T)　平静呼吸时每次吸入或呼出的气量。正常值约500ml。

3. 补吸气量(inspiratory reserve volume,IRV)　是指在平静吸气后,用力吸气所能吸入的最大气量。补吸气量是决定最大通气潜力的一个重要因素。正常值:男性约2 160ml,女性约1 500ml。

4. 补呼气量(expiratory reserve volume,EVR)　是在平静呼气后,用力呼气所能呼出的最大气量。正常值:男性约910ml,女性约500ml。

5. 残气量(residual volume,RV)　深呼气后肺内剩余的不能呼出的气量。正常值:男性约 1 500ml,女性约 1 000ml。其与肺总量的比值是判断肺内气体潴留的主要指标。

6. 深吸气量(inspiratory capacity,IC)　是指在平静呼气后,做最大吸气所能吸入的气量,由潮气量和补吸气量构成。正常值:男性约 2 660ml,女性约 1 900ml。深吸气量是最大通气量和肺活量的主要成分(约占肺活量的 75%),因此机体具备足够的深吸气量方能保证肺活量和最大通气量的正常。

7. 功能残气量(functional residual capacity,FRC)　平静呼气后肺内所含的气量,由补呼气量和残气量构成,是判断肺内气体潴留的主要指标。正常值:男性约 2 300ml,女性约 1 500ml。

8. 肺活量(vital capacity,VC)　深吸气后最大呼气所能呼出的气量,是判断肺扩张的主要指标。正常值:男性约 3 500ml,女性约 2 500ml。

9. 肺总量(total lung capacity,TLC)　深吸气后肺内所含的总气量。正常值:男性约 5 000ml,女性约 3 500ml(图 11-21)。

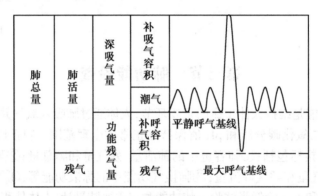

图 11-21　肺容量测定曲线

(二) 肺容量测定方法

患者取坐位休息 10min,含咬口器,夹鼻甲,先做数次平静呼吸,测定潮气容积后,以最大深吸气至肺总量位,继之做最大深呼气至残气位,测定完毕。

(三) 肺容量改变及临床意义

1. 肺活量　肺活量个体差异较大,故临床判断时均以实测值占预计值的百分比作为衡量指标。分级标准:

肺活量占预计值的百分比≥80%,提示肺活量正常;

肺活量占预计值的百分比为 60%~79%,提示肺活量轻度降低;

肺活量占预计值的百分比为 40%~59%,提示肺活量中度降低;

肺活量占预计值的百分比 <40%,提示肺活量重度降低。

肺活量降低的常见疾病:

(1) 肺组织损害:肺炎、肺不张、肺间质纤维化、肺部巨大占位性病变、肺水肿及肺切除等。

(2) 胸廓或肺活动受限:胸廓畸形、肥胖、气胸、胸腔积液、广泛胸膜增厚。

(3) 膈肌活动受限:腹部肿瘤、气腹、腹水、怀孕、膈神经麻痹等。

(4) 呼吸活动受限:呼吸中枢抑制或神经肌肉病变:脑炎、脊髓灰质炎、周围神经炎及重症肌无力等。

2. **功能残气和残气** 功能残气量可用氦气稀释法、氮气冲洗法、体积描记法间接测得。残气容积为功能残气量减去补呼气容积。

功能残气位时吸气肌和呼气肌都处于松弛状态,肺泡内压为零。功能残气量在生理上起着稳定肺泡气体分压的作用。FRC>预计值120%为增高,FRC<预计值80%为减低。

由病理变化引起功能残气量减少见于下列情况:①肺组织损害;②胸廓或肺限制性疾患。功能残气量过大或过小均导致低氧血症。

由病理变化引起功能残气量增加见于下列情况:①肺弹性减退:如肺气肿;②气道阻塞:如哮喘、慢性阻塞性肺疾病。

残气量其生理意义与功能残气量相同,临床上必须结合残气量占肺总量百分比(RV/TLC%)进行综合分析以排除体表面积对残气量绝对值的影响。任何可引起残气量绝对值增加或肺总量减少的疾患都将导致RV/TLC%的增高。RV/TLC%可用来判断有无肺气肿以及肺气肿的程度(需残气量绝对值增加)。

判断:RV/TLC%≤35%,提示正常;

35%<RV/TLC%≤45%,提示轻度肺气肿;

45%<RV/TLC%≤55%,提示中度肺气肿;

RV/TLC%≥56%,提示重度肺气肿。

二、肺通气功能检查

(一)肺通气功能项目及常用指标

1. **每分通气量(minute ventilation,VE)** 是指每分钟呼出或吸入的气量,即潮气量与呼吸频率的乘积($VE = V_T \times RR$)。

测定方法:患者检查前休息10min,检查时取坐位,平静呼吸1min,测得潮气容积和呼吸频率。

正常值:在静息状态时每分通气量为5~8L,男性约6.6L,女性约5.0L。

临床意义:VE>10L提示通气过度,VE<3L提示通气不足。限制性肺疾病患者表现为浅快呼吸,而阻塞性疾病则呼吸相对深慢,呼气时间延长。

2. **每分钟肺泡通气量(minute alveolar ventilation,VA)** 是指静息状态下每分钟吸入气量中能到达肺泡进行有效气体交换的通气量。每分钟肺泡通气量等于每分通气量减去生理无效腔通气量,$VA = (V_T - V_D) \times RR$。深慢呼吸的无效腔比例较浅快呼吸为小,因此潮气量大,呼吸频率小,对提高肺泡通气量有利。

正常值:肺泡通气量的大小因人而异,一般为3~5.5L。正常人无效腔量/潮气量比值为0.13~0.40。

临床意义:肺泡通气量反映了有效通气量。当肺泡通气量不足时,血气分析可出现低氧血症、高碳酸血症和呼吸性酸中毒,当肺泡过度通气时则产生低碳酸血症和呼吸性碱中毒。

3. **最大通气量(maximal voluntary ventilation,MVV)** 是指在单位时间内以最深最快的呼吸所得到的通气总量,通常以每分钟计算。因多数患者不易耐受,故临床检查均描记15s所测得的通气量乘以4或12s所测得的通气量乘以5,即为每分钟最大通气量。正常值:(104±2.3)L/min(男);(82.5±2.17)L/min(女)。临床常以最大通气量百分比来表示。

最大通气量百分比=(最大通气量实测值/最大通气量预计值)×100%

最大通气量损害分级标准:

MVV%Pred≥80%,提示通气功能正常;

60%≤MVV%Pred<80%,提示通气功能轻度降低;

40%≤MVV%Pred<60%,提示通气功能中度降低;

MVV%Pred<40%,提示通气功能重度降低。

临床意义:最大通气量与肺容量、气道阻力、胸肺顺应性以及呼吸肌肌力均有关。

引起最大通气量减低的常见的原因有:①气道阻力增加:如支气管哮喘、慢性阻塞性肺疾病、支气管内膜结核等;②胸廓畸形或神经肌肉病变:如脊柱后侧凸、格林-巴利综合征等;③肺组织病变:如肺实变、肺水肿、肺纤维化改变等。

4. **用力呼气量**(forced expiratory volume,FEV)　指用力呼气时容量随时间变化的关系,常用指标如下(图 11-22):

(1) 用力肺活量(forced vital capacity,FVC):深吸气至 TLC 位后,以最大的力量最快的速度所能呼出的气体量。正常人 FVC=VC。

(2) 第 1 秒用力呼气容积(forced expiratory volume in one second,FEV_1):是指最大吸气到 TLC 位后,以最快速度呼气时第一秒内的呼出气体量,简称 1 秒量。FEV_1 既是容量测定,也是 1 秒内的平均流量测定,是肺通气功能的主要指标之一。

(3) 1 秒率(FEV_1/FVC 或 FEV_1/VC):1 秒率是指 FEV_1 与 FVC 或 VC 的比值,常用百分数(%)表示,是判断气道阻塞的最常用指标。通常正常人 1 秒能呼出 FVC 的 70%~80% 以上,1 秒率低于 70% 考虑有气流阻塞,用以分辨 FEV_1 的下降是由于呼气流量还是呼气容积减少所致。

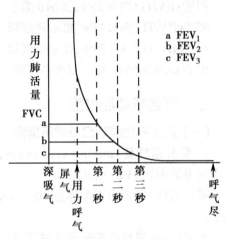

图 11-22　用力呼气时容量随时间变化的关系

5. **最大呼气中期流量**(maximal mid-expiratory flow,MMEF):指用力呼气 25%~75% 肺活量时的平均流速,是判断气道阻塞(尤为小气道病变)的主要指标,FEV_1、FEV_1/FVC 和气道阻力均正常者,其 MMEF 值却可低于正常,因此可作为早期发现小气道疾患的敏感指标,其敏感性较 FEV_1 为高,但变异性也较之为大(图 11-23)。

6. **气速指数**　气速指数 = 最大通气量占预计值百分比 / 肺活量占预计值百分比。

阻塞性和限制性肺疾患最大通气量都降低,因此常根据气速指数来鉴别。正常人气速指数为 1,若气速指数 <1,提示为阻塞性通气功能障碍;气速指数 >1,提示为限制性通气功能障碍。

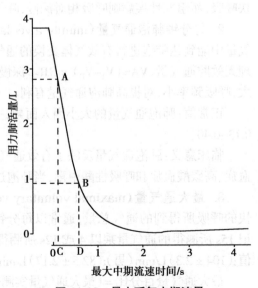

图 11-23　最大呼气中期流量

7. 通气储量百分比（ventilation reserve%，VR%） 是通气储备能力大小的指标。通气储量百分比（VR%）=[（最大通气量 – 静息每分通气量）/ 最大通气量]×100%。正常值为 93% 以上。通气储量百分比常作为能否胜任胸部手术的判定指标，<86% 时胸部手术应慎重。

8. 最大呼气流量 - 容积曲线（maximal expiratory flow-volume curve，MEFV） 是指用力吸气至肺总量位，然后快速、最大呼气至残气量位，用 X-Y 记录仪同步记录呼出气量及相应的流量所得的曲线（图 11-24）。在肺总量位用力呼气，流量 - 容积曲线初始部分呈现陡然上升趋势，在 80%~90% 肺活量时迅速达到最大峰流量即 PEF。随着肺容量的减少，流量不断减低，呈近似一条直线下降，在肺活量的 75%、50% 和 25% 的相应点流量分别以 V_{max75}、V_{max50}、V_{max25} 表示。其中 PEF 和 V_{max75} 反映大气道阻力和呼吸肌力，V_{max50} 和 V_{max25} 反映小气道阻力。

临床意义：V_{max} 小于预计值的 80% 为异常。阻塞性肺疾病患者曲线的下降支向容量轴凹陷，肺活量不一定减少；限制性疾病则曲线呈现高耸、下降支陡直，肺活量小，流速高，但绝对值往往低于正常值。

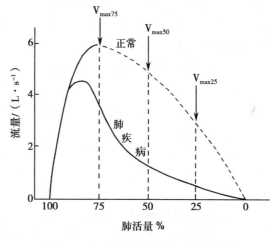

图 11-24 最大呼气流量 - 容积曲线

（二）用力通气功能检查的禁忌证

近 3 个月内心肌梗死、休克者，近 4 周内严重心功能不稳定、心绞痛、大咯血，或癫痫大发作、未控制的高血压患者（收缩压 >200mmHg，舒张压 >100mmHg）、心率 >120 次 /min、主动脉瘤患者禁忌用力通气功能检查。气胸、肺大疱且不准备手术治疗者、孕妇等慎行用力肺功能检查。

（三）肺通气功能障碍的评价

临床上通气功能障碍主要分为三种类型：阻塞性通气功能障碍、限制性通气功能障碍、混合性通气功能障碍（图 11-25）。

1. 阻塞性通气功能障碍 指气流受限或气道狭窄引起的通气障碍。肺功能检查以呼气流量降低为特征，主要表现：FEV_1、MMEF、MVV 显著降低，FEV_1/FVC 降低；RV、FRC、TLC 和 RV/TLC% 增加；气速指数小于 1。流速 - 容量曲线的特征性改变为呼气相降支向容量轴的凹陷，凹陷愈明显者气道阻塞愈重。引起气道阻塞的病变常见的有慢性阻塞性肺疾病（COPD）、哮喘、支气管扩张等。

不同类型肺部疾病的流速 - 容量曲线如图 11-26。

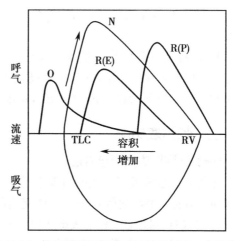

图 11-25 不同类型通气功能障碍的流速 - 容量曲线
O：阻塞性肺疾病；R（P）：肺限制性疾病；
R（E）：肺外限制性疾病；N：正常。

（1）小气道病变：小气道是指吸气末管径≤2mm 的支气管，是许多慢性疾病早期的病变部位，时间 - 容量曲线的 MMEF 及流速 - 容量曲线的 FEF_{50}、FEF_{75} 均有显著下降，但 FVC、FEV_1 及 FEV_1/FVC 比值尚在正常范围。小气道病变是气道阻塞的早期表现，其病变部分是可逆的，常见于 COPD 早期、哮喘或吸烟者。

（2）上气道梗阻（UAO）：上气道是指气管隆嵴以上的气道，气管异物、肿瘤、肉芽肿、淀粉样变、气管内膜结核、喉头水肿、声门狭窄等均可发生 UAO。依位于胸廓入口以内或胸外的上气道梗阻部分可分为胸内型或胸外型，依梗阻时受吸气或呼气流速的影响与否可分为固定型或可变型。

（3）单侧（左或右）主支气管完全阻塞：肺功能可表现如限制性通气障碍，肺容量 VC（FVC）、TLC 等显著下降，应与引起限制性障碍的其他疾病鉴别。

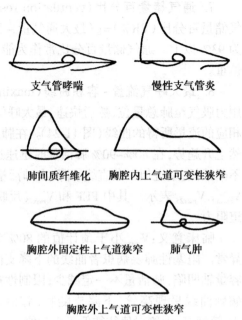

支气管哮喘　　　　慢性支气管炎

肺间质纤维化　　胸腔内上气道可变性狭窄

胸腔外固定性上气道狭窄　　肺气肿

胸腔外上气道可变性狭窄

图 11-26　不同类型肺部疾病的流速 - 容量曲线

（4）单侧主支气管不完全性阻塞：流速 - 容量曲线表现为双蝶型改变，呼吸双相后期均有流量受限。此类型患者的呼气相曲线易与一般的阻塞性通气障碍混淆，应结合吸气相改变及临床资料分析。

2. **限制性通气障碍**　是指肺容量减少，扩张受限引起的通气障碍，常见于胸或胸膜病变、肺间质病变、脊柱畸形、腹水等。肺功能表现以肺活量降低而呼气流量正常为特征。VC、IC、TLC 减少，RV 正常或降低，RV/TLC% 可正常、增加或降低。FEV_1、MMEF、MVV 均正常。气速指数大于 1。

3. **混合性通气障碍**　兼有阻塞性及限制性通气障碍两种表现。气速指数可正常，小于或大于 1。

4. **肺通气功能障碍的程度**　①轻度损害：$FEV_1 \geq 70\%$ 正常预计值；②中度损害：60% 预计值 $\leq FEV_1 < 70\%$ 预计值；③中重度损害：50% 预计值 $\leq FEV_1 < 60\%$ 预计值；④重度损害：35% 预计值 $\leq FEV_1 < 50\%$ 预计值；⑤极重度损害：$FEV_1 < 35\%$ 预计值。

三、肺弥散功能

（一）肺弥散功能测定方法

弥散功能是肺换气功能的重要组成部分。肺的弥散是指肺泡与毛细血管中的氧和二氧化碳通过肺泡 - 毛细血管膜进行气体交换的过程。肺弥散功能检测方法：包括单次呼吸法、一氧化碳（CO）摄取法、恒定状态法以及重复呼吸法，目前临床上主要应用 CO 进行弥散测定，多用一口气法。肺弥散功能常用指标为肺一氧化碳弥散量（DLCO）、一氧化碳弥散量与肺泡通气量比值（DLCO/VA）。

（二）肺弥散功能的评估和临床意义

正常：DLCO、DLCO/VA> 正常预计值的 95% 可信限（或 >80% 预计值）。

异常:轻度损害:为 60%~79% 预计值;中度损害:为 40%~59% 预计值;重度损害:<40% 预计值。

引起弥散面积减少、弥散距离增加及通气 - 血流不均的疾病均可导致弥散能力下降,如肺切除或毁损肺、慢性阻塞性肺气肿、弥漫性肺间质纤维化、结节病、肺泡癌、肺栓塞、急性呼吸窘迫综合征(ARDS)、严重贫血等。

四、支气管反应性测定

支气管反应性是指气道受到外界因素的刺激引起痉挛收缩,并且痉挛的气道可自然或经支气管舒张药物治疗后舒缓的现象,临床检测支气管反应性主要通过支气管激发试验和支气管舒张试验。支气管反应性增高主要见于哮喘,也可见于急慢性支气管炎、过敏性鼻炎等疾病,支气管高反应性(bronchial hyperresponsiveness,BHR)是哮喘最典型的病理生理特征之一,它与哮喘的严重程度、症状发作频度、防治疗效观察等有密切关系。

(一)支气管激发试验

1. **定义** 支气管激发试验通过物理、化学、生物学等各种因素刺激气道,逐渐递增激发剂剂量或浓度,诱发气道痉挛,比较激发试验前后气道功能的改变,可对气道反应性作出定性甚至定量的判断,是了解气道反应性的最常用方法。

2. **结果评估** 常用指标有:① FEV_1 下降率:反映激发后 FEV_1 的下降程度,通常在设定剂量范围内下降 >20% 提示激发试验阳性,是定性指标。②累积吸入激发药物(组胺)剂量(PD_{20}-FEV_1 或 PC_{20}-FEV_1):常用于定量判断气道高反应性的严重程度。

BHR 依使 FEV_1 下降 20% 的 PD_{20}-FEV_1 可分为四级:① <0.1μmol(0.03mg)为重度 BHR;② 0.1~0.8μmol(0.03~0.24mg)为中度 BHR;③ 0.9~3.2μmol(0.25~0.98mg)为轻度 BHR;④ 3.3~7.8μmol(0.99~2.20mg)为极轻度 BHR。

3. **临床意义** ① BHR 是确诊支气管哮喘的主要指标之一,尤其对隐匿性哮喘患者的诊断,BHR 是主要条件之一;② BHR 是哮喘最典型的病理生理特征之一,可用于研究哮喘的发病机制及流行病学;③ BHR 与判断哮喘的严重程度、症状发作频度、防治疗效观察等有密切关系。

4. **注意事项** 由于支气管激发试验可诱发气道痉挛,因此在进行本试验时应注意备有支气管扩张剂(β 受体兴奋剂),最好备有雾化吸入装置;备有吸氧及其他复苏药和器械;试验中应有富有经验的医生在场,以利必要时的复苏抢救。试验结果的判断应排除影响气道反应性的因素。

(二)支气管舒张试验

1. **定义** 支气管舒张试验是给予支气管舒张药物治疗,观察阻塞气道舒缓反应的试验。用于了解阻塞气道的可逆程度,即是否可恢复至正常或接近正常。

常用的舒张支气管平滑肌的药物主要有 $β_2$ 受体激动剂、胆碱能受体阻滞剂、茶碱等;减轻气道黏膜水肿和炎症的药物有糖皮质激素等。可以通过吸入、口服、皮下注射、静脉等不同途径给药。但以吸入性支气管舒张试验最为常用。

2. **检测方法及结果判定** 受检者先检查基础肺功能确定有气道阻塞,然后吸入或经储雾罐定量气雾吸入速效 $β_2$ 受体激动剂(如沙丁胺醇、特布他林)200~400μg,20min 后复查肺功能。

肺功能改变率 = (吸药后值 - 吸药前值) / 吸药前值 × 100%。

舒张试验判断标准:阳性:FVC 或 FEV$_1$ 增加率 ≥12%,绝对值增加 ≥0.2L。

阴性:达不到上述标准。

3. 临床意义 支气管舒张试验阳性说明气流受限是因气道痉挛所致,经舒张药物治疗可以缓解,对临床治疗有重要指导意义。支气管舒张试验阴性可能有三种原因:①气道阻塞是不可逆的;②患者对该种舒张药物不敏感,但其他舒张药物(如茶碱等)仍可能有效;③患者在做舒张试验前已使用了支气管舒张剂,痉挛的气道已得到部分缓解或已达到患者的最好值,此时再行舒张试验可能表现为阴性结果。因此,舒张试验前 4h 内应停用 β 受体激动剂吸入,12h 内停用普通剂型的茶碱或 β 受体激动剂口服,24h 内停用长效或缓释剂型的舒张药物。

肺功能检查项目繁多,但临床上最为常用的是通气及换气功能的检查,可对大多数肺部疾病作出诊断,选择肺功能检查项目时,应做到有的放矢,选择相应的项目检查。另外应切记不能脱离临床资料解释肺功能结果,应结合临床全面分析,使肺功能检查在呼吸系统疾病的诊断、治疗及科学研究中发挥重要作用。

(沈 立)

第四节 消化道置管技术

一、鼻胃管置入术

鼻胃管(nasogastric tube)置入术是将管道经鼻腔插入胃内,用于胃肠减压、洗胃、营养液给入等治疗目的。用于胃肠减压和洗胃时需要负压吸引。用于营养物给入时称为鼻饲管。考虑内容物会堵塞管道时,需要选择直径较大的管道,反之宜选择柔软和直径较小的管道,需要长期留置用于营养液给入时,通常用 8 号或 10 号管。

插入鼻胃管一般需要导丝支撑,表面涂医用润滑剂,胃管插入的长度要合适,成人一般约 45~55cm。插入后应确认其位于胃内,尤其对于哭闹中的儿童、意识不清的患者和老年患者,容易误插入气管内。判定胃管在胃内的常用方法:用注射器回抽,可从胃管内抽出胃内容物;用注射器向胃管内注气时用听诊器在胃部听到气过水声;将胃管体外端插入水中无气泡溢出。经鼻胃管给入营养液须防反流导致吸入性肺炎。需要长期使用鼻胃管用于营养液给入的患者,还需要做好营养液输注的速度控制、冲管、拔管和清洗等护理管理。

二、鼻肠管置入术

鼻肠管是指经鼻腔插入小肠的管道,管道的远端到达十二指肠或空肠,多数到达空肠。鼻肠管远端到达空肠时被称为鼻空肠管(nasal jejunal tube)。以十二指肠乳头为界,管道远端超过十二指肠乳头的留置管道技术,也被称为中消化道置管术。置入鼻肠管通常需要借助内镜、X 线透视等。借助内镜时,如果内镜从口腔进入,一般选择管道经鼻腔插入咽部,胃镜直视下确认管道进入食管后,在导丝引导下送到十二指肠,内镜确认管道在十二指肠顺向走行,用组织夹将管道位于胃窦的固定线环固定在胃窦壁,然后退镜至体外,最后拔出导丝,无须 X 线定位,此方法简单快捷。如果内镜从鼻腔进入,直至十二指肠,鼻肠管则通过内镜钳道孔插入至十二指肠,进一步在导丝辅助下输送至更远的位置,此方法可能会在退镜时导致管道远端移位至胃内,通常需要在结束后用 X 线检查确认管道的位置。如果借助 X 线透视置入,则需要接入 X 线设备支持。

插入的管道多用于营养液持续给入,也可用于抽吸肠内液体和气体。需要长期留置用于营养液给入时,通常用 8 号或 10 号管。日常使用时注意控制营养液输注的速度、定时冲管,不用时可直接拔出。

三、结肠途径经内镜肠道置管术

结肠途径经内镜肠道置管术(transendoscopic enteral tubing,TET)是指经内镜辅助置入管道并固定于肠道深部,沿肠道、肛门与外界相通,用于肠道深部给药(如美沙拉嗪灌肠液、地塞米松溶液、中药混悬液等)、菌群移植、结肠减压和获取肠道生物样本等用途,是一种新的内镜介入技术。内镜下用组织夹将管道的固定线环固定于肠壁。管道的口侧端可固定于回盲部、升结肠、横结肠或降结肠,也可以固定于末段回肠。管道的体外端用胶布粘贴于左侧臀部。经管道向肠道深部给药或菌群移植时,多需要患者采用右侧卧、头低脚高位,床与水平面维持 10° 有助于保留肠内容物。液体温度为 37℃,体积可满足输注数十至数百毫升。结肠 TET 留置管道不影响日常活动和排便,不用时可直接拔出管道。

四、灌肠术

灌肠术(enema)是指用手将软管涂抹润滑剂后插入肛内,可插管至直肠、乙状结肠,少数可达到降结肠或横结肠,用于肠道清洁、辅助排便、药物治疗等目的,是一次性插管,不留置。需注意液体温度为 37℃。保留灌肠给药时,可输入药液的体积一般为数十毫升,嘱患者左侧卧位,抬高臀部,尽可能保持数十分钟甚至数小时不排便。灌肠以辅助排便为目的时,通常需要输入数十至数百毫升的通便液体。灌肠以肠道清洁为目的时,通常需要输入数百毫升的特定灌肠液,多数需要重复 1~3 次。在足够的插管深度基础上,使用有效的肠道清洁灌肠液,可以替代口服泻药清洁肠道的方法,达到肠道清洁的良好效果,用于结肠镜检查前的肠道准备。

(张发明)

第五节　导　尿　术

导尿术(urethral catheterization)是各科医师都必须掌握的临床技能。

一、适应证

1. 尿潴留导尿减压。
2. 泌尿系统病变需准确记录尿量及作特殊检查者。
3. 危重患者作尿量监测,如休克、肾功能衰竭等情况。
4. 探测尿道有无梗阻、狭窄,测量残余尿量、膀胱容量。
5. 外科手术前彻底排空膀胱。

二、方法

1. **清洁外阴部**　患者仰卧,两腿屈膝外展,臀下垫油布或塑料布。患者先用肥皂液清洗外阴;男患者翻开包皮清洗。

2. **消毒尿道口**　用黏膜消毒液棉球,女性由内向外、自上而下消毒外阴,每个棉球只用一次,外阴部盖无菌孔巾。男性则用消毒液自尿道口向外消毒阴茎前部,用无菌巾裹住阴茎,露出尿道口。

3. **插入导尿管**　术者戴无菌手套站于患者右侧,按下列程序操作:①以左手拇、示二指夹持阴茎,用黏膜消毒剂自尿道口向外旋转擦拭消毒数次;女性则分开小阴唇露出尿道口,再次用苯扎溴铵棉球,自上而下消毒尿道口与小阴唇。②将男性阴茎提起使其与腹壁呈钝角,右手将涂有无菌润滑油之导尿管慢慢插入尿道,导尿管外端用止血钳夹闭,将其开口置于消毒弯盘中,男性约进入 15~20cm;女性分开小阴唇后,从尿道口插入约 6~8cm,松开止血钳,尿液即可流出。③需作细菌培养或作尿液镜检者,留取中段尿于无菌试管中送检。

4. **拔出导尿管**　将导尿管夹闭后再徐徐拔出,以免管内尿液流出污染衣物。如需留置导尿时,则以胶布固定尿管,以防脱出;外端以止血钳夹闭,管口以无菌纱布包好,以防尿液溢出和污染;或接上留尿无菌塑料袋,挂于床侧。

三、注意事项

1. 严格无菌操作,预防尿路感染。

2. 插入尿管动作要轻柔,以免损伤尿道黏膜,若插入时有阻挡感可稍将导尿管退出后更换方向再插,见有尿液流出时再深入 2cm,勿过深或过浅,尤忌反复大幅度抽动尿管。

3. 根据不同患者选择不同型号、粗细适宜的导尿管。导尿管的粗细要适宜,对小儿或疑有尿道狭窄者,尿管宜细。

4. 对膀胱过度充盈者,排尿宜缓慢,以免骤然减压引起出血或晕厥。

5. 测定残余尿时,嘱患者先自行排尿,然后导尿。残余尿量一般为 5~10ml,如超过100ml,示有尿潴留。

6. 因病情需要留置导尿时,应经常检查尿管固定情况,有无脱出,留置时间一周以上者需用生理盐水或含低浓度抗菌药液每日冲洗膀胱一次;再次插入前应让尿道松弛数小时,再重新插入。

7. 长时间留置导尿管时,拔管前三天应定期钳夹尿管,每 2h 放尿液一次,以利拔管后膀胱功能的恢复。

第六节　胸膜腔穿刺术

胸膜腔穿刺术(thoracentesis)常用于检查胸腔积液的性质、抽液减压或通过穿刺向胸膜腔内给药。

一、适应证

1. 各种原因引起胸腔积液或积气,以减轻症状。

2. 性质不明的胸腔积液,行诊断性穿刺。

3. 胸腔疾患需胸腔内注射药物者。

二、方法

1. 嘱患者取坐位面向椅背,两前臂置于椅背上,前额伏于前臂上。不能起床者可取半卧位,患侧前臂上举抱于枕部。

2. 穿刺点应根据胸部叩诊选择实音最明显的部位,胸液多时一般选择肩胛线或腋后线第7~8肋间;必要时也可选腋中线第6~7肋间或腋前线第5肋间。穿刺前应结合X线或超声波检查定位,穿刺点可用蘸甲紫(龙胆紫)的棉签在皮肤上做标记。

3. 常规消毒皮肤,戴无菌手套,覆盖消毒洞巾。

4. 用2%利多卡因(lidocaine)在下一肋骨上缘的穿刺点自皮至胸膜壁层进行局部浸润麻醉。

5. 术者以左手示指与中指固定穿刺部位的皮肤,右手将穿刺针后的胶皮管用血管钳夹住,然后进行穿刺。将穿刺针在麻醉处缓缓刺入,当针尖抵抗感突然消失时,再接上注射器,松开止血钳,抽吸胸腔内积液,抽满后再次用血管钳夹闭胶管,然后取下注射器,将液体注入弯盘中,以便计量或送检。助手用止血钳协助固定穿刺针,以防针刺入过深损伤肺组织。也可用带三通活栓的穿刺针进行胸膜腔穿刺,进入胸膜腔后,转动三通活栓使其与胸腔相通,进行抽液。注射器抽满后,转动三通活栓使其与外界相通,排出液体。根据需要抽液完毕后可注入药物。

6. 抽液毕拔出穿刺针,覆盖无菌纱布,稍用力压迫穿刺部位片刻,用胶布固定后嘱患者静卧。

三、注意事项

1. 操作前应向患者说明穿刺目的,消除顾虑;对精神紧张者,可于术前半小时给地西泮(安定)10mg,或可待因0.03g以镇静止痛。

2. 操作中应密切观察患者的反应,如有头晕、面色苍白、出汗、心悸、胸部压迫感或剧痛、昏厥等胸膜过敏反应,或出现连续性咳嗽、气短、咳泡沫痰等现象时,立即停止抽液,并皮下注射0.1%肾上腺素0.3~0.5ml,或进行其他对症处理。

3. 一次抽液不宜过多、过快,诊断性抽液50~100ml即可。减压抽液,首次不超过600ml,以后每次不超过1 000ml;如为脓胸,每次尽量抽尽。疑为脓性感染时,助手用无菌试管留取标本,行涂片革兰氏染色镜检、细菌培养及药敏试验。做细胞学检查至少需100ml,并应立即送检,以免细胞自溶。

4. 严格无菌操作,操作中要防止空气进入胸腔,始终保持胸腔负压。

5. 应避免在第9肋间以下穿刺,以免穿透膈肌损伤腹腔脏器。

6. 恶性胸腔积液,可在胸腔内注入抗肿瘤药或硬化剂诱发化学性胸膜炎,促使脏层与壁层胸膜粘连,闭合胸腔。

第七节　腹膜腔穿刺术

腹膜腔穿刺术(abdominocentesis)是指对有腹腔积液的患者,为了诊断和治疗疾病进行腹腔穿刺,抽取积液或注入药物的操作过程。

一、适应证

1. 抽取腹腔积液进行各种实验室检验，以便寻找病因，协助临床诊断。

2. 对大量腹水引起严重胸闷、气促、少尿等症状，使患者难以忍受时，可适当抽放腹水以缓解症状。一般每次放液不超过 3 000~6 000ml。

3. 腹腔内注射药物。注射抗生素如卡那霉素、链霉素或庆大霉素，或注射化疗药物如环磷酰胺、赛替派、丝裂霉素等，以协助治疗疾病。

二、方法

1. 术前先嘱患者排空尿液，以免穿刺时损伤膀胱。

2. 放液前应测量腹围、脉搏、血压和检查腹部体征，以观察病情变化。

3. 扶患者坐在靠椅上，或平卧、半卧、稍左侧卧位。

4. 选择适宜穿刺点。一般常选于左下腹部脐与左髂前上棘连线中外 1/3 交点处，也有取脐与耻骨联合中点上 1cm，偏左或右 1.5cm 处，或侧卧位脐水平线与腋前线或腋中线之延长线的交点。对少量或包裹性腹水，常需 B 超指导下定位穿刺。

5. 将穿刺部位常规消毒，戴无菌手套，铺消毒洞巾，自皮肤至腹膜壁层用 2% 利多卡因逐层做局部浸润麻醉。

6. 术者左手固定穿刺处皮肤，右手持针经麻醉处逐步刺入腹壁，待感到针尖抵抗感突然消失时，表示针尖已穿过腹膜壁层，即可行抽取和引流腹水，并置腹水于消毒试管中以备做检验用，诊断性穿刺可直接用无菌的 20ml 或 50ml 注射器和 7 号针头进行。大量放液时可用针尾连接橡皮管的 8 号或 9 号针头，助手用消毒血管钳固定针头并夹持橡皮管，用输液夹调整放液速度，将腹水引流入容器中计量或送检。腹水不断流出时，应将预先绑在腹部多头绷带逐步收紧，以防腹压骤然降低，内脏血管扩张而发生血压下降甚至休克等现象，放液结束后拔出穿刺针，盖上消毒纱布，并用多头绷带将腹部包扎，如遇穿刺孔继续有腹水渗漏时，可用蝶形胶布或涂上火棉胶封闭。

三、注意事项

1. 有肝性脑病先兆、棘球蚴病、卵巢囊肿者，禁忌腹腔穿刺放腹水。

2. 术中应密切观察患者，如发现头晕、恶心、心悸、气促、脉搏增快、面色苍白应立即停止操作，并作适当处理。

3. 腹腔放液不宜过快过多，肝硬化患者一次放腹水一般不超过 3 000ml，过多放液可诱发肝性脑病和电解质紊乱，但在补充输注大量白蛋白的基础上（一般放腹水 1 000ml 补充白蛋白 6~8g），也可以大量放液。

4. 在放腹水时若流出不畅，可将穿刺针稍作移动或变换体位。

5. 大量腹水患者，为防止腹腔穿刺后腹水渗漏，在穿刺时注意勿使皮肤至腹膜壁层位于同一条直线上，方法是当针尖通过皮肤到达皮下后，即在另一手协助下稍向周围移动一下穿刺针尖，然后再向腹腔刺入。

6. 术后应严密观察有无出血和继发感染的并发症。注意无菌操作，以防止腹腔感染。

第八节　心包腔穿刺术

心包腔穿刺术(pericardiocentesis)指用穿刺针经皮刺入心包腔抽取心包积液的方法。

一、适应证

1. 诊断性穿刺,明确心包积液的性质。
2. 解除心脏压塞症状。
3. 化脓性心包炎时穿刺排脓。
4. 向心包腔内注射药物。

二、方法

1. 患者取坐位或半卧位,以手术巾盖住面部,仔细叩出心浊音界,选好穿刺点。目前,多在穿刺术前采用心脏超声定位,决定穿刺点、进针方向和进针的距离。通常采用的穿刺点为剑突与左肋弓缘夹角处或心尖部内侧。

2. 常规消毒局部皮肤,术者及助手均戴无菌手套、铺洞巾。自皮肤至心包壁层以2%利多卡因作逐层局部麻醉。

3. 术者持穿刺针穿刺,助手以血管钳夹持与其连接的导液橡皮管。在心尖部进针时,根据横膈位置高低,一般在左侧第5肋间或第6肋间心浊音界内2.0cm左右进针,应使针自下而上,向脊柱方向缓慢刺入。剑突下进针时,应使针体与腹壁呈30°~40°角,向上、向后并稍向左刺入心包腔后下部。待针尖抵抗感突然消失时,示针已穿过心包壁层,如针尖感到心脏搏动,此时应退针少许,以免划伤心脏。助手立即用血管钳夹住针体固定其深度,术者将注射器接于橡皮管上,然后放松橡皮管上血管钳。缓慢抽吸,记取液量,留标本送检。

4. 术毕拔出针后,盖消毒纱布、压迫数分钟,用胶布固定。

三、注意事项

1. 严格掌握适应证。心包腔穿刺术有一定危险性,应由有经验医师操作或指导,并应在心电监护下进行穿刺,较为安全。

2. 术前须进行心脏超声检查,确定液平段大小、穿刺部位、穿刺方向和进针距离,选液平段最大、距体表最近点作为穿刺部位,或在超声显像引导下进行心包腔穿刺抽液更为准确、安全。

3. 术前应向患者作好解释,消除顾虑,并嘱其在穿刺过程中切勿咳嗽或深呼吸。术前半小时可服可待因0.03g。

4. 麻醉要完善,以免因疼痛引起神经源性休克。

5. 抽液量第一次不宜超过100~200ml,重复抽液可逐渐增到300~500ml。抽液速度要慢,如过快、过多,短期内使大量血液回心可能导致肺水肿。

6. 如抽出鲜血,应立即停止抽吸,并严密观察有无心脏压塞症状出现。

7. 取下空针前夹闭橡皮管,以防空气进入。

8. 术中、术后均需密切观察呼吸、血压、脉搏等的变化。

第九节　肝脏穿刺活体组织检查术

肝脏穿刺活体组织检查术（liver biopsy），简称肝活检。通过肝脏穿刺吸取活体组织行病理组织学检查，是协助诊断肝脏疾病的良好方法。

一、适应证

1. 原因不明的肝脏肿大。
2. 原因不明的黄疸。
3. 原因不明的肝功能异常。
4. 肝脏实质性占位的鉴别。
5. 代谢性肝病如脂肪肝、淀粉样变性、血色病等疾病的诊断。
6. 原因不明的发热怀疑为恶性组织细胞病者。

二、方法

（一）快速穿刺术

1. 术前应先行血小板计数、出血时间、凝血酶原时间测定，如有异常，应肌注维生素 K_1 10mg，每日 1 次，3d 后复查，如仍不正常，不应强行穿刺。同时应测定血型以备用。疑有肺气肿者应行 X 线胸片检查，术前 B 超定位，确定穿刺方向和深度。

2. 穿刺时，患者取仰卧位，身体右侧靠床沿，并将右臂上举于脑后，左背垫一薄枕。

3. 穿刺点一般取右侧腋前线第 8、9 肋间，腋中线第 9、10 肋间肝实音处。疑诊肝癌者，宜选较突出的结节处，再行 B 超定位下穿刺。

4. 常规消毒局部皮肤，铺巾，用 2% 利多卡因由穿刺点的肋骨上缘的皮肤至肝包膜进行局部浸润麻醉。

5. 备好肝脏快速穿刺针（针长 7.0cm，针径 1.2mm 或 1.6mm），针内装有长约 2~3cm 实心带小针帽钢针芯活塞，空气和水可以通过，但可阻止将针内之肝组织吸进注射器，将穿刺针连接于 10ml 注射器，注入无菌生理盐水 3~5ml。

6. 术者先用皮肤穿刺锥在穿刺点皮肤上刺孔，再持穿刺针由此孔进入，并沿肋骨上缘与胸壁垂直方向刺入 0.5~1.0cm，然后将注射器内生理盐水推出 0.5~1.0ml，以冲出针内可能存留的皮肤与皮下组织，防止针头堵塞。

7. 在穿入肝脏前，将注射器抽成 5~6ml 空气负压，并嘱患者于深呼气末屏气（术前应让患者练习）。在患者屏气同时，术者双手持针按 B 超所定方向和深度将穿刺针迅速刺入肝内并立即拔出，深度不超过 6.0cm。

8. 拔针后盖上无菌纱布，立即用手按压创面 5~10min，待无出血后用 2% 碘酊消毒，无菌纱布覆盖，再以胶布固定，用小砂袋压迫，并以多头腹带束紧。

9. 推动注射器，用生理盐水从针内冲出肝组织条于弯盘中，用针尖挑出肝组织置于 4% 甲醛小瓶中固定送病理检查。

10. 穿刺后每隔 15~30min 测呼吸、血压、脉搏一次，连续观察 4h，无出血可去除砂袋，再每隔 1~2h 测呼吸、血压、脉搏一次，观察 4h，卧床休息 24h。

（二）B超引导下细针穿刺术

1. B超定位穿刺点,消毒、铺巾,局部浸润麻醉同快速穿刺术。

2. 用手术刀尖将穿刺点皮肤刺一小口,将无菌穿刺探头再次确定进针点和穿刺途径,稍稍侧动探头,当病灶显示最清晰且穿刺引导线正好通过活检部位时立即固定探头。

3. 先将带针芯穿刺针从探头引导器穿刺腹壁,于肝包膜前停针,嘱患者于深呼气末屏气,迅速将穿刺针沿引导线刺入肝脏病灶边缘,拔出穿刺针针芯,将穿刺针与10ml空注射器紧密连接,迅速将穿刺针推入病灶内2~3cm,用5~6ml空气负压抽吸病灶组织后拔出穿刺针。

4. 将注射器内抽出物推注于盛有4%甲醛小瓶中固定,送病理检查。

5. 穿刺点处理和术后观察同快速穿刺术。

第十节　骨髓穿刺术及骨髓活体组织检查术

一、骨髓穿刺术

骨髓穿刺术（bone marrow puncture）是采集骨髓液的一种常用诊断技术。临床上骨髓穿刺液常用于血细胞形态学检查,也可用于造血干细胞培养、细胞遗传学分析及病原生物学检查等,以协助临床诊断、观察疗效和判断预后等。

（一）适应证

1. **诊断**　①各种贫血、白血病及造血系统肿瘤;②血小板或粒细胞减少症;③为某些原因不明的长期发热寻找病原体。

2. **治疗**　应用化疗药物治疗白血病后观察有无缓解。

（二）方法

1. **选择穿刺部位**　①髂前上棘穿刺点:髂前上棘后1~2cm处,该处骨面平坦,易于固定,操作方便,危险性极小。②髂后上棘穿刺点:骶椎两侧、臀部上方突出的部位。③胸骨穿刺点:胸骨柄、胸骨体相当于第1、2肋间隙的部位。此处胸骨较薄,且其后有大血管和心房,穿刺时务必小心,以防穿透胸骨而发生意外。但由于胸骨的骨髓液丰富,当其他部位穿刺失败时,仍需要进行胸骨穿刺。④腰椎棘突穿刺点:腰椎棘突突出的部位。

2. **体位**　采用髂前上棘和胸骨穿刺时,患者取仰卧位;采用髂后上棘穿刺时,患者取侧卧位;采用腰椎棘突穿刺时,患者取坐位或侧卧位。

3. **麻醉**　常规消毒局部皮肤,操作者戴无菌手套,铺无菌洞巾。然后用2%利多卡因做局部皮肤、皮下和骨膜麻醉。

4. **固定穿刺针长度**　将骨髓穿刺针的固定器固定在适当的长度上。髂骨穿刺约1.5cm,胸骨穿刺约1.0cm。

5. **穿刺**　操作者左手拇指和示指固定穿刺部位,右手持骨髓穿刺针与骨面垂直刺入,若为胸骨穿刺则应与骨面呈30°~40°角刺入。当穿刺针针尖接触骨质后,沿穿刺针的针体长轴左右旋转穿刺针,并向前推进,缓缓刺入骨质。当突然感到穿刺阻力消失,且穿刺针已固定在骨内时,表明穿刺针已进入骨髓腔。如果穿刺针尚未固定,则应继续刺入少许以达到固定为止。

6. **抽取骨髓液**　拔出穿刺针针芯,接上干燥的注射器（10ml或20ml）,用适当的力量抽取骨髓液。当穿刺针在骨髓腔时,抽吸时患者感到有尖锐酸痛,随即便有红色骨髓液进入注射器。抽取的骨髓液一般为 0.1~0.2ml,若用力过猛或抽吸过多,会使骨髓液稀释。如果需要做骨髓液细菌培养,应在留取骨髓液计数和涂片标本后,再抽取 1~2ml,以用于细菌培养。若未能抽取骨髓液,则可能是针腔被组织块堵塞或"干抽"(dry tap),此时应重新插上针芯,稍加旋转穿刺针或再刺入少许。拔出针芯,如果针芯带有血迹,再次抽取即可取得红色骨髓液。

7. **涂片**　将骨髓液滴在载玻片上,立即做有核细胞计数和制备骨髓液涂片数张。

8. **加压固定**　骨髓液抽取完毕,重新插入针芯。左手取无菌纱布置于穿刺处,右手将穿刺针拔出,并将无菌纱布敷于针孔上,按压 1~2min 后,再用胶布加压固定。

(三) 注意事项

1. 骨髓穿刺前应检查出血时间和凝血时间,有出血倾向者应特别注意,血友病患者禁止骨髓穿刺检查。

2. 骨髓穿刺针和注射器必须干燥,以免发生溶血。

3. 穿刺针针头进入骨质后要避免过大摆动,以免折断穿刺针。胸骨穿刺时不可用力过猛、穿刺过深,以防穿透内侧骨板而发生意外。

4. 穿刺过程中,如果感到骨质坚硬,难以进入骨髓腔时,不可强行进针,以免断针。应考虑为大理石骨病的可能,及时行骨骼 X 线检查,以明确诊断。

5. 做骨髓细胞形态学检查时,抽取的骨髓液不可过多,以免影响骨髓增生程度的判断、细胞计数和分类结果。

6. 行骨髓液细菌培养时,需要在骨髓液涂片后,再抽取 1~2ml 骨髓液用于培养。

7. 由于骨髓液中含有大量的幼稚细胞,极易发生凝固。因此,穿刺抽取骨髓液后应立即涂片。

8. 送检骨髓液涂片时,应同时附送 2~3 张血涂片。

9. 麻醉前需做普鲁卡因皮试。

二、骨髓活组织检查术

骨髓活组织检查术(bone marrow biopsy)是临床常用的诊断技术,对诊断骨髓增生异常综合征、原发性或继发性骨髓纤维化症、增生低下型白血病、骨髓转移癌、再生障碍性贫血、多发性骨髓瘤等有重要意义。

(一) 方法

1. **选择检查部位**　骨髓活组织检查多选择髂前上棘或髂后上棘。

2. **体位**　采用髂前上棘检查时,患者取仰卧位;采用髂后上棘检查时,患者取侧卧位。

3. **麻醉**　常规消毒局部皮肤,操作者戴无菌手套,铺无菌洞巾,然后行皮肤、皮下和骨膜麻醉。

4. **穿刺**　将骨髓活组织检查穿刺针的针管套在手柄上。操作者左手拇指和示指将穿刺部位皮肤压紧固定,右手持穿刺针手柄以顺时针方向进针至骨质一定的深度后,拔出针芯,在针座后端连接上接柱(接柱可为 1.5cm 或 2.0cm),再插入针芯,继续按顺时针方向进针,其深度达 1.0cm 左右,再转动针管 360°,针管前端的沟槽即可将骨髓组织离断。

5. **取材**　按顺时针方向退出穿刺针,取出骨髓组织,立即置于 95% 乙醇或 10% 甲醛中固定,并及时送检。

6. **加压固定**　以 2% 碘酊棉球涂布轻压穿刺部位后,再用干棉球压迫创口,敷以消毒纱布并固定。

(二) 注意事项

1. 开始进针不要太深,否则不易取得骨髓组织。

2. 由于骨髓活组织检查穿刺针的内径较大,抽取骨髓液的量不易控制。因此,一般不用于吸取骨髓液做涂片检查。

3. 穿刺前应检查出血时间和凝血时间。有出血倾向者穿刺时应特别注意,血友病患者禁止骨髓活组织检查。

第十一节 腰椎穿刺术

腰椎穿刺术(lumbar puncture)常用于检查脑脊液的性质,对诊断脑膜炎、脑炎、脑血管病变、脑肿瘤等神经系统疾病有重要意义。也可测定颅内压力和了解蛛网膜下腔是否阻塞等,有时也用于鞘内注射药物。

一、方法

1. 患者侧卧于硬板床上,背部与床面垂直,头部尽量向前胸屈曲,两手抱膝紧贴腹部,使躯干尽可能弯曲呈弓形;或由助手在术者对面用一手挽患者头部,另一手挽双下肢腘窝处并用力抱紧,使脊柱尽量后凸以增宽椎间隙,便于进针。

2. 确定穿刺点,通常以双侧髂嵴最高点连线与后正中线的交会处为穿刺点,此处相当于第 3~4 腰椎棘突间隙,有时也可在上一或下一腰椎间隙进行。

3. 常规消毒皮肤后戴无菌手套、盖洞巾,用 2% 利多卡因自皮肤到椎间韧带作逐层局部麻醉。

4. 术者用左手固定穿刺点皮肤,右手持穿刺针以垂直背部、针尖稍斜向头部的方向缓慢刺入,成人进针深度约 4~6cm,儿童约 2~4cm。当针头穿过韧带与硬脊膜时,有阻力突然消失落空感。此时可将针芯慢慢抽出(以防脑脊液迅速流出,造成脑疝),可见脑脊液流出。

5. 放液前先接上测压管测量压力。正常侧卧位脑脊液压力为 70~180mmH$_2$O(0.098kPa=10mmH$_2$O)或 40~50 滴 /min。若继续做 Queckenstedt 试验,可了解蛛网膜下腔有无阻塞。即在测初压后,由助手先压迫一侧颈静脉约 10s,再压另一侧,最后同时按压双侧颈静脉。正常时压迫颈静脉后,脑脊液压力立即迅速升高一倍左右,解除压迫后 10~20s,迅速降至原来水平,称为梗阻试验阴性,提示蛛网膜下腔通畅;若压迫颈静脉后,不能使脑脊液压升高,则为梗阻试验阳性,提示蛛网膜下腔完全阻塞;若施压后压力缓慢上升,放松后又缓慢下降,示有不完全阻塞。但是,颅内压增高者,禁做此试验。

6. 撤去测压管,收集脑脊液 2~5ml 送检;如需做培养时,应用无菌试管留标本。

7. 术毕,将针芯插入后一起拔出穿刺针,覆盖消毒纱布,用胶布固定。

8. 去枕平卧 4~6h,以免引起术后低颅压头痛。

二、注意事项

1. 严格掌握禁忌证,凡疑有颅内压升高者必须先做眼底检查,如有明显视乳头水肿或有脑疝先兆者,禁忌穿刺。凡患者处于休克、衰竭或濒危状态以及局部皮肤有炎症、颅后窝有占位性病变者均列为禁忌。

2. 穿刺时患者如出现呼吸、脉搏、面色异常等症状时,立即停止操作,并作相应处理。

3. 鞘内给药时,应先放出等量脑脊液,然后再等量置换性药液注入。

第十二节　淋巴结穿刺术及活体组织检查术

一、淋巴结穿刺术

淋巴结分布于全身,其变化与许多疾病的发生、发展、诊断及治疗密切相关。感染、造血系统肿瘤、转移癌等多种原因均可使淋巴结肿大,采用淋巴结穿刺术(lymph node puncture)采集淋巴结抽取液,制备涂片进行细胞学或病原生物学检查,以协助临床诊断。

(一) 方法

1. **选择穿刺部位**　选择适于穿刺并且明显肿大的淋巴结。

2. **消毒**　常规消毒局部皮肤和操作者的手指。

3. **穿刺**　操作者以左手拇指和示指固定淋巴结,右手持 10ml 干燥注射器(针头为 18~19 号),沿淋巴结长轴刺入淋巴结内(刺入的深度因淋巴结的大小而定),然后边拔针边用力抽吸,利用负压吸出淋巴结内的液体和细胞成分。

4. **涂片**　固定注射器的内栓,拔出针头后,将注射器取下充气后,再将针头内的抽取液喷射到载玻片上,并及时制备涂片。

5. **包扎固定**　穿刺完毕,穿刺部位敷以无菌纱布,并用胶布固定。

(二) 注意事项

1. 要选择易于固定、不宜过小和远离大血管的淋巴结。

2. 穿刺时,若未能获得抽取液,可将穿刺针由原穿刺点刺入,并在不同方向连续穿刺,抽取数次,直到获得抽取液为止(但注意不能发生出血)。

3. 制备涂片前要注意抽取液的外观和性状。炎性抽取液为淡黄色,结核性病变的抽取液为黄绿色或污灰色黏稠样液体,可见干酪样物质。

4. 最好于餐前穿刺,以免抽取液中脂质过多,影响检查结果。

二、淋巴结活组织检查术

当全身或局部淋巴结肿大,怀疑有白血病、淋巴瘤、免疫母细胞淋巴结病、结核、肿瘤转移或结节病,而淋巴结穿刺检查不能明确诊断时,应采用淋巴结活组织检查术(lymph node biopsy)进行检查,以进一步明确诊断。

(一) 方法

1. **选择穿刺部位**　一般选择明显肿大且操作方便的淋巴结。对全身浅表淋巴结肿大者,尽量少选择腹股沟淋巴结。疑有恶性肿瘤转移者,应按淋巴结引流方向选择相应组群淋巴结,如胸腔恶性肿瘤者多选择右锁骨上淋巴结;腹腔恶性肿瘤者多选择左锁骨上淋巴结;盆腔及外阴恶性肿瘤者多选择腹股沟淋巴结。

2. **麻醉**　常规消毒局部皮肤,操作者戴无菌手套,铺无菌洞巾,然后做局部麻醉。

3. **取材**　常规方法摘取淋巴结。

4. **送检**　摘取淋巴结后,立即置于 10% 甲醛或 95% 乙醇中固定,并及时送检。

5. **包扎固定**　根据切口大小适当缝合数针后,以 2% 碘酊棉球消毒后,敷以无菌纱布,并用胶布固定。

（二）注意事项

1. 操作时应仔细，避免伤及大血管。

2. 如果临床诊断需要，可在淋巴结固定前，用锋利刀片切开淋巴结，将其剖面贴印在载玻片上，染色后显微镜检查。

第十三节　膝关节腔穿刺术

膝关节腔穿刺术（knee joint cavity paracentesis）用于检查关节腔内积液性质或抽液后向关节腔内注药。

一、方法

1. 患者仰卧于手术台上，两下肢伸直。

2. 穿刺部位按常规进行皮肤消毒，医师戴无菌手套，铺消毒洞巾，用 2% 利多卡因作局部麻醉。

3. 用 7~9 号注射针头，一般于髌骨上方，由股四头肌腱外侧向内下刺入关节囊；或于髌骨下方，由髌韧带旁向后穿刺达关节囊。

4. 抽液完毕后，如需注入药物，则应另换无菌注射器。

5. 术后用消毒纱布覆盖穿刺部位，再用胶布固定。

二、注意事项

1. 穿刺器械及手术操作均需严格消毒，以防无菌的关节腔渗液发生继发感染。

2. 动作要轻柔，避免损伤关节软骨。

3. 如关节腔积液过多，于抽吸后应适当加压固定。

第十四节　前列腺检查及按摩术

前列腺检查（prostatic examination）通过直肠指诊进行，主要用于前列腺疾病的诊断，亦可作为一项治疗方法。检查时应注意前列腺的大小、形状、硬度，有无结节、触痛、波动感以及正中沟的情况等。若怀疑为慢性前列腺炎，则需进行前列腺按摩（prostatic massage），以取得前列腺液作细菌培养和实验室检查。

一、方法

1. 嘱患者取膝胸位，若病情严重或体质虚弱者，也可取侧卧位。

2. 术者戴手套或指套，指端涂凡士林或液体石蜡。

3. 左手扶持患者左肩或臀部，以右手示指先在肛门口进行轻微按摩，让其适应，以免肛门括约肌骤然紧张。然后将示指徐徐插入肛门。当指端进入距肛门约 5cm 直肠前壁处即可触及前列腺。

4. 按摩前列腺时，以示指末节向内、向前徐徐按摩，每侧约 4~5 次，然后再将手移至腺体的上部顺正中沟向下挤压，前列腺液即可由尿道排出，留取标本送检。

二、注意事项

1. 掌握适应证,一般用于慢性前列腺炎症,如怀疑结核、脓肿或肿瘤则禁忌按摩。
2. 按摩时用力要均匀适当,太轻不能使前列腺液流出,过重则会引起疼痛。
3. 按摩时要按一定方向进行,不应往返按摩。
4. 一次按摩失败或检查结果阴性,如有临床指征,需隔 3~5d 后再重复按摩。

第十五节　肾穿刺活体组织检查术

肾穿刺活体组织检查(renal biopsy),又称肾活检,是诊断肾脏疾病尤其是肾小球疾病必不可少的重要方法,对明确诊断、指导治疗及判断预后均有重要意义。肾活检的方法有很多,目前临床最常用的方法为经皮肾穿刺活检。

一、适应证

1. **原发性肾小球疾病**　急性肾炎综合征伴肾功能急剧下降、原发性肾病综合征、无症状性血尿、无症状性蛋白尿,持续性尿蛋白 >1g/d。
2. **继发性肾脏病**　为明确病理诊断、指导治疗、判断预后可以行肾活检,如狼疮肾炎、糖尿病肾病、肾淀粉样变性等。
3. **疑为遗传性家族性的肾小球疾病**
4. **急性肾损伤病因不明或肾功能恢复迟缓**　应及早行肾活检,以便于明确诊断、指导治疗。
5. **缓慢进展的肾小管、肾间质疾病**
6. **移植肾疾病**　移植肾原发病变或移植肾新发肾小球疾病、移植肾的肾功能损伤(包括药物相关的急、慢性肾损伤)、移植肾排斥反应。

二、方法

1. **穿刺点**　一般选择在肾下极稍偏外侧,此处的肾皮质较多,能保证取材满意;另外此处能最大限度地避开肾门附近的大血管以及肾盂肾盏,减少肾穿刺后并发症的发生。
2. **穿刺的定位和引导**　大多采用 B 超引导肾穿刺。这种方法采用扇形穿刺探头引导,对穿刺针的方向、深度及所到达的位置进行监控。
3. **穿刺步骤**
(1) 超声探头应提前用 75% 医用酒精消毒。
(2) 患者一般取俯卧位(移植肾穿刺取仰卧位),腹部肾区相应位置垫以 10~16cm 长布垫,使肾脏紧贴腹壁,避免穿刺时滑动移位。
(3) 常规消毒局部皮肤,术者戴无菌手套。铺无菌洞巾,2% 利多卡因作穿刺点局部麻醉。
(4) 超声引导下选择合适的穿刺进针点,并测量皮肤至肾包膜表面的距离。
(5) 在 B 超引导下缓慢进针,当针尖部分快要接触到肾包膜表面时,嘱患者在呼吸的配合下穿刺。嘱患者吸气末屏气,快速将穿刺针刺入肾实质取组织并迅速拔出,嘱患者正常呼吸。注意在患者屏气保持肾脏不移动之前,一定不要将穿刺针刺入肾包膜或肾实质,以免划伤肾脏。

（6）穿刺完毕，局部加压、消毒包扎并嘱患者仰卧休息。

三、注意事项

1. 术前准备 耐心与患者沟通并签署知情同意书。训练患者呼吸屏气动作，常规查凝血功能及血常规；查尿常规、中段尿细菌培养排除尿路感染；行肾脏 B 超检查排除孤立肾、多囊肾等；有严重高血压时应先控制血压。

2. 术后观察处理 在穿刺部位覆盖纱布后，患者保持俯卧位送回病房，平卧 24h，嘱患者不要用力活动。密切观察血压、脉搏及尿液改变。有肉眼血尿时，应延长卧床时间，多饮水。一般在 24~72h 内肉眼血尿可消失，持续严重肉眼血尿或尿中有大量血块时，注意患者有可能出现失血性休克，给予卧床、应用止血药、输血等处理；如仍出血不止，可用动脉造影发现出血部位，选择性栓塞治疗，或采用外科手术方法止血。

（游　娜）

第十六节　其他诊疗技术

一、呼气试验

临床常用的呼气试验主要用于幽门螺杆菌和小肠细菌过度生长的检测。

用于幽门螺杆菌检测的是 ^{13}C 呼气试验。其原理是利用幽门螺杆菌产生的尿素酶分解尿素产生氨气和 CO_2，后者进入血液循环，通过肺部从口中呼出，收集呼出的气体用于检测。患者空腹状态下服入 ^{13}C 标记的尿素胶囊，一段时间后用力吹气，收集气体检测含有 ^{13}C 的 CO_2 的含量，以此推算胃内幽门螺杆菌的数量。用同位素 ^{14}C 标记的检测方法称为 ^{14}C 呼气试验，因为同位素 ^{14}C 的半衰期太长而导致环境污染，该检测方法已经很少用于临床。

氢呼气试验指测定口服某种化合物后呼气中的氢气浓度变化来诊断胃肠疾病及相关疾病的检验方法。检测氢气的同时通常也测定甲烷，故也称为氢/甲烷呼气试验。乳果糖是一种不能直接消化吸收的糖类，摄入后直接进入结肠，被结肠的细菌分解或发酵产生氢气、甲烷等，氢气和甲烷通过结肠黏膜扩散到血液中，循环至肺，从呼气中排出。体外能检测出呼出的氢气和甲烷浓度。如果有小肠细菌过度生长，口服的乳果糖在到达大肠前就会提前被分解，结果出现两次产气高峰。

二、菌群移植

菌群移植（microbiota transplantation）是近年新出现的医学技术，目前主要的技术形式是粪菌移植（fecal microbiota transplantation，FMT）。粪菌移植是将健康人粪便中的功能菌群移植到患者肠道，通过重建患者肠道菌群实现对肠道菌群失调相关性疾病的治疗。"粪菌移植"于 2012 年成为中文学术名词。2013 年以来，粪菌移植已经被多个国家医学指南和专家共识推荐用于治疗复发性或难治性难辨梭状芽孢杆菌感染。2019 年，基于智能化粪菌分离系统及严格质控相关漂洗过程的粪菌移植被称为洗涤菌群移植（washed microbiota transplantation，WMT）。洗涤菌群移植是粪菌移植发展的新阶段，其意义在于实验室过程更为可控,安全性更高。菌群使用前的形式包括新鲜、冻存、冻干三种。菌群给入消化道的常见途径包括鼻空肠管、结肠途径经内镜肠道置管、内镜下直接输注等,临床决定给入途径需要考虑疾病部位、患者状态、内镜诊疗需求等因素。以菌群移植为特色的新型医疗技术科室已经出现在国内外越来越多的医院。

三、血液透析

血液透析(hemodialysis)是急慢性肾功能衰竭患者的重要肾脏替代治疗方式。血液透析系统包括血液透析机、水处理及透析器等。血液透析是通过将体内血液引流至体外,在透析器内,通过弥散、超滤、吸附和对流原理进行物质交换,清除体内的代谢废物、维持电解质和酸碱平衡,同时清除体内过多的水分,并将净化的血液回输的全过程。

(张发明)

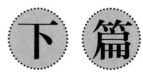

下 篇

外科学基础

第十二章 无菌术

无菌术(asepsis)是临床医学的一个基本操作规范,指采用物理、化学等方法杀灭各种微生物,防止微生物通过各种医护操作等途径侵入机体导致感染发生的技术,主要由灭菌法、消毒法以及相关的技术规范所组成。与医学感染有关的微生物包括细菌、真菌、病毒、放线菌、螺旋体、支(衣)原体等。临床上,医护操作、医护环境中任何物品乃至空气都可以成为微生物的传播媒介。近几年来,医院感染发生率逐年上升,对广大患者甚至医护人员自身都带来了不可忽视的危害,尤其对于外科手术而言,无菌术是确保手术在无菌条件下进行和完成,并最终保证手术达到治愈效果的必要手段。在临床各项医疗操作中始终保持无菌观念,掌握无菌技术,遵守相关无菌操作规则与制度,是对每一个外科医师的基本要求。

第一节 灭菌法和消毒法

去除物品表面无机物、有机物和可见污染物的过程叫清洁;杀灭一切活的微生物,包括细菌芽孢称作灭菌;而以杀灭病原微生物和有害微生物为目的则称作消毒。实际工作中选用哪种方法,要根据临床需要或各种医护操作的无菌要求来决定。凡是进入人体内无菌组织、器官、脉管系统的器材(如手术器械、各种血管介入性导管、穿刺针、腹腔镜、活检钳、置入物等),或有无菌液体从中流过的物品(如各种输液器、输血器等),或接触破损皮肤、破损黏膜的物品(如换药的敷料、纱布等),一旦被微生物污染,具有极高感染风险,属高度危险性物品器具,必须进行灭菌处理才能使用;而与完整黏膜相接触,不进入人体无菌组织、器官和血流,也不接触破损皮肤、破损黏膜的物品,如胃肠道内镜、气管镜、喉镜、呼吸机管道、麻醉机管道、压舌板、肛门直肠压力测量导管等,属中度危险性物品,应当达到消毒水平。低度危险性物品是指与完整皮肤接触而不与黏膜接触的器材,如听诊器、血压计袖带、病床围栏、床面以及床头柜、被褥、墙面、地面、痰盂(杯)和便器等,这些器物都属于医护人员用品或患者生活用品,通常也要求做消毒处理。

灭菌、消毒法包括高温法、化学药物法、其他方法。

一、高温法

(一)高压蒸汽灭菌法

是目前医院最常用的灭菌法。适用于耐温、耐湿、量较大的物品如金属器械、手术单(巾)、各种手术和换药辅料、换药碗、各种穿刺包及各种导管等的灭菌,油剂、粉剂、易燃易爆物品如碘剂、苯类等则不适合此法。将需灭菌物品用透气布单包裹成40cm×30cm×30cm

大小置于灭菌器内,蒸汽进入灭菌器后产生高气压,当压力达到 104.0~137.3kPa 时,蒸汽温度可达到 121~126℃,持续 30~45min 即可杀灭包括抵抗力极强的芽孢在内的一切微生物。物品经灭菌后,可在消毒包内保持无菌 2 周。

(二) 煮沸灭菌法

该法简单易行,效果肯定,适用于橡胶、缝线、玻璃及金属器械。100℃持续煮沸 15~20min 可杀灭一般细菌,煮沸 1h 以上可杀灭芽孢。水的沸点随海拔升高而降低,因此在高原地区应延长煮沸时间(海拔每升高 300m 需延长煮沸时间 2min)或采用压力锅作煮沸灭菌。加入碳酸氢钠配制成 2% 碱性溶液,沸点可提高到 105℃,可以缩短灭菌消毒时间,并可防止金属物品生锈。

(三) 火烧灭菌法

将需灭菌的物品置于金属器皿内,用 95% 酒精燃烧灭菌。因火烧可使锐器变钝,故仅适用于应急情况下的金属器械(具)灭菌。也可用于特殊感染如破伤风、气性坏疽等病原菌的杀灭。

二、化学药物法

(一) 环氧乙烷气体法

环氧乙烷穿透力极强,能高效灭菌,是用途最广的低温灭菌法,适用于除食品、油剂、粉剂以外的所有不耐热、不耐湿物品,如电子仪器、纸制品、化纤制品、塑料制品、陶瓷及金属制品等。灭菌条件为专用灭菌柜通入 100% 纯环氧乙烷气体 450~1 200mg/L,37~63℃持续 1~6h。

(二) 过氧化氢等离子体低温法

该方法原理是在灭菌设备内激发产生辉光放电,以过氧化氢为介质,形成低温等离子体,发挥灭菌作用,过氧化氢作用浓度为 >6mg/L,温度为 45~65℃,最短时间 28~75min,灭菌前物品应充分干燥。适用于各类内镜及其专用器械、电子仪器、光学仪器、各种导管及其他橡胶制品等。

(三) 戊二醛药液浸泡法

2% 碱性(pH=7.5~8.5)戊二醛浸泡 30min 可达消毒目的,10h 可达灭菌要求。多用于刀剪缝针等金属锐器、显微器械、导管、橡胶制品等,所有物品浸泡前都必须清洁表面,特别是油污,以免影响灭菌效果,是手术室、换药室常用的灭菌法。戊二醛杀菌效果肯定,但有轻微毒性,又有刺鼻气味,浸泡的物品使用前需用无菌清水反复冲洗拭干,且不可用于物体表面的擦拭或喷雾消毒。

(四) 过氧乙酸消毒法

多用于环境、室内空气(如普通病房、隔离病房、手术室等)的消毒。用 0.2%~0.4%(2 000~4 000mg/L)过氧乙酸溶液喷洒,有效时间约 1h;用电动超低容量喷雾器,0.5% 过氧乙酸溶液,按照 20ml/m³ 用量进行喷雾,有效时间 1h;15% 过氧乙酸(7ml/m³)在相对湿度 60%~80%、室温 25℃室内熏蒸 2h 可杀灭芽孢,有效时间可达 6~8h。

(五) 其他化学药液

过氧化氯、含氯液、臭氧等都是很常用的环境、室内空气消毒剂。过氧化氢、含碘液常用作皮肤、黏膜和伤口的消毒,还可以选用针对某些特定微生物的消毒液,如 70% 乙醇、异丙醇等可杀灭细菌繁殖体、分枝杆菌、真菌和病毒,杀灭细菌繁殖体和亲脂病毒可用 0.1% 苯扎溴胺（新洁尔灭）及 0.1% 氯己定（洗必泰）等。

三、其他方法

（一）紫外线

适用于室内空气和物体表面消毒。在室内无人状态下，关闭门窗，采用悬吊式或移动式紫外线灯直接照射消毒。灯管吊装高度距离地面 1.8~2.2m，照射时间应≥30min。

（二）干热灭菌

适用于耐热不耐湿，蒸汽或气体不能穿透物品的灭菌，如玻璃、粉剂、油剂等物品的灭菌。干热温度达到 160℃，最短灭菌时间为 2h，180℃为 30min。

第二节　手术室的无菌术

一、手术室无菌管理基本规则

手术室是医院最大的开放性公共医疗平台，是医院感染最易集中发生的场所之一，任何违反无菌原则的疏漏和错误都会造成严重后果，给患者带来极大伤害甚至危及生命。各级卫生行政部门都制定了细致的手术室管理规范，归纳起来，与无菌原则相关的有以下几个方面。

1. **合理、齐全的功能区划分**　包括工作人员办公区、手术人员术前准备区、无菌物品放置区、一般物品储存区、手术间、污物处理区等主要区域，各区域必须明确污染、清洁、相对无菌、无菌等性质，手术间应按照不同手术的无菌要求设置洁净级别，如关节置换术、器官移植术、开颅手术、体外循环手术等必须安排在洁净度为 100 级（最高级别）的层流手术间进行；功能区之间有符合无菌原则的通道、结合部、终末出口，以方便人员及物品的流通交接，整个手术室应宽敞、明亮，有良好的温控、湿控和空气流通交换系统。

2. **定期规范的污染监测和消毒**　手术室环境管理是一个动态过程，影响无菌质量的主要因素包括手术类型、流通空气的质量、空气交换的频率、手术室人员数量与流动、手术室内部人员工作服及穿着的洁净度等，应当针对这些因素加以科学管理和控制，例如同一手术间当日多台手术应当按照Ⅰ类切口、Ⅱ类切口、污染或感染手术的顺序安排接台，尽可能减少和避免各种因素的负面影响，制定切合实际的污染监测、消毒制度及净化标准。

3. **完善的人员、物品无菌技术要求**　进入手术室的手术人员必须更换手术室专用的工作衣、鞋、帽和口罩，无关人员不得入内，限制手术观摩人员和手术间人员数量，有呼吸道感染或患有其他传染性疾病的人员禁止进入手术室，更不得参与手术，手术结束后即清理污物并尽快送出手术室，等等。

二、手术人员与患者手术部位的准备

手术人员术前准备和手术区域消毒是整个手术的前奏，是影响手术成功与否重要环节，切不可有任何疏忽。

（一）手术人员的术前准备

1. **一般准备**　手术人员进入手术室前不得进行感染创面的换药，需剪除指甲，清洁双手和前臂，不留长发，手臂有皮肤化脓性感染时不能参加手术。进入手术室更换好专用着装,戴好帽子和口罩,要求帽子遮盖全部头发,口罩要罩住口、鼻孔,经专门通道至术前准备区。

2. 手臂消毒　手臂消毒是以除去手臂皮肤表面细菌为目的,通常有传统的酒精浸泡法和洗手液消毒法,目前绝大多数采用后者。手臂消毒的范围为双侧上臂中上 1/3 以远,由远而近消毒。手术室采用的洗手液必须是符合国家标准的中、高效消毒剂,通常分为清洁液和擦手液(消毒剂),消毒顺序一般为:取清洁液擦抹手臂→无菌毛巾拭干→取擦手液(消毒剂)擦抹手臂两遍,重点消毒部位为指尖、甲部、指蹼、手掌和腕部,这些部位,也是手套容易破损的部位。现在,一些新型手消毒剂的出现使消毒过程逐渐简化。

3. 穿无菌手术衣和戴无菌手套　手套和手术衣都经过灭菌处理,穿戴顺序为先穿手术衣再戴手套。穿手术衣有半包式穿着和全包式穿着,半包式穿衣步骤为:提起衣领抖开手术衣,内面朝向自己,两手插入袖笼内口,由旁人从身后拉紧手术衣并在后背系好衣带。而全包式穿法,手术衣有用于遮盖住背部的后襟片,其系带不是如半包式手术衣那样系于背后而是在胸前打结。其穿法为:穿上手术衣后将胸前的系带递与已穿手术衣并戴无菌手套的器械护士,而后自己旋转 360° 使手术衣完全包裹住背部,并请器械护士接过系带在胸前打结。其优点为背部亦为无菌区,使手术人员操作空间增大,在侧身、转身时不致造成术区污染。

戴手套的方法:手术者用左手捏住手套的翻折部,右手插入右手手套内,然后用已戴手套的右手指插入左手手套的翻折部内,左手再插入手套。注意手勿触及手套外面。戴好后将手套的翻折部向上翻起套在手术衣袖口上。

注意事项:洗手、穿手术衣和戴手套后应保持拱手姿势,手不能上举或下垂,也不能接触未消毒物品,否则应重新洗手或更换手术衣和手套。

(二) 手术部位的准备和消毒

1. 手术部位的准备　术前 1d 洗澡、洗头、理发(或床边擦洗);剃去手术区的毛发;肚脐皱褶内常藏有垢物,做腹部手术时,术前应认真清洗。

2. 手术部位的消毒

(1) 手术部位的消毒铺单由术者或手术助手完成手臂消毒后操作。

(2) 既往消毒液通常采用 2%~3% 碘酊,涂擦 1min 后用 75% 酒精脱碘两遍,现在多采用 0.5% 碘伏涂擦 2 遍;对婴儿及成人的面部、口腔、肛门和外生殖器可用 0.75% 吡咯烷酮碘消毒。

(3) 非感染性手术消毒,消毒液由术区中心向周围涂擦,而感染性手术或肛门、外生殖器手术消毒时则从外周向术区中心擦,不可来回涂抹。

(4) 消毒范围原则上要包括切口周围 15cm 的区域,腹部手术消毒范围上达乳头连线水平,下达耻骨联合,两侧达腋后线;四肢手术原则上是以术区为中心远近端各超过 1 个大关节,需要时可用无菌单包裹手脚,无菌绷带固定。消毒完成后铺无菌布单,其要求是显露切口所必需的最小皮肤区域而其他部位均予覆盖,除切口区外,周围部位至少应有 2 层无菌单覆盖。

三、手术进行中的无菌原则

所有参加手术的人员都应该认真执行以下无菌操作规则。

1. 手术人员在穿戴无菌手术衣和手套后手不能接触腰部以下、肩部以上、背部及手术台平面以下的部位。

2. 手术中如手套破损或接触到有菌区域应立即更换手套,无菌衣或无菌单湿透致无菌隔离作用不再完整时应予以更换手术衣和加铺无菌巾。

3. 禁止在手术人员背后传递器械和物品,坠落到无菌巾或手术台以外的器械和物品不得拾回再用。手术人员在术中调换位置须其中一人退后一步,转身后以背靠背方式调换。

4. 连续进行不同患者的手术时处理手术衣和手套的方法:前一次手术为无菌手术且手套未破时,先由巡回护士帮助从背部向前脱去手术衣,两手交替脱去手套,注意手套的外面不能触及皮肤,只需用洗手液中的擦手液擦净手和前臂即可,再穿手术衣、戴手套。如前一次手术为污染手术,则应重新做术前手臂消毒。

5. 消毒后切开皮肤前应用粘贴巾或用无菌手术巾夹巾钳固定保护切口边缘,切开皮肤切口前及手术将结束、缝合皮肤前均需用 75% 酒精或 0.5% 碘伏涂擦皮肤 1 次。术中处理空腔脏器时用纱布保护在周围以减少污染。

6. 手术开始前及结束时清点各种手术用品以免异物残留。

7. 手术人员不能站得太高,也不能到处走动,手术进行时不得使用风扇或开窗通风,空调的风口应避免正对手术台以免扬起灰尘造成伤口被污染。

8. 参观手术的人员不能太多,应与手术人员和无菌手术台保持 30cm 以上的距离,并尽量减少在手术间的走动。

（许利剑）

第十三章　水、电解质和酸碱平衡失调的处理

第一节　概　述

水和电解质是体液的主要成分,其量与性别、年龄及胖瘦有关。肌肉组织含水量较多(75%~80%),而脂肪组织则含水量较少。因此成年男性的体液量约为体重的 60%,而成年女性的体液量约占体重的 50%,两者均有 ±15% 的变化幅度。小儿的脂肪较少,故体液量所占体重的比例较高,新生儿可达体重的 80%。随其年龄增大,体内脂肪也逐渐增多,14 岁之后已与成年人所占比例相似。

体液可分为细胞内液和细胞外液,细胞内液绝大部分存在于骨骼肌中,男性约占体重的 40%,女性的细胞内液约占体重的 35%。细胞外液则男、女均占体重的 20%。细胞外液又可分为血浆和组织间液两部分。血浆量约占体重的 5%,组织间液量约占体重的 15%。绝大部分的组织间液能迅速地与血管内液体或细胞内液进行交换并取得平衡,这在维持机体的水和电解质平衡方面具有重要作用,故又可称其为功能性细胞外液。另有一小部分组织间液仅有缓慢交换和取得平衡的能力,它们具有各自的功能,但在维持体液平衡方面的作用甚小,故可称其为无功能性细胞外液。结缔组织液和所谓"透细胞液",例如脑脊液、关节液和消化液等,都属于无功能性细胞外液。但是,有些无功能性细胞外液的变化导致机体水、电解质和酸碱平衡失调却是很显著的。最常见的就是胃肠消化液的大量丢失,可造成体液量及成分的明显变化。无功能性细胞外液约占体重的 1%~2%,占组织间液的 10% 左右。

细胞外液和细胞内液中所含的离子成分有很大不同。细胞外液中最主要的阳离子是 Na^+,主要的阴离子是 Cl^-、HCO_3^- 和蛋白质。细胞内液中的主要阳离子是 K^+ 和 Mg^{2+},主要阴离子是 HPO_4^{2-} 和蛋白质。细胞外液和细胞内液的渗透压相等,正常血浆渗透压为 290~310mmol/L。渗透压的稳定对维持细胞内、外液平衡具有非常重要的意义。各种体液中电解质的组成和含量见表 13-1。

表 13-1　体液中电解质组成

体液	电解质含量 /(mmol · L^{-1})							
	Na^+	K^+	H^+	Cl^-	HCO_3^-	蛋白 $^+$	PO_4^{3-}	SO_4^{2-}
血浆	142	4.5		100	25	16	2	1
胃液								
高酸	45	30	70	120	25			

续表

体液	电解质含量 /(mmol·L⁻¹)							
	Na^+	K^+	H^{+*}	Cl^-	HCO_3^-	蛋白 $^+$	PO_4^{3-}	SO_4^{2-}
低酸	100	45	0.015	115	30			
肠液	120	20		110	30			
胆汁	140	5			40			
胰液	130	15			80			
细胞内液体	10	150		5	10	60	33	10

*在胃和肠液中变异很大。

一、体液平衡及渗透压的调节

体液容量及渗透压的稳定由神经 - 内分泌系统调节。体液的正常渗透压通过下丘脑 - 神经垂体 - 抗利尿激素（ADH）系统来恢复和维持,血容量的恢复和维持则通过肾素 - 血管紧张素（AT）- 醛固酮系统。此两系统共同作用于肾脏,调节水及钠等电解质的吸收和排泄,从而达到维持体液平衡、保持内环境稳定之目的。

二、酸碱平衡的维持

酸碱度适宜的体液环境是机体进行正常生理活动和代谢过程的需要。通常人的体液保持一定的 H^+ 浓度,亦是保持一定的 pH（动脉血浆 pH=7.35~7.45）。人体对酸碱的调节是通过体液的缓冲系统、肺的呼吸和肾的排泄而完成。

血液中的缓冲系统以 HCO_3^-/H_2CO_3 最为重要。HCO_3^- 的正常值平均为 24mmol/L,H_2CO_3 平均为 1.2mmol/L（HCO_3^-/H_2CO_3 比值 =24/1.2=20:1）。 只要 HCO_3^-/H_2CO_3 的比值保持为 20:1,即使 HCO_3^- 及 H_2CO_3 绝对值有高低,血浆的 pH 仍然保持 7.40。从调节酸碱平衡的角度,肺的呼吸对酸碱平衡的调节主要是经过肺排出 CO_2,使血中 $PaCO_2$ 下降,即调节血中的 H_2CO_3。肾脏的作用是通过改变排出固定酸及保留碱性物质的量,来维持正常的血浆 HCO_3^- 浓度,使血浆 pH 不变（表 13-2）。

表 13-2 酸碱平衡的调节

	HCO_3^- 的调节	H_2CO_3 的调节
调节器官	肾脏	肺
调节机制	① Na^+-H^+ 交换 ② HCO_3^- 重吸收 ③ H^+、NH_4^+ 排出 ④尿的酸化,排出 H^+	呼出 CO_2
备注	代谢性酸中毒 - 各种原因导致的［HCO_3^-］↓ 代谢性碱中毒 - 各种原因导致的［HCO_3^-］↑	呼吸性酸中毒 - 各种原因导致的［H_2CO_3］↑ 呼吸性碱中毒 - 各种原因导致的［H_2CO_3］↓

三、水、电解质及酸碱平衡在临床诊治中的重要性

在任何疾病中,任何脏器或系统的病理状态都可影响机体的水、电解质平衡,常见的水、电解质酸碱平衡失调,可出现在心、肝、肾功能障碍或衰竭,胃肠道疾患,妊娠高血压综合征,婴幼儿腹泻,严重的感染、外伤、大面积烧伤及手术后等,可导致脱水、血容量减少、低血钾、酸中毒等代谢紊乱。及时发现并积极纠正这些异常是诊疗的首要任务,因为任何一种水、电解质及酸碱平衡失调均可导致病情加重,甚至造成患者死亡。需要指出的是,手术的成功固然可以治疗患者,但是手术过程同时也是对机体的一种创伤,患者的内环境相对稳定是手术成功的基本保证。患者水、电解质平衡紊乱或酸中毒会明显增加手术的危险性,因此在手术前、后努力纠正已存在的水、电解质紊乱和酸碱平衡失调,术中及术后积极维持其平衡状态至为重要。

临床上发生水、电解质和酸碱失调的表现形式是多种多样的。可以只发生一种异常,例如低钾血症;也可以同时存在多种异常,例如既有水、电解质紊乱,又有酸碱平衡失调,此时,应予以全面纠正,不要疏漏。另外,患者同时患有多种疾病是很常见的,例如外科患者合并存在糖尿病、肝硬化或心功能不全等,这将会使治疗更为复杂。

第二节　体液代谢的失调

体液平衡失调可以有三种表现:容量失调、浓度失调和成分失调。容量失调是指等渗性体液的减少或增加,只引起细胞外液量的变化,而细胞内液容量无明显改变。浓度失调是指细胞外液中的水分有增加或减少,以致渗透微粒的浓度发生改变,也即是渗透压发生改变。由于钠离子构成细胞外液渗透微粒的90%,此时发生的浓度失调就表现为低钠血症或高钠血症。细胞外液中其他离子的浓度改变虽能产生各自的病理生理影响,但因渗透微粒的数量小,不会造成对细胞外液渗透压的明显影响,仅造成成分失调,如低钾血症或高钾血症、低钙血症或高钙血症,以及酸中毒或碱中毒等。

一、水和钠的代谢异常

在细胞外液中,水和钠的关系非常密切,故一旦发生代谢紊乱,失水和失钠常同时存在。不同原因引起的水和钠的代谢紊乱,在失水和失钠的程度上会有所不同,既可水和钠按比例丧失,也可失水少于失钠,或多于失钠。这些不同缺失的形式所引起的病理生理变化以及临床表现也不同(表13-3)。

表13-3　不同类型缺水的特征

缺水类型	丢失成分	典型特征	临床表现	实验室检查
等渗性	等比 Na^+、H_2O	肠瘘	舌干,不渴	血液浓缩,血 Na^+ 正常
低渗性	$Na^+ > H_2O$	慢性肠梗阻	神志差,不渴	血钠↓
高渗性	$Na^+ < H_2O$	食管癌梗阻	有口渴	血钠↑

（一）等渗性缺水

等渗性缺水（isotonic dehydration）又称急性缺水或混合性缺水。发生这种缺水时，水和钠成比例地丧失，因此血清钠仍在正常范围，细胞外液的渗透压也可保持正常。但等渗性缺水可造成细胞外液量（包括循环血量）的迅速减少。由于丧失的液体为等渗，细胞外液的渗透压基本不变，细胞内液并不会代偿性向细胞外间隙转移，因此细胞内液的量一般不发生变化。但如果这种体液丧失持续时间较久，细胞内液也将逐渐外移，随同细胞外液一起丧失，以致引起细胞缺水。机体对等渗性缺水的代偿启动机制是肾入球小动脉壁的压力感受器受到管内压力下降的刺激，以及肾小球滤过率下降所致的远曲小管液内 Na^+ 的减少。这些可引起肾素 - 醛固酮系统的兴奋，醛固酮的分泌增加，醛固酮促进远曲小管对钠的再吸收，随钠一同被再吸收的水量也有增加，从而代偿性地使细胞外液量回升。

1. 病因　①消化液的急性丧失，如肠外瘘、大量呕吐等；②体液丧失在感染区或软组织内，如腹腔内或腹膜后感染、肠梗阻、烧伤等。这些丧失的体液的成分与细胞外液基本相同。

2. 临床表现　患者恶心、厌食、乏力、少尿等，但不口渴，可有舌干燥、眼窝凹陷、皮肤干燥松弛。若在短期内体液丧失量达到体重的 5%，即丧失细胞外液的 25%，患者则会出现脉搏细速、肢端湿冷、血压不稳定或下降等血容量不足的症状。当体液继续丧失达体重的 6%~7% 时（相当于丧失细胞外液的 30%~35%），则有更严重的休克表现。休克的微循环障碍必然导致酸性代谢产物的大量产生和积聚，因此常伴发代谢性酸中毒。如果患者丧失的体液主要为胃液，因有 H^+ 的大量丧失，则可伴发代谢性碱中毒。

3. 诊断　依据病史和临床表现常可得出诊断。病史中均有消化液或其他体液的大量丧失。每日的失液量越大，持续时间越长，症状就越明显。实验室检查可发现有血液浓缩现象，红细胞计数、血红蛋白量和血细胞比容均明显增高。血清 Na^+、Cl^- 等一般无明显降低，尿比重增高，作动脉血血气分析可判别是否有酸（碱）中毒存在。

4. 治疗　原发病的治疗十分重要，若能消除病因，则缺水将很容易纠正。对等渗性缺水的治疗，应针对性地纠正其细胞外液的减少。可静脉滴注平衡盐溶液或等渗盐水，使血容量尽快得到补充。对已有脉搏细速和血压下降等症状者，表示细胞外液的丧失量已达体重的 5%，需从静脉快速滴注上述溶液约 3 000ml（按体重 60kg 计算），以恢复其血容量。注意所输注的液体应该是含钠的等渗液，否则会导致低钠血症。另外，静脉快速输注上述液体时必须监测心脏功能，包括心率、中心静脉压或肺毛细血管楔压等。对血容量不足表现不明显者，可给患者上述用量的 1/2~2/3，即 1 500~2 000ml，以补充缺水、缺钠量。此外，还应补给日需水量 2 000ml 和氯化钠 4.5g。

平衡盐溶液的电解质含量和血浆内含量相仿，用来治疗等渗性缺水比较理想。目前常用的平衡盐溶液有乳酸钠和复方氯化钠溶液（1.86% 乳酸钠溶液和复方氯化钠溶液之比为 1∶2）与碳酸氢钠和等渗盐水溶液（1.25% 碳酸氢钠溶液和等渗盐水之比为 1∶2）两种。如果单用等渗盐水，因溶液中的 Cl^- 含量比血清 Cl^- 含量高约 50mmol/L（Cl^- 含量分别为 154mmol/L 及 103mmol/L），大量输入后可导致血 Cl^- 过高，有引起高氯性酸中毒的危险。

在纠正缺水后，排钾量会有所增加，血清 K^+ 浓度也因细胞外液量的增加而被稀释降低，故应注意预防低钾血症的发生。一般在血容量补充使尿量达 40ml/h 后，补钾即应开始。

（二）低渗性缺水

低渗性缺水（hypotonic dehydration）又称慢性缺水或继发性缺水。此时水和钠同时缺失，但失钠多于失水，故血清钠低于正常范围（$Na^+ < 135mmol/L$），细胞外液呈低渗状态。机体

的代偿机制表现为抗利尿激素的分泌减少,使水在肾小管内的重吸收减少,尿量排出增多,从而提高细胞外液的渗透压。但这样会使细胞外液总量更为减少,于是细胞间液进入血液循环,以部分地补偿血容量。为避免循环血量的再减少,机体将不再顾及渗透压的维持。肾素-醛固酮系统发生兴奋,使肾减少排钠,增加 Cl^- 和水的再吸收。血容量下降又会刺激神经垂体,使抗利尿激素分泌增多,水再吸收增加,出现少尿。如血容量继续减少,上述代偿功能无法维持血容量时,将出现休克。

1. 病因　①胃肠道消化液持续性丢失,例如反复呕吐、长期胃肠减压引流或慢性肠梗阻,以致大量钠随消化液而排出(而只补充水或仅输注葡萄糖溶液);②大创面的慢性渗液;③应用排钠利尿剂如氯噻酮、依他尼酸(利尿酸)等时,未注意补给适量的钠盐,以致体内缺钠程度多于缺水;④等渗性缺水治疗时补充水分过多;⑤液体积聚在第三间隙,如腹膜炎形成大量腹水。

2. 临床表现　低渗性缺水的临床表现随缺钠程度而不同。一般均无口渴感,常见症状有恶心、呕吐、头晕、视觉模糊、软弱无力、起立时容易晕倒等。当循环血量明显下降时,肾的滤过量相应减少,以致体内代谢产物潴留,可出现神志淡漠、肌痉挛性疼痛、腱反射减弱和昏迷等。

根据缺钠程度,低渗性缺水可分为三度:轻度缺钠者血钠浓度在 135mmol/L 以下,患者感疲乏、头晕、手足麻木;尿中 Na^+ 减少。中度缺钠者血钠浓度在 130mmol/L 以下,患者除有上述症状外,尚有恶心、呕吐、脉搏细速,血压不稳定或下降,脉压变小,浅静脉萎陷,视力模糊,站立性晕倒;尿量少,尿中几乎不含钠和氯。重度缺钠者血钠浓度在 120mmol/L 以下,患者神志不清,肌痉挛性抽痛,腱反射减弱或消失;出现木僵,甚至昏迷,常发生休克。

3. 诊断　如患者有上述特点的体液丢失病史和临床表现,可初步诊断为低渗性缺水,进一步的检查包括:①尿液检查:尿比重常在 1.010 以下,尿 Na^+ 和 Cl^- 常明显减少;②血钠测定:血钠浓度低于 135mmol/L,表明有低钠血症,血钠浓度越低,病情越重;③红细胞计数、血红蛋白量、血细胞比容及血尿素氮值均有增高。

4. 治疗　应积极处理致病原因。针对低渗性缺水时细胞外液缺钠多于缺水的血容量不足的情况,应静脉输注含盐溶液或高渗盐水,以纠正细胞外液的低渗状态和补充血容量。静脉输液原则是:输注速度应先快后慢,总输入量应分次完成。每 8~12h 根据临床表现及检测结果,包括血 Na^+、Cl^- 浓度、动脉血血气分析和中心静脉压等,随时调整输液计划。低渗性缺水的补钠量可按下列公式计算:

需补充的钠量(mmol)=[血钠的正常值(mmol/L) - 血钠测得值(mmol/L)] × 体重(kg) × 0.6(女性为 0.5)

举例如下:女性患者,体重 60kg,血钠浓度为 130mmol/L。补钠量 =(142-130)× 60 × 0.5=360mmol

以 17mmol Na^+ 相当于 1g 钠盐计算,补氯化钠量约为 21g。当天先补 1/2 量,即 10.5g,加上每天正常需要量 4.5g,共计 15g。以输注 5% 葡萄糖盐水 1 500ml 即可基本完成。此外还应补给日需液体量 2 000ml。其余的一半钠,可在第二天补给。

必须强调,绝对依靠公式决定补钠量是不可取的,公式仅作为补钠安全剂量的估计。一般总是先补充缺钠量的一部分,以解除急性症状,使血容量有所纠正。肾功能亦有望得到改善,为进一步的纠正创造条件。如果将计算的补钠总量全部快速输入,可能造成血容量过高,对心功能不全者将非常危险。所以应采取分次纠正并监测临床表现及血钠浓度的方法。

重度缺钠出现休克者,应先补足血容量,以改善微循环和组织器官的灌注。晶体液(复方乳酸氯化钠溶液、等渗盐水)和胶体溶液(羟乙基淀粉、右旋糖酐和血浆)都可应用。但晶体液的用量一般要比胶体液用量大2~3倍。然后可静脉滴注高渗盐水(一般为5%氯化钠溶液)200~300ml,尽快纠正血钠过低,以进一步恢复细胞外液量和渗透压,使水从水肿的细胞中外移。但输注高渗盐水时应严格控制滴速,每小时不应超过100~150ml。以后根据病情及血钠浓度再调整治疗方案。

在补充血容量和钠盐后,由于机体的代偿调节功能,合并存在的酸中毒常可同时得到纠正,所以不需在一开始就用碱性药物治疗。如经动脉血血气分析测定,酸中毒仍未完全纠正,则可静脉滴注5%碳酸氢钠溶液100~200ml或平衡盐溶液200ml。以后视病情纠正程度再决定治疗方案。在尿量达到40ml/h后,同样要注意钾盐的补充。

(三) 高渗性缺水

高渗性缺水(hypertonic dehydration)又称原发性缺水。虽有水和钠的同时丢失,但因缺水更多,故血清钠高于正常范围,细胞外液的渗透压升高。严重的缺水,可使细胞内液移向细胞外间隙,结果导致细胞内、外液体量都有减少。最后,由于脑细胞缺水会导致脑功能障碍的严重后果。机体对高渗性缺水的代偿机制是:高渗状态刺激位于视丘下部的口渴中枢,患者感到口渴而饮水,使体内水分增加,以降低细胞外液渗透压;另外,细胞外液的高渗状态可引起抗利尿激素分泌增多,使肾小管对水的再吸收增加,尿量减少,也可使细胞外液的渗透压降低并恢复其容量;如缺水加重致循环血量显著减少,又会引起醛固酮分泌增加,加强对钠和水的再吸收,以维持血容量。

1. **病因**　①摄入水分不够,如食管癌致吞咽困难、危重患者的给水不足、经鼻胃管或空肠造口管给予高浓度肠内营养溶液等;②水分丧失过多,如高热大量出汗(汗中含氯化钠0.25%)、大面积烧伤暴露疗法、糖尿病未控制致大量尿液排出等;③尿崩症、使用溶质性利尿剂。

2. **临床表现**　缺水程度不同,症状亦不同。可将高渗性缺水分为三度:轻度缺水者除口渴外,无其他症状,缺水量为体重的2%~4%;中度缺水者有极度口渴感,乏力、尿少和尿比重增高,唇舌干燥,皮肤失去弹性,眼窝下陷,常有烦躁不安,缺水量为体重的4%~6%;重度缺水者除上述症状外,出现躁狂、幻觉、谵妄,甚至昏迷,缺水量超过体重的6%。

3. **诊断**　病史和临床表现有助于高渗性缺水的诊断。实验室检查的异常包括:①尿比重高;②红细胞计数、血红蛋白量、血细胞比容轻度升高;③血钠浓度升高,在150mmol/L以上。

4. **治疗**　解除病因同样是治疗的关键。无法口服的患者,可静脉滴注5%葡萄糖溶液或低渗的0.45%氯化钠溶液,补充已丧失的液体。所需补充液体量可先根据临床表现,估计丧失水量占体重的百分比。然后按每丧失体重的1%补液400~500ml计算。为避免输入过量而致血容量的过分扩张及水中毒,计算所得的补水量,一般可分在2d内补给。治疗1d后应监测全身情况及血钠浓度,必要时可酌情调整次日的补给量。此外,补液量中还应包括每天正常需要量2 000ml。

应该注意,高渗性缺水者实际上也有缺钠,只是因为缺水更多,才使血钠浓度升高。所以,如果在纠正时只补给水分,不补适当的钠,将不能纠正缺钠,可能反过来出现低钠血症。如需纠正同时存在的缺钾,可在尿量超过40ml/h后补钾。经上述补液治疗后若仍存在酸中毒,可酌情补给碳酸氢钠溶液。

（四）水中毒

水中毒（water intoxication）又称稀释性低血钠。临床上较少发生，系指机体的摄入水总量超过了排出水量，以致水分在体内潴留，引起血浆渗透压下降和循环血量增多。

1. 病因　①各种原因所致的抗利尿激素分泌过多；②肾功能不全，排尿能力下降；③机体摄入水分过多或接受过多的静脉输液。此时，细胞外液量明显增加，血清钠浓度降低，渗透压亦下降。

2. 临床表现　急性水中毒发病急骤。水过多所致的脑细胞肿胀可造成颅内压增高，引起一系列神经、精神症状，如头痛、嗜睡、躁动、定向能力失常、谵妄，甚至昏迷。若发生脑疝则出现相应的神经定位体征。慢性水中毒的症状往往被原发疾病的症状所掩盖。可有软弱无力、恶心、呕吐、嗜睡等。体重明显增加，皮肤苍白而湿润。

3. 诊断　病史和临床表现有助于诊断。实验室检查可发现：红细胞计数、血红蛋白量、血细胞比容和血浆蛋白量均降低；血浆渗透压降低、红细胞平均容积增加和红细胞平均血红蛋白浓度降低，提示细胞内、外液量均增加。

4. 治疗　水中毒一经诊断，应立即停止水分摄入。程度较轻者，在机体排出多余的水分后，水中毒即可解除。程度严重者，除禁水外，还需用利尿剂以促进水分的排出。一般可用渗透性利尿剂，如 20% 甘露醇或 25% 山梨醇 200ml 静脉内快速滴注（20min 内滴完），可减轻脑细胞水肿和增加水分排出。也可静脉注射袢利尿剂，如呋塞米（速尿）和依他尼酸。

对于水中毒，预防显得更重要。有许多因素容易引起抗利尿激素的分泌过多，例如疼痛、失血、休克、创伤及大手术等。对于这类患者的输液治疗，应注意避免过量。急性肾功能不全和慢性心功能不全者，更应严格限制入水量。

二、钾代谢异常

钾是机体重要的矿物质之一。体内钾总含量的 90% 存在于细胞内，是细胞内最主要的电解质。细胞外液的含钾量仅是总量的 2%，但它具有重要性。正常血清钾浓度为 3.5~5.5mmol/L。钾有许多重要的生理功能：参与、维持细胞的正常代谢，维持细胞内液的渗透压和酸碱平衡，维持神经肌肉组织的兴奋性，以及维持心肌正常功能等。钾的代谢异常有低钾血症和高钾血症，以前者较为常见。

（一）低钾血症

血钾浓度低于 3.5mmol/L 表示有低钾血症（hypokalemia）。

1. 病因　①长期进食不足；②应用呋塞米、依他尼酸等利尿剂，肾小管性酸中毒，急性肾衰竭的多尿期，以及盐皮质激素（醛固酮）过多等，使钾从肾排出过多；③补液患者长期接受不含钾盐的液体，或静脉营养液中钾盐补充不足；④呕吐、持续胃肠减压、肠瘘等，钾从肾外途径丧失；⑤钾向组织内转移，见于大量输注葡萄糖和胰岛素，或代谢性、呼吸性碱中毒时；⑥镁缺乏；⑦抗生素引起的低钾血症；⑧ Barter 综合征；⑨ Liddle 综合征；⑩家族性低血钾性周期性麻痹、白血病及免疫相关的钾丢失肾病等。

2. 临床表现　最早的临床表现是肌无力，先是四肢软弱无力，逐渐可累及躯干和呼吸肌，一旦呼吸肌受累，可致呼吸困难或窒息。还可有软瘫、腱反射减退或消失。患者可出现厌食、恶心、呕吐和腹胀、肠蠕动消失等肠麻痹表现。心脏受累主要表现为传导阻滞和节律异常。典型的心电图改变为早期出现 T 波降低、变平或倒置，随后出现 ST 段降低、Q-T 间期延长和 U 波。但并非每个患者都有心电图改变,故不应单凭心电图异常来诊断低钾血症。应该注意,低钾血症的临床表现有时可以很不明显,特别是当患者伴有严重的细胞外液减少时。这时的临床表现主要是缺水、缺钠所致的症状。但当缺水被纠正之后,由于钾浓度被进一步稀释,此时即会出现低钾血症的症状。此外,低钾血症还可致代谢性碱中毒,这是由于一方面 K^+ 由细胞内移出,与 Na^+、H^+ 的交换增加(每移出 3 个 K^+,即有 2 个 Na^+ 和 1 个 H^+ 移入细胞内),使细胞外液的 H^+ 浓度降低;另一方面,远曲肾小管 Na^+、K^+ 交换减少,Na^+、H^+ 交换增加,使 H^+ 排出增多。这两方面的作用即可使患者发生低钾性碱中毒。然而此时,尿却呈酸性(反常性酸性尿)。

3. **诊断**　根据病史和临床表现即可作低钾血症的诊断。血钾浓度低于 3.5mmol/L 有诊断意义。心电图检查可作为辅助性诊断手段。

4. **治疗**　对造成低钾血症的病因作积极处理,可使低钾血症易于纠正。

临床上判断缺钾的程度很难。虽有根据血钾测定结果来计算补钾量的方法,但其实用价值很小。通常是采取分次补钾、边治疗边观察的方法。轻症及有进食条件者应以口服补钾为主,消化道穿孔梗阻等无法口服患者,则需经静脉补给。补钾量可参考血钾浓度降低程度,每天补钾 40~80mmol 不等。以每克氯化钾相当于 13.4mmol 钾计算,约每天补氯化钾 3~6g。少数低钾血症患者,上述补钾量往往无法纠正,补充钾量需逐渐递增,每天最高可达 100~200mmol。静脉补充钾有浓度及速度的限制,每升输液中含钾量不宜超过 40mmol(相当于氯化钾 3g),溶液应缓慢滴注,输入钾量应控制在 20mmol/h 以下。因为细胞外液的钾总量仅 60mmol,如果含钾溶液输入过快,血钾浓度可能短期内增高许多,将有致命的危险。如果患者伴有休克,应先输给晶体液及胶体液,尽快恢复其血容量。待尿量超过 40ml/h 后,再静脉补充钾。临床上常用的钾制剂是 10% 氯化钾,这种制剂除能补钾外,还有其他作用。如上所述,低钾血症常伴有细胞外液的碱中毒,在补氯化钾后,一起输入的 Cl^- 则有助于减轻碱中毒。此外,氯缺乏还会影响肾的保钾能力,所以输给氯化钾,不仅补充了 K^+,还可增强肾的保钾作用,有利于低钾血症的治疗。由于补钾量是分次给予,因此要完成纠正体内的缺钾,常需连续 3~5d 的治疗。

(二)高钾血症

血钾浓度超过 5.5mmol/L,即为高钾血症(hyperkalemia)。高钾血症未必总伴有细胞内钾增高,有时机体尚可处于缺钾状态。

1. **病因**　①进入体内(或血液内)的钾量太多,如口服或静脉输入氯化钾、使用含钾药物,以及大量输入保存期较久的库存血等;②肾排钾功能减退,如急性及慢性肾衰竭,应用保钾利尿剂如螺内酯(安体舒通)、氨苯蝶啶等,以及盐皮质激素不足等;③细胞内钾的移出,如溶血、组织损伤(如挤压综合征),以及酸中毒等;④药物抑制肾小管泌钾;⑤原发性肾小管钾分泌缺陷。

2. **临床表现**　高钾血症的临床表现无特异性。可有神志模糊、感觉异常和肢体软弱无力等。严重高钾血症者有微循环障碍的临床表现,如皮肤苍白、发冷、青紫、低血压等。常有心动过缓或心律不齐。最危险的是高血钾可致心搏骤停。高钾血症,特别是血钾浓度超过 7mmol/L,都会有心电图的异常变化。典型的心电图改变为早期 T 波高而尖,Q-T 间期缩短,随后出现 QRS 增宽,P-R 间期延长。

3. **诊断**　有引起高钾血症原因的患者,当出现无法用原发病解释的临床表现时,应考虑到有高钾血症的可能。应立即作血钾浓度测定,血钾超过 5.5mmol/L 即可确诊。心电图有辅助诊断价值。

4. 治疗 由于高钾血症有导致患者心搏突然停止的危险,因此高钾血症一经诊断,应积极予以治疗。

(1) 停用一切含钾的药物或溶液。

(2) 降低血钾浓度,可采取下列几项措施:

1) 促使 K^+ 转入细胞内:①输注碳酸氢钠溶液:先静脉注射 5% 碳酸氢钠溶液 250ml,再继续静脉滴注碳酸氢钠溶液 100~200ml。这种高渗性碱性溶液输入后可使血容量增加,不仅可使血清 K^+ 得到稀释,降低血钾浓度,又能使 K^+ 移入细胞内或由尿排出。同时,还有助于酸中毒的治疗。注入的 Na^+ 可使肾远曲小管的 Na^+、K^+ 交换增加,使 K^+ 从尿中排出。②输注葡萄糖溶液及胰岛素:用 25% 葡萄糖溶液 100~200ml,每 5g 糖加入胰岛素 1U,静脉滴注。可使 K^+ 转入细胞内,从而暂时降低血钾浓度。必要时,可以每 3~4h 重复用药。③对于肾功能不全、不能输液过多者,可用 10% 葡萄糖酸钙 100ml、11.2% 乳酸钠溶液 50ml、25% 葡萄糖溶液 400ml,加入胰岛素 20U,24h 缓慢静脉滴入。

2) 阳离子交换树脂的应用:可口服,每次 15g,每日 4 次。可从消化道带走钾离子。为防止便秘、粪块堵塞,可同时口服山梨醇或甘露醇以导泻。

3) 透析疗法:有腹膜透析和血液透析两种。用于上述治疗仍无法降低血钾浓度时。

(3) 对抗心律失常:钙与钾有对抗作用,故静脉注射 10% 葡萄糖酸钙溶液 20ml,能缓解 K^+ 对心肌的毒性作用,此法可重复使用。也可将 10% 葡萄糖酸钙溶液 30~40ml 加入静脉补液内滴注。

三、钙代谢异常

机体内钙的绝大部分(99%)以磷酸钙和碳酸钙的形式贮存于骨骼中。细胞外液钙仅是总钙量的 0.1%。血钙浓度为 2.25~2.75mmol/L,相对恒定。其中,约半数为蛋白结合钙,5% 为与有机酸结合的钙,这两部分合称非离子化钙。其余的 45% 为离子化钙,这部分钙起着维持神经肌肉稳定性的作用。离子化和非离子化钙的比率受到 pH 的影响,pH 降低可使离子化钙增加,pH 上升可使离子化钙减少。不少外科患者可发生不同程度的钙代谢紊乱,特别是发生低钙血症。

(一) 低钙血症

低钙血症(hypocalcemia)可发生在急性重症胰腺炎、坏死性筋膜炎、肾衰竭、消化道瘘和甲状旁腺功能受损的患者。急性胰腺炎时由于脂肪皂化而结合了许多游离钙,可出现严重的低钙血症。甲状腺切除手术(尤其是双侧手术)影响了甲状旁腺的血供或甲状旁腺被一并切除,或是颈部放射治疗使甲状旁腺受累。这些情况均可导致甲状旁腺功能低下,产生低钙血症。

低钙血症的临床表现与血钙浓度降低使神经肌肉兴奋性增强有关,有容易激动、口周和指 / 趾尖麻木及针刺感、手足抽搐、肌痛、腱反射亢进以及 Chvostek 征阳性等表现,重者可表现出四肢抽搐、肌痉挛、喉鸣、惊厥,严重者可致癫痫发作及精神症状,如烦躁不安、忧郁、记忆力减退。儿童长期低钙可致智力发育迟缓。血钙浓度低于 2.25mmol/L 有诊断价值。

低钙血症的治疗,应纠治原发疾病,同时用 10% 葡萄糖酸钙 10~20ml 或 5% 氯化钙 10ml 静脉注射,以缓解症状。必要时可 8~12h 后重复注射。纠治可能同时存在的碱中毒,将有利于提高血清中离子化钙的含量。对需长期治疗的患者,可口服钙剂并补充维生素 D,

以逐步减少钙剂的静脉用量。

（二）高钙血症

高钙血症（hypercalcemia）主要发生于甲状旁腺功能亢进症，如甲状旁腺增生或腺瘤形成者。其次是骨转移性癌，特别是在接受雌激素治疗的骨转移性乳腺癌。转移至骨的肿瘤细胞可致骨质破坏，骨钙释放，使血清钙升高。

早期症状有疲乏、厌食、恶心、呕吐和体重下降，血钙浓度进一步增高时，可出现严重头痛、背和四肢疼痛、口渴和多尿等。甲状旁腺功能亢进者在病程后期可致全身性骨质脱钙，发生多发性病理性骨折。血钙浓度高达 4~5mmol/L 时可出现高血钙危象，患者可死于心搏骤停、肾衰、循环衰竭等。

对于甲状旁腺功能亢进者，应作手术治疗，切除腺瘤或增生的腺组织之后，可彻底治愈。对骨转移性癌症患者，可预防性地给予低钙饮食，并注意补充足够的水分，以利于钙的排泄。静脉注射硫酸钠可使钙经尿排出增加，但其作用不会更优于输注生理盐水。

四、镁代谢异常

机体约有一半的镁存在于骨骼内，其余几乎都存在于细胞内，仅有 1% 存在于细胞外液中。镁具有多种生理功能，在神经活动的控制、神经肌兴奋性的传递、肌收缩、心脏激动性及血管张力等方面均具有重要作用。正常血镁浓度为 0.70~1.10mmol/L。大部分镁从粪便排出，其余经肾排出。肾有很好的保镁作用。

（一）镁缺乏

饥饿、吸收障碍综合征、长时期的胃肠道消化液丧失（如肠瘘），是导致镁缺乏（magnesium deficiency）的主要原因。其他原因还有长期应用无镁溶液作静脉输注治疗、肠外营养液中未加适量镁制剂，以及急性胰腺炎、糖尿病、酗酒等。

镁缺乏时可表现为神经、肌及中枢神经系统功能亢进，其症状及体征可与钙缺乏相似。低镁血症的常见表现为：面容苍白、肌震颤、手足搐搦及 Chvostek 征阳性、Trousseau 征阳性、记忆力减退、精神紧张、易激动，严重者有烦躁不安、谵妄及惊厥等。同时由于镁具有对钾、钙通道的抑制作用，故低镁血症容易引起心律失常，心电图表现包括 P-R 间期和 Q-T 间期延长。

若存在诱发因素，又出现上述症状，则应疑有镁缺乏。临床上镁缺乏者常伴有钾和钙的缺乏。补充钾及钙使低钾血症和低钙血症得到纠正之后，如果症状仍未缓解，应怀疑低镁血症的存在。应用这种"排除法"来诊断低镁血症的原因是：血镁浓度与机体镁缺乏不一定相平行，即镁缺乏时血镁浓度不一定降低。对镁缺乏有诊断价值的是镁负荷试验。正常人在静脉输注氯化镁或硫酸镁 0.25mmol/（kg·d）后，注入量的 90% 即很快从尿中排出。而在镁缺乏者，注入上述相同量之后，输入镁的 40%~80% 被保留在体内，仅少量镁从尿中排出。

镁缺乏时可用氯化镁溶液或硫酸镁溶液静脉补充，一般可按 0.25mmol/（kg·d）的剂量补充镁盐。25% 硫酸镁溶液 1ml 含镁 1mmol，60kg 体重者可补 25% 硫酸镁 15ml。如患者肾功能正常，而镁缺乏严重时，可按 1mmol/（kg·d）补充镁盐。肠外营养溶液中应注意添加镁制剂，常用量是每天补镁 6~7mmol。静脉补充镁制剂时，要控制输注速度不能太快，太快太多的补充可能引起急性镁中毒，甚至导致心脏骤停。完全纠正镁缺乏需时较长，故在解除症状后，仍应每天补镁，持续 1~3 周。一般用量为 5~10mmol/d，相当于 25% 硫酸镁 5~10ml/d，肌内注射或稀释后静脉注射。如果发生镁中毒，应立即静脉注射葡萄糖酸钙或氯化钙溶液作为对抗。

（二）镁过多

体内镁过多（magnesium excess）主要发生在肾功能不全时，偶可见于应用硫酸镁治疗子痫的过程中。血镁水平常与血钾浓度相平行，故在急、慢性肾衰竭时，需及时监测血钾及血镁水平。烧伤早期、广泛性外伤或外科应激反应、严重细胞外液量不足和严重酸中毒等也可引起血清镁增高，血清镁浓度可 >3mmol/L。

镁过多的临床表现有乏力、疲倦、腱反射消失和血压下降等。血清镁浓度明显增高时，心脏传导功能可发生障碍，心电图改变与高钾血症相似，可显示 P-R 间期延长、QRS 波增宽和 T 波增高。晚期可出现呼吸抑制、嗜睡和昏迷，甚至心搏骤停。

发现镁过多之后，应立即停止给镁。经静脉缓慢输注 2.5~5mmol 葡萄糖酸钙（相当于10% 葡萄糖酸钙溶液 10~20ml）或氯化钙溶液，以对抗镁对心脏和肌肉的抑制。同时要积极纠正酸中毒和缺水。如血清镁浓度仍无下降或症状仍不减轻，可考虑采用透析治疗。

五、磷代谢异常

成人体内含磷约 700~800g，约 85% 存在于骨骼中，其余以有机磷酸酯形式存在于软组织中。细胞外液中含磷仅 2g，正常血清无机磷浓度为 0.96~1.62mmol/L。磷对机体代谢有十分重要的作用。磷是核酸、磷脂等的基本成分；是高能磷酸键的成分之一，在能量代谢中有重要作用；参与蛋白质的磷酸化过程；以磷脂形式参与细胞膜的组成；是某些凝血因子的成分；磷酸盐还参与酸碱平衡；等等。

（一）低磷血症

低磷血症（hypophosphatemia）时血清无机磷浓度 <0.96mmol/L。由于血清无机磷的正常波动范围较大，因此血清磷并不是反映机体磷平衡的敏感而特异的指标。其病因有：甲状旁腺功能亢进症、严重烧伤或感染；大量葡萄糖及胰岛素输入使磷进入细胞内；磷摄入不足，特别是长期肠外营养支持时未补充磷制剂；Fanconi 综合征导致近曲小管重吸收磷酸盐能力下降；等等。

临床上低磷血症的发生率并不低，由于其缺乏特异性的临床表现而常易被忽略。低磷血症可有神经肌肉症状，如头晕、厌食、肌无力等。重症者可有抽搐、精神错乱、昏迷，甚至可因呼吸肌无力而危及生命。慢性低磷血症时常以骨骼系统损害为主要表现。对低磷血症要有警惕，采取预防措施。对需长期静脉输液者，溶液中应每天补充磷 10mmol，可补充甘油磷酸钠 10ml。有严重低磷者，可酌情增加磷制剂用量，但需注意密切监测血清磷水平。对甲状旁腺功能亢进者，手术治疗可使低磷血症得到纠正。

（二）高磷血症

高磷血症（hyperphosphatemia）时成人血清无机磷浓度 >1.62mmol/L，儿童 >1.90mmol/L。临床上很少见。主要病因有急性肾衰竭、甲状旁腺功能低下等。酸中毒或淋巴瘤等化疗时可使磷从细胞内逸出，导致血清磷升高。

高磷血症可致继发性低钙血症发生，可出现一系列低血钙的症状。因异位钙化可有肾功能受损表现。

治疗方面，除对原发病作防治外，可针对低钙血症进行治疗。急性肾衰竭伴明显高磷血症者，必要时可行透析治疗。

第三节　酸碱平衡的失调

正常人血液的酸碱度即 pH 值始终保持在一定的水平,其变动范围很小。血液酸碱度的相对恒定是机体进行正常生理活动的基本条件之一。机体每天在代谢过程中,均会产生一定量的酸性或碱性物质并不断地进入血液,都可能影响到血液的酸碱度,尽管如此,血液酸碱度仍恒定在 7.35~7.45。健康机体是如此,在疾病过程中,人体仍是极力将血液 pH 恒定在这狭小的范围内。之所以能使血液酸碱度如此稳定,是因为人体有一整套调节酸碱平衡的机制,首先依赖于血液内一些酸性或碱性物质并以一定比例存在的缓冲体系来完成,而这种比例的恒定,又依赖于肺和肾等脏器的调节作用,消除过剩的酸或碱,使体内酸碱度保持相对平衡的状态。机体这种调节酸碱物质含量及其比例,维持血液 pH 值在正常范围内的过程,称为酸碱平衡。

体内酸性或碱性物质过多,超出机体的调节能力,或者肺和肾功能障碍使调节酸碱平衡的功能障碍,均可使血浆中 HCO_3^- 与 H_2CO_3 浓度及其比值的变化超出正常范围而导致酸碱平衡紊乱如酸中毒或碱中毒。酸碱平衡紊乱是临床常见的一种症状,各种疾患均有可能出现。

一、代谢性酸中毒

代谢性酸中毒(metabolic acidosis)是临床上最常见的酸碱平衡失调。由于酸性物质的积聚或产生过多,或 HCO_3^- 丢失过多,即可引起代谢性酸中毒。

1. 病因

(1)碱性物质丢失过多:见于腹泻、肠瘘、胆瘘和胰瘘等,经粪便、消化液丢失的 HCO_3^- 超过血浆中的含量。应用碳酸酐酶抑制剂(如乙酰唑胺),可使肾小管排 H^+ 及重吸收 HCO_3^- 减少,导致酸中毒。

(2)酸性物质过多:失血性及感染性休克致急性循环衰竭、组织缺血缺氧,可使丙酮酸及乳酸大量产生,发生乳酸性酸中毒,这在外科很常见。糖尿病或长期不能进食,体内脂肪分解过多,可形成大量酮体,引起酮症酸中毒。抽搐、心搏骤停等也能同样引起体内有机酸的过多形成。为某些治疗的需要,应用氯化铵、盐酸精氨酸或盐酸过多,以致血中 Cl^- 增多,HCO_3^- 减少,也可引起酸中毒。

(3)肾功能不全:肾脏排酸保碱功能障碍不论肾小管上皮细胞 H^+ 排泌减少、碳酸氢盐生成减少还是肾小球滤过率严重下降,不论急性还是慢性肾功能衰竭,均能引起肾性代谢性酸中毒。由于肾脏是机体酸碱平衡调节的最终保证,故肾衰竭引起的酸中毒更为严重,也是不得不采取血液透析措施的临床危重情况之一。

2. 临床表现　酸中毒的主要症状与体征由于与原发病症状难以区别,常常不清楚。轻度代谢性酸中毒可无明显症状。严重代谢性酸中毒(pH<7.20,HCO_3^-<10mmol/L)最具特征性症状是通气增加,为呼吸性代偿的重要部分。开始,呼吸深度轻度增加,过后可见急促张口呼吸(Kussmaul 呼吸)。细胞外液容量丢失体征可见,尤其是糖尿病酮症酸中毒或胃肠道容量丢失。严重酸中毒由于损害心肌收缩力和周围血管对儿茶酚胺的反应,可以引起循环休克,进行性感觉迟钝亦常发生。

3. 诊断　根据患者有严重腹泻、肠瘘或休克等病史,又有深而快的呼吸,即应怀疑有代谢性酸中毒。血气分析可以明确诊断,并可了解代偿情况和酸中毒的严重程度。此时血液 pH 和 HCO_3^- 明显下降。代偿期的血 pH 可在正常范围,但 HCO_3^-、碱剩余(BE)和 $PaCO_2$ 均有一定程度的降低。如无条件进行此项测定,可作二氧化碳结合力测定(正常值为 25mmol/L)。在除外呼吸因素之后,二氧化碳结合力的下降也可确定酸中毒的诊断并能大致判定酸中毒的程度。

4. 治疗　病因治疗应放在代谢性酸中毒治疗的首位。由于机体可加快肺部通气以排出更多 CO_2,又能通过肾排出 H^+、保留 Na^+ 及 HCO_3^-,即具有一定的调节酸碱平衡的能力,因此只要能消除病因,再辅以补充液体、纠正缺水,则较轻的代谢性酸中毒(血浆 HCO_3^- 为 16~18mmol/L)常可自行纠正,不必应用碱性药物。低血容量性休克可伴有代谢性酸中毒,经补液、输血,休克被纠正之后,轻度的代谢性酸中毒也可随之被纠正。对这类患者不宜过早使用碱剂,否则可能造成代谢性碱中毒。

对血浆 HCO_3^- 低于 10mmol/L 的重症酸中毒患者,应立即输液和用碱剂进行治疗。常用的碱性药物是碳酸氢钠溶液。该溶液进入体液后即离解为 Na^+ 和 HCO_3^-。HCO_3^- 与体液中的 H^+ 化合成 H_2CO_3,再离解为 H_2O 及 CO_2,CO_2 则自肺部排出,从而减少体内 H^+,使酸中毒得以改善。Na^+ 留于体内则可提高细胞外液渗透压和增加血容量。5% 碳酸氢钠每 100ml 含有 Na^+ 和 HCO_3^- 各 60mmol。在估计输给 $NaHCO_3$ 用量时,可以参考以下公式。

$$HCO_3^- 需要量(mmol) = [HCO_3^- 正常值(mmol) - HCO_3^- 测得值(mmol/L)] \times 体重(kg) \times 0.4$$

一般将计算值的半量在 2~4h 内输入,但是公式计算法的实际价值不大。临床上根据酸中毒严重程度,补给 5% 碳酸氢钠溶液的首次剂量可为 100~250ml 不等。在用后 2~4h 复查动脉血血气分析及血浆电解质浓度,根据测定结果再决定是否需继续输给及输给用量。边治疗边观察,逐步纠正酸中毒,是治疗的原则。5%$NaHCO_3$ 溶液为高渗性,过快输入可致高钠血症,使血浆渗透压升高,应注意避免。在酸中毒时,离子化的 Ca^{2+} 增多,故即使患者有低钙血症,也可以不出现手足抽搐。但在酸中毒被纠正之后,Ca^{2+} 的减少便会引起手足抽搐,应及时静脉注射葡萄糖酸钙以控制症状。过快地纠正酸中毒还能引起大量 K^+ 转移至细胞内,引起低钾血症,也要注意防治。

二、代谢性碱中毒

体内 H^+ 丢失或 HCO_3^- 增多可引起代谢性碱中毒(metabolic alkalosis)。

1. 病因

(1)胃液丧失过多:常见于幽门梗阻或高位肠梗阻时的剧烈呕吐,直接丢失胃酸(HCl)。胃腺壁细胞生成 HCl,H^+ 是胃腺壁细胞由 $CO_2+H_2O \rightarrow H_2CO_3 \rightarrow H^+ + HCO_3^-$ 反应而来,Cl^- 则来自血浆。壁细胞中有碳酸酐酶使此反应能迅速进行。H^+ 与 Cl^- 在胃腺腔内形成 HCl 分泌入胃内。进入小肠后 HCl 与肠液、胰液、胆汁等碱性消化液中的 $NaHCO_3$ 中和。碱性液的分泌是受 H^+ 入肠的刺激引起的。因此,如果 HCl 因呕吐而丢失,则肠液中 $NaHCO_3$ 分泌减少,体内将有潴留;再者,已分泌入肠的 $NaHCO_3$ 不被 HCl 中和,势必引起肠液中 HCO_3^- 浓度升高而使其重吸收增加。这就使血中 HCO_3^- 浓度上升而导致代谢性碱中毒。胃液大量丢失时可伴有 Cl^-、K^+ 的丢失和细胞外液容量减少,这些因素也与此时的代谢性碱中毒发生有关。低血氯时,同符号负离子 HCO_3^- 增多以补偿之,低血钾时由于离子转移而 H^+ 移入细胞内,细胞外液容量减少时由于醛固酮分泌增多而促进 Na^+ 重吸收而促使 H^+ 和 K^+ 排出,这些均能引起代谢性碱中毒。

（2）碱性物质摄入过多：碳酸氢盐摄入过多，例如溃疡患者服用过量的碳酸氢钠，中和胃酸后导致肠内 NaHCO$_3$ 明显升高时，特别是肾功能有障碍的患者由于肾脏调节 HCO$_3^-$ 的能力下降可导致碱中毒。此外，在纠正酸中毒时，输入碳酸氢钠过量也同样会导致碱中毒。乳酸钠摄入过多，经肝脏代谢生成 HCO$_3^-$，见于纠正酸中毒时输乳酸钠溶液过量。柠檬酸钠摄入过多，输血时多用柠檬酸钠抗凝。每 500ml 血液中有柠檬酸钠 16.8mEq，经肝代谢可生成 HCO$_3^-$。故大量输血时（例如快速输入 3 000~4 000ml）可发生代谢性碱中毒。

（3）缺钾：各种原因引起的血清钾减少，可引起血浆 NaHCO$_3$ 增多而发生代谢性碱中毒。其机制有：①血清 K$^+$ 下降时，肾小管上皮细胞排 K$^+$ 相应减少而排 H$^+$ 增加，换回 Na$^+$、HCO$_3^-$ 增加。此时的代谢性碱中毒，不像一般碱中毒时排碱性尿，而排酸性尿，称为反常酸性尿。②血清钾下降时，由于离子交换，K$^+$ 移至细胞外以补充细胞外液的 K$^+$，而 H$^+$ 则进入细胞内以维持电中性，故导致代谢性碱中毒（此时细胞内却是酸中毒，由细胞内缓冲物质缓冲进入细胞内的 H$^+$）。

（4）利尿剂的作用：呋塞米、依他尼酸等能抑制近曲小管对 Na$^+$ 和 Cl$^-$ 的再吸收，而并不影响远曲小管内 Na$^+$ 与 H$^+$ 的交换。因此，随尿排出的 Cl$^-$ 比 Na$^+$ 多，回入血液的 Na$^+$ 和 HCO$_3^-$ 增多，发生低氯性碱中毒。

机体对代谢性碱中毒的代偿过程表现为：受血浆 H$^+$ 浓度下降的影响，呼吸中枢抑制，呼吸变浅变慢，CO$_2$ 排出减少，使 PaCO$_2$ 升高，HCO$_3^-$/H$_2$CO$_3$ 的比值可望接近 20∶1 而保持 pH 在正常范围内。肾的代偿是肾小管上皮细胞中的碳酸酐酶和谷氨酰胺酶活性降低，使 H$^+$ 排泌和 NH$_3$ 生成减少。HCO$_3^-$ 的再吸收减少，经尿液排出增多，从而使 HCO$_3^-$ 减少。代谢性碱中毒时，氧合血红蛋白解离曲线左移，使氧不易从氧合血红蛋白中释出。此时尽管患者的血氧含量和氧饱和度均正常，但组织仍然存在缺氧。由此，应该认识到积极纠治碱中毒的重要性。

2. 临床表现　代谢性碱中毒一般无明显症状，有时可有呼吸变浅变慢，或精神神经方面的异常，如嗜睡、精神错乱或谵妄等。可以有低钾血症和缺水的临床表现。严重时可因脑和其他器官的代谢障碍而发生昏迷。

3. 诊断　根据病史可作出初步诊断。血气分析可确定诊断及其严重程度，代偿期血液 pH 可基本正常，但 HCO$_3^-$ 和 BE（碱剩余）均有一定程度的增高。失代偿时 pH 和 HCO$_3^-$ 明显增高，PaCO$_2$ 正常。可伴有低氯血症和低钾血症。

4. 治疗　应积极治疗原发疾病。对丧失胃液所致的代谢性碱中毒，可输注等渗盐水或葡萄糖盐水，既恢复了细胞外液量，又补充 Cl$^-$。经过这种治疗即可将轻症低氯性碱中毒纠正。必要时可补充盐酸精氨酸，既可补充 Cl$^-$，又可中和过多的 HCO$_3^-$。另外，碱中毒时几乎都同时存在低钾血症，故须同时补给氯化钾。补 K$^+$ 之后可纠正细胞内、外离子的异常交换，终止从尿中继续排 H$^+$，将利于加速碱中毒的纠正。但应在患者尿量超过 40ml/h 时才可补 K$^+$。

治疗严重碱中毒时（血浆 HCO$_3^-$ 浓度为 45~50mmol/L，pH>7.65），为迅速中和细胞外液中过多的 HCO$_3^-$，可应用稀释的盐酸溶液。0.1mol/L 或 0.2mol/L 的盐酸用于治疗重症、顽固性代谢性碱中毒是很有效的，也很安全。具体方法是：将 1mol/L 盐酸 150ml 溶入生理盐水 1 000ml 或 5% 葡萄糖溶液 1 000ml 中（盐酸浓度为 0.15mol/L），经中心静脉导管缓慢滴入（25~50ml/h）。切忌将该溶液经周围静脉输入，因一旦溶液渗漏会导致软组织坏死的严重后果。每 4~6h 监测血气分析及血电解质，必要时第二天可重复治疗。纠正碱中毒不宜过于迅速，一般也不要求完全纠正。关键是解除病因（如完全性幽门梗阻），碱中毒即可纠正。

三、呼吸性酸中毒

呼吸性酸中毒（respiratory acidosis）系指肺泡通气及换气功能减弱，不能充分排出体内生成的 CO_2，以致血液 $PaCO_2$ 增高，引起高碳酸血症。

1. **病因**　常见原因有：全身麻醉过深、镇静剂过量、中枢神经系统损伤、气胸、急性肺水肿和呼吸机使用不当等。上述原因均可明显影响呼吸，造成通气不足，引起急性高碳酸血症。另外，肺组织广泛纤维化、重度肺气肿等慢性阻塞性肺部疾病，有换气功能障碍或肺泡通气 - 血流比例失调，都可引起 CO_2 在体内潴留，导致高碳酸血症。外科患者如果合并存在这些肺部慢性疾病，在手术后更容易产生呼吸性酸中毒。术后由于痰液引流不畅、肺不张，或有胸腔积液、肺炎，加上切口疼痛、腹胀等因素，均可使换气量减少。

机体对呼吸性酸中毒的代偿可通过血液的 H_2CO_3 与 Na_2HPO_4 结合，形成 $NaHCO_3$ 和 NaH_2PO_4，后者从尿中排出，使 H_2CO_3 减少，HCO_3^- 增多，但这种代偿性作用较弱。还可以通过肾代偿，肾小管上皮细胞中的碳酸酐酶和谷氨酰胺酶活性增高，使 H^+ 和 NH_3 的生成增加。H^+ 与 Na^+ 交换后与 NH_3 形成 NH_4^+，使 H^+ 排出增加，$NaHCO_3$ 的再吸收增加。但这种代偿过程很慢。总之，机体对呼吸性酸中毒的代偿能力有限。

2. **临床表现**　患者可有胸闷、呼吸困难、躁动不安等，因换气不足致缺氧，可有头痛、发绀。随酸中毒加重，可有血压下降、谵妄、昏迷等。脑缺氧可致脑水肿、脑疝，甚至呼吸骤停。

3. **诊断**　患者有呼吸功能受影响的病史，又出现上述症状，即应怀疑有呼吸性酸中毒。动脉血血气分析显示 pH 明显降低，$PaCO_2$ 增高，血浆 HCO_3^- 可正常。慢性呼吸性酸中毒时，血 pH 下降不明显，$PaCO_2$ 增高，血 HCO_3^- 亦有增高。

4. **治疗**　机体对呼吸性酸中毒的代偿能力较差，而且常合并存在缺氧，对机体的危害性极大，因此除需尽快治疗原发病因之外，还须采取积极措施改善患者的通气功能。做气管插管或气管切开术并使用呼吸机，能有效地改善机体的通气及换气功能。应注意调整呼吸机的潮气量及呼吸频率，保证足够有效的通气量。既可将潴留体内的 CO_2 迅速排出，又可纠正缺氧状态。一般将吸入氧气浓度调节在 0.6~0.7 之间，可供给足够 O_2，且较长时间吸入也不会发生氧中毒。

引起慢性呼吸性酸中毒的疾病大多很难治愈。针对性地采取控制感染、扩张小支气管、促进排痰等措施，可改善换气功能和减轻酸中毒程度。患者耐受手术的能力差，手术后就容易发生呼吸衰竭，此时所引发的呼吸性酸中毒就很难治疗。

四、呼吸性碱中毒

呼吸性碱中毒（respiratory alkalosis）是由于肺泡通气过度，体内生成的 CO_2 排出过多，以致血 $PaCO_2$ 降低，最终引起低碳酸血症，血 pH 上升。

1. **病因**　引起通气过度的原因很多：如癔症、忧虑、疼痛、发热、创伤、中枢神经系统疾病、低氧血症、肝功能衰竭，以及呼吸机辅助通气过度等。

$PaCO_2$ 的降低，起初虽可抑制呼吸中枢，使呼吸变浅变慢，CO_2 排出减少，血中 H_2CO_3 代偿性增高。但这种代偿很难维持下去，因呼吸浅慢可导致机体缺氧。肾的代偿作用表现为肾小管上皮细胞分泌 H^+ 减少，再吸收也减少，排出增多，使血中 HCO_3^- 降低，HCO_3^-/H_2CO_3 比值接近于正常，尽量维持 pH 在正常范围之内。

2. **临床表现**　多数患者有呼吸急促之表现。引起呼吸性碱中毒之后，患者可有眩晕，手、足和口周麻木和针刺感,肌震颤及手足抽搐。患者常有心率加快。危重患者发生急性呼吸性碱中毒常提示预后不良,或将发生急性呼吸窘迫综合征。

3. **诊断**　结合病史和临床表现,可作出诊断。此时血 pH 增高,$PaCO_2$ 和 HCO_3^- 下降。

4. **治疗**　原发疾病应予积极治疗。用纸袋罩住口鼻,增加呼吸道无效腔,可减少 CO_2 的呼出,以提高血 $PaCO_2$。采用吸入含 5%CO_2 的氧气有治疗作用,但这种气源不容易获得,临床实用价值小。如系呼吸机使用不当所造成的通气过度,应调整呼吸频率及潮气量。危重患者或中枢神经系统病变所致的呼吸急促,可用药物阻断其自主呼吸,由呼吸机进行适当的辅助呼吸。

第四节　临床处理的基本原则

水、电解质和酸碱平衡失调是临床上常见的病理生理改变。无论是哪一种平衡失调,都会造成机体代谢的紊乱,进一步恶化则可导致器官功能衰竭,甚至死亡。因此,如何维持患者水、电解质及酸碱平衡,如何及时纠正已产生的平衡失调,成为临床工作的首要任务。处理水、电解质及酸碱平衡失调的基本原则有如下几点。

1. 充分掌握病史,详细检查患者体征。大多数水、电解质及酸碱平衡失调都能从病史、症状及体征中获得有价值的信息,得出初步诊断。

(1) 了解是否存在可导致水、电解质及酸碱平衡失调的原发病。例如严重呕吐、腹泻,长期摄入不足、严重感染或脓毒症等。

(2) 有无水、电解质及酸碱平衡失调的症状及体征。例如脱水、尿少、呼吸浅快、精神异常等。

2. 即刻的实验室检查:①血、尿常规,血细胞比容,肝肾功能,血糖;②血清 K^+、Na^+、Cl^-、Ca^{2+}、Mg^{2+} 及 Pi(无机磷);③动脉血血气分析;④血、尿渗透压测定(必要时)。

3. 综合病史及上述实验室资料,确定水、电解质及酸碱平衡失调的类型及程度。

4. 在积极治疗原发病的同时,制定纠正水、电解质及酸碱平衡失调的治疗方案。如果存在多种失调,应分轻重缓急,依次予以调整纠正。首先要处理的应该是:①积极恢复患者的血容量,保证循环状态良好;②缺氧状态应予以积极纠正;③严重的酸中毒或碱中毒的纠正;④重度高钾血症的治疗。

纠正任何一种失调都不可能一步到位,用药量也缺少理想的计算公式作为依据。应密切观察病情变化,边治疗边调整方案。最理想的治疗结果往往是在原发病已被彻底治愈之际。

第五节　血气分析及临床应用

血气分析是指对血中 O_2、CO_2、pH 值及其他与氧代谢、酸碱平衡相关指标的分析。血气分析一般取动脉血分析,可反映组织的供氧及酸碱平衡状态。血气分析已成为危重患者抢救和呼吸系统疾病监护不可缺少的指标,也为疾病的早期诊断提供理论依据。

一、血气分析指标

1. **血液酸碱度**　血液酸碱度(pH)表示血中氢离子的浓度,是判断酸碱平衡调节中机体代偿程度最重要的指标。它必须维持在一定范围内,才能维持细胞的正常代谢。正常范围为 7.35~7.45。

2. 动脉血氧分压　动脉血氧分压(partial pressure of oxygen,PaO_2)是指血液中物理性溶解氧分子所产生的压力,是确定动脉血氧饱和度的重要因素,是判断机体是否缺氧及缺氧程度的指标。PaO_2 正常范围为 95~100mmHg。

3. 动脉血氧饱和度　动脉血氧饱和度(oxygen saturation,SaO_2)是指实际与血红蛋白结合的氧含量与血红蛋白完全氧合的氧容量之比,即 $SaO_2=$ 血氧含量 / 血氧结合量 ×100%。正常范围为 95%~98%。

4. 动脉血二氧化碳分压　动脉血二氧化碳分压(partial pressure of carbon dioxide,$PaCO_2$)是指血液中物理性溶解二氧化碳分子所产生的压力,它是反映肺泡通气量的较可靠的指标,也是判断酸碱平衡的一个重要指标。正常范围为 35~45mmHg。

5. 实际碳酸氢和标准碳酸氢　实际碳酸氢(actual bicarbonate,AB)是指隔绝空气的血标本,在实际条件下测得的 HCO_3^- 含量,它的值受代谢因素的影响,也受呼吸因素的影响。标准碳酸氢(standard bicarbonate,SB)是指隔绝空气的血标本,在体温 38℃、$PaCO_2$ 为 40mmHg、SaO_2 为 100% 的标准条件下所测得的 HCO_3^- 值,在这样一个标准条件下,此值不受呼吸因素和代谢因素的影响,是反映代谢性酸碱平衡的指标。AB 的正常范围为 22~27mmol/L;SB 的正常范围为 22~27mmol/L。

6. 缓冲碱　缓冲碱(buffer base,BB)指 1L 全血或 1L 血浆中所有具有缓冲作用的碱(负离子)的总和,即在生理的 pH 情况下,能与 H^+ 结合的碱的总量,包括红细胞内和血浆内的缓冲物质,其主要组成为 HCO_3^-、血红蛋白、蛋白质及磷酸等。缓冲碱是反映代谢性因素的指标。正常范围是 44~55mmol/L。

7. 剩余碱　剩余碱(base excess,BE)是指在体温 38℃、$PaCO_2$ 为 40mmHg、SaO_2 为 100% 的标准条件下,血浆或全血的 pH 滴定至 pH=7.40 时所消耗的酸或碱的量。剩余碱用来表示血浆或全血中的碱储备增加或减少的情况,它排除了呼吸因素,是代谢性酸碱失衡的重要指标。正常范围为 0±3mmol/L。

8. 血浆二氧化碳结合力　二氧化碳结合力(carbon dioxide combining power,CO_2-CP)是指 HCO_3^- 和 H_2CO_3 所含二氧化碳的总量。测定二氧化碳结合力可以了解人体酸碱平衡情况。正常范围为 22~31mmol/L。

9. 血浆二氧化碳含量　血浆二氧化碳含量(total plasma carbon dioxide content,$T-CO_2$)是指血浆中各种形式存在的二氧化碳的总量,其中约 95% 是 HCO_3^- 结合形式,另有约 5% 是物理溶解形式,还有少量以碳酸、蛋白质氨基甲酸酯化合物及 CO_3^{2-} 等形式存在,它是判断代谢性酸、碱中毒的指标之一。参考值:25.2mmol/L。

10. 阴离子间隙　阴离子间隙(anion gap,AG)是指血浆中未测定的阴离子(UA)与未测定的阳离子(UC)之间的差值,即:AG=UA-UC。它可以根据血浆中阳离子(Na^+)与阴离子(Cl^- 和 HCO_3^-)的差算出,计算公式为 $AG=Na^+-(Cl^-+HCO_3^-)$,它是评价体液酸碱状态的重要指标,可鉴别不同类型的代谢性酸中毒。正常范围为 8~16mmol/L。

二、血气分析的临床应用

(一)确定呼吸衰竭的类型及程度

呼吸衰竭的明确诊断有赖于血气分析,若于海平面大气压、静息时呼吸室内空气状态下,动脉血氧分压(PaO_2)<60mmHg(8.0kPa),伴或不伴 CO_2 分压($PaCO_2$)>50mmHg(6.6kPa),并排除心内解剖分流和原发于心输出量降低等因素所致的低氧,即可诊断为呼吸衰竭。仅有缺氧 PaO_2<60mnHg(8.0kPa),无 CO_2 潴留($PaCO_2$ 降低或正常),称为Ⅰ型呼吸衰竭。既有缺氧又有 CO_2 潴留[PaO_2<60mmHg(8.0kPa)、$PaCO_2$>50mmHg(6.6kPa)],称为Ⅱ型呼吸衰竭。按照血气改变的严重程度、发绀和意识状态分为轻、中、重三级(表13-4)。

表 13-4　呼吸衰竭的分级

	轻度	中度	重度
PaO_2	>6.6kPa(50mmHg)	5.3~6.6kPa(40~50mmHg)	<5.3kPa(40mmHg)
$PaCO_2$	>6.6kPa(50mmHg)	>9.3kPa(70mmHg)	>12kPa(90mmHg)
SaO_2	>85%	75%~85%	<75%
发绀	无	有或明显	严重
神志	清醒	嗜睡、谵妄	昏迷

(二)酸碱失衡的类型及判断

1. **代谢性酸中毒**　动脉血气特点是 pH 值下降、HCO_3^- 原发下降、$PaCO_2$ 代偿性下降,且符合 $PaCO_2=HCO_3^- \times 1.5+(8 \pm 2.0)$。其代偿极限为 10mmHg。临床上常按 AG 将代谢性酸中毒分为高 AG 代谢性酸中毒和 AG 正常型代谢性酸中毒,即高氯性代谢性酸中毒。不管何种代谢性酸中毒,均应符合上述动脉血气特点,其不同点是:高 AG 代谢性酸中毒 HCO_3^- 下降必有等量 AG 升高,即 $\triangle HCO_3^-=\triangle AG$;AG 正常型代谢性酸中毒 HCO_3^- 下降必有等量 Cl^- 升高,而 AG 不变,即 $\triangle HCO_3^-=\triangle Cl^-$。若 $\triangle HCO_3^-=\triangle AG+\triangle Cl^-$ 则为混合性代谢性酸中毒。

2. **代谢性碱中毒**　动脉血气特点是 pH 值升高、HCO_3^- 原发升高、$PaCO_2$ 代偿性升高,且符合 $PaCO_2=$ 正常 $PaCO_2+0.9 \times \triangle HCO_3^- \pm 5.0$,其代偿极限为 55mmHg。$\triangle PaCO_2=\triangle HCO_3^- \times 0.9 \pm 1.5$。

3. **呼吸性酸中毒**　动脉血气特点是 pH 值下降、$PaCO_2$ 原发升高、HCO_3^- 代偿性升高,且因代偿时间不同分为急、慢性呼吸性酸中毒。急性呼吸性酸中毒代偿时间 <3d,HCO_3^- 代偿性增加为 3~4mmol/L,即 HCO_3^-<30mmol/L,$\triangle HCO_3^-=0.07 \times \triangle PaCO_2 \pm 1.5$;慢性呼吸性酸中毒代偿时间 >3d,$\triangle HCO_3^-=0.35 \times \triangle PaCO_2 \pm 5.58$。

4. **呼吸性碱中毒**　动脉血气特点是 pH 值升高、$PaCO_2$ 原发下降、HCO_3^- 代偿性下降,且可因代偿时间不同分为急、慢性呼吸性碱中毒。急性呼吸性碱中毒代偿时间 <3d,符合 $\triangle HCO_3^-=0.2 \times \triangle PaCO_2 \pm 2.5$,代偿极限为 18mmol/L;慢性呼吸性碱中毒代偿时间 >3d,符合 $HCO_3^-=$ 正常 $HCO_3^-+0.49 \times \triangle HCO_3^-=0.5 \times \triangle PaCO_2 \pm 2.5$,代偿极限为 12mmol/L。

5. **混合性代谢性酸中毒**　此酸碱失衡为高 AG 代谢性酸中毒并高氯性代谢性酸中毒,动脉血气特点与单纯性代谢性酸中毒完全相同,pH 值下降、HCO_3^- 原发下降、$PaCO_2$ 代偿性下降,且符合 $PaCO_2=1.5 \times HCO_3^-+(8 \pm 2.0)$。但检测 AG 可揭示此型酸碱失衡存在。单纯性高氯性代谢性酸中毒符合氯升高数($\triangle Cl^-$)=HCO_3^- 下降数($\triangle HCO_3^-$),若在此基础上再合并高 AG 代谢性酸中毒,HCO_3^- 继续下降数 =AG 升高数($\triangle AG$),其结果为 $\triangle HCO_3^-=\triangle Cl^-+\triangle AG$。因此,一旦出现 AG 升高时伴有 $\triangle HCO_3^->\triangle Cl^-$ 或 $\triangle AG<\triangle HCO_3^-$,应想到混合性代谢性酸中毒存在可能。

6. 呼吸性酸中毒合并代谢性酸中毒　急、慢性呼吸性酸中毒符合不适当 HCO_3^- 下降或者代谢性酸中毒符合不适当 $PaCO_2$ 升高，均可诊断为呼吸性酸中毒并代谢性酸中毒。pH 下降，$PaCO_2$ 升高、下降、正常均可，HCO_3^- 下降、升高、正常均可。主要取决于呼吸性酸中毒和代谢性酸中毒两种失衡的相对严重程度。

7. 呼吸性酸中毒合并代谢性碱中毒　急、慢性呼吸性酸中毒符合不适当升高的 HCO_3^- 或者代谢性碱中毒符合不适当升高的 $PaCO_2$，均可诊断为呼吸性酸中毒并代谢性碱中毒。动脉血气特点为 $PaCO_2$ 升高，HCO_3^- 升高，pH 值升高、下降、正常均可。其 pH 值主要取决于呼吸性酸中毒和代谢性碱中毒两种失常的相对严重程度。若两者相等，pH 值正常；若以呼吸性酸中毒为主，pH 值下降；若以代谢性碱中毒为主，pH 值升高。

8. 呼吸性碱中毒合并代谢性酸中毒　呼吸性碱中毒伴有不适当下降的 HCO_3^- 或代谢性酸中毒伴有不适当下降的 $PaCO_2$，即可诊断为呼吸性碱中毒并代谢性酸中毒。其动脉血气特点为 $PaCO_2$ 下降，HCO_3^- 下降，pH 值下降、升高、正常均可。其 pH 值主要取决于呼吸性碱中毒和代谢性酸中毒两种失衡的相对严重程度。

9. 呼吸性碱中毒合并代谢性碱中毒　呼吸性碱中毒伴有不适当的 HCO_3^- 增加或代谢性碱中毒伴有不适当的 $PaCO_2$ 下降，均可诊断呼吸性碱中毒并代谢性碱中毒。动脉血气特点为 pH 值明显升高，$PaCO_2$ 下降、升高、正常均可，HCO_3^- 升高、正常、轻度下降均可。其 pH 值主要取决于呼吸性碱中毒和代谢性碱中毒的严重程度。

10. 三重酸碱失衡（TABD）　TABD 是指同时混合存在三种原发失衡，目前临床所指的是呼吸性酸中毒型 TABD（呼吸性酸中毒 + 代谢性碱中毒 + 代谢性酸中毒）与呼吸性碱中毒型 TABD（呼吸性碱中毒 + 代谢性碱中毒 + 代谢性酸中毒），各型动脉血气特点为：

（1）呼吸性酸中毒型 TABD：pH 值下降、正常均可，少见升高；$PaCO_2$ 升高；HCO_3^- 升高或正常；AG 升高，$\triangle AG \neq \triangle HCO_3^-$；潜在 $HCO_3^- =$（实测 $HCO_3^- + \triangle AG$）> 正常 HCO_3^-（24mmol/L）+ $0.35 \times \triangle PaCO_2 + 5.58$。

（2）呼吸性碱中毒型 TABD：pH 值升高、正常，少见下降；$PaCO_2$ 下降；HCO_3^- 下降或正常；AG 升高，$\triangle HCO_3^- \neq \triangle AG$；潜在 $HCO_3^- =$（实测 $HCO_3^- + \triangle AG$）> 正常 HCO_3^-（24mmol/L）+ $0.49 \times \triangle PaCO_2 + 1.72$。

（何震宇　季　劼）

第十四章　休克

休克（shock）是指机体在各种严重致病因素（如创伤、感染、严重失血失液、过敏等）的作用下，全身有效循环血容量减少和组织灌注不足，引起细胞代谢紊乱和功能受损，以致多器官功能障碍甚至衰竭的病理生理过程。氧供给不足和需求增加是休克的本质。产生炎症介质是休克的特征。因此恢复对组织细胞的供氧、促进其有效的利用，重新建立氧的供需平衡和维护正常的细胞功能是治疗休克的关键环节。

目前认为休克是一个从亚临床阶段的组织灌注不足向全身多器官功能障碍综合征（multiple organ dysfunction syndrome，MODS）或多器官衰竭（multiple organ failure，MOF）发展的连续过程。因此，应根据休克不同阶段的病理生理特点采取相应的防治措施。

第一节　概　　论

一、休克的分类

休克的分类方法较多，目前尚无统一的分类标准。临床上常用的分类方法有病因分类、血流动力学特征分类和始动发病环节分类。

（一）按病因分类

临床上导致休克的病因较多，常见的有失血和失液、创伤和烧伤、感染、过敏、神经刺激、心脏功能障碍等。按照病因可将休克分为低血容量性休克、感染性休克、心源性休克、过敏性休克、神经源性休克等。其中，低血容量性休克和感染性休克是外科最常见的休克。

1. **低血容量性休克**　常见于急性失血、失液、严重创伤、烧伤等。

2. **感染性休克**　常见于急性出血坏死性胰腺炎、急性化脓性胆管炎、急性肠梗阻、胃肠急性穿孔、急性弥漫性腹膜炎、肺炎、中毒性菌痢等。

3. **心源性休克**　常见于急性心肌梗死、严重心律失常、心脏压塞、重症心肌炎、各种原因引起的严重心肌抑制等。

4. **过敏性休克**　常见于药物（如青霉素）、血清制品、输血/输血浆等引起的变态反应，蚊虫、蜜蜂等叮咬过敏，花粉、化学气体过敏等。

5. **神经源性休克**　常见于脑疝、颅内压增高、高位脊髓损伤、脊髓神经炎、高度紧张、剧烈疼痛、恐惧等。

（二）按血流动力学特征分类

1. **高排 - 低阻型休克**　又称为暖休克。血流动力学特点为外周阻力降低、心输出量增高,此时皮肤血管扩张或动 - 静脉吻合支开放,临床上可表现为脉压增大、皮温升高,多见于感染性休克的早期。

2. 低排 - 高阻型休克　又称为冷休克。血流动力学特点为心输出量降低、外周阻力增高,此时皮肤血管收缩,临床上可表现为脉压缩小、皮温下降,常见于低血容量性休克和心源性休克。

3. 低排 - 低阻型休克　血流动力学特点为心输出量和外周阻力均降低,此时收缩压、舒张压和平均动脉压均明显降低,是休克失代偿的表现,多是各种类型休克的晚期。

(三) 按始动发病环节分类

虽然休克的病因众多,但各类休克发生的共同病理生理基础为有效循环血容量的下降。机体有效循环血容量的维持由足够的血容量、正常的血管舒缩功能和正常的心泵功能三个因素决定,这三个因素中的一个或多个发生变化均可导致有效循环血量下降和组织灌注不足,引起休克。因此,血容量下降、血管床容量增加、心泵功能障碍为休克的三个始发环节,按此方法可将休克分为低血容量性休克、心源性休克和分布异常性休克三类。

1. 低血容量性休克　是指机体血容量减少引起的休克。常见于失血、失液、创伤、烧伤等。大量的体液丢失导致血容量急剧下降,静脉回流不足,导致心输出量减少和血压降低,压力感受器负反馈调节致交感神经兴奋,引起外周血管收缩、组织灌注不足。此类休克典型的特征为中心静脉压、动脉血压及心输出量减低,而外周阻力增高。

2. 心源性休克　是指心泵功能障碍、心输出量急剧减少,使有效循环血量明显降低引起的休克。其病因可分为心脏病变或心外阻塞性病变。心脏病变包括大面积心肌梗死、急性心肌炎、严重心律失常(如房颤和室颤等)、瓣膜性心脏病、室壁动脉瘤破裂等。心外阻塞性病变包括心脏压塞、张力性气胸、肺栓塞、肺动脉高压、大面积肺梗死、恶性肿瘤等。

3. 分布异常性休克　也称为血管源性休克。基本机制为血管舒缩功能失调,致外周血管扩张,血管床容积增大,大量血液淤积于此,使有效循环血量相对不足且分布异常,引起组织灌注及回心血量不足。常见于感染性休克、过敏性休克和神经源性休克。

二、休克的病理生理机制

有效循环血容量锐减及组织灌注不足、炎症介质的产生及各种体液因子的相互作用,参与了休克发展的多个环节,共同导致组织细胞损伤和器官功能障碍,是各类休克的病理生理基础。

(一) 微循环的变化

休克时微循环的变化具有一定规律性。根据微循环的改变可将休克分为三个时期,即微循环缺血期、微循环淤血期和弥散性血管内凝血期。

1. 微循环缺血期　即休克早期。有效循环血量急剧减少,引起机体多种调节反应,如交感肾上腺髓质系统兴奋,儿茶酚胺大量释放;肾素 - 血管紧张素 - 醛固酮系统的活动增强;左心房容量感受器对下丘脑合成和释放加压素的反射性抑制作用减弱,神经垂体加压素的分泌释放增多;血小板产生的血栓素 A_2 也增多。这些因素共同作用的结果是血管收缩性反应。不同器官对血管收缩介质的反应有所不同。内脏血管和皮肤小血管强烈收缩,而脑血管及冠状动脉的收缩不明显,有利于保护心、脑等重要器官。此期,患者表现为血压正常或增高,如立即采取有效措施,容易恢复;如被忽视,甚至误用降压药,则病情很快恶化。

2. 微循环淤血期　即休克期。如休克继续发展,组织细胞缺血缺氧更加严重。组织中酸性代谢产物大量堆积。微动脉和毛细血管前括约肌开放,微静脉收缩,导致毛细血管后阻力大于前阻力,大量血液淤滞在毛细血管网。毛细血管内压力升高,同时,由于酸性代谢产物、毒素及细胞因子的作用,使血管通透性增加,大量血浆从血管内进入组织间隙,导致循环血量进一步下降。此期,患者休克表现更加严重,血压进行性下降,组织缺氧进一步加重。

3. 弥散性血管内凝血(DIC)期 即休克晚期。如休克仍得不到纠正,微循环障碍进一步恶化,淤滞在微循环中的血液浓缩,血液流动更加缓慢,血小板、红细胞聚集,出现弥散性血管内凝血,使全身微循环灌注量严重不足,细胞受损乃至死亡。同时血管内皮损伤,组织细胞损伤进一步加重,并释放大量细胞因子。逐步进入不可逆状态,导致多器官功能衰竭。

(二)休克与炎症反应

实验及临床研究证实炎症反应在休克发生发展中起重要作用。

1. 全身性炎症反应导致休克 机体在感染、创伤及应激等因素的作用下,单核细胞和巨噬细胞等炎症细胞产生大量炎症介质,使机体炎症反应进行性加重,形成呈失控状态并逐级放大的连锁反应过程,导致细胞代谢和功能障碍,最终导致休克。休克是严重炎症反应的表现之一。

2. 休克可加重全身性炎症反应 休克主要通过以下机制诱导或加重全身性炎症反应:①组织损伤诱发炎症反应;②缺血和再灌注损伤;③肠道细菌/毒素易位。炎症反应的失控和放大最终可导致 MODS。

(三)休克导致多器官功能障碍综合征

1. 心功能障碍 心肌氧输送明显降低是休克的必然结果。原因在于:舒张压降低导致冠状动脉灌注量明显减少;血红蛋白浓度降低导致动脉血氧含量降低;休克导致肺损伤引起动脉血氧饱和度降低;心肌血流重分布,心内膜血流向心外膜转移。同时心肌的需氧量往往增加。

2. 肺功能障碍 休克时机体炎症反应可引起急性肺损伤,即所谓"休克肺"。来自全身各个器官的炎症介质及活化的白细胞,经静脉回流到肺,直接激活和损伤肺毛细血管内皮细胞。另外,聚集的白细胞阻塞肺毛细血管,导致肺通气/血流比例失调和分流增加,引起低氧血症。肺损伤又可使休克恶化。

3. 肾功能障碍 有效循环血量减少引起交感神经兴奋,儿茶酚胺和肾素-血管紧张素-醛固酮系统作用于肾血管,导致肾血管收缩,肾血流灌注量减少。另外,肾小管周围组织水肿对肾小管压迫,以及肾小管内碎片或沉渣堵塞,导致急性肾小管坏死,最后发生急性肾衰竭。休克患者如出现急性肾衰竭,往往预后凶险。

4. 胃肠和肝功能障碍 休克时,胃肠道缺血出现早而且严重。肠道缺血可导致肠道黏膜屏障损害,引起细菌/毒素易位,进一步加重休克和全身炎症反应。低灌注损害肝脏的代谢及免疫功能,易位的肠道细菌和毒素不能及时清除,直接进入体循环或刺激肝脏 Kupffer 细胞释放炎症介质,导致机体炎症反应失控,加重 MODS。

5. 神经系统功能障碍 当平均动脉压降至 60mmHg 以下时,脑组织缺血缺氧,并很快发生能量衰竭、代谢产物堆积及细胞内外离子转运障碍,引起神经功能紊乱。休克晚期,脑灌注严重不足,加之微血栓形成,可导致脑水肿和颅内压增高,严重者引起脑疝。

6. 其他系统功能障碍 休克破坏了单核吞噬细胞系统功能,导致免疫功能损害。凝血异常及血栓形成也是休克的常见后果。

第二节　低血容量性休克

低血容量性休克（hypovolemic shock）是因大量出血或体液丢失导致有效循环血量减少而引起的休克。基本机制是循环容量丢失。因大血管破裂或脏器出血引起的低血容量性休克称为失血性休克；各种创伤或大手术后因失血或血浆丢失而发生的低血容量性休克称为创伤性休克。

一、发病机制和病理生理

低血容量导致交感神经 - 肾上腺轴兴奋，儿茶酚胺类激素释放增加并选择性地收缩皮肤、肌肉及内脏血管。其中动脉系统收缩使外周血管总阻力升高以提升血压；毛细血管前括约肌收缩导致毛细血管内静水压降低，从而促进组织间液回流；静脉系统收缩使血液驱向中心循环，增加回心血量。儿茶酚胺类激素使心肌收缩力加强，心率增快，心输出量增加。

低血容量兴奋肾素 - 血管紧张素Ⅱ - 醛固酮系统，使醛固酮分泌增加，同时刺激压力感受器促使神经垂体分泌抗利尿激素，从而加强肾小管对钠和水的重吸收，减少尿液，保存体液。

上述代偿反应在维持循环系统功能相对稳定，保证心、脑等重要生命器官的血液灌注的同时，也具有潜在的风险。这些潜在的风险是指代偿机制使血压下降在休克病程中表现相对迟钝和不敏感，导致若以血压下降作为判定休克的标准，必然贻误对休克时组织灌注状态不良的早期认识和救治；同时，代偿机制对心、脑血供的保护是以牺牲其他脏器血供为代价的，持续的肾脏缺血可以导致急性肾功能损害，胃肠道黏膜缺血可以诱发细菌、毒素易位。内毒素血症与缺血 - 再灌注损伤可以诱发大量炎性介质释放入血，促使休克向不可逆发展。

二、失血性休克

失血性休克（hemorrhagic shock）在临床中很常见。全血、血浆和体液迅速丢失，超过血容量 20% 时，即可出现休克。

（一）病因

失血性休克的常见原因包括出血（如大血管破裂、肝脾破裂、门静脉高压导致的食管胃底曲张静脉破裂出血、胃肠道和胆道出血、异位妊娠破裂出血、夹层动脉瘤破裂出血等）、肾脏丢失（如利尿剂利尿、渗透性利尿、糖尿病等）、胃肠道丢失（如呕吐、腹泻、胃肠减压、急性肠梗阻等）及体液向第三间隙移位（如急性胰腺炎等）。

（二）发病机制

1. **低血容量的全身性调节反应**　当血容量的丢失超过全身血量的 15% 时，即可诱发全身性调节反应。包括：①加压感受器反射；②化学感受器反射；③脑缺氧反应；④内源性血管收缩物质的释放；⑤内分泌腺对肾脏储盐储水功能的反应性调节；⑥毛细血管再充盈反应。如果血容量继续丢失，接近全身血量的 50%，即要超出全身性调节反应的代偿能力，而使心、脑、肺、肝的血流灌注量减少，因而出现心功能不全、神志异常、低氧血症以及乳酸中毒的进一步加重。至此，进入恶性循环，血压更加下降，心输出量更加减少，全身性组织血流灌注不良及代谢障碍更加严重。如仍得不到适当的治疗，组织细胞的缺血性损害将不可逆转，患者将迅速死亡。

2. **稀释性凝血病** 大量失血致凝血因子丢失、消耗,随之以大量液体复苏,浓缩红细胞输入,从而导致稀释性凝血病。

3. **血小板异常** 失血导致血小板数量减少,红细胞比容 <20% 时,血小板黏附性降低;体温 <34℃,血小板聚集障碍;低温时血小板合成促凝血素(thromboxane)减少,以致血小板异常性凝血紊乱。

4. **消耗性凝血病** 缺氧、低体温、低血容量、脑损伤以及广泛肌肉损伤等均是引起 DIC 的危险因素。绝大多数 DIC 的发生是通过组织因子途径实现的,如脑损伤、长骨骨折容易发生脂肪栓塞,释放大量组织因子和磷脂使得机体凝血系统激活,诱发 DIC。

5. **死亡三角(death triangle)** 低体温、酸中毒和凝血紊乱被称为"死亡三角"。失血性休克时,外周血管收缩、输入大量低温液体和库存血等,易导致创伤后机体低体温;而低温可减少凝血酶的产生、血小板血栓和纤维蛋白凝块的形成,同时促进血栓溶解,从而诱发凝血紊乱。组织灌注不足、无氧代谢产生大量乳酸;由于枸橼酸盐的加入、糖酵解使得库存血 pH 值降低(pH<7),大量输血使得血液 pH 值降低,促进酸中毒和低钙血症产生。低温可加重酸中毒、促进凝血紊乱,酸中毒易导致凝血紊乱,三者间可相互促进,形成恶性循环。

(三)临床特点

在原发疾病的基础上出现休克,休克的严重程度取决于出血或失液的速度。缓慢而少量的出血,甚至中等量的出血,机体可通过神经体液调节处于代偿状态,使血压不下降,甚至升高,此时以休克代偿期表现为主。如不及时纠正,则病情恶化,呈现休克失代偿表现。如出血或失液量大且迅速,则早期出现血压下降等休克失代偿表现。失血性休克的临床表现和程度见表 14-1。

(四)实验室及特殊检查

实验室检查与特殊检查的目的在于诊断和监测病情。基本监测包括血压、脉搏、意识状态、皮肤温度、色泽、每小时尿量等。如有必要且病情允许时,可行桡动脉或股动脉插管,监测动脉血压。置中心静脉导管,监测中心静脉压(CVP)。监测血乳酸浓度,可反映休克的组织缺氧程度和时间。动脉血气分析有助于观察呼吸功能和酸碱平衡状态。

(五)诊断

凡大量出血、失液,均应考虑发生休克的可能。失血性休克的诊断一般不难,困难在于早期发现。当患者出现烦躁不安、皮肤苍白、脉搏 >100 次 /min 或不能触及、脉压 <30mmHg、尿量 <0.5ml/(kg·h) 或无尿等表现时,应考虑休克的存在。血压下降时才诊断休克往往为时已晚。

(六)治疗

失血性休克的治疗强调治疗原发病与抗休克并举。快速补充血容量同时积极控制出血、失液是治疗的关键。两方面同时进行,以免病情恶化。

1. **补充血容量** 根据血压、脉搏、尿量和肢端灌注情况估计体液丢失量(见表 14-1)。快速建立补液通路、配血,特别是建立中心静脉通路,必要时建立多条通路同时补液,甚至加压输液。液体种类上原则是首先经静脉快速滴注平衡盐溶液和人工胶体液。一般认为血红蛋白低于 70g/L 时可输浓缩红细胞,若急性失血量超过总量的 30% 可输全血。液体输入量应根据病因、尿量和血流动力学进行评估,临床上常以血压结合中心静脉压(CVP)的测定指导补液(表 14-2)。在休克治疗过程中应重视纠正酸中毒,适时静脉给予碳酸氢钠,同时注意纠正电解质紊乱。

表 14-1 休克的临床表现和程度

分期	程度	神志	口渴	皮肤黏膜		脉搏	血压	体表血管	尿量	估计失血量*
				色泽	温度					
休克代偿期	轻度	神志清楚,伴有痛苦表情,精神紧张	口渴	开始苍白	正常,发凉	100次/min以下,尚有力	收缩压正常或升高,舒张压增高,脉压缩小	正常	正常	20%以下(800ml以下)
休克失代偿期	中度	神志尚清楚,表情淡漠	很口渴	苍白	发冷	100~200次/min	收缩压为70~90mmHg,脉压小	表浅静脉塌陷,毛细血管充盈迟缓	尿少	20%~40%(800~1 600ml)
	重度	意识模糊,甚至昏迷	非常口渴,可能无主诉	显著苍白,肢端青紫	厥冷(肢端更明显)	速而细弱,或摸不清	收缩压在70mmHg以下或测不到	毛细血管充盈十分迟缓,表浅静脉塌陷	尿少或无尿	40%以上(1 600ml以上)

* 成人的低血容量性休克。

表 14-2 中心静脉压与补液的关系

中心静脉压	血压	原因	处理原则
低	低	血容量严重不足	充分补液
低	正常	血容量不足	适当补液
高	低	心功能不全或血容量相对过多	给强心药物,纠正酸中毒,舒张血管
高	正常	容量血管过度收缩	舒张血管
正常	低	心功能不全或血容量不足	补液试验*

* 补液试验:取等渗盐水250ml,于5~10min内静脉注入。如血压升高而中心静脉压不变,提示血容量不足;如血压不变而中心静脉压升高3~5cmH$_2$O,则提示心功能不全。

2. **控制出血**　积极扩容的同时,控制继续出血。可先采取暂时性的止血措施,如压迫、包扎等,待休克好转后再进行根本性处理。但对难以控制的肝、脾、大血管破裂出血、消化道大出血等,应在积极扩容的同时,依据不同原发病采取外科手术、介入血管造影栓塞等治疗。

三、创伤性休克

创伤性休克(traumatic shock)是指机体遭受严重创伤时,如复杂性骨折、挤压伤或大手术等,由于剧烈的疼痛、严重的神经精神应激反应、急性大量失血失液等,引起有效循环血量不足、微循环灌注量明显下降、组织缺血缺氧、代谢紊乱的临床综合征。创伤性休克是创伤患者早期死亡的主要原因之一。虽然创伤性休克与失血性休克同属低血容量性休克,但其病理生理过程往往更复杂。

(一)发病机制

创伤引起体液丧失,损伤处又有炎性肿胀和体液渗出,这些体液不再参与循环。受损机体内可出现大量组胺、蛋白酶等血管活性物质,引起微血管扩张和通透性增高,又使有效循环血量进一步降低。损伤还可刺激神经系统,引起疼痛和神经 - 内分泌系统反应,影响心血管功能。有的创伤本身可使内环境紊乱,如胸部伤可直接影响心肺功能,截瘫可使回心血量暂时减少,颅脑伤可使血压下降等。这些因素均导致有效循环血量显著减少,微循环灌注不足,组织缺血缺氧。

(二)诊断

有比较严重的外伤史,如高速撞击、高处坠落、重物打击等,同时具有休克的临床特征,如低血压、意识障碍、脉搏细弱、皮肤黏膜苍白或发绀、尿量减少、四肢末梢湿冷等,创伤性休克的诊断即可确立。

(三)治疗原则

创伤性休克的治疗与失血性休克基本相同,但也有特殊性。处理原则主要包括三个方面:维持和稳定重要脏器功能;判断和纠正血流动力学及代谢功能紊乱;查明和纠正导致休克的病理过程及因素。

1. **一般治疗**　平卧位,稍抬高下肢;保持呼吸道通畅,吸氧;适当应用镇静和止痛剂;立即开放静脉通道;使用抗生素防治感染等。

2. **补充血容量**　对创伤性休克者的低血容量程度的判断有一定难度,除可见的外出血,创伤区域的组织内出血、水肿和渗出等都是导致血容量降低的原因。因此,常常会对实际的失液量估计不足。为此,应强调对补充血容量后的结果作认真的监测和分析,然后修正治疗方案。这样才能避免因补液不足导致休克不能纠正的问题。至于补充血容量的具体方法和成分,与失血性休克基本相同。

3. **纠正酸碱失调**　创伤后早期因患者疼痛所致的过度换气以及神经 - 内分泌反应所致的保钠排钾,常会发生碱中毒。但在后期,由于组织缺氧和继发感染,产生大量酸性代谢产物,代谢性酸中毒转而替代了早期的碱中毒。临床上有时会对创伤患者早期应用碱性药物,以对抗酸中毒。这种做法是不恰当的,因为当时实际上很可能并不存在酸中毒。有一个原则必须强调:凡应用碱性药物,都应具有动脉血气分析的依据。

4. **手术治疗**　及时找出休克的原因,积极处理。对危及生命的创伤,如开放性或张力性气胸等,应紧急处理。创伤的其他手术治疗一般在休克已被纠正之后进行。

5. **血管活性药物的应用**　对血容量补足后休克仍不见好转者,可应用血管活性药物,如多巴胺、多巴酚丁胺、酚妥拉明、硝普钠等。但强调宜小剂量、低浓度、短时间应用。

第三节　感染性休克

感染性休克(infectious shock)又称为败血症性休克或脓毒性休克,是指侵入血液循环的病原微生物及其毒素等激活宿主的细胞和体液免疫系统,产生各种细胞因子和内源性炎症介质,引起全身炎症反应综合征,并进一步作用于机体各个器官、系统,造成组织、细胞损害及代谢和功能障碍,甚至多器官功能衰竭,导致以休克为突出表现的危重综合征。感染性休克是临床上常见而棘手的一类休克,严重感染性休克的死亡率可高达 30%~50%。

一、病因

几乎所有的病原微生物如细菌、真菌、病毒、原虫等感染均可引起感染性休克,常继发于革兰氏阴性杆菌为主的感染。近年来,真菌感染引起的感染性休克呈明显上升的趋势。

感染来源包括:①呼吸系统:重症肺炎、肺脓肿等;②消化系统:急性出血坏死性胰腺炎、化脓性胆管炎、绞窄性肠梗阻、急性弥漫性腹膜炎、中毒性菌痢等,以及肠屏障功能衰竭致细菌或毒素易位;③泌尿生殖系统:尿路感染、急性肾盂肾炎等;④神经系统:病毒性、结核性或细菌性脑膜炎或脑膜脑炎、脑脓肿等;⑤皮肤软组织:蜂窝织炎、脓肿、大面积烧伤等;⑥全身性感染:菌血症、脓毒血症等;⑦器械或导管:人工瓣膜或假体感染、动静脉导管相关性感染、尿管或造瘘管感染等。

感染性休克的发生往往存在诱发因素,包括高龄、营养不良、糖尿病、使用糖皮质激素或其他免疫抑制剂、化疗、严重创伤或大手术等。

二、发病机制

感染性休克的发病机制极为复杂,革兰氏阴性杆菌内毒素与体内补体、抗体或其他成分结合,刺激交感神经引起血管痉挛,损伤血管内皮细胞,促使组胺、激肽、前列腺素及溶酶体酶等炎症介质释放,引起全身炎症反应综合征(systemic inflammatory response syndrome, SIRS),最终导致微循环障碍、代谢紊乱及器官功能不全。SIRS 的诊断标准为:①体温 >38℃或 <36℃;②心率 >90 次/min;③呼吸 >20 次/min 或过度通气($PaCO_2<32mmHg$);④白细胞计数 $>12 \times 10^9/L$ 或 $<4 \times 10^9/L$,或未成熟白细胞 >10%。

三、感染性休克分类

根据血容量状态,可将感染性休克分为低前负荷型(低动力型)和正常前负荷型(高动力型)。实际上就是低排高阻型和高排低阻型。(表 14-3)

表 14-3　感染性休克的血流动力学分型

	低前负荷型	正常前负荷型
分类依据	前负荷不足	前负荷正常
致病菌	革兰氏阳性菌、阴性菌、真菌或病毒	革兰氏阳性菌、阴性菌、真菌或病毒

续表

	低前负荷型	正常前负荷型
心输出量	低	高
体循环阻力	高	低
中心静脉压或肺毛细血管楔压	低	正常
周围组织温度	冷	温暖
血流动力学特征	低排高阻	高排低阻

四、临床特点

高动力型感染性休克又称为"暖休克",由于外周血管扩张、阻力降低、心输出量正常或增多、血流的分布异常以及动静脉短路的开放增加,主要表现为皮肤比较温暖干燥、皮肤颜色潮红、脉压增大等。临床上较少见,仅见于一部分革兰氏阳性菌感染引起的早期休克。低动力型感染性休克又称为冷休克,基本机制为外周血管收缩、微循环淤滞、大量毛细血管渗出和心输出量减少,主要表现为皮肤湿冷、皮肤色泽苍白、发绀、脉压减小、神志不清等,临床上较多见(表14-4)。两种类型休克晚期,患者均可出现心功能衰竭、外周血管扩张而成为低排低阻型休克。

表 14-4 感染性休克的临床特点

临床表现	冷休克(低动力型)	暖休克(高动力型)
神志	躁动、淡漠或嗜睡	清醒
皮肤色泽	苍白、发绀或花斑样发绀	淡红或潮红
皮肤温度	湿冷	较温暖、干燥
毛细血管充盈时间	延长	1~2s
脉搏	细速	慢、搏动清楚
脉压 /mmHg	<30	>30
每小时尿量	<25ml	>30ml

五、实验室检查

血常规检查显示白细胞计数增加伴核左移,或白细胞减少伴杆状核白细胞明显增加,提示体内存在严重感染。

血气分析往往显示呼吸性碱中毒,有时伴有低氧血症,而且常伴有乳酸浓度升高等代谢性酸中毒表现。

微生物学检查十分重要,一般取可疑感染部位标本进行细菌培养联合药物敏感试验,怀疑真菌感染时还应做真菌培养。

血流动力学检测不可或缺,一方面可根据肺动脉楔压和右心房压指导液体复苏,结合心输血量可了解心脏功能状态,另一方面可以获得静脉血了解全身氧输送和氧耗量的情况。

六、诊断

感染性休克时通常有以下三种情况同时存在：① SIRS；②细菌学感染的证据（可以是细菌培养阳性和/或临床感染证据）；③休克的表现。

（一）临床诊断标准

1. **原发性感染疾病的表现** 感染性休克是由一些严重感染性疾病引起。常见的有暴发型流脑、大叶性肺炎、肾综合征出血热、败血症、中毒性菌痢、化脓性胆囊炎及胆管炎、腹膜炎等，临床上可有上述原发性感染疾病的表现。

2. **休克综合征** 心率加快，脉压差小，血压下降，呼吸急促，面色苍白，皮肤湿冷或花斑样改变，唇指发绀，尿量减少，神志由烦躁不安至意识障碍。

当出现下列情况时，应高度怀疑可能出现感染性休克的可能（感染性休克的预示指标）：①体温过高（>40.5℃）或过低（<36℃）；②非神经系统感染而出现神志改变，如表情淡漠或烦躁不安；③皮肤的改变：湿冷、发绀和花斑样改变；④呼吸急促伴低氧血症和/或血浆乳酸浓度增高，而胸部 X 线摄片无异常表现；⑤心率增快与体温升高不平行，或出现心律失常；⑥尿量减少（<0.5ml/kg），至少 1h 以上，收缩压 <12kPa（90mmHg）；⑦不明原因的肝、肾功能损害。

（二）血流动力学诊断

感染性休克的血流动力学特点是体循环阻力下降，心输出量正常或增高，肺循环阻力增加。血压下降继发于阻力血管的扩张。导致组织灌注不良的原因是血流分布异常。心输出量正常或升高与组织低灌注并存是感染性休克的特征。

应注意将感染性休克与非感染因素引起的低体循环阻力的低血压进行鉴别诊断。低体循环阻力性的低血压常见于严重肝病、食物或药物过敏、扩血管药物过量、原发性及继发性肾上腺功能不全和动静脉瘘等。过敏常伴有支气管哮喘及喉头水肿和皮肤过敏表现，严重时有腹泻及皮疹。药物中毒者有药物接触史，镇静药过量也会引起低血压，常伴有意识障碍。

（三）病原学诊断

细菌培养是感染性休克常规检验项目，其中最常用是血培养。也可根据病情需要及实验室条件选用特异性抗原抗体或病原体核酸的检测，以明确病原诊断。

七、治疗

抗感染和抗休克是感染性休克治疗的两个方面。原则是在休克未纠正前，应着重治疗休克，同时控制感染；在休克纠正后，应重点治疗感染，防止再次发生休克。

（一）控制感染

1. **抗生素治疗** 抗生素应用是治疗的重要环节。在未确定致病菌时，采用经验性抗生素治疗，原则包括：①选用广谱抗生素；②两种或三种抗生素联合应用；③经验性抗生素治疗的同时，积极寻找病原学依据，尽早转向目标性治疗。致病菌明确的情况下，按药敏试验结果选择相应的抗生素。

2. **外科处理** 有效的外科清创、引流是抗感染最关键的一步。急性肠梗阻、化脓性胆管炎、急性出血坏死性胰腺炎、脓肿及组织坏死等引起的感染性休克，多数需要外科处理。对于积极支持和合适的抗生素治疗后心肺功能仍不稳定的病例更应采取积极的外科处理。

对于一些不典型病例,外科手术探查还具有诊断价值。

(二) 补充血容量

维持循环血量的稳定是感染性休克早期复苏治疗的关键。临床上首先以输注平衡盐溶液为主,并配合适当的胶体液、血浆或全血。休克期间应监测并维持中心静脉压(CVP),适当输注红细胞可改善贫血状态,以保证正常的心脏充盈压、动脉血氧含量和较理想的血黏度。输液量和速度的调节也应根据 CVP,以防止过多和过快的液体输入而导致不良的后果。除此以外,由于白蛋白在维持胶体渗透压和血管内皮完整性及通透性中起重要作用,在严重感染性休克患者中多数学者推荐应用白蛋白进行液体复苏。

(三) 心血管活性药物应用

对于扩容治疗后仍不能恢复血流动力学稳定者宜使用血管活性药物,可选去甲肾上腺素、多巴酚丁胺、多巴胺、间羟胺等。血管活性药用量应从小剂量开始,平均动脉压维持在 60mmHg 左右或接近平时正常水平,不能盲目加大用量,以免加重胃肠道缺血和乳酸酸中毒等。心功能损害的患者,可给予强心苷、多巴酚丁胺等药物以改善心功能。

(四) 纠正电解质紊乱和酸碱平衡失调

感染性休克患者常伴有严重的酸中毒,应及时纠正。常用药物是 5% 碳酸氢钠,用药后 30~60min 复查动脉血气分析以了解治疗效果。感染性休克患者常出现低钾血症、低镁血症、低磷血症和低钙血症,也应及时纠正。

(五) 皮质类固醇激素的使用

皮质类固醇激素的作用主要包括:①阻断 α- 受体兴奋作用,扩张血管,降低外周阻力,改善微循环;②增强心肌收缩力,增加心输出量;③稳定溶酶体膜;④增强线粒体功能和防止白细胞凝集;⑤促进糖异生,减轻酸中毒。应用糖皮质激素一般限于早期,主张大剂量静脉滴注,不宜超过 48h,以避免长期多次使用所产生的副作用(如急性胃黏膜损害和免疫抑制)。

(六) 营养支持

营养支持是感染性休克患者的重要支持手段之一。应尽早开始肠内营养。根据患者情况,选用口服、鼻胃管、鼻肠管或空肠造口管等途径施行肠内营养。如果无法实施肠内营养,应给予肠外营养。

(七) 弥散性血管内凝血(DIC)的治疗

DIC 是休克终末期的表现,一般使用肝素进行抗凝治疗,还可使用抗纤溶药物及抗血小板黏附和聚集的药物。

(八) 其他治疗措施

包括控制体温、控制血糖、对 MODS 的处理和其他抗休克药物的使用等。

第四节　其他类型休克

一、心源性休克

心脏在各种病理状态下,前负荷充足时仍不能维持充足的心输出量,导致组织灌注减少和组织缺氧的病理生理过程,称为心源性休克(cardiogenic shock)。

(一) 病因

1. 急性心肌梗死　①广泛透壁心肌梗死;②右室心肌梗死;③广泛心内膜下缺血。

2. 心肌梗死并发症　①乳头肌断裂致急性二尖瓣反流;②室间隔穿孔;③左室游离壁破裂;④左室室壁瘤。

3. 非心肌梗死原因　①急性心脏压塞;②重症心肌炎;③心肌病晚期;④左室流出道梗阻(如梗阻性肥厚型心肌病、主动脉瓣狭窄);⑤左室流入道梗阻(如二尖瓣狭窄、左房黏液瘤);⑥主动脉夹层;⑦肺梗死;⑧恶性心律失常。

(二) 发病机制

急性或慢性左心衰竭引起的休克是典型的心源性休克,血流动力学特征是心输出量下降伴左心室充盈压升高或正常。

1. 收缩功能障碍　是心源性休克最常见的原因。其中以急性心肌梗死或缺血最常见。心肌梗死面积大于40%易发生心源性休克。心肌收缩力降低导致心输出量明显减少。心源性休克时,机体通过一系列代偿机制,避免心输出量过度降低,包括心室顺应性改善、后负荷降低、静脉回流增加以及肾脏代偿性水钠潴留和交感神经兴奋引起静脉血管张力增加等。

2. 心室舒张功能障碍　也是心源性休克的常见原因。心肌缺血是引起心室舒张功能障碍的最常见原因。心室舒张功能障碍主要表现为心室顺应性下降,舒张期心室充盈障碍。尽管心室舒张末期压力明显升高,但舒张末期容积明显减少,结果心输出量下降。由于心室舒张末期容积增加常常是心源性休克的代偿机制之一,而当心肌舒张功能障碍或顺应性降低时,心室舒张期充盈严重受限,结果心输出量明显降低。这类患者治疗困难,预后不良。

3. 右心衰竭　也是心源性休克的重要原因之一。急性下壁心肌梗死患者中,有一半患者合并右心室心肌梗死,其中合并休克者占10%~20%。单纯右心室心肌梗死引起心源性休克者少见。与左心衰竭引起心源性休克比较,右心衰竭引起的心源性休克具有不同的特点,往往被忽视。右心衰竭的血流动力学改变包括右心室顺应性降低、右心室收缩功能降低、室间隔左移等,导致右心房压明显升高和心输出量降低。

4. 恶性心律失常　室上性心动过速、室性心动过速、心室扑动、心室纤颤等可导致心输出量明显降低,导致心源性休克,使患者组织器官灌注明显降低或停止。

(三) 临床特点

心源性休克的临床表现和其他类型的休克类似。如果患者有严重的左心功能不全,可出现急性肺水肿表现,如胸闷气促、咯粉红色泡沫样痰、两肺布满湿啰音。如果心脏瓣膜的腱索断裂或心肌梗死后室间隔穿孔,可闻及心脏杂音。心源性休克晚期,可以出现弥散性血管内凝血而发生全身皮肤、黏膜和内脏广泛出血,并出现 MODS。

(四) 实验室检查和特殊检查

心电图是诊断各种心律失常、电解质紊乱、心肌供血不足和心肌梗死(包括范围)的重要手段。

床边 X 线检查可了解两肺充血水肿情况,明确胸腔有无积液、积气,观察心脏大小和纵隔有无增宽等情况。

为了解休克患者的病情及对治疗的反应,可置肺动脉漂浮导管,监测血流动力学指标,并根据监测结果调整治疗。

超声心动图,特别是食管超声心动图监测,不仅能够观察心脏的收缩功能,而且能够监测心脏各腔室的收缩末期和舒张末期容积,评估心脏舒张功能,对治疗效果进行客观评价。

(五) 诊断

1. 有急性心肌梗死、急性心肌炎、原发或继发性心肌病、严重的恶性心律失常、具有心肌毒性的药物中毒、急性心脏压塞以及心脏手术等病史。

2. 早期患者烦躁不安、面色苍白、诉口干、出汗,但神志尚清;后逐渐表情淡漠、意识模糊、神志不清直至昏迷。

3. 体检心率逐渐增快,常 >120 次 /min。收缩压 <10.64kPa(80mmHg),脉压差 <2.67kPa(20mmHg),后逐渐降低,严重时血压测不出。脉搏细弱,四肢厥冷,肢端发绀,皮肤出现花斑样改变。心音低钝,严重者呈单音律。尿量 <17ml/h,甚至无尿。休克晚期出现广泛性皮肤、黏膜及内脏出血,即弥散性血管内凝血的表现,以及多器官衰竭。

4. 血流动力学监测提示心脏指数降低、左室舒张末压升高等相应的血流动力学异常。

(六) 治疗

1. 一般治疗

(1)绝对卧床休息,有效止痛,由急性心肌梗死所致者,吗啡 3~5mg、哌替啶 50mg,静注或皮下注射,同时予地西泮、苯巴比妥(鲁米那)。

(2)建立有效的静脉通道,必要时行深静脉插管。留置导尿管监测尿量。持续心电、血压、血氧饱和度监测。

(3)氧疗:持续吸氧,氧流量一般为 4~6L/min,必要时气管插管或气管切开,人工呼吸机辅助呼吸。

2. 补充血容量　虽然低血容量不是心源性休克的主要问题,在心肌梗死后许多发生休克的患者可以有相对性的低血容量。血容量减少的原因包括静水压增加及血管通透性增加。体格检查不能完全确定左室充盈压的程度,而且,因为在休克时中心静脉压和肺毛细血管楔压(PCWP)的相关性很差,对诊断休克帮助不大,特别是在单次测量时。这些事实强调了肺动脉导管对精确估计左室充盈压的重要性。休克患者的最佳充盈压高于正常人,因为左室功能受损时,需要较高的前负荷才能达到合适的心输出量。通常,PCWP 在 18~22mmHg 是合适的,超过此值时将导致肺淤血而不能进一步增加心输出量。当 PCWP 降低或正常时,应首先静注 200~300ml 生理盐水进行扩容,然后进行血流动力学监测,特别要注意监测心输出量和 PCWP。

3. 血管活性药物的应用　血管活性药的应用时必要的。因为增加儿茶酚胺的浓度最终可导致周围血管的收缩。血管扩张剂也有助于需要增加 β 兴奋性的患者,以增加心肌收缩力。在血管收缩的状态下(尤其在使用多巴胺时),可以不恰当地增加后负荷,此外,许多患者前负荷可异常增加,血管扩张剂对减少充盈压有益。常用药物有硝普钠、硝酸甘油、酚妥拉明等。

4. 正性肌力药物的应用　这是维持心源性休克患者病情稳定的主要措施。不同于心力衰竭的治疗主要依靠利尿剂缓解症状,低血压患者主要依靠扩容和升压药物升高血压,心源性休克患者主要以正性肌力药物增强心肌的收缩提高心输出量,减少肺淤血,升高外周血压。正性肌力药物用以增加心脏的收缩力,可明显改善血流动力学,主要使用 β 受体激动剂或磷酸二酯酶抑制剂,洋地黄类疗效很差。常用药物有多巴胺、多巴酚丁胺等。

5. 其他治疗

(1)机械性辅助循环:经上述处理后休克无法纠正者,可考虑主动脉内气囊反搏(IABP)、体外反搏、左室辅助泵等机械性辅助循环。

（2）原发疾病治疗：如急性心肌梗死患者应尽早进行再灌注治疗，溶栓失败或有禁忌证者应在 IABP 支持下进行急诊冠状动脉成形术；急性心脏压塞者应立即心包穿刺减压；乳头肌断裂或室间隔穿孔者应尽早进行外科修补等。

二、神经源性休克

神经源性休克（neurogenic shock）较少见，是指由于强烈的神经刺激，如创伤、剧烈疼痛等引起某些血管活性物质如缓激肽、5- 羟色胺等释放增加，导致周围血管扩张，大量血液淤滞于扩张的血管中，有效循环血量突然减少而引起的休克。

（一）病因

1. **严重创伤、剧烈疼痛**　创伤性四肢瘫或截瘫（脊髓休克）；胸、腹腔或心包穿刺等。

2. **药物**　过快静脉注入巴比妥类药物，如硫喷妥钠；氯丙嗪、甲丙氨脂、降血压药物等过量应用；麻醉意外，包括全身麻醉、蛛网膜下腔麻醉和硬膜外麻醉。

（二）发病机制

在正常情况下，血管运动中枢不断发出冲动，传出的交感缩血管纤维到达全身小血管，维持血管一定的张力。严重创伤、剧烈疼痛可抑制血管舒缩中枢，导致小血管张力丧失，血管扩张，外周阻力降低，大量血液聚集在血管床，回心血量减少，血压下降，出现休克。神经节阻滞剂、肾上腺素能神经元阻滞剂、肾上腺受体拮抗剂以及麻醉药物均可破坏循环反射功能，阻断自主神经，使周围血管扩张，血液淤积，血压降低，发生休克。尤其当患者已有循环功能不足因素存在时，应用上述药物更易出现低血压。

（三）临床特点

神经源性休克发生常极为迅速，具有很快逆转的倾向，大多数情况下不发生危及生命的、持续严重的组织灌流不足。往往以脑血流不足、发生急剧的意识障碍为主要表现，尤其当收缩压低于 70mmHg 时易出现；一般不伴有微血管损害的渗出增加。有时不经治疗即可痊愈，预后较好。

（四）诊断

有休克的临床特征，如低血压、意识丧失、瞳孔散大、二便失禁等，结合明确的创伤、剧痛或用药史，神经源性休克诊断不难。

（五）治疗

1. 使患者保持安静。取去枕平卧位，下肢抬高 15°~30°，以增加回心血量，增加脑部血供。如有意识障碍，应将头部置于侧位，抬起下颌，以防舌根后坠堵塞气道。立即吸氧。

2. 建立静脉通道，补充血容量，以晶体液"充填"扩张的容量血管。成人 500~1 000ml 晶体液（儿童 10~20ml/kg）于 20~40min 内经静脉输入。酌情应用糖皮质激素和血管活性药物，如间羟胺、多巴胺或少量去甲肾上腺素。

3. 立即肌内或皮下注射肾上腺素，必要时 5~15min 后重复一次。严重病例可经静脉滴入。

4. 给予有效止痛药，如哌替啶或吗啡。

5. 心动过缓者，可用阿托品。

6. 积极治疗原发病，除去诱因。

三、过敏性休克

过敏性休克(anaphylactic shock)是外界某些抗原性物质进入已致敏的机体后,通过免疫机制在短时间内发生的一种强烈的累及多脏器的症状群。过敏性休克的表现与程度因机体反应性、抗原进入量及途径等而有很大差别。通常突然发生而且剧烈,若不及时处理,常可危及生命。

(一)病因

引起过敏性休克的致敏原很多,临床上大多数为药物引起。

1. **药物** 许多药物可引起过敏性休克,包括抗生素(青霉素最多)、局麻药、造影剂、解热镇痛药等。

2. **异种血清** 破伤风抗毒素、白喉抗毒素、抗蛇毒血清等。

3. **动物毒液** 昆虫毒液、毒蛇咬伤、海蜇、海星刺等。

4. **植物** 花粉、菠萝等。

5. **食物** 常见的过敏性食物包括海洋生物、牛奶、蛋清、蘑菇等,但较少引起过敏性休克。

6. **其他** 眼玻璃体、睾丸组织液及精液等体内封闭组织液的逸出,也可引起起过敏性休克。

(二)发病机制

过敏性休克是由 I 型变态反应所引起,其发生机制主要是致敏原进入体内后,诱发机体形成特异性抗体(IgE),并结合到肥大细胞和嗜碱性粒细胞的表面,使机体处于致敏状态。当同一抗原再次进入机体时,可与这些细胞表面的抗体结合,发生抗原抗体反应,刺激肥大细胞和嗜碱性粒细胞释放大量生物活性物质,包括组胺、5- 羟色胺、过敏性嗜酸性粒细胞趋化因子、中性粒细胞趋化因子和蛋白酶等。另外,血浆中缓激肽、血小板活化因子、前列腺素 D_2、白三烯等均明显升高。这些物质一方面扩张微动脉和毛细血管前括约肌,并使某些器官的微静脉收缩,致微循环淤血,回心血量急剧减少;另一方面可以增高毛细血管通透性,使大量血浆外渗,有效循环血量急剧减少,导致休克的发生。

抗原抗体复合物的形成还可激活补体系统,形成 C3a 和 C5a,进而诱导肥大细胞和嗜碱性粒细胞释放大量的生物活性物质,导致补体介导的过敏性休克。

过敏性生物活性物质还可引起支气管痉挛、黏膜分泌增加、心率增快,副交感神经兴奋,使气管分泌物明显增加、肺顺应性降低、通气量减少。有时对心脏造成直接损害,导致心肌水肿、收缩力降低、顺应性下降,也可发生心律失常。由于过敏引起喉头水肿,可导致窒息,危及患者生命。

(三)临床特点

本病起病、表现和过程不一,与致敏原的强度、患者的健康状况和遗传因素有关。一般症状开始很快,可发生在暴露于致敏原后即刻或迟发。大多数患者以皮肤症状开始,皮肤潮红并常伴出汗、红斑,瘙痒特别多见于手、足和腹股沟。荨麻疹 / 血管性水肿是暂时的,一般不超过 24h,严重时可出现发绀。上呼吸道症状有口腔、舌、咽或喉水肿,其中喉水肿从声音嘶哑、失语到窒息轻重不等,后者是致死的主要原因;下呼吸道症状有胸部约束感、刺激性咳嗽、哮鸣、呼吸停止等。心血管系统症状有低血容量性低血压(严重时对升压剂无反应)、心律不齐、心肌缺血、心脏停搏。胃肠道症状少见,可有恶心、呕吐、腹绞痛、腹泻,其中腹痛常是本病的早期表现。神经系统症状有焦虑、抽搐、意识丧失等,患儿多疲乏无力。此外,患者还会因暂时脑缺氧出现一些精神症状。

上述症状和体征既可单独存在也可联合出现。大多数严重反应涉及呼吸和心血管反应。开始就意识丧失者可在几分钟内死亡,也可发生在几天或几周后,但一般过敏反应的症状开始越晚,反应的程度越轻。在早期过敏反应消散后4~8h,可再次出现。

有些患者呈双向性表现形式,即发作-缓解-再发作;尽管采取适宜的治疗,仍可再次发作,约30%病例有再次发作;较迟的再发作可出现在首次发作后8~12h。

(四)诊断

1. 发病前有接受(尤其是注射后)某种药物病史或有蜂类叮咬病史,或其他致敏原接触史。

2. 起病急,很快发生上述全身反应,又难以用药品本身的药理作用解释时,应马上考虑到本病的可能。

(五)治疗

由于死亡可发生于几分钟内,因此迅速处理十分重要。开始治疗的关键是维持呼吸道通畅和保持有效血液循环。

1. 患者斜卧,双脚抬高,确保气道开放,给氧。如果出现威胁生命的气道阻塞,立即气管插管。

2. **肾上腺素**　肾上腺素的主要作用是收缩外周血管,增加外周血管阻力,有助于提高血压,同时肾上腺素的β受体兴奋作用可增强心肌收缩力,改善支气管痉挛。而且,它还能对抗部分Ⅰ型变态反应的介质释放,因此,是救治本症的首选药物。如发生心脏骤停,应按心肺脑复苏的原则进行抢救。

3. 如果出现低血压或对起始的肾上腺素剂量无反应,则静脉给入1:10 000肾上腺素0.1ml/kg及生理盐水20ml/kg;如果低血压持续存在,予肾上腺素2~4μg/(kg·min)或多巴胺2~10μg/(kg·min)持续静脉滴注以维持血压。

4. **甲基泼尼松龙**　肾上腺皮质激素的作用机制包括抑制变态反应、抑制肥大细胞和嗜碱性粒细胞释放活性物质,稳定溶酶体膜,增加心血管系统的受体对儿茶酚胺的反应性,抗支气管痉挛、减轻喉头水肿和抗休克等。

5. 沙丁胺醇扩张支气管。

6. **监测生命指征**　因有些患者呈双向性表现形式,因此应观察患者至少8~12h,如为严重反应或有哮喘病史,最少观察24h。临床表现严重者需住院治疗。

第五节　休克防治原则

1. **提高认识,积极预防休克的发生**　休克是一个由原发因素、组织缺氧、多器官功能障碍综合征(MODS)及器官衰竭等构成的连续性过程。休克一旦发生,无论机体如何代偿,必将产生后果。因此,应加强休克的预防。

尽早认识休克和诊断休克是预防休克最关键的环节。临床医护人员应提高认识,对于严重创伤、大出血、重度感染、过敏或有心脏病史者,应特别考虑到并发休克的可能,及早进行监测,及时补充血容量,纠正水电解质失衡及酸碱平衡紊乱,维持生命体征稳定,改善组织血供。

2. **尽早复苏，提高复苏质量** 强调休克治疗的时间性。休克早期往往病情较轻，组织细胞损伤或死亡的数量尚少，脏器功能损害可能限制在一定范围内，病程可以是可逆的。随着休克持续，细胞缺氧损伤程度加重，范围扩大，最终不可避免地造成脏器功能的不可逆损害，不论是可逆还是不可逆损害，临床表现都是 MODS。

一旦认识到患者可能发生休克，应尽早复苏，提高复苏质量。尽管不同类型休克有各自的特殊性，但其早期救治原则是相同的，即争分夺秒尽快恢复组织细胞的供氧，清除气道异物，保持呼吸道通畅，立即大流量吸氧，必要时行气管内插管进行机械通气，维持动脉血氧饱和度（SaO_2）在一定水平。立即建立大静脉通路，进行积极的液体治疗。在采取这些措施的同时，要判断有无张力性气胸、心脏压塞、腹腔脏器出血、严重心律失常或过敏等存在，这些情况往往在复苏的同时亦要紧急处理。

3. **加强监护，提高休克治疗的科学性** 休克患者在救治过程中，应加强血流动力学、氧代谢监测。监测的目的在于判断休克的血流动力学类型和休克程度，并对治疗有重要的指导意义。另一方面应重视密切观察患者的意识状态、肢体温度和色泽、心率或脉率及尿量等临床指标。最终将患者的原发疾病、全身状况、监测指标等进行综合分析，给予患者尽可能合理的处理。

4. **加强协作，提高休克防治水平** 休克的防治是一项系统工程。休克患者的救治往往涉及诊断学、手术学、微生物学、药理学、重症监护等多学科知识，越是复杂的休克，其涉及的内容越多。因此，仅靠某一专科医生往往很难胜任，必须组织相关专科人员，相互协调，通力合作，才能取得比较理想的结果。

（喻春钊）

第十五章 麻醉与镇痛

第一节 麻 醉

一、概论

公元 1 世纪,希腊哲学家首先使用麻醉(anesthesia)一词描述曼陀罗的麻醉样作用(曼陀罗被用作中医草药,以缓解哮喘症状和作为手术或接骨止痛剂,也是强力迷幻剂和谵妄剂)。麻醉的历史可以追溯到古代,人们尝试各种方法用于减轻疼痛,但是这一学科是从 19 世纪中期才开始真正发展并逐步完善建立起来的。1846 年 Morton 在美国麻省总医院公开演示了乙醚麻醉并获得成功,揭开了现代麻醉学的首页。成功实施乙醚麻醉的意义不仅在于临床实践中找到了一种安全有效的麻醉药物和方法,而且在于推动了对麻醉方法、麻醉药理学和麻醉生理学的研究。随着麻醉学的不断发展,局部麻醉和区域麻醉亦相继出现,静脉麻醉也逐步得到发展。缺乏安全、可靠的麻醉方法长期制约了外科学的发展,而现代外科学正是因麻醉、抗感染技术、止血输血技术的发展而逐步建立。

麻醉通常是由药物产生的一种中枢神经和 / 或周围神经系统的可逆性功能抑制,这种抑制的特点主要是感觉特别是痛觉的丧失。麻醉学(anesthesiology)是运用麻醉相关的基础理论、临床知识和技术以消除患者手术疼痛,保证患者安全,为手术创造良好条件的一门学科。目前,麻醉学已经成为临床医学中一个重要的独立学科,主要包括临床麻醉学、急救复苏医学、重症监测治疗学、疼痛诊疗学和其他相关医学及其机制的研究,是围手术期医学不可分割的重要组成部分。

根据麻醉作用部位和所用药物的不同,将临床麻醉方法分为全身麻醉和局部麻醉。全身麻醉是指麻醉药经呼吸道吸入、静脉或肌内注射进入体内,产生中枢神经系统的暂时抑制,临床特征为神志消失、全身痛觉消失、遗忘、反射抑制和骨骼肌松弛。全身麻醉根据用药途径分为吸入麻醉和静脉麻醉。局部麻醉是指将局麻药应用于身体局部,机体部分的神经传导功能被暂时阻断,神志清醒。局部麻醉包括表面麻醉、局部浸润麻醉、区域阻滞和椎管内阻滞。临床上将几种麻醉药物或几种方法互相配合使用,称为复合麻醉。

各种麻醉方法和药物对患者的生理功能都有一定的影响,外科疾病本身所引起的病理生理改变,以及并存的非外科疾病所导致的重要器官功能改变,是围手术期潜在的危险因素。麻醉前通常由麻醉医师根据患者病情,对麻醉及手术的耐受能力作出全面评估。临床上通常采用美国麻醉医师协会(ASA)分级进行术前评估,围手术期的死亡率与 ASA 分级的关系密切(表 15-1)。一般认为,Ⅰ~Ⅱ级患者对麻醉和手术的耐受性良好,风险性较小;Ⅲ级患者的器官功能虽在代偿范围内,但对麻醉和手术的耐受能力减弱,风险性较大,如术前准备充分,尚能耐受麻醉;Ⅳ级患者因器官功能代偿不全,麻醉和手术的风险性很大,即使术前准备充分,围手术期的死亡率仍很高;Ⅴ级患者为濒死患者,麻醉和手术都异常危险,不宜行择期手术;Ⅵ级用于描述脑死亡的器官捐供者。如为急诊手术,则在 ASA 分级后加 E。

表 15-1　ASA 分级和围手术期死亡率关系

分级	标准	死亡率 /%
Ⅰ	体格健康,发育营养良好,各器官功能正常	0.06~0.08
Ⅱ	除外科疾病外,有轻度并存疾病,功能代偿健全	0.27~0.40
Ⅲ	并存疾病较严重,体力活动受限,但尚能应付日常活动	1.82~4.30
Ⅳ	并存疾病严重,丧失日常活动能力,经常面临生命威胁	7.80~23.0
Ⅴ	无论手术与否,生命难以维持 24h 的濒死患者	9.40~50.7
Ⅵ	确诊为脑死亡,其器官拟用于器官移植手术的供体	—

在完成手术患者身体状况和手术风险的充分评估后,需要认真做好术前准备,尤其在重要生命器官合并内科疾患时,麻醉医师应充分认识其病理生理改变,对其严重程度作出正确评价,必要时请相关内科专家协助诊治。术前应积极治疗患者的心肺功能不全,纠正脱水、电解质紊乱和酸碱平衡失调,改善营养状态等,增强患者对手术和麻醉的耐受能力,避免或减少围手术期的并发症,保障手术患者在麻醉期间的安全和术后快速康复。

二、局部麻醉

用局部麻醉药(简称局麻药)暂时阻断某些周围神经的冲动传导,使这些神经所支配的区域产生麻醉作用,称为局部麻醉(local anesthesia),简称局麻。局麻的特点是患者清醒、简便易行、安全有效,对重要器官的功能干扰较小,并发症较少。局麻适用于较表浅、局限的手术。广义的局部麻醉也包括椎管内麻醉。

(一)局麻药的药理

1. **化学结构和分类**　常用局麻药分子的化学结构由亲脂的芳香族环、亲水的胺基团和将两者连接起来的中间链三个部分组成。中间链可为酯链或酰胺链,据此将局麻药分为两类:酯类局麻药,如普鲁卡因、丁卡因等;酰胺类局麻药,如利多卡因、布比卡因、左旋布比卡因和罗哌卡因等。

2. **理化性质和麻醉性能**　局麻药的理化性质可影响其麻醉性能,较为重要的参数包括离解常数、脂溶性和血浆蛋白结合率。

(1)离解常数(pKa):局麻药在水溶液中以未离解的碱基(B)和已离解的阳离子(BH$^+$)两种状态存在,而离解程度取决于溶液的 pH 值。当溶液中 B 和 BH$^+$ 浓度完全相等(各占50%)时,此时溶液的 pH 值即为该局麻药的 pKa 值。由于未离解的碱基具有亲脂性,易于透过组织,故局麻药的 pKa 能影响局麻药的起效时间和弥散性能。大部分局麻药的 pKa 值接近生理 pH 值,当它们进入人体组织后,由于组织液的 pH 接近 7.4,故药物的 pKa 越小,则未离解的碱基越多,局麻药易透过神经鞘膜,起效时间短,弥散性能好,反之亦然。普鲁卡因和利多卡因的 pKa 分别为 9.0 和 7.9,故利多卡因起效快,弥散性能较普鲁卡因好。

（2）脂溶性：局麻药的脂溶性是决定麻醉效能的重要因素，脂溶性越高，麻醉强度越大，作用时间也越长。布比卡因和丁卡因脂溶性高，利多卡因中等，普鲁卡因最低。按此规律，布比卡因和丁卡因麻醉效能最强，作用时间相对较长，利多卡因居中，普鲁卡因最弱，作用时间也较短。

（3）蛋白结合率：局麻药注入体内后，一部分呈游离状态的局麻药起麻醉作用，另一部分局麻药与局部组织的蛋白结合，或吸收入血与血浆蛋白结合，结合状态的药物将暂时失去药理活性。低蛋白血症患者由于局麻药与血浆蛋白结合减少，游离局麻药浓度增高，故易发生局麻药中毒反应。蛋白结合率与作用时间也有密切关系，结合率越高，作用时间也越长。

3. 吸收、分布、生物转化和清除

（1）吸收：局麻药注射至作用部位后被机体吸收进入血液循环，其吸收的总量和速度决定了血药浓度的高低。下列因素影响血药浓度：①药物剂量：血药峰值浓度与一次注药的剂量成正比，故对每一局麻药都规定了一次用药的限量，以避免血药浓度过高而引起药物中毒。②注药部位：与注射局部血供情况有直接关系，局麻药作用部位血供越丰富其吸收速度越快，血药浓度越高。③局麻药的性能：普鲁卡因、丁卡因有扩张血管作用，故能加速药物的吸收。而罗哌卡因和布比卡因与蛋白结合率较高，故吸收速率减慢。④血管收缩剂：如在局麻药液中加入适量肾上腺素，使血管收缩，可延缓药液吸收，作用时间亦延长，同时可减少毒性反应发生的概率。

（2）分布：机体吸收局麻药进入血液后，首先分布至肺脏，并有部分被肺组织摄取，这对大量药物意外进入血液有缓冲作用。随后很快分布到血液灌注较好的器官如心、脑和肾等，然后逐步再分布到血液灌流较差的器官如脂肪和皮肤等。布比卡因和罗哌卡因由于蛋白结合率高，均不易透过胎盘屏障而分布至胎儿。

（3）生物转化和清除：局麻药进入血液循环后，其代谢产物的水溶性更高，并从尿中排出。酰胺类局麻药在肝内为线粒体酶所水解，故肝功能不全或肝血流减少患者因代谢减慢而易引起毒性反应，用量应酌减。酯类局麻药如普鲁卡因主要被血浆假性胆碱酯酶水解。如有先天性假性胆碱酯酶活性的异常，或因肝硬化、严重贫血、恶病质和晚期妊娠等引起该酶量的减少者，酯类局麻药的用量都应减少。局麻药仅少量以原型自尿中排出。

（二）局麻药的不良反应

1. 毒性反应　由于局麻药阻滞机体电压门控钠通道，影响动作电位的传导，所以局麻药具有全身毒性。局麻药吸收入血液后，当血药浓度超过一定阈值时，就会发生局麻药的全身毒性反应，其症状和严重程度与血药浓度有直接关系。

局麻药毒性反应主要表现在对中枢神经系统和心血管系统的影响，且中枢神经系统对局麻药更为敏感。对于清醒患者，中枢神经系统症状常为局麻药过量的先兆。典型的早期毒性反应表现为眩晕、耳鸣、多语、寒战、躁动不安和定向障碍等中枢神经系统症状兴奋症状，如停止给药，症状可在短时间内逐步消失。如继续发展，则可出现神经系统症状抑制症状如言语不清、嗜睡、昏迷等。面肌和四肢可发生震颤、抽搐，接着出现呼吸停止。心血管系统症状早期亦表现为兴奋现象，如血压上升、心率增快等表现，进一步发展则发生心血管系统的抑制，出现血压下降，房室传导阻滞，心率缓慢，甚至心搏骤停等，导致死亡。

避免局麻药毒性反应的最好措施是预防。预防局麻药毒性反应措施包括注意一次用药量不应超过最大限量；注药前应回吸，仔细观察有无血液并分次注射；无禁忌的情况下局麻药液内加入适量肾上腺素以减缓局麻药吸收等。对局部麻醉药毒性反应治疗措施的选择取决于其严重程度。一旦发生毒性反应,首先应立即停用局麻药,轻度的毒性反应可自行恢复。若发生抽搐惊厥应保护好气道,同时充分供氧,静脉给予咪达唑仑、硫喷妥钠或丙泊酚以终止惊厥发作。一旦局麻药引起心跳呼吸停止,立即进行心肺复苏治疗。

2. **过敏反应**　临床上酯类局麻药过敏者较多,可能与其代谢产物对氨基苯甲酸有关,酰胺类局麻药极罕见。过敏反应是指使用很少量局麻药后,出现荨麻疹、支气管痉挛、低血压和血管神经性水肿等症状,甚至危及患者生命。如发生过敏反应首先停止用药,保持呼吸道通畅并吸氧,维持循环稳定,明显低血压时首选肾上腺素治疗,后续治疗可应用大剂量糖皮质激素及抗组胺药等。局麻药皮肤试验来预测局麻药过敏反应并不可靠,结果有假阳性和假阴性,因此不必进行常规局麻药皮试。如果患者有对酯类局麻药过敏史时,可选用酰胺类局麻药。

(三)常用局麻药

1. **普鲁卡因**　是一种效能弱、时效短但较安全的常用局麻药,常用于局部浸润麻醉和蛛网膜下腔阻滞。由于其黏膜穿透力很差,故不用于表面麻醉和硬膜外阻滞。局部浸润麻醉时普鲁卡因成人一次限量为1g。

2. **丁卡因**　是一种强效、长时效的局麻药。此药的黏膜穿透力强,适用于表面麻醉、神经阻滞、腰麻及硬膜外阻滞。一般不用于局部浸润麻醉。成人一次限量表面麻醉40mg,神经阻滞为80mg。

3. **利多卡因**　是中等效能和时效的局麻药。它的组织弥散性能和黏膜穿透力都很好,可用于各种局麻方法,特别适用于神经阻滞和硬膜外阻滞。成人一次限量表面麻醉为100mg,局部浸润麻醉和神经阻滞为400mg。

4. **布比卡因**　是一种强效和长时效局麻药。常用于神经阻滞、腰麻及硬膜外阻滞。成人一次限量为150mg。布比卡因是由右旋型和左旋型镜像体组成的消旋化合物。右旋布比卡因阻滞心肌钠通道后解离速度慢,一旦局麻药中毒造成心脏骤停后复苏困难,使用时应特别注意其心脏毒性。左旋布比卡因的基本药理性能和临床使用与布比卡因相似,但其心脏毒性弱于布比卡因。

5. **罗哌卡因**　属于酰胺类局麻药,其作用强度和药代动力学与布比卡因类似,但其心脏毒性较低。另一特点是在低浓度使用时几乎只阻滞感觉神经,对运动神经阻滞较轻,故尤其适用于需要保留运动神经功能的硬膜外术后镇痛、分娩镇痛等。硬膜外阻滞的浓度为0.25%~0.75%,而0.75%~1%浓度者可产生较好的运动神经阻滞。成人一次限量为150mg。

(四)局麻方法

1. **表面麻醉**　局麻药透过黏膜阻滞位于黏膜下的表浅神经末梢,使黏膜产生麻醉现象,称表面麻醉。眼、鼻、咽喉、气管、尿道等处的浅表手术或内镜检查常用此法。常用药物为1%~2%丁卡因或2%~4%利多卡因。因眼结膜和角膜组织柔嫩,故滴眼仅需用0.5%~1%丁卡因即可。气管和尿道黏膜吸收较快,特别是黏膜有损伤时吸收速度加快,应减少剂量。

2. **局部浸润麻醉**　将局麻药注射于手术区域的组织内,阻滞神经末梢而达到麻醉作用,称局部浸润麻醉,临床上简称局麻。局麻药皮内注射或皮下注射后可立即起效。充分的浸润麻醉效果所需的局麻药剂量,取决于阻滞区域的面积和手术操作的时间。当需要麻醉的面积较大时,为避免用药量超过一次限量,应采用低浓度大容量的局麻药溶液。每次注药前注意回抽,以免血管内注射。药液中加入肾上腺素(浓度1:40万~1:20万)可减缓局麻药的吸收,延长作用时间。常用药物为1%普鲁卡因或0.25%~0.5%利多卡因。

3. 区域阻滞　在手术区四周和底部注射局麻药,阻滞支配手术区域的神经纤维,称区域阻滞。适用于肿块切除术,如乳房良胜肿瘤的切除术、头皮包块手术等。用药同局部浸润麻醉。其优点为避免刺入病理组织,同时不会因注药使手术区的局部解剖难于辨认。

4. 神经干阻滞　在神经干、丛、节的周围注射局麻药,阻滞其冲动传导,使所支配的区域产生麻醉作用,称神经干(丛)阻滞。上肢手术时行臂丛神经阻滞和颈部手术时采用的颈丛阻滞是最常用的外周神经阻滞方法。外周神经干阻滞有多种定位方法,包括异感法、筋膜突破法、血管旁法、动脉壁穿透法等。近年采用神经刺激器和超声影像定位法也逐步增多。异感法的定位效果与神经刺激器相当,多点注射可进一步提高异感法或神经刺激器定位的成功率和麻醉起效速度。超声引导定位总体上可减少反复穿刺的次数,缩短麻醉起效时间,提高阻滞的成功率。

(1)臂神经丛阻滞:臂神经丛主要由 $C_5 \sim C_8$ 和 T_1(C、T 分别代表颈和胸)脊神经的前支组成并支配上肢的感觉和运动。这些神经自椎间孔穿出后,经过前、中斜角肌之间的肌间沟,在肌间沟中相互合并组成臂神经丛。然后在锁骨上方第一肋骨面上横过而进入腋窝,并形成主要终末神经,即正中、桡、尺和肌皮神经。在肌间沟中,臂神经丛为椎前筋膜和斜角肌筋膜所形成的鞘膜包裹,此鞘膜在锁骨上方延伸为锁骨下动脉鞘膜,在腋窝形成腋鞘。臂神经丛阻滞可在肌间沟、锁骨上和腋窝三处路径进行,分别称为肌间沟法、锁骨上法和腋窝法(图 15-1)。阻滞时必须将局麻药注入鞘膜内才能见效。

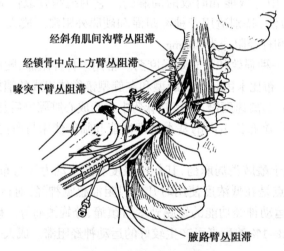

经斜角肌间沟臂丛阻滞
经锁骨中点上方臂丛阻滞
喙突下臂丛阻滞
腋路臂丛阻滞

图 15-1　臂丛神经阻滞

1)肌间沟法:患者仰卧,头偏向阻滞对侧,手臂贴身旁使肩下垂。令患者略抬头以显露胸锁乳突肌的锁骨端,用手指在其后缘向外滑动,可摸到一条小肌肉即前斜角肌。前、中斜角肌之间的凹陷即肌间沟。肌间沟呈上小下大的三角形。

用手指沿沟下摸,可触及锁骨下动脉。自环状软骨作一水平线与肌间沟的交点即为穿刺点,此处相当于第 6 颈椎横突水平。以针头与皮肤垂直进针,刺破椎前筋膜时可有突破感,然后向内侧、向足侧进入少许。当针触及臂神经丛时,患者常诉异感,此时回抽无血或脑脊液,即可注射局麻药。一般用含 1:20 万肾上腺素的 1.5% 利多卡因 25~30ml。

2)锁骨上法:患者体位同肌间沟法,患侧肩下垫一小薄枕,以充分显露颈部。麻醉者站在患者头侧,确定锁骨中点后,许多患者可在锁骨上窝深处摸到锁骨下动脉的搏动,臂神经丛即在其外侧。在锁骨中点上 1cm 处进针，并向后、内、下方向推进，当患者诉有异感放射到手指、腕或前臂时即停止前进，回抽如无血或空气，即可注入药液。如无异感出现，针尖继续进入 1~2cm 深度时将触及第一肋骨，可沿第一肋骨的纵轴向前后探索，引出异感后注药。

3）腋窝法：患者仰卧，患肢外展 90°，前臂再向上屈曲，呈行军礼状。麻醉者站在患侧，在胸大肌下缘与臂内侧缘相接处摸到腋动脉搏动，并向腋窝顶部摸到搏动的最高点。操作时右手持针头，左手示指和中指固定皮肤和动脉，在动脉的桡侧缘或尺侧缘与皮肤垂直方向刺入。刺破鞘膜时有较明显的突破感，或出现异感，即停止前进。松开手指，针头随动脉搏动而跳动，表示针尖在腋鞘内。回抽无血后注入配好的局麻药液。

适应证与并发症：臂神经丛阻滞适用于上肢手术，肌间沟法可用于肩部手术，腋窝法更适用于前臂和手部手术。但这三种路径都有可能出现局麻药毒性反应。肌间沟法和锁骨上法还可发生膈神经麻痹、喉返神经麻痹和霍纳综合征（Horner syndrome）。霍纳综合征是因星状神经节被阻滞，出现同侧瞳孔缩小、眼睑下垂、鼻黏膜充血和面部潮红等症候群。如穿刺不当，锁骨上法可发生气胸，肌间沟法可引起高位硬膜外阻滞，或药液意外注入蛛网膜下腔而引起全脊椎麻醉。

（2）颈神经丛阻滞：颈部和头部后面的感觉和运动纤维来源于 C_2~C_4 脊神经根。脊神经出椎间孔后，经过椎动脉后面到达横突尖端，过横突后分支形成一系列的环，构成颈神经丛。颈神经丛分深丛和浅丛，支配颈部肌肉组织和皮肤。深丛在斜角肌间与臂神经丛处于同一水平，并同为椎前筋膜所覆盖。浅丛沿胸锁乳突肌后缘从筋膜下行至表面，分成许多支，支配皮肤和浅表结构。

1）深丛阻滞：常采用 C_4 横突一点阻滞法。患者仰卧，头转向对侧。C_4 横突位于胸锁乳突肌和颈外静脉交叉点附近，用手指按压常可摸到此横突。在此水平刺入 2~3cm 可触及横突骨质，将针稍退离开骨质并回抽无血液和脑脊液后，注入 1% 利多卡因 10~15ml，可阻滞整个颈丛。

2）浅丛阻滞：体位同上，在胸锁乳突肌后缘中点垂直进针至皮下，遇有轻微阻力时，注射 1% 利多卡因 10~12ml，提供颈前部和肩部的感觉麻醉。

颈神经丛阻滞可用于颈部手术，如甲状腺手术、气管切开术和颈动脉内膜剥脱术等。浅丛阻滞并发症少见。深丛阻滞的并发症包括局麻药毒性反应，局麻药意外注入硬膜外腔或蛛网膜下腔引起高位硬膜外麻醉或全脊髓麻醉，膈神经麻痹和喉返神经麻痹可造成呼吸功能障碍，颈交感神经阻滞导致霍纳综合征。

（五）超声技术在周围神经阻滞中的应用

超声医学为临床诊断和介入治疗提供了有力的工具。近年来，随着超声技术的发展和超声设备小型化，超声技术在麻醉科应用越来越广泛。利用超声技术的无创性和实时性，实现连续动态观察机体解剖结构，广泛应用于外周神经阻滞、动静脉穿刺引导、床旁快速诊断等领域，被誉为麻醉医师的"第三只眼睛"，提高了麻醉技术的安全性和有效性。

传统的外周神经阻滞主要依靠体表定位或穿刺针引发神经异感来确定注射针尖和目标神经的位置关系，存在定位不准造成神经阻滞效果不确切甚至无效的问题，或血管内注射造成局麻药中毒以及神经内注射局麻药造成神经损伤等并发症。为了克服这一缺点，麻醉医师采用神经刺激仪进行定位，这一技术虽然可以提高神经阻滞的成功率，但仍然没有完全克服传统神经阻滞中存在的问题。利用超声技术动态观察穿刺针与神经的位置关系，在超声引导下进行神经阻滞技术，不但可以精确定位穿刺针的位置，而且可以动态观察局麻药在神经周围的扩散情况,避免血管内注射和神经内注射,减少局麻药中毒和神经损伤等并发症,提高神经阻滞效果。超声技术进入麻醉相关领域方兴未艾,也是实施精准麻醉的重要支撑技术之一,对周围神经阻滞的发展起到重要推动作用。例如在部分老年患者中,由于心肺功能代偿能力下降,全身麻醉可能带来一系列并发症,而超声引导下周围神经阻滞不但可以为患者带来确切的麻醉效果,而且对患者全身影响小,并发症少,帮助患者安全度过围手术期,加快术后康复。超声技术同样可以引导深静脉穿刺置管和动脉置管技术,提高穿刺成功率,避免损伤穿刺点附近的重要脏器,减少相关并发症。近年来超声技术也用于围手术期患者重要脏器的功能评估,特别是循环功能的动态评估,对准确判断和处理病情提供了客观的依据。

三、椎管内麻醉

椎管内麻醉常用于腹部及以下手术的麻醉,能有效减轻手术引起的应激反应,减少术中出血,降低高危患者术后并发症和死亡率,并拓展到术后或非手术患者的镇痛领域,是现代麻醉学重要的组成部分。

椎管内有两个可用于麻醉的腔隙,即蛛网膜下腔和硬脊膜外腔。根据局麻药注入的腔隙不同,分为蛛网膜下腔阻滞(简称腰麻)、硬膜外腔阻滞及腰 - 硬联合阻滞(combined spinal-epidural block,CSE),统称椎管内麻醉(图 15-2)。

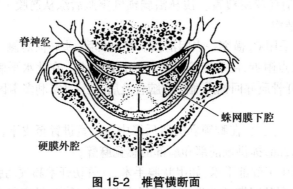

图 15-2　椎管横断面

(一)椎管内麻醉的解剖基础

1. **脊柱和椎管**　脊椎骨由位于前方的椎体和后方的椎弓所组成,中间为椎孔,所有上下椎孔连接在一起即成椎管。正常脊柱有 4 个生理弯曲(图 15-3),即颈、胸、腰和骶尾弯曲,颈曲和腰曲向前突,胸曲与骶曲向后突。患者仰卧位时,C_3 和 L_3 所处位置最高,T_5 和 S_4 最低,这对腰麻时药液在蛛网膜下腔内的分布有重要影响。

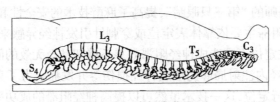

图 15-3　脊柱弯曲图

2. **韧带**　全部椎体由五条韧带固定,即棘上韧带、棘间韧带、黄韧带、前纵韧带和后纵韧带(图 15-4)。韧带与椎管内麻醉关系密切。作椎管内麻醉直入法穿刺时,穿刺针经过皮肤、皮下组织、棘上韧带、棘间韧带和黄韧带,即进入硬膜外腔。棘上韧带连接脊椎棘突尖端,质地较坚韧,老年人可发生钙化而造成穿刺困难。棘间韧带连接上下两棘突,质地较疏松。黄韧带连接上下椎板,

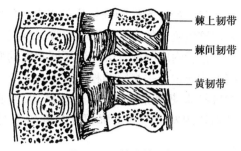

棘上韧带
棘间韧带
黄韧带

图 15-4　棘突的韧带

覆盖着椎板间孔,几乎全由弹力纤维构成,组织致密坚韧,针尖穿过时有阻力,穿过后有落空感,提示已进入硬膜外腔。如再刺透硬脊膜和蛛网膜即至蛛网膜下腔。

3. **脊髓、脊膜与腔隙**　椎管内有脊髓和三层脊髓被膜。脊髓下端成人一般终止于 L_1 椎体下缘或 L_2 上缘,新生儿在 L_3 下缘,并随年龄增长而逐渐上移。故成人作腰椎穿刺应选择 L_2 以下的腰椎间隙,而儿童则在 L_3 以下间隙。

脊髓的被膜自内至外为软膜、蛛网膜和硬脊膜。软膜和蛛网膜之间的腔隙称蛛网膜下腔,上与大脑蛛网膜下腔沟通,下端止于 S_2 水平,内有脑脊液。在 S_2 水平,硬脊膜和蛛网膜均封闭而成硬膜囊。硬脊膜与椎管内壁(即黄韧带和骨膜)之间的腔隙为硬膜外腔,脊神经穿行其中,内有脂肪、疏松结缔组织、血管和淋巴管。硬膜外腔在枕骨大孔处闭合,与颅腔不通,其尾端止于骶裂孔。硬脊膜和蛛网膜之间有一潜在腔隙,称为硬膜下腔。

4. **骶管**　骶管是骶骨内的椎管腔,是硬膜外腔的一部分,并与腰段硬膜外腔相通,相应的脊神经穿行其中,内有疏松结缔组织、脂肪和丰富的静脉丛,终止于 S_2 水平。在此腔内注入局麻药所产生的麻醉称骶管阻滞,是硬膜外阻滞的一种。

5. **麻醉平面**　麻醉平面是指感觉神经被阻滞后,用针刺法测定皮肤痛觉消失的范围。各脊神经节段在人体体表按节段分布(图 15-5)。参照体表解剖标志,不同部位的脊神经支配分别为:胸骨柄上缘为 T_2,两侧乳头连线为 T_4,剑突下为 T_6,季肋部肋缘为 T_8,平脐线为 T_{10},耻骨联合上缘为 T_{12},下肢前面为 $L_1 \sim L_5$,下肢后面以及肛门会阴区为 $S_1 \sim S_5$。

(二)椎管内麻醉对机体生理的影响

椎管内麻醉的主要作用部位是脊神经根。局麻药注射到蛛网膜下腔或硬膜外腔后在其中扩散,阻滞相应的神经根节段,其对机体的影响主要为呼吸和循环两个方面,影响程度则与阻滞范围有关。椎管内麻醉对呼吸的影响与麻醉平面的高度有关,尤以运动神经被阻滞的范围更为重要。但由于膈肌受膈神经($C_3 \sim C_5$)支配,通常椎管内麻醉很少引起有生理意义的肺通气量改变,尽管胸部脊神经被阻滞,肋间肌大部或全部麻痹,可使胸式呼吸减弱或消失,但机体仍能保持基本的肺

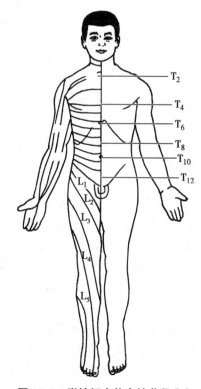

T_2
T_4
T_6
T_8
T_{10}
T_{12}
L_1
L_2
L_3
L_4
L_5

图 15-5　脊神经在体表的节段分布

通气量。严重慢性肺部疾病的患者可能需要呼吸辅助肌参与主动呼吸,高位脊神经阻滞会减弱这些肌肉的力量而影响呼吸,故对于呼吸储备功能有限的患者应慎重考虑。

椎管内麻醉通常会导致不同程度的血压下降,并伴有心率下降和心肌收缩功能减弱,这些作用通常与去交感的程度有关。由于交感神经被阻滞,使小动脉扩张引起外周阻力降低,静脉扩张使静脉系统内血容量增加,回心血量减少,心输出量下降,这些因素导致低血压。低血压的发生率和下降幅度与麻醉平面高低及患者原有血流动力学状态、全身情况密切相关。

椎管内麻醉下交感神经被阻滞后迷走神经功能亢进,造成胃肠蠕动增加,同时容易诱发恶心、呕吐,并可发生尿潴留。

(三) 蛛网膜下腔阻滞

局麻药注入脑脊液并在其中稀释和扩散,直接作用于脊髓表面和神经根而引起相应支配区域麻醉作用的方法称为蛛网膜下腔阻滞(spinal anesthesia),习称脊椎麻醉,简称腰麻。

1. **适应证和禁忌证**　腰麻适用于 2~3h 以内的下腹部、盆腔、下肢和肛门会阴部手术,如阑尾切除、疝修补、半月板摘除、痔切除、肛瘘切除术等。

禁忌证包括:①中枢神经系统疾患,如颅内压增高等;②休克、严重贫血及其他危重患者;③穿刺部位有皮肤感染、脊柱外伤或畸形穿刺困难者;④脓毒症;⑤急性心力衰竭或严重冠心病。对老年人、心脏病、高血压等患者应严格控制用药量和麻醉平面。不能合作者,如小儿或精神病患者,一般不用腰麻。

2. **方法**　成人脑脊液比重为 1.003~1.009。按局麻药液和脑脊液的比重关系分为重比重、等比重、轻比重三种。临床常使用重比重或等比重的局麻药液(表 15-2)。

表 15-2　常用局麻药配方

药物配方	常用浓度 /%	常用剂量 /mg	作用时间 /min
普鲁卡因 150mg+ 脑脊液或 5% 葡萄糖 3ml (重比重)	5	50~150	60~90
0.75% 布比卡因 2ml+5% 葡萄糖 1ml(重比重)或脑脊液 1ml(等比重)	0.5	10~15	120~150
1% 丁卡因 1ml+10% 葡萄糖 1ml+3% 麻黄碱 1ml(重比重)	0.33	10~15	120~150

腰麻穿刺术穿刺时患者一般取侧卧位,屈髋屈膝,头颈向胸部屈曲,腰背部尽量向后弓曲,使棘突间隙张开便于穿刺。鞍区麻醉常为坐位。成人穿刺点一般选 L_3~L_4 间隙,也可酌情上移或下移一个间隙。在两侧髂嵴最高点作一连线,此线与脊柱相交处即为 L_4 棘突或 L_3~L_4 棘突间隙(图 15-6)。直入法穿刺时,以普鲁卡因在间隙正中作皮丘,并在皮下组织和棘间韧带逐层浸润。腰椎穿刺针刺过皮丘后,进针方向应与患者背部垂直,并仔细体会进针时的阻力变化。当针穿过黄韧带时,常有明显落空感,再进针刺破硬脊膜和蛛网膜,出现第二次落空感。拔出针芯见有脑脊液自针内滴出,即表示穿刺成功。穿刺成功后将装有局麻药的注射器与穿刺针衔接,注药后将穿刺针连同注射器一起拔出。侧入法穿刺时在棘突中线旁开 1~1.5cm 处进针,针干向中线倾斜,约于皮肤呈 75° 角,避开棘上韧带而刺入蛛网膜下腔。适用于棘上韧带钙化的老年患者、肥胖患者或直入法穿刺有困难者。

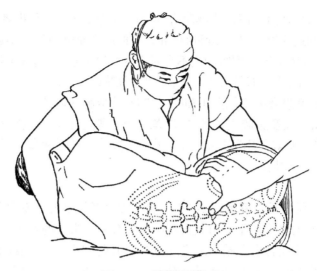

图 15-6　腰椎间隙定位

3. 麻醉平面的调节　局麻药注入蛛网膜下腔以后,应尽快调节和控制手术所需的麻醉平面。麻醉平面过低导致麻醉失败,平面过高对生理的影响较大,甚至危及患者的生命安全。影响麻醉平面的因素很多,主要包括局麻药的剂量、比重、穿刺间隙和患者体位等,其他因素包括局麻药容积、穿刺针的方向、注药速度、年龄、身高、脊柱生理弯曲和腹腔内压力、妊娠等。

（1）局麻药的剂量越大,在脑脊液中扩散范围越大,平面越高,这是影响麻醉平面高低的重要因素。

（2）穿刺间隙由于脊柱的生理弯曲,患者仰卧时 L_3 位置最高,T_5 和 S_4 最低。因此在 $L_2\sim L_3$ 间隙穿刺并注入重比重局麻药液,患者转为仰卧位后,药液在脑脊液中沿着脊柱的坡度向胸段流动,麻醉平面容易偏高。如在 $L_4\sim L_5$ 间隙穿刺注药,则患者仰卧后大部分药液将向骶段流动,麻醉平面容易偏低。

（3）患者体位对于麻醉平面的调节十分重要。患者注药仰卧位后,应根据手术部位对麻醉平面的要求,改变患者体位进行调节。例如平面过低时,由于重比重药液在脑脊液中向低处扩散,可将手术台调至头低位,使平面上升。一旦平面足够,立即将手术台调至水平位,并严密观察患者的呼吸和血压变化。调节平面应在注药后 5~10min 内完成。等比重局麻药的平面调节主要依赖局麻药的剂量。

4. 并发症

（1）术中并发症

1）血压下降、心率减慢:脊神经被阻滞后,相应区域的血管扩张,回心血量减少,心输出量降低导致血压下降。血压下降的发生率和严重程度与麻醉平面关系密切。麻醉平面越高,阻滞范围越广,发生血管扩张的范围增加,血压下降越明显。高血压或麻醉前已有循环容量不足的患者,由于自身代偿能力下降,更容易发生低血压。若麻醉平面超过 T_4,心脏交感神经被阻滞,迷走神经相对亢进,易引起心动过缓。血压明显下降者可先快速静脉输液,以扩充血容量,必要时可静注麻黄碱或去氧肾上腺素等升压药。研究表明迷走反射和前负荷下降是导致麻醉期间心搏骤停的主要因素,其发生率在蛛网膜下腔麻醉中相对较高,故早期的心动过缓宜积极干预,可静注阿托品,必要时使用麻黄碱或肾上腺素治疗。

2）呼吸抑制：麻醉平面过高造成胸段脊神经阻滞，肋间肌麻痹，患者感到胸闷气促，吸气无力，说话费力，胸式呼吸减弱甚至呼吸停止。长时间严重低血压可引起延髓呼吸中枢的缺血缺氧，亦可引起呼吸抑制。呼吸功能不全时应尽早给予吸氧，通气不足时可借助面罩辅助呼吸。一旦呼吸停止，应立即行人工呼吸，必要时气管内插管。

3）恶心呕吐：腰麻患者由于低血压和呼吸抑制，造成脑缺血缺氧而兴奋呕吐中枢；迷走神经亢进、胃肠蠕动增强及腹腔内脏的牵拉，均可导致恶心呕吐。应针对发生原因及时处理，如提升血压、吸氧、麻醉前用阿托品、暂停手术牵拉等。氟哌利多、昂丹司琼等止吐药物也有一定的预防和治疗作用。

（2）术后并发症

1）腰麻后头痛：常出现于麻醉后 2~7d，年轻女性患者较多见。发生原因与脑脊液漏出导致颅内压降低和颅内血管扩张而引起血管性头痛有关。头痛的发生与穿刺针粗细、反复穿刺的次数也有关。头痛特点是抬头或坐起时头痛加重，平卧后减轻或消失。轻者症状在3~4d 内缓解，一般不超过一周，但也有病程较长者。为预防腰麻后头痛，应采用细穿刺针穿刺，避免反复多次穿刺，围手术期输入足量液体并防止脱水。发生腰麻后头痛者应平卧休息，给予镇痛或镇静药物治疗。对顽固性头痛可于硬膜外腔内注入生理盐水、5% 葡萄糖液或右旋糖苷等，可有一定的疗效。

2）尿潴留：特别在老年男性患者较常见。主要因支配膀胱的副交感神经纤维较细，对局麻药敏感，阻滞后恢复较晚，即使皮肤感觉恢复，仍可发生尿潴留。下腹部或肛门、会阴手术后切口疼痛以及患者不习惯卧床排尿等因素也可引起尿潴留。可以进行热敷、针灸等治疗，必要时行导尿术。

此外，偶有化脓性脑脊膜炎、粘连性蛛网膜炎、马尾丛综合征等神经系统并发症，故应重视无菌技术，熟悉相关解剖知识，仔细操作或可预防。

（四）硬膜外腔阻滞

将局麻药注射到硬脊膜外腔，阻滞相应部分脊神经的传导功能，使其所支配区域的感觉和 / 或运动功能消失的麻醉方法，称为硬膜外腔阻滞（epidural block），或称硬膜外麻醉（epidural anesthesia）。硬膜外腔阻滞广泛应用于手术麻醉、产科镇痛、术后镇痛和慢性疼痛治疗。

1. 适应证和禁忌证　硬膜外麻醉适用于头颅以下各部位手术的麻醉，但最常用于横膈以下的各种腹部、腰部和下肢手术，连续硬膜外腔阻滞时不受手术时间的限制。还可用于颈部、上肢和胸壁手术，但麻醉平面越高对循环呼吸影响越大，其操作和管理技术都较复杂，宜慎重采用。禁忌证与腰麻相似。凡患者穿刺点皮肤感染、凝血机制障碍、休克、脊柱结核或严重畸形等均为禁忌。对老年、妊娠、贫血、高血压、心脏病、低血容量等患者，应谨慎选用，同时减少局麻药使用剂量，加强对生命体征的监测和管理。

2. 方法

（1）硬膜外穿刺术：由于硬膜外腔内无脑脊液，药液注入后依赖本身的容积向两端扩散，故一般选择手术区域中央的相应棘突间隙穿刺。硬膜外穿刺方法有直入法和侧入法两种。穿刺体位、进针部位和针所经过的层次与腰麻基本相同。硬膜外穿刺时，针尖由皮肤开始直至穿过黄韧带时即达硬膜外腔。硬膜外阻滞时，穿刺针不能刺破硬脊膜，故特别强调针尖刺破黄韧带时的感觉，并可采用阻力消失法或毛细血管负压法判断硬膜外针尖是否到达硬膜外腔。临床常用阻力消失法，在穿刺过程中，开始阻力较小，当抵达黄韧带时阻力增大,并有韧性感。推动注射器芯有回弹阻力感,气泡被压小。继续缓慢进针,一旦刺破黄韧带时常有落空感,注液无阻力,小气泡不再缩小,回抽无脑脊液流出,表示针尖已达硬膜外腔(图15-7)。确定针尖在硬膜外腔后,调整针尖斜面方向,经针管置入硬膜外导管,拔出硬膜外穿刺针,导管在硬膜外腔保留2~3cm,将导管固定在背部皮肤上,局麻药液经导管分次向硬膜外腔推注。

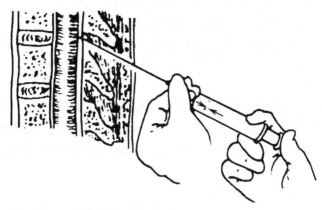

图 15-7　用注射器试探阻力

(2)局麻药:常用 1.5%~2% 利多卡因、0.25%~0.33% 丁卡因、0.75% 布比卡因或 0.75% 罗哌卡因等。如患者无高血压,可在局麻药液内加入适量肾上腺素,一方面可减缓局麻药吸收入血的速度,另一方面可延长麻醉作用时间。

穿刺置管成功后,应先注入试验剂量。注入试验剂量是为了及时发现局麻药是否注入蛛网膜下腔或血管内。经典的试验剂量为含 1:20 万(5µg/ml)肾上腺素的 1.5% 利多卡因3ml。如果将导管意外置入蛛网膜下腔,如注入试验剂量后很快出现节段性的麻醉平面,并伴有明显的下肢运动障碍和血压下降等现象,应立即停止给药。45mg 利多卡因有可能发生全脊髓麻醉,临床上可考虑采用更小的试验剂量。15µg 的肾上腺素如果注入血管内,可引起心率加快和血压上升,但存在假阳性和假阴性的可能,注药时应密切观察有无局麻药中毒的早期症状。确认无腰麻现象或血管内注射后,则根据试验剂量的效果决定追加剂量。试验剂量和追加剂量之和称初量。在初量作用将消失时,再注入第二次量,其剂量约为初量的1/3~1/2。

(3)麻醉平面的调节:影响硬膜外麻醉平面的主要因素有穿刺间隙、局麻药容积、导管方向等。穿刺间隙高,向上置管则麻醉平面较高;注药容量大,一次集中注入则麻醉范围较广。此外,老年患者、动脉硬化、妊娠、脱水、恶病质等患者,注药后麻醉范围较广,故应减少药量。

3. 并发症

(1)术中并发症

1)全脊椎麻醉:由于硬膜外麻醉所用局麻药大部分或全部意外注入蛛网膜下腔,致使全部脊神经被阻滞的现象。患者可在注药后迅速发生进行性的呼吸困难、血压急剧下降、意识模糊或消失,继而呼吸停止。一旦发生全脊椎麻醉,应立即以面罩加压给氧并紧急行气管内插管进行人工呼吸,加速输液,并以血管加压药维持循环稳定。若处理及时和正确,可避免严重后果,否则可导致心搏骤停。为了防止全脊椎麻醉的发生,施行硬膜外阻滞时,必须严格遵守操作规程,穿刺时仔细谨慎,导管置入硬膜外腔后应回吸无脑脊液,用药时必须给试验剂量,确定未注入蛛网膜下腔后方可继续给药。

2)局麻药毒性反应:造成局麻药毒性反应的原因主要有硬膜外腔内有丰富的静脉丛,局麻药的吸收快;导管可意外进入血管内,使局麻药直接注入血管内,穿刺或置管损伤血管也可加快局麻药的吸收等。此外,短时间内多次用药剂量超过限量,也是发生毒性反应的常见原因。一旦发生局麻药中毒,立即按局麻药中毒治疗原则处理。

3)血压下降:主要因交感神经被阻滞而引起阻力血管和容量血管的扩张,导致血压下降。尤其是上腹部手术时,因胸腰段交感神经阻滞的范围较广,并可阻滞心交感神经引起心动过缓,更易发生低血压。和腰麻相比,血压下降程度和速度较为缓和,应充分补充循环容量,必要时使用升压药。

4)呼吸抑制:硬膜外阻滞可影响肋间肌及膈肌的运动,导致呼吸储备功能降低,特别是颈部和上胸部硬膜外阻滞时,通气储备功能明显下降,而对静息通气量的影响较小。为了减轻对呼吸的抑制,可采用低浓度小剂量局麻药以减轻对运动神经的阻滞,同时给予患者吸氧,必要时辅助呼吸。

5)恶心呕吐:处理原则与腰麻相同。

(2)术后并发症:硬膜外腔阻滞的术后并发症一般较腰麻为少。少数患者出现腰背痛或暂时尿潴留,一般不需特殊治疗。偶可并发神经损伤,甚至造成截瘫,应以预防为主。神经损伤可因穿刺针直接损伤或因硬膜外导管质硬而损伤脊神经根或脊髓,椎管内血肿或感染亦可造成神经损伤,局麻药潜在的神经毒性作用也是可能原因之一。硬膜外血肿应及时诊断,争取尽早行椎板切开减压术,清除血肿。有凝血功能障碍或正在抗凝治疗者,禁用硬膜外腔阻滞。

(五)蛛网膜下腔与硬膜外腔联合阻滞

蛛网膜下腔与硬膜外腔联合阻滞又称腰-硬联合阻滞,近年来较多用于下腹部及下肢手术。其特点是既有腰麻起效快、镇痛完善与肌松弛效果好的优点,又有硬膜外腔阻滞精确控调麻醉平面、满足长时间手术的需要等长处。临床上常采用一针法实施腰-硬联合阻滞:经 L_2~L_3 或 L_3~L_4 棘突间隙用特制的联合穿刺针作硬膜外腔穿刺,穿刺成功后再用配套的25G腰穿针经硬膜外穿刺针内行蛛网膜下腔穿刺,见脑脊液流出即可注入局麻药,然后退出腰穿针,再经硬膜外针向头端置入硬膜外导管,并固定导管备用。由于所用腰穿针很细,故对硬脊膜损伤很小,术后头痛的发生率明显降低。

四、全身麻醉

麻醉药经呼吸道吸入或静脉、肌内注射进入人体内,引起中枢神经系统的抑制,临床表现为神志消失,全身的痛觉丧失,遗忘,反射抑制和一定程度的肌肉松弛,这种方法称为全身麻醉(general anesthesia)。对中枢神经系统抑制的程度与血液内的药物浓度有关,并且可以调控。这种抑制是完全可逆的,当药物被代谢或从体内排出后,患者的神志和各种反射逐渐恢复。

(一)吸入麻醉

1. 吸入麻醉(inhalation anesthesia)　是指吸入麻醉药经呼吸道进入机体内抑制中枢神经系统所产生的麻醉作用,可用于全身麻醉的诱导和维持。常用的吸入麻醉药有恩氟烷、异氟烷、七氟烷、地氟烷和氧化亚氮。

　　吸入麻醉药经呼吸道吸入机体内后,通过与脑细胞膜的相互作用而产生全身麻醉作用。在吸入麻醉药的体内过程中,增加吸入麻醉药的浓度和每分通气量,可以提高吸入麻醉药的肺泡浓度,加快吸入麻醉药的吸收,增加麻醉深度。同时吸入麻醉药的吸收还和其血/气分配系数、肺泡每分钟血液灌注量有关。吸入麻醉药的强度与油/气分配系数成正比关系,油/气分配系数越高,麻醉强度越大,临床上使用最低肺泡有效浓度(minimum alveolar concentration,MAC)来衡量吸入麻醉药的麻醉强度。MAC 是指某种吸入麻醉药在一个大气压下与纯氧同时吸入时,能使 50% 患者对切皮无疼痛反应时的最低肺泡浓度。因为 MAC 是不同麻醉药的等效价浓度,所以能反映该麻醉药的效能,越小麻醉效能越强。麻醉深度与脑内吸入麻醉药的分压相关,当肺泡、血液和脑组织中的吸入麻醉药分压达到平衡时,肺泡浓度则可反映吸入麻醉药在脑内的分布情况。吸入麻醉药的可控性与其血/气分配系数相关。血/气分配系数越低者,在肺泡、血液和脑组织中的分压越容易达到平衡状态,因而在中枢神经系统内的浓度越容易控制,例如七氟烷的血/气分配系数较低,因此其诱导和恢复的速度都较快,可控性较好。

2. 常用吸入麻醉药

　　(1)氧化亚氮:俗称笑气,为麻醉性能较弱的气体麻醉药,推算其 MAC 为 105%。吸入浓度大于 60% 时可产生遗忘作用。氧化亚氮对心肌有轻微的直接抑制作用,但对心输出量、心率和血压均无明显影响,可能与其兴奋交感神经系统有关。氧化亚氮可抑制机体对低氧的通气反应。

　　氧化亚氮吸入浓度为 50%~70%,常与其他全麻药复合应用于麻醉维持。有一定镇痛作用,可用于牙科或产科镇痛。麻醉时必须维持吸入氧浓度高于 30%,以免发生低氧血症。在麻醉恢复期有发生弥散性缺氧的可能,停止吸入氧化亚氮后应吸纯氧 5~10min。此外,氧化亚氮可使体内封闭腔内压升高,如中耳、肠腔等,故肠梗阻者不宜应用。

　　(2)恩氟烷:麻醉性能较强,成人的 MAC 为 1.68%,常用吸入浓度为 0.5%~2%。具有刺激性气味,高浓度的恩氟烷可能引起脑电图惊厥样棘波。对心肌收缩力有抑制作用,引起血压、心输出量和心肌氧耗量降低。对外周血管有轻度舒张作用,导致血压下降和反射性心率增快。恩氟烷可使眼压降低,对眼内手术有利。近年由于异氟烷和七氟烷的使用,恩氟烷在临床上已不常用。

　　(3)异氟烷:是恩氟烷的异构体,麻醉性能强,MAC 为 1.15%,常用吸入浓度为 0.5%~2%。低浓度时对脑血流几无影响,对心肌收缩力的抑制作用较轻,对心输出量的影响较小,但可明显降低外周血管阻力而降低动脉压。对冠脉有扩张作用,故有引起冠脉窃流的疑虑,但从临床观察结果来看,其发生概率极低。异氟烷不增加心肌对外源性儿茶酚胺的敏感性,有轻度抑制呼吸作用,并可舒张支气管平滑肌。

　　异氟烷可用于麻醉诱导和维持。以面罩吸入诱导时,因对呼吸道有刺激性,易引起患者呛咳和屏气,尤其是儿童难以耐受,使麻醉诱导过程减慢。因此,常先以静脉麻醉药诱导,而后再以吸入异氟烷维持麻醉。麻醉维持时易保持循环功能稳定,停药后苏醒较快。

　　(4)七氟烷:成人 MAC 为 1.71%,具有淡淡的芳香味,对呼吸道无明显刺激性,不增加呼吸道的分泌物,呛咳和屏气的发生率很低,这些特点使得七氟烷适合于成人和儿童经面罩吸入诱导。对呼吸有抑制作用,具有较强的支气管扩张作用。对脑血管有舒张作用,可引起颅内压升高。对心肌力有轻度抑制,并可降低外周血管阻力,故可引起动脉压和心输出量降低。对心肌传导系统无明显影响,不增加心肌对外源性儿茶酚胺的敏感性。麻醉后清醒迅速,苏醒过程平稳,苏醒后恶心和呕吐的发生率低。

(二) 静脉麻醉

药物经静脉注射进入体内,通过血液循环作用于中枢神经系统而产生全身麻醉作用,称为静脉麻醉(intravenous anesthesia)。和吸入麻醉相比较,其优点为诱导快,对呼吸道无刺激,无环境污染。常用静脉麻醉药有硫喷妥钠、丙泊酚、依托咪酯和氯胺酮等。

1. **硫喷妥钠**　为超短效巴比妥类静脉麻醉药。小剂量静脉注射有镇静、催眠作用,随着剂量增大,患者可迅速入睡,单次注射后作用时间约 15~20min。可降低脑代谢率及氧耗量,降低脑血流量和颅内压。有直接抑制心肌及扩张外周血管作用而使血压下降,血压下降程度与所用剂量及注射速度有关。在合并低血容量或心功能障碍时,血压降低则更为显著,特别是老年患者应减少用药量。硫喷妥钠具有剂量依赖性呼吸抑制作用,表现为潮气量降低和呼吸频率减慢,甚至呼吸暂停。由于其抑制交感神经而使副交感神经作用相对增强,咽喉及支气管的敏感性增加,麻醉中对喉头、气管或支气管的刺激容易引起喉痉挛及支气管痉挛。硫喷妥钠主要在肝代谢降解,肝功能障碍者或反复使用可导致药物蓄积,麻醉后苏醒时间可能延长。

临床常用浓度为 2.5%,其水溶液呈强碱性。常用于全麻诱导,剂量为 4~6mg/kg,辅以肌松药即可完成气管内插管。但不宜单独用于气管内插管,容易引起严重的喉痉挛。亦可用于短小手术如脓肿切开引流、血管造影等的麻醉。对控制惊厥效果良好。此外还可深部肌内注射用于小儿基础麻醉,但应注意由于其溶液的强碱性,皮下注射可引起组织坏死,动脉内注射可引起动脉痉挛、剧痛及远端肢体坏死。由于其副作用较多且短时间内苏醒不完善,目前使用较少。

2. **丙泊酚**　具有镇静、催眠作用和轻微镇痛作用。静脉注射 1.5~2mg/kg 后 30~40s 患者即入睡,维持时间仅为 3~10min,停药后苏醒快而完全。丙泊酚清除率非常高,有助于连续输注后的快速恢复。丙泊酚可降低脑血流量、颅内压和脑代谢率。丙泊酚对心血管系统有明显的抑制作用,主要表现为对心肌的直接抑制作用及血管舒张作用,结果导致明显的血压下降、心率减慢、外周阻力和心输出量降低。当剂量较大、注射速度较快,或用于低血容量及老年患者时,有引起严重低血压的危险。对呼吸有明显抑制作用,表现为潮气量降低和呼吸频率减慢,甚至呼吸暂停,抑制程度与剂量相关。

丙泊酚目前广泛应用于临床麻醉的诱导和维持。用于静脉麻醉诱导时剂量为 1.5~2.5mg/kg,也可静脉持续输注或与其他全麻药复合应用于麻醉维持,用量为 4~12mg/(kg·h)。丙泊酚可行靶控输注用于麻醉的诱导和维持。靶控输注(target-controlled infusion,TCI)是以药代 - 药效动力学理论为依据,利用计算机对药物在体内过程、效应过程进行模拟,实现血药浓度或效应部位浓度稳定于预期值(靶浓度值),从而控制麻醉深度,并根据临床需要随时调整给药参数。靶控输注可以迅速达到并稳定于靶浓度,诱导时血流动力学平稳、麻醉深度易于控制、麻醉过程平稳,还可以预测患者苏醒和恢复时间,使用简便、精确、可控性好。但由于药代学模型的误差、个体变异性的影响、靶控输注泵的精确度以及药效学的相互作用也会影响靶控输注的麻醉效果。

丙泊酚也常用于消化内镜检查和人工流产术的麻醉,起效速度快,苏醒快而完善。副作用为对呼吸抑制作用明显,必要时应行人工辅助呼吸;对静脉有一定刺激作用,常有注射痛。

3. **依托咪酯**　为短效催眠药,主要用于静脉诱导。起效快,静脉注射后约 30s 患者意识即可消失。可降低脑血流量、颅内压及代谢率。对心率、血压及心输出量的影响均较小;不增加心肌氧耗量,并有轻度冠状动脉扩张作用。对呼吸的影响明显轻于硫喷妥钠,如不合并使用阿片类镇痛药,一般诱导剂量很少引起呼吸停止。

临床可用于全麻诱导,适用于年老体弱和危重患者的麻醉。副作用为肌阵挛发生率较高,对静脉有刺激性,术后易发生恶心、呕吐,长时间使用可抑制肾上腺皮质功能。

4. **氯胺酮** 为苯环己哌啶的衍生物,选择性抑制大脑联络径路和丘脑 - 新皮质系统,兴奋边缘系统,而对脑干网状结构的影响较轻,具有显著的镇痛作用。近年来,氯胺酮也试用于抗抑郁治疗。氯胺酮静脉注射后 30~60s 患者意识消失,单次注射作用时间约 15~20min。肌内注射后约 5min 起效,15min 作用最强。可增加脑血流、颅内压及脑代谢率。氯胺酮有兴奋交感神经作用,使心率增快、血压及肺动脉压升高。氯胺酮用于低血容量严重休克患者,可呈现直接抑制心血管功能的作用。对呼吸的影响较轻,但量过大、注射速度过快,或与其他麻醉性镇痛药伍用时,同样可引起显著的呼吸抑制,甚至呼吸暂停,应特别警惕。氯胺酮可使唾液和支气管分泌物增加,上呼吸道有感染时分泌物增加特别明显,应避免使用。氯胺酮对支气管平滑肌有松弛作用,可缓解支气管痉挛或用于哮喘患者的麻醉。

氯胺酮主要用于小儿全麻诱导,以 1~2mg/kg 的剂量静注,静脉连续输注可用于麻醉维持。常用于小儿基础麻醉,肌注 5~10mg/kg 可维持麻醉 30min 左右以完成短小手术。主要副作用包括可引起一过性呼吸暂停,幻觉、噩梦及精神症状,并可增加眼压和颅内压。

(三)肌肉松弛药

肌肉松弛药(muscle relaxants)简称肌松药,能阻断神经肌肉之间正常传导功能而使骨骼肌松弛。自从 1942 年筒箭毒碱首次应用于临床后,肌松药就成为全麻用药的重要组成部分。尽管肌松药并不产生意识丧失、镇静和镇痛作用,但是肌松药便于手术操作,扩大了手术范围,也有助于避免深麻醉对患者带来的不良影响,提高了麻醉安全性。

1. **肌松药的作用机制和分类** 神经肌肉接合部包括突触前膜、突触后膜和介于前、后膜之间的突触间隙。在生理状态下,当神经兴奋传至运动神经末梢时,引起位于突触前膜的囊泡破裂,将递质乙酰胆碱向突触间隙释放,并与突触后膜的乙酰胆碱受体相结合,引起肌纤维去极化而诱发肌肉收缩。肌松药主要在神经肌肉接合部干扰了神经冲动的传导。根据干扰方式的不同,肌松药主要分为两类:去极化肌松药(depolarizing muscle relaxants)和非去极化肌松药(nondepolarizing muscle relaxants)。

去极化肌松药与突触后膜的乙酰胆碱受体结合引起突触后膜去极化和肌纤维成束收缩,使突触后膜不能复极化而处于持续的去极化状态,对神经冲动释放的乙酰胆碱不再发生反应,结果产生肌松作用。

非去极化肌松药能与突触后膜的乙酰胆碱受体相结合,但不引起突触后膜的去极化。当突触后膜 75%~80% 以上的乙酰胆碱受体被非去极化肌松药占据后,神经冲动虽可引起乙酰胆碱的释放,但没有足够的受体相结合,肌纤维不能去极化,从而阻断神经肌肉的传导。

2. **常用肌松药**

(1)琥珀胆碱:是临床上唯一使用的去极化肌松药,起效快,肌松完全且短暂。静脉注射后 15~20s 即出现肌纤维震颤,1min 左右肌松作用达高峰。静脉注射后,可使呼吸暂停 4~5min,肌张力完全恢复约需 10~12min。对血流动力学的影响不明显,但可引起血清钾一过性升高,严重者可导致心律失常。不引起组胺释放,因而不引起支气管痉挛。可被血浆胆碱酯酶迅速水解,代谢产物随尿排出。临床主要用于全麻时的气管内插管,用量为 1~2mg/kg,由静脉快速注入。副作用:有引起心动过缓及心律失常的可能;广泛骨骼肌去极化过程中,可引起血清钾升高;肌强直收缩时可引起眼压、颅内压及胃内压升高;有的患者术后主诉肌痛;易感人群可诱发恶性高热。

（2）维库溴铵:为中效非去极化肌松药,肌松作用强。注射后 2~3min 起效,临床作用时间为 25~30min。其肌松作用容易被乙酰胆碱酯酶抑制剂拮抗。在临床用量范围内,不释放组胺,也无抗迷走神经作用。临床可用于全麻气管内插管和术中维持肌肉松弛。严重肝肾功能障碍者,作用时效可延长,并可发生蓄积作用。

（3）阿曲库铵:为中效非去极化肌松药,起效时间为 3~5min,临床作用时间为 15~30min。体内主要通过霍夫曼降解反应代谢,代谢产物经肾脏排出。作用时间不受肝肾功能的影响,重复给药无明显蓄积作用。临床应用于全麻气管内插管和术中维持肌松弛。可引起组胺释放并与用量有关,表现为皮疹、心动过速及低血压,严重者可发生支气管痉挛,过敏体质及哮喘患者应避免使用。顺式阿曲库铵是阿曲库铵的同分异构体,作用强度为阿曲库铵的 3~4 倍,主要通过霍夫曼降解反应代谢。顺式阿曲库铵因无明显的组胺释放作用、不依赖肝肾功能代谢、年龄对药动学影响小等显著优势,临床上已逐步取代阿曲库铵。

3. 应用肌松药的注意事项

（1）为保持呼吸道通畅,应进行气管内插管,施行控制呼吸直到自主呼吸恢复到满意的程度,并行呼吸参数监测。

（2）因肌松药无镇静、镇痛作用,故不能单独应用,应与全麻药联合使用。

（3）琥珀胆碱可引起短暂的血清钾升高,眼压和颅内压升高,因此严重创伤、烧伤、截瘫、青光眼、颅内压升高者禁忌使用。

（4）体温降低可延长肌松药的肌松作用,吸入麻醉药、某些抗生素(如链霉素、庆大霉素、多黏菌素)及硫酸镁等,可增强非去极化肌松药的作用。合并有神经 - 肌接头疾患者,如重症肌无力,应慎用或禁用非去极化肌松药。

（5）部分肌松药有组胺释放作用,有哮喘史及过敏体质者慎用。

（四）麻醉性镇痛药

1. 吗啡　为麻醉性镇痛药,作用于脑、脊髓、外周组织的阿片受体,能提高痛阈,解除疼痛。通过抑制呼吸中枢对 CO_2 的反应而抑制呼吸,呼吸频率减慢甚至呼吸停止。吗啡有组胺释放作用而引起支气管痉挛。吗啡能使小动脉和静脉扩张、外周阻力下降及回心血量减少,引起血压降低,但对心肌无明显抑制作用。吗啡主要用于镇痛,如癌性疼痛,创伤、手术引起的剧痛,心绞痛等。由于吗啡具有良好的镇静和镇痛作用,亦可作为麻醉前用药和麻醉辅助药。

2. 芬太尼　是目前临床麻醉最常用的阿片类药物,具有剂量依赖的镇痛、呼吸抑制作用。芬太尼单次静脉注射后表现为短效镇痛作用,但麻醉中如大量反复给药可引起苏醒延迟和延迟性呼吸抑制,与咪达唑仑伍用时呼吸抑制更为明显。临床剂量很少引起低血压,但与其他药物合用时可造成血流动力学的不稳定,如与咪达唑仑伍用时有明显的心血管抑制作用。全身麻醉诱导时常用 3~5μg/kg 芬太尼以缓解气管插管时的心血管反应。芬太尼可降低吸入麻醉药的 MAC 并与剂量相关,常用于静吸复合麻醉。芬太尼也常与丙泊酚合用,是静脉复合麻醉中的镇痛部分,根据手术刺激调整芬太尼用量,每次 0.5~2μg/kg,每隔 30min可重复使用。阻滞麻醉时常单次使用 50~100μg 芬太尼作为辅助用药,注意其镇痛作用仅

20~30min，但其呼吸抑制可达 1h。

3. **瑞芬太尼**　为超短效阿片类药，其化学结构中含有酯键，可被组织和血液中的非特异性酯酶迅速水解为活性小的代谢产物，故反复给药或持续给药不会引起蓄积。瑞芬太尼可产生剂量依赖性镇痛，镇痛强度和芬太尼相当，最大效果在静脉注射后 1~3min 之间。瑞芬太尼可产生剂量依赖性呼吸抑制，但停药后 8min（范围为 5~15min）自主呼吸可恢复。快速推注或剂量较大时肌强直的发生率较高。瑞芬太尼可引起血压和心率的降低，特别是可使部分患者心率明显减慢。瑞芬太尼常用于麻醉的诱导和维持，单次静注 0.5~1μg/kg，复合 1~2mg/kg 丙泊酚诱导可明显减少气管插管血流动力学反应。瑞芬太尼也常与丙泊酚联合输注用于静脉复合麻醉的维持，如丙泊酚以 75μg/(kg·min) 输注时，瑞芬太尼推荐剂量为 0.05~0.4μg/(kg·min)，可以提供良好的血流动力学管理和麻醉后的快速恢复。瑞芬太尼与吸入麻醉药如异氟烷合用同样可以提供满意的麻醉维持。停止输注瑞芬太尼后，镇痛作用很快消失，应在停药前采取适当的镇痛措施。另外，瑞芬太尼诱导的痛觉过敏现象发生率较高，可给予非甾体类抗炎镇痛药、小剂量氯胺酮等预防措施。

（五）气管插管术和麻醉装置

1. **气管内插管术**　气管内插管（endotracheal intubation）是将特制的气管导管，经口腔或鼻腔插入到患者的气管内。其目的在于：①麻醉期间保持患者的呼吸道通畅，防止异物进入呼吸道，及时吸出气管内分泌物；②进行有效的人工或机械通气，防止患者缺氧和二氧化碳蓄积；③便于吸入全身麻醉药的应用。凡是全身麻醉时难以保证患者呼吸道通畅者如颅内手术、开胸手术、需俯卧位手术、肿瘤压迫气管等均需行气管内插管。气管内插管在危重患者的抢救中亦发挥了重要作用。呼吸衰竭需要进行机械通气者、心肺复苏、药物中毒以及新生儿严重窒息时，都必须行气管内插管。常用插管方法有经口腔或鼻腔明视插管和经鼻腔盲探插管。

（1）经口腔明视插管：借助喉镜在直视下暴露声门后，将导管经口腔插入气管内（图 15-8）。近年来利用视频喉镜进行暴露和插管更为方便，降低了气管插管的操作难度。

插管方法：将患者头后仰，使口张开。左手持喉镜柄将喉镜片放入口腔后缓慢推进，先见到悬雍垂，将镜片垂直提起前进可见会厌，将弯喉镜片置于会厌与舌根交界处，向前上方提起即显露声门。右手持气管导管由右口角插入口腔，准确轻巧地将导管尖端插入声门。插管完成后，连接麻醉机行人工或机械通气，观察气道压力是否正常、胸部有无起伏运动，并用听诊器听诊呼吸音，以判断导管的位置是否正确。如能监测呼气末二氧化碳分压（$P_{ET}CO_2$）显示有正常的 $P_{ET}CO_2$ 图形则确认无误。

（2）经鼻腔气管插管：在某些临床情况下如口咽部手术或患者张口度小等需经鼻腔气管插管。气管插管可以借助喉镜在明视下完成或在保留自主呼吸的条件下盲探插入，也可通过纤维喉镜在直视下完成。

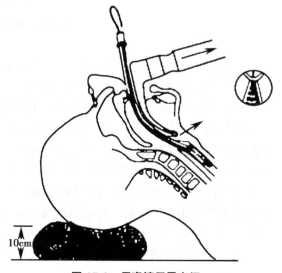

10cm

图 15-8　用喉镜显露声门

气管内插管有引起牙齿损伤或脱落,以及口腔、咽喉部和鼻腔的黏膜损伤引起出血的可能。浅麻醉下行气管内插管可引起剧烈呛咳、憋气、喉头及支气管痉挛,心率增快及血压剧烈波动而导致心肌缺血。严重的迷走神经反射可导致心律失常、心动过缓,甚至心搏骤停。

2. **喉罩**　喉罩(laryngeal mask airway,LMA)近年在麻醉中的应用逐步增加,替代了一部分气管插管。喉罩前端的通气罩呈椭圆形,可包绕会厌和声门,在声门上形成一个密封的通气空间(图 15-9)。患者可通过喉罩自主呼吸,也可行控制通气。喉罩作为介于面罩和气管插管之间的一种通气道常用于全麻术中呼吸道的管理,既可保留自主呼吸也可行正压通气,又可用于困难气道的处理。喉罩的优点是操作简单、置入成功率高、无须喉镜和肌松药辅助。由于喉罩不接触声门和气管,对患者的刺激较小,有利于在麻醉诱导和恢复期维持患者的血流动力学稳定,特别适合全麻下行体表和四肢短小手术的麻醉。由于喉罩不能完全防止误吸,因此存在增加胃内容物反流和呼吸道误吸危险因素的患者(例如饱胃、腹内压过高者)禁忌使用。咽喉部结构不正常或存在感染者也不能应用喉罩;有声门下气道梗阻者禁用。

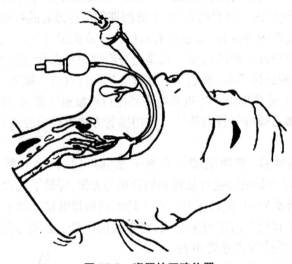

图 15-9　喉罩的正确位置

3. **麻醉机的基本结构和应用**　麻醉机用于供给患者氧气、吸入麻醉药和进行人工呼吸,是进行临床麻醉及急救时不可缺少的设备。麻醉机种类繁多,但其主要结构有:①气源:主要指供给氧气、氧化亚氮或压缩空气的贮气设备,有钢瓶装压缩氧气和液态氧化亚氮,或中心供气源。②蒸发器:蒸发器为有效地将挥发性麻醉药液蒸发为气体,并能精确地调节麻醉药蒸气输出浓度的装置。蒸发器具有药物专用性,如异氟烷蒸发器、七氟烷蒸发器等。③呼吸环路系统:通过呼吸环路系统将新鲜气体和吸入麻醉药输送到患者的呼吸道内,并将患者呼出的气体排出,经 CO_2 吸收装置后再循环使用。④麻醉呼吸器:在麻醉期间可用呼吸器来控制患者的呼吸。呼吸器可分为定容型和定压型两种,可设置或调节潮气量或每分通气量、气道压力、呼吸频率、吸呼时间比(I∶E)等呼吸参数。有的麻醉机还可设置呼气末正压并可设置吸入氧浓度、每分通气量及气道压力的报警界限,以保证麻醉的安全性(图 15-10)。

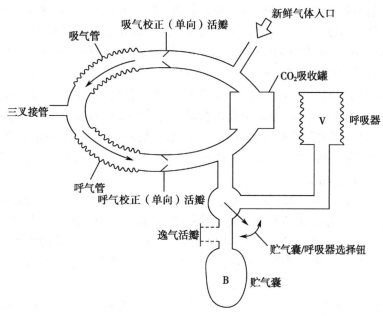

图 15-10　循环紧闭麻醉机示意图

（六）全身麻醉的并发症及其处理

1. 反流与误吸　全麻诱导时因患者的意识消失,咽喉部反射消失,易发生反流和误吸。一旦发生误吸,大量胃内容物可造成完全性呼吸道梗阻,可导致窒息、缺氧而危及患者的生命。误吸胃液可引起肺损伤、支气管痉挛和毛细血管通透性增加,结果导致肺水肿、肺不张、肺部感染。麻醉期间预防反流和误吸的主要措施包括减少胃内物的滞留,促进胃排空,降低胃液的 pH,降低胃内压,加强对呼吸道的保护。

2. 呼吸道梗阻　以声门为界,呼吸道梗阻可分为上呼吸道梗阻和下呼吸道梗阻。

（1）上呼吸道梗阻:常为机械性梗阻,如舌后坠、咽喉部积存的分泌物等引起梗阻。不全梗阻时表现为呼吸困难并有鼾声,完全梗阻时则无法通气。舌后坠时可将头后仰、托起下颌、置入口咽通气道,同时清除咽喉部的分泌物及异物,即可解除梗阻。梗阻的另一原因为喉痉挛,患者表现呼吸困难,吸气时有喉鸣音,可因缺氧而发绀。轻度喉痉挛者经加压给氧即可解除,严重者需静注琥珀胆碱后行气管插管和人工通气。

（2）下呼吸道梗阻:气管、支气管内分泌物积聚可引起下呼吸道梗阻。临床表现为肺部啰音、呼吸困难、潮气量降低、气道压力增高、缺氧、心率增快和血压降低,如处理不及时可危及患者的生命。下呼吸道梗阻也可因支气管痉挛引起,多发生在有哮喘史或慢性支气管炎的患者,特别是并存肺部炎症的情况下更易发生。维持适当的麻醉深度和良好的氧合是缓解支气管痉挛的重要措施,必要时可静注氨茶碱、肾上腺皮质激素等。

3. 通气量不足　麻醉期间和全麻后都可能发生通气不足,主要表现为 CO_2 潴留,可同时存在低氧血症。术中主要由于通气参数设置不当或体位不当使胸腹受压导致通气不足所造成。术后主要由于麻醉药物对呼吸的抑制作用如肌松药的残余作用造成通气不足,应辅助或控制呼吸直至呼吸肌力的完全恢复,必要时给予拮抗药。

4. 低氧血症　吸入纯氧时 $PaO_2<90mmHg$ 或吸入空气时 $PaO_2<60mmHg$ 即可诊断为低氧血症。常见原因如:麻醉机故障、氧气供应不足,可引起吸入氧浓度过低;气管内导管过深

插入一侧支气管或呼吸管路意外脱落以及呼吸道梗阻;分泌物过多或通气不足等因素引起肺容量降低所致肺不张、通气/血流比例失调等。治疗应立即查找原因,维持有效通气。

5. 低血压　麻醉期间收缩压下降超过基础值30%或绝对值低于80mmHg者应及时处理。麻醉过深可导致血压下降、脉压变窄,若麻醉前已有血容量不足者,表现更为明显。此时应在减浅麻醉的同时补充血容量。术中失血过多是引起麻醉期间低血压的一个重要原因,应密切观察手术失血情况,及时补充血容量。另外药物的过敏反应、肾上腺皮质功能低下等,均可引起血管张力降低而导致低血压。应首先针对病因治疗,补充血容量,必要时使用升压药。术中牵拉内脏时可引起反射性血压下降、心动过缓,应及时停止刺激,调整麻醉深度,必要时给予阿托品治疗。

6. 高血压　是指麻醉期间舒张压高于100mmHg或收缩压高于基础值的30%。麻醉期间高血压可能与并存的基础疾病有关,如原发性高血压、嗜铬细胞瘤、颅内压增高等。另外如麻醉过浅、气管插管等刺激亦可造成血压增高。通气不足或腹腔镜手术CO_2气腹引起CO_2蓄积也可致血压升高。首先应查明血压升高的原因,术中根据手术刺激的程度调节麻醉深度,改善通气,必要时使用降压药处理。

7. 心律失常　窦性心动过速如与高血压同时出现,通常考虑为麻醉过浅,应适当加深麻醉。低血容量、贫血及缺氧时,心率均可增快,应针对病因进行治疗。术中麻醉深度不够时牵拉内脏如胆囊或眼外肌,由于迷走神经反射可致心动过缓,严重者造成心搏骤停,应立即停止牵拉并调整麻醉深度,必要时静注阿托品。发生期前收缩、房颤等心律失常时,应先明确其性质并观察其对血流动力学的影响后再作进一步治疗。

五、手术室外麻醉

随着现代医学不断发展,麻醉医师的工作范畴逐步扩大至手术室外,以舒适化医疗为理念的医疗技术,例如胃肠镜检查和治疗、纤维支气管镜检查、影像学检查、介入诊断/治疗、分娩、人工流产术等操作的镇静、镇痛与麻醉都需要麻醉医师主导完成。近年来,非住院患者的日间手术的也迅速开展,麻醉医师的工作范畴进一步拓展。手术室外麻醉是指在手术室之外的场所,为接受有疼痛或不舒适操作的患者所实施的镇静、镇痛或麻醉。

手术室外麻醉与常规手术室麻醉相比较,存在许多特殊情况和不利之处。患者通常没有住院进行全面检查,麻醉医师的术前访视受到限制,许多基础疾病的病情和治疗过程容易被忽略或漏诊;手术室外麻醉场所在设计之初没有考虑麻醉的特殊需求,麻醉场所空间狭小,影响正常麻醉操作和抢救工作;麻醉设备相对简陋或监测项目不全;由于远离手术室,麻醉科医师独立工作,配合的医护人员通常不熟悉麻醉工作,发生紧急情况或麻醉仪器发生故障时难以得到有效的支援和帮助;麻醉医师有时因射线或强磁场等因素不得不远离患者,需要通过观察窗和显示屏进行监护,可能存在对突发事件反应滞后;手术室外的医护人员和患者家属对麻醉风险认识不足;等等。这些因素均增加了手术室外麻醉的风险程度。

针对以上不利因素,手术室外麻醉的设备配置应等同于常规手术室内的设备,具体要求如下:①可靠的正压通气设备,包括氧源、鼻导管/吸氧面罩、手控呼吸气囊、简易呼吸囊等,实施麻醉时应配备麻醉机和麻醉相关器材与药品;②多功能监护仪用于监测患者脉搏血氧饱和度、心电图、血压、呼气末二氧化碳,有条件者应监测呼气末麻醉气体浓度及麻醉深度;③单独的负压吸引装置;④配备除颤仪、包含急救药物及心肺复苏抢救设备的急救车;⑤足够的空间、充分的照明设备和足够的电源插座;⑥有麻醉/镇静恢复室,恢复室内应配备氧源和吸氧装置、负压吸引装置、监护仪和抢救设备;⑦有与手术室麻醉医师快捷联络的通信设备。

由于手术室外麻醉的特殊性,通常采用中短效药物如丙泊酚、瑞芬太尼、顺式阿曲库铵、七氟烷等全身麻醉药,保证患者术后及时恢复正常生命体征,减少因麻醉药物残留导致的并发症。如手术室外麻醉患者为非住院患者,通常不采用椎管内麻醉,以免由于神经阻滞恢复过慢而导致离院时间延迟。

为纤维胃肠镜检查/治疗提供镇静镇痛和麻醉是目前手术室外麻醉工作的重要内容之一。早年常采用肌注苯二氮䓬类和麻醉性镇痛药进行镇静和镇痛,存在药物起效慢、效果不可靠等缺点。近二十余年来采用小剂量丙泊酚(1~2mg/kg)进行深度镇静和麻醉,取得了良好的镇静和遗忘效果,患者舒适度高,纤维胃肠镜的操作检查也变得更为顺利。需要注意的是丙泊酚存在一过性呼吸抑制和循环抑制,对于老年患者需要减量使用并密切观察患者的生命体征,及时处理麻醉相关的并发症,保障患者生命安全。丙泊酚对部分患者存在明显的注射痛,影响患者舒适化医疗的体验,宜对症处理。

第二节　疼痛治疗

疼痛是患者就诊最常见的症状之一,也是一个病理过程。疼痛已被现代医学列为继呼吸、脉搏、血压、体温之后的第五大生命体征。疼痛可导致机体各系统功能失调、免疫力降低而诱发各种并发症,甚至致残或危及患者的生命。尽管在疼痛的病因学、病理生理学及药理学方面取得了很大的进步,新的镇痛药物和镇痛技术不断问世并应用于疼痛治疗中,但迄今为止,对疼痛的治疗尚不能令人十分满意。因此,提供更为有效的镇痛治疗是目前医疗工作中亟待解决的问题之一。

一、疼痛的基础知识

(一)疼痛的定义和分类

国际疼痛研究会将疼痛定义为"由于组织损伤或潜在组织损伤所引起的不愉快感觉和情感体验"。该定义认为疼痛的客观性即生理感觉方面,主观性即情绪与心理因素之间的相互作用。疼痛反应在不同个体以及同一个体的不同时期存在巨大差异。

疼痛的分类如下。

1. 根据疼痛的持续时间以及损伤组织的愈合时间,可以将疼痛划分为急性疼痛和慢性疼痛。

(1)急性疼痛:持续时间相对较短,通常指时间短于一个月的疼痛。常与手术创伤、组织损伤或某些疾病状态有关。急性疼痛是疾病的症状,手术和创伤后疼痛是临床最常见和最需紧急处理的急性疼痛。

(2)慢性疼痛:为持续三个月以上的疼痛,可在原发疾病或组织损伤愈合后持续存在。患者常伴有焦虑、抑郁等精神心理改变,影响患者的正常生理功能和生活质量。

急性疼痛如果不能在初始状态下被充分控制,有可能发展为慢性疼痛。研究表明,从小至腹股沟斜疝修补手术到体外循环大手术,术后慢性痛的发生率高达19%~56%。

2. 从病理生理学角度,根据疼痛的发生性质可以将疼痛划分为伤害性疼痛和神经病理性疼痛。

（1）伤害性疼痛：是指有害刺激如化学、机械和热刺激等作用在伤害性感受器而导致的疼痛，它与实际的组织损伤或潜在损伤相关。伤害性疼痛还可分为躯体痛和内脏痛。伤害性疼痛包括术后痛、创伤相关的疼痛和关节炎性疼痛等。伤害性疼痛通常对阿片类和非甾体抗炎药治疗反应良好。

（2）神经病理性疼痛：是由躯体感觉神经系统的损伤或疾病而直接造成的疼痛。神经病理性疼痛主要由于中枢或周围神经系统损伤未能正常修复导致中枢或周围敏化所致。它属于一种慢性疼痛，疼痛表现为自发性疼痛、痛觉过敏、异常疼痛和感觉异常等临床特征。临床常见疾病如带状疱疹后神经痛、糖尿病外周神经痛、三叉神经痛等。神经病理性疼痛治疗一线药物包括普瑞巴林、加巴喷丁、三环类抗抑郁药；二线药物包括5-羟色胺及去甲肾上腺素再摄取抑制剂；三线药物包括曲马多、阿片类镇痛药。对神经病理性疼痛的治疗不仅应注重治疗外周或中枢神经损伤，同时应关注外周和中枢神经的疼痛敏化机制，并应重视共存的抑郁、焦虑、睡眠障碍的产生及其影响的消除。

（二）疼痛的解剖和生理

疼痛的发生机制尚不完全清楚，一般认为神经末梢（感受器）受到有害刺激（物理的或化学的），经过传导系统而传至大脑，在大脑引起疼痛感觉。

1. 感受器　能接受疼痛刺激的组织或器官称为疼痛感受器，如感觉神经的游离端、终末神经小体、无髓鞘的末梢轴索等。根据接受刺激的不同，又可将感受器分为伤害性感受器和化学敏感性感受器。伤害性感受器接受损伤、热、电流等物理性刺激；化学敏感性感受器接受体内 H^+、K^+、缓激肽、组胺、5-羟色胺、乙酰胆碱和各种肽、炎症因子等的刺激。这些感受器将接受的刺激传到脊髓。

2. 痛觉通路　疼痛的传导是通过传导神经纤维来完成的。由于传导神经纤维的种类不同，其传导的速度和引起疼痛的性质也不同。有髓鞘的 A 类纤维较粗，传导速度快，传导浅表性的锐痛；C 类纤维较细，传导速度慢，传导深部钝痛和灼痛。疼痛沿三级神经元通路传导，将外周的伤害性刺激传送到大脑皮层。初级传入神经元位于各个脊髓水平椎间孔的背根神经节。各神经元具有一个单个分叉的轴突，一端到支配的周围组织而另一端进入脊髓背角。在背角，初级传入神经元与次级神经元形成突触连接，次级神经元的轴突越过正中线，在对侧的脊髓丘脑束中上升到达丘脑。次级神经元突触与三级神经元在丘脑核相连，依次通过内囊、放射冠，投射到大脑皮层的中央后回。

（三）疼痛的调节机制

在神经系统中不仅有痛觉信息传递系统，而且有一个完善的调制痛觉传递的神经网络。人们对疼痛神经传导的认识经历了几个阶段，目前疼痛调节主要学说为闸门控制学说。来源于外周感受器的疼痛刺激通过粗、细神经纤维传导到脊髓后角的神经细胞（T 细胞），T 细胞再通过脊髓丘脑束将疼痛传导到脑。疼痛刺激在激活脊髓后角 T 细胞的同时也向脊髓背角胶质细胞（SG 细胞）发出突触联系。T 细胞的兴奋性受 SG 细胞的控制，而 SG 细胞具有多功能性，既有兴奋性也有抑制性。粗神经纤维传导的刺激增强 SG 细胞的抑制作用，T 细胞兴奋性下降，而细神经纤维传导的刺激则削弱 SG 细胞的抑制作用，T 细胞兴奋性提高，亦即 SG 细胞对进入 T 细胞的疼痛刺激传导起着闸门样控制作用，此学说称为 Melzack 的闸门控制学说。

二、疼痛的测定和评估

疼痛评估是疼痛有效管理的重要环节,但疼痛评估易受主观情绪的影响,目前主要的评估方法有以下几种。

1. **视觉模拟评分法**(visual analogue scales,VAS)　VAS 简单易行,相对比较客观而且敏感,在表达疼痛强度时,是一种较少受到其他因素影响的测量方法。VAS 的基本方法是使用一条长 10cm 的标尺,正面无刻度,背面有 "0~10" 的刻度。临床使用时,将有刻度的一面背向患者,患者根据疼痛的强度标定相应的位置,医师从该位置直接读出疼痛评分。

2. **数字等级评定量表**(numerical rating scale,NRS)　是一种通过数字评估疼痛强度的直观的表达方法。用 0~10 数字的刻度标示出不同程度的疼痛强度等级,"0" 为无痛,"10" 为最剧烈疼痛,让患者自己圈出一个最能代表其疼痛程度的数字。

3. **语言等级评定量表**(verbal rating scale,VRS)　为一种评价疼痛强度和变化的方法,让患者从所给的一系列描述疼痛的形容词中挑选出符合自身疼痛程度的关键词。临床上最常用的是 5 级或 6 级评分法,即分为无痛、轻度痛、中度痛、重度痛和剧烈痛共 5 级,或无痛、轻度痛、中度痛、重度痛、剧烈痛和难以忍受的痛共 6 级。该方法的优点是易于被医护人员和患者接受,缺点是受患者主观因素的影响较大。

4. **Wong-Baker 面部表情量表**(Wong-Baker faces pain rating scale)　由六张从微笑或幸福直至流泪的不同表情的面部象形图组成。这种方法适用于交流困难的患者,如儿童(3~5 岁)、老年人或不能用语言准确表达的患者。

其他的疼痛评估方法还有简易疼痛问卷、情绪评分、疼痛行为量表、疼痛日记评分法等。

三、疼痛治疗的常用方法

(一) 药物治疗

药物治疗是疼痛治疗最基本、最常用的方法。一般慢性疼痛患者需较长时间用药,为了维持最低有效的血浆药物浓度,应采取定时定量用药。如待疼痛发作时使用,往往需要较大剂量而维持时间较短,效果不够理想。疼痛治疗中的药物疗法包括解热镇痛药、阿片类药物、抗抑郁药、神经安定药、抗惊厥药、皮质激素等。

1. **解热镇痛药**　口服非阿片类镇痛药包括水杨酸盐(阿司匹林)、对胺苯酚类(乙酰氨基酚)和非甾体抗炎药(NSAIDs)。这些药物抑制环氧合酶(COX)而减少前列腺素合成,具有不同程度的镇痛、解热和抗炎特性。对乙酰氨基酚缺少明显的抗炎作用,其镇痛作用是由于阻断了引起致敏和扩大伤害性感受的前列腺素的合成。对乙酰氨基酚是临床常用的解热镇痛药,单独应用对轻至中度疼痛有效,与阿片类、曲马多或 NSAIDs 药物联合应用,可发挥镇痛相加或协同效应。对乙酰氨基酚副作用较少,但大剂量使用具有肝脏毒性作用。阿司匹林和 NASIDs 类药物最常见的不良反应是胃部不适、恶心、消化不良甚至胃溃疡。除对乙酰氨基酚和选择性 COX-2 抑制剂外,其他 NASIDs 类药物可诱发血小板功能障碍。解热镇痛药的其他副作用尚包括肾功能损害和潜在的心血管不良事件。

2. **麻醉性镇痛药**　又称阿片类镇痛药,是一类能消除或减轻疼痛并改变对疼痛情绪反应的药物,是治疗中重度急、慢性疼痛的最常用药物。因很多麻醉性镇痛药有成瘾性,主要用于急性剧痛和晚期癌症疼痛。根据镇痛强度的不同可分为强阿片药和弱阿片药。弱阿片药有可待因、双氢可待因,主要用于轻、中度急性疼痛。强阿片药包括吗啡、芬太尼、舒芬太尼和哌替啶等,主要用于重度疼痛治疗。羟考酮、氢吗啡酮则用于中至重度痛的治疗。阿片类药物镇痛强,几无封顶作用,但也应遵循能达到最大止痛和不产生严重副作用的原则。阿片类药物剂量易于滴定、具有多种给药途径,可单独或与其他非阿片类镇痛药联合应用。副作用有恶心呕吐、呼吸抑制、瘙痒、便秘、躯体依赖、耐受和精神依赖等。

3. 抗抑郁药　已经证明抗抑郁药镇痛作用的剂量明显低于其抗抑郁剂量。镇痛作用是由于阻断了突触前 5- 羟色胺、去甲肾上腺素的再摄取,或两者都被阻断。一般抗抑郁药对神经病理性疼痛效果较好,如带状疱疹后神经痛。抗抑郁药能增强阿片类药物的作用并能恢复正常的睡眠模式。目前市场上的抗抑郁药物包括阿米替林、去甲替林、丙咪嗪、氯丙咪嗪和氟西汀等,不良反应包括抗毒蕈碱样效应如口干、视调节受损、尿潴留以及便秘;抗组胺效应如镇静和胃酸分泌增加;肾上腺素能受体阻断后导致体位性低血压以及奎尼丁样作用,这些不良反应在使用阿米替林时最为突出。

4. 抗惊厥药　研究显示抗惊厥药对神经病理性疼痛有良好效果,在三叉神经痛和糖尿病性神经病变时尤为突出,常作为治疗神经病理性疼痛的一线药物。常用药物如苯妥英钠、卡马西平、丙戊酸等。加巴喷丁是目前最常用于治疗神经病理性疼痛的抗惊厥药,其副作用低,对神经病理性疼痛有较好的疗效。近年普瑞巴林用于治疗带状疱疹后疼痛等神经病理性疼痛,疗效呈剂量依赖性,显著提高了疼痛缓解程度。

(二)神经阻滞疗法

神经阻滞不仅阻断痛觉传导,具有暂时止痛功效,更重要的是阻断疼痛传导的恶性循环:疼痛刺激→抵达脊髓和中枢→反射性兴奋交感神经和运动神经→血管痉挛和肌紧张→局部组织缺血、缺氧→产生致痛物质→疼痛进一步加重。神经阻滞阻断了疼痛信号传导到脊髓和中枢的通路,同时,可解除血管痉挛和改善组织血供,抑制疼痛物质的产生,因而产生镇痛效果。神经阻滞疗法常用药物主要有 3 类,即局麻药、皮质激素和神经破坏药。神经阻滞方法有周围神经阻滞、椎管内阻滞、交感神经阻滞等。

1. 周围神经阻滞　可根据疼痛分布区域阻滞相应的神经干或分支以解除疼痛。慢性疼痛可选择长效局麻药(可加入皮质激素)。如为三叉神经痛或癌痛,可选择神经破坏药如无水乙醇或 5%~10% 苯酚,以达到长期缓解疼痛的效果。

2. 交感神经阻滞　适用于治疗全身各部位交感神经系统功能障碍所致的疼痛性疾病。包括:①反射性交感神经营养不良性疼痛(如创伤后疼痛综合征、肩手综合征等)、灼痛;②血管痉挛性或血运障碍性疾病(如雷诺病、血栓闭塞性脉管炎、肢体缺血性溃疡等);③内脏性疼痛(如急性胰腺炎、癌痛、肠痉挛、心绞痛、肾绞痛等)。常用的交感神经阻滞有星状神经节阻滞、腰交感神经阻滞等。

星状神经节阻滞长期被用于治疗头、颈、肩、心脏和肺部的一些疾病。近年研究发现,除上述作用外,星状神经节阻滞还通过下丘脑机制对机体自主神经系统、内分泌系统和免疫系统的功能具有调节作用,从而有助于维持机体内环境的稳定,目前已广泛应用于许多自主神经功能失调性疾病的治疗。星状神经节阻滞疗法适用于脑血管疾病(如脑血管痉挛、脑梗死、椎基底动脉供血不足等)、偏头痛、上肢血管痉挛性疾病(如雷诺病)、颈椎病、肩周炎、胸廓出口综合征、自主神经功能紊乱等。

(三)椎管内注药

1. 蛛网膜下腔阻滞　适用于治疗癌性疼痛,选用比重不同的酚(比重比脑脊液大)或乙醇(比重比脑脊液小),利用体位的调控,仅破坏脊神经后根(感觉根),而不影响前根(运动根),从而达到解除疼痛而保留运动的目的。

2. **硬膜外腔阻滞** 适用于慢性腰背痛或下肢痛,一般均以注射局麻药加皮质激素为主,可加用麻醉性镇痛药。皮质激素可减轻或消除因脊神经根受机械性压迫引起的炎症,或消除髓核突出后释放出糖蛋白和类组胺等物质引起的神经根的化学性炎症,从而缓解症状。用于治疗癌痛可注射局麻药加麻醉性镇痛药,或用神经破坏药。

(四)痛点注射

痛点注射疗法指将药物注射入组织内,达到治疗局部疼痛的方法。常用皮质激素和局麻药行痛点注射,改善毛细血管的通透性,抑制炎症反应,减轻致痛因子对机体的损伤,主要用于慢性疼痛疾病,如腱鞘炎、肩周炎、紧张性头痛及腰肌劳损等。

(五)疼痛微创介入手术治疗

疼痛微创介入手术治疗是以神经阻滞技术和放射诊断学为基础,以治疗疼痛为目的的学科,并衍生出超声介入、CT 介入、MRI 介入引导下的微创介入治疗新技术。椎旁与椎间孔微创介入治疗术是在影像学指导下施行椎旁或椎间孔穿刺,注射局麻药、抗炎镇痛药、化学性毁损药、臭氧或胶原酶以治疗各种疼痛。臭氧介入治疗和射频介入治疗也常用于慢性疼痛的治疗。

(六)物理疗法

多种物理疗法可提高病变区域组织温度、改善血液循环和组织代谢,加速损伤修复,并有助于消炎、消肿、放松肌肉、提高痛阈,直接或间接地达到消除疼痛的目的。常用方法有电疗、光疗、磁疗、超声波疗法、高频电疗法等。

(七)心理疗法

在多学科疼痛治疗机构里,心理疗法用于疼痛诊治已被广泛采用。心理因素在疼痛感受中扮演重要角色,因此,行为医学专家的常规会诊显得异常重要。心理学家除为患者提供心理学诊断外,还可采用多种特殊疗法参与疼痛的治疗。实践证明,作为疼痛治疗措施的组成部分,心理治疗是行之有效的。心理疗法包括认知疗法、行为疗法、生物反馈疗法、催眠疗法、集体疗法、支持疗法、教育与家庭疗法等。

四、癌症疼痛治疗

疼痛是癌症患者特别是中晚期癌症患者的主要症状之一,令患者恐惧不安,痛苦不堪。疼痛对健康状况、躯体功能、角色功能、情绪功能、社会功能等均可产生不同程度的影响,从而全面影响患者的生活质量。癌痛的治疗可分为药物治疗、椎管内注药和非药物治疗(包括介入治疗、电刺激疗法、放射治疗等)。同时,癌症患者常常有严重心理障碍,因此,在积极治疗癌痛的同时,要重视心理治疗。

(一)药物治疗

1. **癌痛的三阶梯疗法(WHO 推荐)** 按药物止痛强度分为三个阶梯:第一阶梯药物为非甾体类抗炎镇痛药,其代表药物为阿司匹林,也可选用胃肠道反应较轻的对乙酰氨基酚和布洛芬等,同时第一阶梯药物可依镇痛需要作为第二、三阶梯药物的辅助用药;第二阶梯药物为弱阿片类镇痛药,在轻、中度疼痛时,若单用非甾体类抗炎镇痛药不能控制疼痛,应加用弱阿片类药以提高镇痛效果,代表药物为可待因,常用药物有布桂嗪、曲马多等;第三阶梯用药为强效阿片类镇痛药,其选用应根据疼痛的强度而不是根据癌症的预后或生命的时限,代表药物为吗啡,常用缓释或控释剂型。三阶梯治疗的基本原则:①根据疼痛程度选择镇痛药物;②口服给药:一般以口服药为主;③按时服药:根据药理特性有规律地按时给药;④个体化用药:应根据具体患者和疗效调整用药。

2. 椎管内注药　应用局部麻醉药、阿片类镇痛药或其他药物在脊髓水平阻断痛觉传入通路的一种镇痛方法。这一技术近年来在癌痛治疗中起着越来越重要的作用。椎管内给予镇痛药疗效可靠,能够有效控制癌痛,同时减轻阿片类药物的胃肠道反应,降低阿片类药物的使用剂量,可减少或避免全身给药引起的一些不良反应,如镇静、便秘及大剂量阿片类药物导致的痛觉超敏等。选择的药物常为局麻药、麻醉性镇痛药以及其他药物的组合,一般从小剂量、单一药物开始,逐步调整剂量。局麻药可引起低血压、肢体麻木无力等;阿片类药物的浓度过高或剂量过大可引起呼吸抑制。

(二) 非药物治疗

用于癌痛治疗的非药物治疗方法主要有介入治疗、电刺激治疗、放射治疗、认知-行为训练、社会心理支持治疗等。适当应用非药物疗法,可作为药物止痛治疗的有益补充,提高止痛治疗的效果。

1. 介入治疗　部分患者,特别是晚期肿瘤患者疼痛顽固难治,对镇痛药物不敏感,或产生难以耐受的不良反应,此时介入治疗,包括一些神经阻滞或毁损术、射频消融术等干预性治疗措施能起到重要作用。介入治疗前应当综合评估患者的预期生存时间及体能状况、是否存在抗肿瘤治疗指征、介入治疗的潜在获益和风险等。

2. 电刺激治疗　经皮电刺激和脊髓电刺激可缓解疼痛症状,其原理可用 Melzack 的闸门控制学说解释,即电流刺激粗纤维引起兴奋,在脊髓水平关闭了疼痛传入的闸门,有效阻止疼痛刺激向中枢传导。内源性吗啡样物质释放假说则认为一定的低频脉冲电流刺激引起内源性吗啡肽释放而产生镇痛效果。对普通疼痛治疗效果不佳的癌性疼痛可有一定的镇痛效果。

3. 放射治疗　放疗对癌症压迫或浸润神经及局限性骨转移引起的疼痛治疗效果较好。

五、术后镇痛

术后疼痛是手术创伤引起的急性应激反应,给患者带来身体上的痛苦和心理上的负担。疼痛刺激机体多系统产生不良影响,可引起患者的胃肠道蠕动减少和胃肠功能恢复延迟;心率增快,血管收缩,心脏负荷增加,心肌耗氧量增加,增加心肌缺血及心肌梗死的危险性;疼痛导致呼吸浅快、呼吸辅助肌僵硬致通气量减少,咳嗽排痰能力下降,可致肺不张和其他肺部并发症;神经内分泌应激反应增强,引发术后高凝状态、深静脉血栓形成及免疫炎性反应,抑制体液和细胞免疫;部分急性疼痛可转化为慢性疼痛,延缓了术后康复,而术后镇痛能改善这类情况。对于术后镇痛,部分患者和医务人员目前还存在认识误区,认为术后疼痛是自然现象或过分恐惧麻醉性镇痛药的副作用,拒绝进行术后镇痛治疗。

术后镇痛常采用多模式镇痛,联合应用不同镇痛技术或作用机制不同的镇痛药,作用于疼痛传导通路的不同靶点,发挥镇痛的相加或协同作用,可使每种药物的剂量减少,副作用相应减轻。根据不同类型手术术后预期的疼痛强度实施多模式镇痛。短小手术轻度疼痛患者采用口服对乙酰氨基酚或与 NSAIDs 联合,必要时可加入弱阿片类药物如曲马多;中重度疼痛患者在使用乙酰氨基酚和 NSAIDs 的基础上进行超声引导下外周神经阻滞,也可采用硬膜外镇痛或患者自控镇痛(patient-controlled analgesia,PCA)。

1. 硬膜外镇痛　可单独使用阿片类药物或联合使用低浓度局麻药。阿片类药物可选择吗啡,成人单次使用剂量为 2~3mg,生理盐水稀释至 6~10ml 经椎管内给药,注药后 30min 起效,持续 6~24h,也可联合低浓度局麻药如 0.15%~0.25% 罗哌卡因、0.1%~0.2% 布比卡因,增强镇痛效果。椎管内注射吗啡存在恶心呕吐、皮肤瘙痒、尿潴留和呼吸抑制等副作用,需特别警惕可能发生延迟性呼吸抑制。加入局麻药后可能引发肢体麻木、肌张力下降、血压下降等副作用。由于椎管内给药镇痛效果好,使用药物剂量少,特别适合硬膜外麻醉下的手术患者的术后镇痛。

2. **患者自控镇痛** 患者在感到疼痛时自行按压 PCA 装置给药键,PCA 装置按照设定的剂量进行一次镇痛药注射来达到消除疼痛的目的。PCA 具有起效较快、能有效消除镇痛盲区、维持血药浓度相对稳定的特点,并且可通过给予冲击剂量及时控制暴发痛,具有用药个体化、患者满意度高等优点,是目前术后镇痛常用和较理想的方法,适用于手术后中到重度疼痛。PCA 常用参数包括:①负荷剂量(loading dose):术后以滴定方式给予适当剂量的镇痛药物,避免术后出现镇痛空白期。②持续剂量(continuous dose)或背景剂量(background dose):目的是达到稳定的、持续的镇痛效果。③单次注射剂量(bolus dose):又称冲击剂量,目的在于快速补充镇痛药物,及时控制暴发痛。一般冲击剂量相当于日剂量的 1/15~1/10。④锁定时间(lockout time):保证在给予第一次冲击剂量达到最大效用后,才能给予第二次剂量,避免药物中毒。

由于术后疼痛机制复杂,目前各种镇痛方式尚有局限性,因此成立急性疼痛服务小组是较好的术后疼痛管理模式,可以及时调整镇痛剂量和处理术后镇痛相关的副作用。总之,术后镇痛对手术患者的快速康复具有重要意义。

(陈惠裕 彭 慧)

第十六章 重症监测治疗与复苏

第一节 概 述

一、概念

危重病医学(critical care medicine,CCM)是一门研究危重病发生、发展规律及其诊治的科学,其任务是运用最新的医学研究成果和观念,以及最先进的医疗设备和技术,为危重患者提供最有力的医疗和护理。重症监护病房(intensive care unit,ICU)是将疑难危重患者集中管理,进行监测和治疗的专门单位,是危重病医学的主要实践基地。危重病医学经过几十年的实践与发展,已成为现代医学的重要组成部分,ICU 也在危重症患者的救治、公共卫生突发事件、灾难及战争的现场医疗救援中发挥越来越重要的作用。

二、重症医学病房

(一) ICU 的特点

1. 将各种有生命威胁的危重症患者集中于 ICU,便于严密观察病情变化和监护。

2. 应用先进的医学诊断技术和生命支持疗法。

3. 拥有生命支持的设备和环境,包括床旁监护、生命支持设备和机械通气机等,组成了一个特异的生理功能单元。

4. ICU 医师和护士受过特殊训练,具备对严重疾病紧急处理的知识和技术。

(二) ICU 分型及设备

1. **专科 ICU(分散型)** 设在各个专科病区,如心血管内科的 CCU、呼吸内科的 RCU、新生儿科的 NCU、心胸科的 TCU、肿瘤科的 CICU 等。

2. **综合 ICU(集中型)** 更能体现对危重患者生命体征的维护,提高综合抢救的成功率。

3. **流动重症监护室(MICU)** 由专职医护人员携带监测和复苏设备在急救车内应急处理,可以提高院前抢救的成功率。

ICU 设中心监护站,配备床旁监护仪、呼吸机,以及急救设备、用具和药品等。条件较好的 ICU 还配备有血气分析仪、脑电图机、B 超机、床旁 X 线机、血液透析仪等设备。

三、ICU 患者转入与转出标准

(一) 转入标准

ICU 应根据专科特点收治相应患者。ICU 主要收治经过严密监测和积极治疗后有可能恢复的危重患者,包括以下几类。

1. 各种复杂大手术后的危重患者。

2. 多器官功能障碍综合征(MODS)患者。

3. 心肺脑复苏(CPCR)后的患者。

4. 心功能不全,或有严重心律失常的患者。

5. 严重创伤者。

6. 器官移植者。

7. 经短期强化治疗可能恢复的各系统、器官功能减退的急性患者等。

(二) 转出标准

ICU 是施行重症监测治疗的场所,当患者重要器官功能状况稳定后即应转入普通病房。其标准如下。

1. 各项生命体征平稳,系统和器官功能稳定或恢复,无须加强监护和特殊治疗的患者。

2. 病情转入慢性状态的患者。

3. 不能继续从 ICU 的监测和治疗中获益的患者。

第二节　重 症 监 测

重症医学科应用先进的诊断、监测和治疗设备与技术,对病情进行连续、动态的定性和定量观察,并通过有效的干预措施,为重症患者提供规范的、高质量的生命支持,改善生存质量。重症患者的生命监测技术水平,直接反映医院的综合救治能力,体现医院整体医疗实力,是现代化医院的重要标志。

重症监测使临床医生具备宽阔的视野和深刻的洞察力,实现重症患者疾病的早期预警、严重程度的评估和治疗效果的评估,实现监测目标导向的治疗方案调整,进而从根本上改变了重症患者的治疗模式。早期由于设备和技术的限制,床旁监测只能对患者的生命体征进行简单的、非连续的监测。近年来随着生物医学测量技术、电子传感技术、通信和计算机技术的飞速进步,床旁监测技术也得到迅猛发展,使重症监测技术发生了革命性的改变,在重症医学的发展中具有关键性的支撑作用。

一、基本生命体征监测

(一) 心电监测

心电监测是重症监测的基本内容之一,通过监护仪持续监测患者的心电活动,临床医师可以从中获得患者心电活动的变化情况,以及早采取相应的措施,处理可能发生危及患者生命的恶性事件。

1. **监测前准备**　患者平卧或半卧位,向患者说明监测的项目和必要性、操作内容及其可能的影响和注意事项。

(1)电极片粘贴位置:根据三导联或五导联心电监测,确定电极片的粘贴位置。

1)五导联心电监测,电极片安放位置:右上导联(RA):右锁骨中线第一肋间。右下导联(RL):右锁骨中线剑突水平处。中间导联(C):胸骨左缘第四肋间,或者临床需要的监测胸导联的位置。左上导联(LA):左锁骨中线第一肋间。左下导联(LL):左锁骨中线剑突水平处。

2) 三导联心电监测,电极片安放位置有以下两种方法:

①右上导联(RA):右锁骨中线第一肋间;左上导联(LA):左锁骨中线第一肋间;右下导联(RL):右锁骨中线剑突水平处。

②右上导联(RA):右锁骨中线第一肋间;左上导联(LA):左锁骨中线第一肋间;左下导联(LL):左锁骨中线剑突水平处。

(2) 监测设置:设置 ECG 波形大小、心率报警的最低及最高极限、心律失常报警范围以及报警强度等。

2. 主要观察指标

(1) 持续监测心率和心律。

(2) 观察心电图是否有 P 波,P 波是否规律出现,形态、高度和宽度有无异常。

(3) 观察 QRS 波形是否正常,有无"漏搏"。

(4) 观察 ST 段有无抬高或者降低。

(5) 观察 T 波是否正常。

(6) 注意有无异常波形出现。

3. 常见异常心电图　临床常见的异常心电图包括窦性停搏、房性期前收缩、阵发性室上性心动过速、心房扑动、心房颤动、房室交界性早搏、室性早搏、阵发性室性心动过速、扭转型室性心动过速、心室扑动与心室颤动、Ⅰ度房室传导阻滞、Ⅱ度房室传导阻滞、Ⅲ度房室传导阻滞。要注意对异常心电图的识别与处理。

4. 注意事项

(1) 心电监测导联应选择 P 波显示良好的导联,信号良好,基线平稳。

(2) 一般 QRS 振幅应大于 0.5mV,才能触发心率计数。

(3) 心电监测能够准确地监测心率、心律变化,对诊断心肌缺血和心肌梗死有一定的参考价值,当怀疑心肌缺血和心肌梗死时,需要做十二导联心电图。

(4) 仪器须平放,注意周围通风,保持监护仪的干燥,避免潮湿。

(5) 使用监护仪前需检查仪器及各输出电缆线是否有损害、破损、故障等问题,如仪器出现故障,及时通知维修人员。

(6) 持续监测过程中,不宜随意取下心电、血压、血氧饱和度监测电缆线。

(7) 仪器长期不使用时,应每月充电一次,以延长电池寿命。

(8) 清洁仪器时,使用无腐蚀性洗涤剂、表面活性剂、氨基或乙醇基清洁剂,不要使用丙酮、三氯乙烯等强化学溶剂,以免损坏仪器;清洁仪器的屏幕时需格外小心,避免液体进入监护仪外壳,勿将液体倾倒在监护仪表面。

(9) 患者转出后,监护仪、导联线、血压袖带、经皮血氧饱和度监测传感器等需进行消毒,以免交叉感染。

(二) 动脉血压

动脉血压(arterial blood pressure,ABP)即血压,是最基本的心血管监测项目。血压可以反映心输出量和外周血管总阻力,同时与血容量、血管壁弹性、血液黏滞度等因素有关,是衡量循环功能的重要指标之一。它与组织器官的灌注、心脏的氧供需平衡及微循环等关系密切。血压分为收缩压、舒张压和平均动脉压。收缩压(SBP)克服各脏器的临界关闭压,保证脏器血液灌注,正常值为 90~140mmHg;舒张压(DBP)维持冠状动脉血液灌注,其正常值为 60~90mmHg;平均动脉压(MAP)是反映器官组织灌注的指标之一,其正常值为

70~105mmHg;收缩压和舒张压的差值称为脉压,正常值为 30~49mmHg。

1. 测量方法 血压的监测方法可分为两类:即无创测量法和有创测量法。

(1)无创血压监测:常用袖带测压和自动无创测压法监测。前者用普通血压计手法控制袖带压力,压迫周围动脉(常用肱动脉)听诊法间断测压,后者用特别的气泵自动控制袖套充气,采用振荡技术测定血压。

(2)有创测量法:是一种经动脉穿刺置管后直接测量血压的方法,能够反映每一个心动周期的血压变化情况。压力换能器可直接显示收缩压、舒张压和平均动脉压,并可根据动脉压力波形初步判断心脏功能。其优点是对于血管痉挛、休克、体外循环转流的患者其测量结果更为可靠。缺点是操作不当会引起血肿、血栓形成等并发症。

2. 血压监测的临床意义 血压降低提示循环功能失代偿,常见于低血容量、心力衰竭、严重感染、过敏、迷走神经兴奋、急性脊柱损伤、肾上腺皮质功能减退、严重酸中毒和大多数疾病终末期等;血压升高可由应激、兴奋、焦虑、颅内高压、肾脏疾病、肾上腺增生、原发性高血压和升压药物过量等引起。脉压差减小见于休克、低血容量、心包积液、缩窄性心包炎、主动脉瓣狭窄等;脉压差增大常见于主动脉瓣关闭不全、动脉导管未闭、甲状腺功能亢进和严重贫血等。

(三)脉搏血氧饱和度监测

脉搏血氧饱和度(SpO_2)是通过脉搏血氧饱和仪进行监测,它是根据血红蛋白的光吸收特性而设计。由于能无创伤连续经皮测定 SpO_2,应用方便、数据可靠,为早期发现低氧血症提供了有价值的信息,是常规的监测手段之一。

1. 适应证

(1)具有氧合功能障碍的患者或潜在氧合功能障碍的患者。

(2)手术麻醉或诊疗过程中(如支气管镜检查、吸痰)需连续监测血氧变化的患者。

2. 操作步骤

(1)设置报警:设置 SpO_2 和脉搏的警报上下限和警报级别。

(2)固定传感器:确定监测部位皮肤清洁后,将传感器固定在指/趾端、耳垂、鼻翼、足背、舌、颊等部位。确保传感器与皮肤贴合严密。

(3)识别正常脉搏信号:读取 SpO_2 数据前应先明确脉搏信号是否正常,正常脉搏信号是尖型波,其下降支有明显的切迹。SpO_2 的脉搏波形满意是判定 SpO_2 读数可靠性的良好指标,应注意识别低灌注波形与运动伪像。将 SpO_2 显示的脉率和心电监测显示的心率进行比较,是保证 SpO_2 读数准确的良好方法。如脉率和心率存在差别(房颤除外),常提示探头位置不正确或探头功能失常。

3. 注意事项

(1)影响 SpO_2 监测准确性的因素

1)外部因素:①监测传感器部分脱落时产生"黑色效应",此时 SpO_2 监测值低于实际值。②房间的亮度过高或监测传感器与皮肤的黏合度差导致外来灌注被传感器感知,影响 SpO_2 监测的准确性。③监测部位的过度移动影响传感器信号的接收,从而影响 SpO_2 监测的准确性。

2)监测局部循环血流:休克、局部低温、低血压或使用缩血管药物导致血管的收缩,监测局部灌注不良时,可影响 SpO_2 监测的准确性。

3)监测局部皮肤因素:皮肤色素的沉着也会对 SpO_2 的数值有影响:①黑色素沉着可造

成 SpO_2 假性增高。②皮肤黄染对 SpO_2 测定影响不大。③染甲或灰指甲(黑或蓝色)可造成 SpO_2 假性降低。

4)血液因素:①异常血红蛋白血症(如碳氧血红蛋白)时 SpO_2 假性增高。②血液内有色物质(如甲基蓝)可影响 SpO_2 监测的准确性。③血液中存在脂肪悬液(如脂肪乳或异丙酚输注)可吸收部分光线,影响 SpO_2 监测的准确性。④贫血在红细胞比容 >15% 时不影响 SpO_2 监测的准确性。

(2)传感器的使用:若 SpO_2 监测传感器重复使用,应在每次使用后根据厂商建议进行清洁、消毒。尽量测量指端,病情不允许时可监测趾端。SpO_2 传感器不应与血压监测或动脉穿刺在同一侧肢体,否则可能会影响监测结果。监测过程中至少每 4h 改变一次佩戴部位,防止局部组织循环障碍引起的青紫、红肿。

(3)传感器的保护:应注意爱护传感器,以免碰撞、坠落,在行磁共振成像过程中使用 SpO_2 监测仪可能会对传感器造成严重损伤。

(4)脉搏血氧饱和度和血气监测指标的关系:当患者血气监测的动脉血氧饱和度 >70% 时,SpO_2 与动脉血氧饱和度的相关性良好。受氧解离曲线的影响,在动脉血氧饱和度 >90% 时,SpO_2 对动脉血氧分压的变化相对不敏感,因此,经皮血氧饱和度测定虽可减少动脉血气分析的次数,但并不能完全取代动脉血气分析。

4. 脉搏血氧饱和度监测的优缺点

(1)脉搏血氧饱和度监测的优点

1)无创:监测为无创性,患者无痛苦,操作简便,开机即可测定。

2)敏感:能够敏感地反映患者即刻的血液氧和情况,可同时计数脉搏。

3)持续:能够连续监测,及时诊断低氧血症。

4)适用范围广:可用于重症患者的监护。便携型脉搏血氧饱和度监测仪还用于院前急救、转院、转科或从手术室回病房途中的监测等。

(2)脉搏血氧饱和度监测的不足

1)监测准确性受多种因素影响,若患者易动,不能很好地配合,脉搏血氧计夹不紧、脱落,则影响 SpO_2 数值的显示及其准确性。

2)长时间使用,易造成受夹部位压痕,且由于血液循环障碍,甚至造成受夹部位青紫、疼痛,给患者造成痛苦。

(四)体温监测

常见测温部位有腋窝、口腔、直肠、鼓膜等。核心体温可稳定准确地反映身体内部温度,而体表各部位体温差别很大。体温升高,增加机体代谢率,导致心脑等重要器官氧耗增加,引起心动过速、低血压、惊厥等;体温降低,引起寒战,可诱发心律失常、延长凝血时间及延迟麻醉苏醒等。

二、呼吸功能的监测

(一)脉搏血氧饱和度监测

SpO_2 是临床最常用的连续评价氧合功能的指标,能早期发现低氧血症,还可间接反映循环功能。

(二)呼气末二氧化碳分压($P_{ET}CO_2$)

$P_{ET}CO_2$ 是指呼气终末期呼出气体中的 CO_2 分压,与 $PaCO_2$ 相关性良好,正常值为

35~45mmHg。连续监测 $P_{ET}CO_2$ 能及时发现气管导管脱出、异位、呼吸环路断开;可判断通气功能、指导调节呼吸机参数和呼吸机撤除;单肺通气时 $P_{ET}CO_2$ 可评估通气 / 血流比,利于设置呼气终末正压(PEEP),根据 $P_{ET}CO_2$ 还可评估代谢功能。

(三) 血气分析(ABG)

1. **动脉血氧分压(PaO_2)** PaO_2 指动脉血中物理溶解的氧产生的压力,反映机体氧合状态。呼吸空气时的正常值为 80~100mmHg,<80mmHg 为轻度低氧血症,<60mmHg 为中度低氧血症,<40mmHg 为重度低氧血症。

2. **动脉血二氧化碳分压($PaCO_2$)** $PaCO_2$ 指动脉血中物理溶解的 CO_2 产生的压力,是反映肺泡通气量可靠和敏感的指标,也是判断酸碱失衡的一个重要指标,正常值为 35~45mmHg。

3. **动脉血氧饱和度(SaO_2)** SaO_2 指血红蛋白被氧饱和的程度,即氧合 Hb 量占总 Hb 量的百分比,正常值为 90%~100%,SaO_2<90% 提示低氧血症。

4. **半饱和氧分压(P_{50})** P_{50} 指 SaO_2 在为 50% 时的 PaO_2,反映血液转运氧的能力和血红蛋白与氧的亲和力,正常人的 P_{50} 为 26.6mmHg。

5. **肺泡 - 动脉氧分压差 $P_{(A-a)}O_2$** $P_{(A-a)}O_2$ 是肺泡内氧分压与动脉血氧分压的差值,反映肺内气体交换效率,是判断肺的氧弥散能力的一个重要指标,其值受通气 / 血流比值、肺弥散功能和动静脉分流的影响。

(四) 氧合指数(PaO_2/FiO_2)

是评价肺氧合状况和换气功能的重要指标。氧合指数 = 动脉血氧分压(PaO_2) / 吸氧浓度(FiO_2)。

(五) 机械通气参数

包括通气量、吸呼比、通气压力、呼气末正压和吸入氧浓度等。

三、血流动力学监测

血流动力学监测可分为无创伤性和创伤性两大类:无创伤性血流动力学监测(noninvasive hemodynamic monitoring)是指应用对机体没有机械损害的方法而获得各种心血管功能参数,使用安全方便,患者易于接受;创伤性血流动力学监测(invasive hemodynamic monitoring)是指经体表插入各种导管或探头到心腔或血管腔内,直接测定心血管功能参数的监测方法,该方法能够获得较为全面的血流动力学参数,有利于深入和全面地了解病情,尤其适用于危重患者的诊治。常用的监测指标如下。

(一) 心率

心率监测是 ICU 中最简单、最基本的监测项目,可通过心电监测仪、脉搏氧饱和度监测仪或有创动脉血压监测仪显示。正常成人安静时心率应在 60~100 次 /min,随着年龄的增长而变化,小儿心率较快,老年人心率较慢。

心率监测的临床意义如下。

1. **判断心输出量(CO)** 心率对心输出量影响很大。在一定的范围内,随着心率的增加,心输出量也会增加。心输出量(CO)= 每搏输出量(SV)× 心率(HR),当心率太快(HR>160 次 /min),由于心室充盈不足,每搏输出量下降,心输出量下降。心率太慢(HR<50 次 /min)时心输出量也下降。

2. **求算休克指数** 失血性休克时,心率的改变较为敏感,心率增快多在血压降低之前发生。故严密监测心率的动态改变,对早期发现失血极为重要。休克指数 = 心率(HR)/ 收缩压(SBP),正常值为 0.5。若休克指数 =1,提示血容量丧失约 20%~30%;若休克指数 >1,提示血容量丧失 30%~50%。

3. 估计心肌耗氧量 心率的快慢与心肌耗氧量(MVO_2)大小呈正相关,心率与收缩压的乘积(rate pressure product,RPP)反映了心肌耗氧情况。RPP=SBP × HR。正常值 <12 000,若 >12 000 则提示心肌负荷增加,心肌氧耗增加。

(二)动脉血压

详见本节"基本生命体征检测"部分。

(三)中心静脉压

中心静脉压(central venous pressure,CVP)指胸腔内上、下腔静脉或平均右心房的压力,由深静脉置入导管测得,主要反映右心功能与静脉回心血量之间的平衡关系。正常值为 5~12cmH₂O,若 CVP 为 2~5cmH₂O 或更低,提示右心房充盈不佳或血容量不足;若 CVP 为 15~20cmH₂O 或更高,提示右心功能不良。但当患者出现左心功能不全时,单纯监测 CVP 失去意义。CVP 除受心功能、血容量影响外,还受静脉血管壁张力及顺应性、胸腔内压力的影响,因此,持续监测 CVP 的动态变化,比单次监测更具有指导意义,CVP 还应结合其他血流动力学参数综合分析(表 16-1)。

表 16-1   CVP 与 BP 改变的临床意义及治疗原则

CVP	BP	临床意义	治疗原则
低	低	血容量不足	补充血容量
低	正常	心功能良好,血容量轻度不足	适当补充血容量
高	低	心功能不全,血容量相对过多	强心、利尿、扩血管
高	正常	容量血管收缩,肺循环阻力高	扩血管
正常	低	①心输出量降低	①强心
		②容量血管过度收缩	②扩血管
		③血容量不足或正常	③补充血容量

(四)肺动脉压和肺毛细血管压

1. 测定方法 漂浮导管(Swan-Ganz 导管)能够迅速地进行各种血流动力学监测。由静脉插入,经上腔或下腔静脉,通过右房、右室、肺动脉主干和左(或右)肺动脉分支,直至肺小动脉。在肺动脉主干测得的压力称为肺动脉压(pulmonary arterial pressure,PAP)。漂浮导管在肺小动脉楔入部位所测得的压力称为肺小动脉楔压(pulmonary arterial wedge pressure,PAWP,又名肺毛细血管楔压,PCWP)。因此,PAWP 和 PAP 是反映左心前负荷与右心后负荷的指标。由于中心静脉压不能反映左心功能,所以,当患者存在左心功能不全时,进行 PAP 和 PAWP 监测是很有必要的。其正常值:肺动脉收缩压(PASP)为 15~20mmHg,肺动脉舒张压(PADP)为 6~12mmHg,肺动脉平均压(PAMP)为 9~17mmHg,肺小动脉楔压(PAWP)为 5~12mmHg。

2. 临床意义

(1)评估左右心室功能:PAWP 较左房压(LAP)高 1~2mmHg,而 LAP 较左室舒张末期压（LVEDP）高 2~6mmHg，在无肺与二尖瓣病变时 PAWP ≈ LAP ≈ LVEDP，故可反映左心室前负荷和右心室后负荷。

（2）区别心源性和非心源性肺水肿：因 PAWP 和肺毛细血管静水压基本一致，后者升高的常见原因为左心衰竭或输液过量。平卧时，正常血浆胶体渗透压与 PAWP 之差为 10~18mmHg。若大于 8mmHg，发生心源性肺水肿的可能性较小；若在 4~8mmHg，则发生心源性肺水肿的可能性明显增加；若小于 4mmHg，则不可避免地发生心源性肺水肿。

（3）指导治疗：为扩容补液、应用强心药物、利尿药物、血管活性药物等提供依据，同时可判断治疗效果和预后。如低血容量休克进行扩容治疗时，可测定 PAWP 估计前负荷，指导合理治疗。

（4）混合静脉血氧饱和度（SvO_2）测定：混合静脉血是指从全身各部分组织回流并经过均匀混合后的静脉血。从肺动脉内取得的静脉血是最为理想的混合静脉血标本。抽取混合静脉血标本时应确定 Swan-Ganz 导管的顶端在肺动脉内并排空气囊。当灌注超过全身氧需求时，SvO_2 升高；当灌注不足时，氧摄取率增加，SvO_2 降低，因此 SvO_2 降低提示氧输送不足（贫血、心输出量低等）或氧耗量增加（高热、呼吸做功增加等）。

（五）心输出量测定

心输出量（cardiac output，CO）是反映心泵功能的重要指标，通过心输出量测定，可判断心脏功能，诊断心力衰竭和低心排血量综合征，估计预后，指导治疗。

1. **测定方法** 临床上有无创方法和有创方法两种。无创法有心阻抗血流图、超声心动图、多普勒心输出量测定等方法。创伤性测定心输出量的方法有温度稀释法（热释法）、染料稀释法、连续温度稀释法等。温度稀释法测定原理：经 Swan-Ganz 导管，将 2~10℃的冷生理盐水作为指示剂注入右心房，随血流进入到肺动脉，由温度探头和导管顶端部的热敏电阻分别测出指示剂在右心房和肺动脉的温差及传导时间，描记出时间 - 温度曲线面积，按公式自动计算出心输出量，并显示记录数字及波形。同时，可从心输出量、平均动脉压（MAP）、肺动脉平均压（PAMP）等计算出体循环血管阻力（SVR）和肺循环血管阻力（PVR）。

2. **临床意义** 心输出量由心率、前负荷、后负荷及心肌收缩性等因素决定，测量心输出量及计算心血管各项参数，可以了解心泵功能，并绘制心功能曲线，判断心脏功能与前、后负荷关系，有助于心力衰竭和低心排血量综合征的诊断、处理和预后估计。

（六）心脏超声

在 ICU，心功能的改变相当常见，超声是能够在床旁提供实时心脏结构和功能信息的影像工具，是理想的评估手段之一。经食管多平面探头的出现，使心脏超声的图像质量大幅提高，对于病情监测、指导治疗和判断预后具有十分重要的意义。心脏超声可测定左、右心室的收缩功能和舒张功能，观察心脏及瓣膜的活动情况，监测心肌缺血，监测血流栓子等。应用超声多普勒技术可以测量外周血管阻力，还可用于评估呼吸机脱机困难的原因。

（七）脉搏指示连续心输出量监测

脉搏指示连续心输出量（pulse indicator continuous cardiac output，PiCCO）是一种新的脉搏轮廓连续心输出量与经肺热稀释心输出量联合应用的技术，PiCCO 技术在热稀释测量的同时，分析动脉脉搏轮廓并计算出主动脉顺应性。根据校正动脉脉搏轮廓公式，计算个体化的每搏量（SV）、心输出量（CO）和每搏量变异（SVV），以达到多数据联合应用监测血流动力学变化的目的。

（八）心阻抗血流图及临床应用

心阻抗血流图（impedance cardiography，ICG）采用胸腔阻抗法（thoracic electrical bioimpedance，TEB）为基本原理，为血流动力学的监测和心肌功能评价提供了一种安全简便、准确可靠、成本低廉的实时、连续监测血流动力学参数的有效途径和手段。

四、其他监测

（一）尿量

尿量直接反映肾脏灌注情况，还可间接反映重要器官的灌注情况，此外也可反映肾功能状况。成人尿量 >0.5ml/（kg·h），小儿尿量 >0.8ml/（kg·h），提示器官灌注基本正常。

（二）微循环监测

如舌下微循环监测、胃肠黏膜内酸度（pHi）监测等，可指导休克诊断、治疗及评价心肺复苏效果。

（三）双频谱指数（bispectral index，BIS）

BIS 是利用双频分析的方法将脑电图的信号转化成简单的数字信号的监测手段。BIS 能反映大脑皮质功能状况，被用于评估意识状态、镇静程度和麻醉深度。BIS 用 0~100 之间的数字来表示：数值越大，反映意识抑制程度越浅，直到完全清醒；数值越小，反映意识抑制程度越深。BIS 值 85~100 代表正常状态，65~85 代表镇静状态，40~65 代表手术麻醉状态，低于 40 代表麻醉过深。

五、重症病情评估

虽然重症患者的初始评估同样从病史、查体、表格记录、实验室及影像学检查和治疗等几个方面进行，但需考虑时间因素。上述的初始评估需要进行适当调整，以适应重症救治的需要。

（一）病史

1. **在几分钟之内抓住主要特点**　重症病患者常常不能自己提供病史，目击者、家属、医护人员的信息提供非常重要。需要了解主要症状，如：疼痛、气短、乏力、神志改变等；有无创伤；有无手术；前期服用药物情况等。应将重点放在判断紧急问题和了解生理储备方面，特别是心肺功能的储备。其目的在于尽快获得当前重症状态的直接原因，为快速获得病因诊断提供线索。

2. **完善病史**　补充了解既往史、药物和过敏史、家族史、既往住院情况、系统回顾等。其目的在于全面了解机体的基本状态，权衡进一步治疗的整体策略。

（二）查体

先按 ABC 理论，检查主要器官情况，再系统性回顾其余重要器官的功能。

1. Airway（气道）

（1）病因：创伤、出血、呕吐、异物、中枢神经系统异常、感染、炎症等。

（2）看：发绀、呼吸节律和频率、呼吸辅助肌肉活动、三凹征、神志改变。

（3）听：异常呼吸音，若气道完全阻塞则不能听到呼吸音。

（4）感觉：气流减少或没有。

2. Breathing（呼吸）

（1）病因：①中枢驱动力缺失：中枢神经系统障碍；②呼吸肌力下降：胸廓形态异常、疼痛、肌肉病变等;③肺部疾病:气胸、血胸、COPD、哮喘、肺水肿、ARDS、肺栓塞、肋骨骨折等。

（2）看:发绀、呼吸节律和频率、呼吸辅助肌肉活动、三凹征、神志改变。呼吸急促是早期最重要的独立的危险指标。

（3）听:异常呼吸音,叩诊浊音或过清音。

（4）感觉:胸廓活动幅度及对称性、气管位置、捻发感等。

3. Circulationg（循环）

（1）原发病因:心肌缺血、心律失常、瓣膜病变、心肌病变、心脏压塞等。继发病因:药物、缺氧、电解质紊乱、贫血、感染等。

（2）看:外周灌注指标如皮肤色泽、尿色及尿量、神志改变等。

（3）听:心音频率及节律、心脏杂音。

（4）感觉:心尖搏动位置、震颤、脉搏节律、奇脉等。

除了牢记上述的 ABC 三个步骤外,还应迅速对患者体表进行详细的体格检查,查看有无意识状态的改变。观察皮肤是否苍白、发绀、黄染、红斑或潮红,皮肤是潮湿还是干燥,对皮疹、瘀斑肿胀也应该进行描述。对眼睛进行检查时应观察瞳孔有无异常及巩膜有无黄染,结膜有无苍白及水肿。触诊在重症患者的检查中是必不可少的一部分,若腹部有触痛时,应确定触痛的范围;若触及包块时,应确定所触及包块的大小、质地、活动度等。评估腹肌的紧张度、腹部膨隆的程度及反跳痛也是非常重要的。所有育龄女性都应考虑是否存在宫内或宫外怀孕的可能。如果情况允许,应同时对患者的背部及肋部进行检查。

对患者中枢神经系统及肢体运动进行评估时,应记录 Glasgow 评分、瞳孔大小和反应。如果时间允许,还应检查中枢及外周神经的感觉和运动功能。

（三）表格记录

1. 记录基础生命体征　如血压、心率、呼吸频率、体温和意识状态等,并连续记录经过治疗后的改变。

2. 完善病历,进行诊断和鉴别诊断　病程书写,记录进一步的检查指标,如 CVP、心输出量、氧合指数、出入量、用药剂量、呼吸机支持条件等。

这些数据的数值和趋势可以对患者状态的评估提供很重要的信息并且可以用于指导治疗。必须将这些监护数据不断准确无误地记录在表格中,以确保患者得到良好的监护。特别需要注意这些数据的准确性和可靠程度。同时这些监测所得到数据应由具有临床经验的医护人员来解读。

（四）实验室及影像学检查

1. 检查主要的生理问题　血常规、生化、血气分析、乳酸、血糖、中心静脉氧饱和度等。

2. 完善检查　包括心电图、胸片、CT、超声心动图、微生物培养等。重症患者病情危重,必须尽快明确诊断,但完全充分的检查需要时间。把最直接威胁生命的病理生理改变在最短的时间内筛查出来并即刻给予有效的治疗、及时终止机体的进一步恶性循环是第一步检查的目的。第二步检查的目的是通过进一步的检查明确导致当前病理生理改变的病因,为进一步治疗提供依据。需要注意的是一方面第一步不能因求全而延误;另一方面,随着实验室和影像学检查设备和技术的进步,一些原来难以床旁进行并快速获得结果的检查项目也逐渐能够在床旁快速完成,如重症超声的广泛应用可以更快速地明确重症患者的心肺功能状态,为即刻治疗提供明确的指导信息。

（五）ICU 常用评分系统

常用的评分系统有：非特异性病情严重程度评分，如：APACHE-Ⅱ、TISS；多脏器功能障碍病情评分，如：MODS、SOFA、LODS；特定器官功能障碍评分，如：Ranson、心力衰竭评分等。

第三节　危重患者的治疗

一、呼吸支持治疗

（一）氧疗（oxygen therapy）

氧疗是通过不同的供氧装置或技术，提高患者吸入氧浓度，达到纠正低氧血症、提高氧供的目的。用于轻度通气不足、肺部感染、肺水肿等各种原因引起的氧浓度降低或通气 / 血流比例失调所导致的低氧血症。但氧疗只是一种暂时性的应急措施，不能替代对缺氧病因的治疗。

（二）经鼻高流量氧疗（high-flow nasal cannula，HFNC）

经鼻高流量氧疗指通过无须密封的鼻塞导管直接将一定氧浓度的空氧混合高流量气体输送给患者的一种氧疗方式。它能提供低水平的呼气末正压。HFNC 系统内部具有涡轮及流量感受器，可以提供流速达到 40~60L/min 的气体，高流量提供的氧混合气体在输出时已经按需要的浓度进行稀释，吸入氧浓度不随患者呼吸状态改变，吸入氧浓度可控。可加温的湿化水罐及内置加热线路的呼吸管路可以提供 37℃、湿度为 44mg/L 的气体，可以有效保护黏液纤毛转运系统的功能。由于其较普通氧疗具有高效、舒适、无明确禁忌证等特点，在临床的应用也越来越广泛。

（三）无创正压通气（NPPV）

无创正压通气（NPPV）是指无须建立人工气道的正压通气。临床中常通过鼻 / 面罩等方法连接患者。临床研究证明，对于急性加重期的慢性阻塞性肺疾病（AECOPD）、急性心源性肺水肿和免疫功能低下的患者并发急性呼吸衰竭，NPPV 可以减少急性呼吸衰竭的气管插管或气管切开及相应的并发症，并有可能改善预后；同时一定程度上减少慢性呼吸衰竭对呼吸机的依赖，减少患者的痛苦和医疗费用，提高其生活质量。

1. **NPPV 适应证**　应用 NPPV，患者必须具备以下基本条件：较好的意识状态、咳痰能力、自主呼吸能力、血流动力学稳定和良好配合 NPPV 的能力。

当患者出现较为严重的呼吸困难，动用辅助呼吸肌，常规氧疗方法（鼻导管和面罩）不能维持氧合或氧合障碍有恶化趋势，呼吸频率≥25 次 /min，高碳酸血症及酸中毒时可应用 NPPV。对于病情较轻（动脉血 pH>7.35，$PaCO_2$>45mmHg）的患者，应用 NPPV 可在一定程度上缓解呼吸肌疲劳，预防呼吸功能不全进一步加重；对于出现轻中度呼吸性酸中毒（7.25< 动脉血 pH<7.35）及明显呼吸困难（辅助呼吸肌参与、呼吸频率≥25 次 /min）的急性加重期慢性阻塞性肺疾病（AECOPD）患者，推荐应用 NPPV；对于出现严重呼吸性酸中毒（动脉血 pH<7.25）的患者，可在严密观察的前提下短时间（1~2h）试用 NPPV；对于伴有严重意识障碍的患者，不宜行 NPPV；对于有创正压通气条件不具备或患者和 / 或家属拒绝有创正压通气时，可考虑试用 NPPV。

2. **NPPV 禁忌证**　NPPV 的禁忌证可分为绝对禁忌证和相对禁忌证。

绝对禁忌证包括：①心跳或呼吸停止；②自主呼吸微弱、昏迷；③循环呼吸不稳定；④误吸危险性高,不能清除口咽及上呼吸道分泌物,呼吸道保护能力差;⑤鼻咽腔永久性的解剖学异常;⑥合并其他器官功能衰竭(血流动力学不稳定、不稳定的心律失常、消化道大出血或穿孔、严重脑部疾病等);⑦颈面部创伤、烧伤及畸形;⑧近期面部、颈部、口腔、咽腔、食管及胃部手术后;⑨上呼吸道梗阻;⑩明显不合作。

相对禁忌证包括:①气道分泌物多和 / 或排痰障碍;②严重感染;③极度紧张;④严重低氧血症($PaO_2 < 45mmHg$)、严重酸中毒($pH \leqslant 7.20$);⑤近期上腹部手术后(尤其是需要严格胃肠减压者);⑥严重肥胖;⑦上呼吸道机械性阻塞。

(四)人工气道的建立

人工气道是将导管直接插入气管或经上呼吸道插入气管所建立的气体通道,为气道的通畅、有效引流及机械通气提供条件。目前最常用的建立人工气道的方法是气管插管和气管切开。

(五)有创机械通气

机械通气是应用呼吸机进行人工通气治疗呼吸功能不全的一种方法,是 ICU 的基本治疗措施之一。任何原因导致的肺通气功能障碍都是机械通气的指征,其目的是提供充分氧合和足够的肺泡通气。机械通气时应尽可能使用最低的氧浓度、潮气量、适当水平的 PEEP,重视呼吸机相关性肺损伤,加强呼吸道湿化,预防肺部感染。

(六)胸部物理治疗(chest physiotherapy,CPT)

胸部物理治疗是帮助呼吸道内分泌物排出、预防或逆转肺萎陷等方法的总称,包括体位引流、拍背、胸部震颤、辅助咳痰和呼吸功能训练等。

二、血流动力学的治疗

血流动力学是研究血液在心血管系统中流动的一系列物理学问题的科学,涉及流量、阻力、压力之间的关系,主要观察血液在循环中的运动情况。血流动力学监测可分为无创性和有创性两大类,可以对患者心脏的前负荷、后负荷、心肌收缩舒张功能作出客观评价,结合血气分析,还可进行全身氧代谢检测。血流动力学监测是重症患者循环功能监测的重要组成部分。

三、重症血液净化治疗

重症患者的抢救常常离不开血液净化治疗。通过血液净化快速地清除毒物或者致病物质能够提高患者的生存率,或至少能够与传统的治疗方式相比缩短康复的时间。由于重症患者常表现为多脏器功能不全、循环不稳定及全身炎症反应等较为复杂的临床情况,故重症血液净化有着与传统血液净化不一样的特点。它不仅仅替代受损的肾脏功能,在严重感染、重症急性胰腺炎、中毒、肝衰竭、自身免疫性疾病及挤压综合征等非肾脏危重症的治疗中也发挥越来越重要的作用。由于血液净化技术的多样性和重症患者病情的复杂性和多变性,需要依据患者的具体病情选择恰当的血液净化方式,制定个体化血液净化方案。

四、重症患者的镇静镇痛

镇静镇痛治疗是重症加强治疗病房的基本治疗。其狭义定义特指应用药物手段以消除患者疼痛,减轻患者焦虑和躁动,催眠并诱导顺行性遗忘。

五、营养支持治疗

创伤、感染、器官功能障碍等使得危重症患者处于不同程度的应激状态,伴随的高代谢状态会增加其对能量的需求。合理的营养支持能加速患者康复,减少并发症及降低死亡率。一般采用肠内及肠外两种途径补充。

六、体外膜肺氧合

体外膜肺氧合(extracorporeal membrane oxygenation,ECMO)是一种体外生命支持手段,将血液经体外人工膜肺氧合,氧合后的血液通过静脉和/或动脉灌注入体内,以维持机体各器官的灌注和氧合,对严重的可逆性呼吸和/或循环衰竭患者进行长时间心肺支持,从而为心肺功能的恢复赢得宝贵时间。

七、其他脏器功能的支持与治疗

预防和控制感染、纠正水电解质平衡紊乱、防治血栓等。

第四节　心肺脑复苏

心肺复苏(cardiac pulmonary resuscitation,CPR)是针对呼吸和心脏骤停而采取的抢救治疗措施。1958 年美国人 Peter Safer 发明了口对口呼吸法,此法简单易行,可产生较大的潮气量,被确定为呼吸复苏的首选方法。1960 年 William Kouwenhoven 等发表了第一篇有关胸外心脏按压的文章,被称为心肺复苏的里程碑。口对口呼吸法、胸外心脏按压法及体外电击除颤法构成了现代心肺复苏的三大要素。

心搏呼吸骤停可导致细胞缺氧死亡。脑组织对发生缺血缺氧的耐受性差,血流中断后迅速引起患者意识消失和呼吸停止直至不可逆的脑死亡。由于衡量心肺复苏成功与否的最终标准是患者脑功能是否恢复,从 20 世纪 60 年代开始"心肺复苏"逐渐发展为"心肺脑复苏"(cardiopulmonary cerebral resuscitation,CPCR)。2010 国际心肺复苏指南提出早期识别心脏骤停和呼救、强调胸外心脏按压的心肺复苏、早期除颤、有效的高级生命支持和完整的心脏骤停后的综合治疗五个生存链。成人心脏骤停复苏过程可分为有机结合的三个阶段:基础生命支持,高级生命支持和复苏后治疗。

一、基础生命支持

基础生命支持(basic life support,BLS)是心搏骤停后挽救生命的基础。BLS 的基础包括突发心搏骤停(SCA)的识别、紧急反应系统的启动、早期心肺复苏(CPR)、迅速使用自动体外除颤仪(AED)除颤。基本目的是尽快建立有效的人工循环和人工呼吸,为心脏和大脑提供最低限度的血流灌注和氧供。成年人 BLS 主要包括如下措施。

(一)尽早识别心脏骤停和启动紧急医疗服务系统

识别心脏骤停是一切急救措施的前提,对心脏骤停的判断越早越好。心脏骤停的早期识别有时很困难,一旦犹豫不定,就有可能失去宝贵的抢救时间。因此,为了避免在判断过程中花费过多时间,在 2010 国际心肺复苏指南中要求简化流程,不再强调检查是否有大动脉搏动作为诊断心脏骤停的必要条件,同时去除了作为判断是否有呼吸存在的"看、听、感"

等步骤。如果发现有人突然神志消失或晕厥，可轻拍其肩背部，对任何无正常呼吸（仅叹气）的成年无反应者，应该立即开始胸外按压，同时呼救和通知本地急救服务系统。

（二）尽早开始 CPR

一旦确定心跳呼吸骤停，应立即开始 CPR。多数情况下抢救是在没有任何医疗设备的情况下进行，即所谓的徒手 CPR。传统上将徒手 CPR 总结为气道开放（A，airway）、人工通气（B，breathing）和胸外按压（C，compression）3 个步骤，并主张按 A-B-C 的顺序实施。近年来发现，多数院外心脏骤停为心脏原因所致，呼吸停止只是继发于全身循环中断后脑缺血的结果。早期呼吸支持并不重要，无须进行所谓"肺复苏"，而极为强调高质量的胸外按压。2010 版美国心脏协会（American Heart Association，AHA）心肺复苏指南明确提出，院前复苏时急救顺序由 A-B-C 改为 C-A-B。

1. **胸外按压**　建立人工循环是 BLS 阶段的主要目标，基本方法是胸外按压。胸外按压是通过对胸前壁乃至心脏的直接压迫，驱动血流被动沿心脏瓣膜引导的方向流出心脏。进行胸外心脏按压时，由于心脏在胸骨和脊柱之间直接受压，使心室内压升高而推动血液循环，此即心泵机制。而另一种观点为，压迫胸壁所致的胸内压改变起主要作用。在胸外心脏按压时，胸内压明显升高并传递到胸内的心脏和血管，再传递到胸外的大血管，如此使血液循环得以进行；当按压解除时，胸廓弹性恢复，胸内压下降，静脉血从外周又回流到胸腔，此即胸泵机制。但无论其机制如何，只要正确操作，即能建立暂时的人工循环，以防止脑细胞的不可逆损害。

施行胸外心脏按压时，患者须平卧于地面或背部垫一块木板，确保背部有硬的平面支撑。术者位于患者一侧，沿肋弓摸到剑突，选择剑突以上 4~5cm 处（或剑突上 2 横指），即胸骨中、下 1/3 的交界点为按压点。将一手掌根部置于按压点，另一手掌根部重叠于前者之上，双臂伸直并处于垂直位，凭自身重力通过双臂和双手掌，垂直向胸骨加压，使胸骨下陷，然后立即放松，使胸廓自行回复，但手掌根部不离开按压部位。按压深度成人 >5cm，儿童和婴儿 > 胸廓前后径的 1/3 或儿童 5cm、婴儿 4cm，下压和回缩时间之比为 1：1，按压频率 >100 次 /min。如此反复进行，按压时心脏排血，松开时心脏再充盈，形成人工循环（图 16-1）。胸外心脏按压 30 次后，进行口对口人工呼吸两次，如此反复，以 30：2 的比例进行胸外心脏按压与人工呼吸。

心脏按压有效时可触及颈动脉搏动，收缩压可达到 60~80mmHg。心脏按压过程中，如果瞳孔缩小并有对光反应，说明按压有效，预后也较好。胸外心脏按压最常见的并发症是肋骨骨折，尤其多见于老年人。肋骨骨折可损伤内脏，引起内脏的穿孔破裂和出血等，尤以心、肺、肝和脾较易遭受损伤，应尽量避免。

2. **人工呼吸**　在 CPR 期间，人工呼吸与心脏按压同样重要，特别是由于窒息导致心脏骤停患者，如儿童、溺水者等已存在低氧血症，应有效开放气道，立即进行人工呼吸。

（1）呼吸道管理：昏迷患者很容易因各种原因而发生呼吸道梗阻，其中最常见原因是舌后坠和呼吸道内的分泌物、呕吐物或其他异物引起呼吸道梗

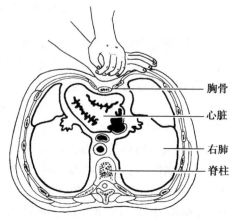

胸骨
心脏
右肺
脊柱

图 16-1　胸外心脏按压方法

阻。保持呼吸道通畅是施行人工呼吸的首要条件,在施行人工呼吸前必须清除呼吸道内的异物或分泌物,以仰头举颏等手法打开气道。

仰头举颏法解除舌后坠效果佳且安全、简单易学,适用于无头颈外伤的患者。急救者一手置于患者前额,向后加压使头后仰。另一手的第二、三指置于患者颏部的下颌角处,将颏上抬,但应避免压迫颈前部及颏下软组织,抬高程度以患者唇齿未完全闭合为限。

对头面部创伤,可疑存在脊柱损伤的患者,仰头举颏法可能加重颈部脊髓损伤。此时可尝试采用托颌法,即不使头部后仰,而是保持头颈与脊柱呈一条直线,仅仅用双手抬起下颌。此法操作难度较大,未经训练的非医务人员施救者可不考虑开放气道和人工呼吸,积极胸外按压即可。

更可靠的气道开放方法是放置高级气道设备,包括气管内导管、食管气管联合导管、喉罩等。医院内场合应及早应用,但不应因此而延误胸外按压。

(2)口对口人工呼吸:口对口人工呼吸是徒手复苏时最便捷和有效的通气方法,急救者吹入气的氧浓度可达到16%~17%,操作正确时患者肺泡内氧分压可达到80mmHg。具体方法:先将患者的头后仰,一手将其下颌向上、后方勾起以保持呼吸道通畅;另一手压迫于患者前额保持患者头部后仰位置,同时以拇指和示指捏紧患者鼻翼将鼻孔捏闭;术者用自己的嘴将患者的口封闭,将气体吹入,吹入的气量约400~600ml,吹气时间应大于1s,吹气完毕即将嘴移开,松开鼻翼,患者凭借其胸肺的弹性被动地完成呼气。如此连吹两口气后继续胸外按压30次,以30:2的比例交替进行胸外心脏按压与人工呼吸(图16-2)。

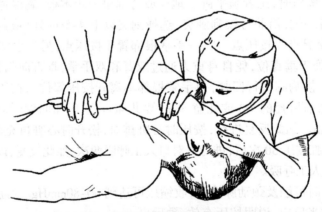

图16-2   口对口人工呼吸及胸外心脏按压

心脏骤停期间,CO_2向肺脏的运输很少,大潮气量并不能促进体内CO_2的进一步排出,人工呼吸的主要目的是防止缺氧,研究证实在维持同等氧合水平时,小潮气量(400~600ml)同样有效。过度通气可增加胸内压,降低心输出量,并有可能增加胸外按压中断的时间而影响复苏效果,且通气量过高易发生胃内容物反流,因此现代心肺复苏强调避免过度通气。

(3)简易呼吸器和机械通气:院内急救推荐使用面罩呼吸球囊进行加压人工呼吸,有条件时进行气管内插管实施机械通气。使用时将面罩扣住患者口鼻部,挤压呼吸囊即可将气体吹入患者肺内。松开呼吸囊时,气体被动呼出。也可通过气管插管建立人工气道后,进行人工呼吸或连接呼吸机行机械通气。放置了高级气道设备且双人以上(或有机械辅助)CPR时,每6~8s通气1次(8~10次/min),无须考虑与按压的比例。

（三）及早电除颤

大多数成年人心脏骤停的原因是室颤（ventricular fibrillation，VF）。治疗室颤最有效的措施是电除颤，而电除颤成功率随着时间的延迟迅速降低，现已证明室颤患者心脏骤停至首次电除颤的间隔时间每延长 1min，复苏成功率降低 7%~10%。及早电除颤被视为生存链的重要环节，力争在心脏骤停发生后的 4min 以内开始首次电除颤。

除颤是以一定能量电流瞬间通过心肌，使绝大部分心肌细胞发生同步除极化，从而恢复窦性节律。目前用于心脏骤停抢救的除颤器均为非同步除颤器，有手动除颤器和自动体表除颤器（automated external defibrillator，AED）两大类。双相波除颤近年来应用日益广泛，其优点是除颤成功率高、除颤电能小，造成的损害轻微，已逐渐取代单相波除颤。AED 是专门为非专业人员设计的一种小型便携式除颤器，适用于公众场所或家庭，近年来也有人主张在医院的普通医疗区域配置 AED。

室颤和无脉搏的室速是电除颤治疗的适应证。通常电极分别置于胸骨右缘第 2 肋间和左第 5 肋间腋中线。首次胸外双相波除颤能量≤200J，儿科除颤剂量为 2~4J/kg。采用单次电击策略，电除颤完毕立即恢复 CPR 并以胸外按压开始，完成 5 个 30：2 周期（约 2min）的CPR 后，再检查是否恢复自主心律及脉搏，如需要可再次电除颤。

二、高级生命支持

高级生命支持（advanced life support，ALS）是基本生命支持的延续，以高质量的复苏技术、复苏器械、设备和药物治疗，实施更有力的抢救措施，提高重要器官的灌注，处理心律失常，促进自主循环恢复，争取最佳疗效和预后的复苏阶段，是生命链中的重要环节。其内容包括以下几点。

（一）持续高质量的胸外按压

由专业人员继续进行高质量胸外按压，尤其强调在进行电击除颤、放置高级气道设备、开放静脉通路等操作时尽量缩短胸外按压的中断时间。适时建立人工气道有利于心脏复苏，最佳选择是气管内插管，不仅可保证 CPR 的通气与供氧、防止发生误吸、避免中断胸外心脏按压，还可监测 CO_2 波形图和呼气末二氧化碳分压（$P_{ET}CO_2$），了解 CPR 效果。若 $P_{ET}CO_2<10mmHg$，提示胸外按压质量不佳，所产生的心输出量低下，未能将组织中的 CO_2 转运到肺泡。若已经放置动脉有创测压装置，放松期（舒张）血压 <20mmHg，也提示胸外按压质量不佳。应通过增加按压力量或频率等措施改善 CPR 质量。

（二）建立人工高级气道

在 ALS 阶段应尽快控制并建立人工高级气道，以便维持气道通畅和充分的通气。常用气道辅助器械有：①基本气道开放设备：指口咽通气道和鼻咽通气道，分别经口和鼻孔放置，深入到咽部，将后坠的舌根等软组织推开，从而解除梗阻。怀疑颅底骨折时，应避免选用鼻咽通气道。②高级气道设备：包括气管内导管、食管气管联合导管和喉罩等。参与 ALS 阶段的施救者应具备紧急气管内插管能力，气管插管具有保障气道通畅、防止呕吐物或其他异物误吸、方便进行机械通气或给氧等优点，但进行气管插管等操作时可能会中断胸外按压，操作应迅速、熟练、尽可能缩短胸外按压中断时间。确认气管内导管是否放置到位的观察方法包括肉眼可见胸壁抬起、听诊双肺呼吸音对称及上腹部无气体声音等。目前主张利用气道 CO_2 波形确认和监测导管位置，若气管导管插入食管，则不会出现呼气期 CO_2 升高的波形，且 $P_{ET}CO_2$ 数值低。

建立高级气道后,即可连接呼吸机或简易呼吸囊进行急救通气。通气频率保持在 8~10 次 /min,给气时可不间断胸外按压,也无须按照按压、通气的比例。在未恢复自主循环时,可给予高浓度氧通气。

(三) 严密监测

心脏骤停可以由 4 种心律引起:心室颤动、无脉性室性心动过速、无脉性电活动和心室停搏。心室颤动表现为心室肌紊乱的电活动,而无脉性室性心动过速表现为心室肌规则的电活动。这些心律都不能产生明显的前向血流。其临床表现虽然相同,但复苏流程却有区别,故应尽快监测心电图以进行鉴别诊断。如果是心室颤动和无脉性室性心动过速,则应立即除颤;如果是无脉性电活动和心室停搏,则应立即开始 CPR,并开放静脉通道给予肾上腺素和开放高级气道,观察是否转为可除颤心律,此过程可反复进行。在复苏过程中还可能出现其他心律失常,心电图监测可以明确其性质,为治疗提供极其重要的依据。

建议在围停搏期对建立高级气道患者进行二氧化碳波形持续监测。二氧化碳波形分析可以确认气管插管位置,并可根据呼气末二氧化碳分压($P_{ET}CO_2$)值来检测心肺复苏质量和观察自主循环是否恢复。由于二氧化碳必须在血液经过肺循环时才能被呼出,在心肺复苏时 $P_{ET}CO_2$ 高低可间接反映肺循环量的大小,所以 $P_{ET}CO_2$ 也可以用作评价胸外按压有效性的生理指标,并用于检测是否恢复自主循环。无效胸外按压的 $P_{ET}CO_2$ 较低,心输出量降低或已恢复自主循环后再次心脏骤停患者的 $P_{ET}CO_2$ 也会降低,与此相对应,恢复自主循环可致 $P_{ET}CO_2$ 突然增加。

在 ALS 间,尤应重视呼吸、循环和肾功能的监测。在人工呼吸或机械通气时,应进行血气监测,维持 PaO_2 在正常范围,至少不低于 36~40mmHg;应密切监测血压并维持其稳定,在条件允许时应动脉置管直接测压,也便于采取动脉血样行血气分析;留置导尿管监测尿量、尿比重及镜检,有助于判断肾的灌注和肾功能改变,也为输液提供参考;对于循环难以维持稳定者,应放置中心静脉导管监测 CVP,也便于给药和输液。当氧耗、动脉血氧饱和度和血红蛋白稳定不变时,中心静脉血氧饱和度(central venous oxygen saturation,$ScvO_2$)的变化即反映由于心输出量改变所致的氧供的变化。用放置于上腔静脉的中心静脉导管末端的血氧仪可持续测量 $ScvO_2$,其正常范围为 60%~80%。心脏骤停 CPR 期间,如此值范围为 25%~35%,则表示 CPR 期间产生的血流不足。

(四) 复苏用药

复苏同时必须迅速建立有效的用药途径,抢救心脏骤停的有效用药途径有主要有 3 种:静脉途径、骨髓腔途径、气管内途径。用药的目的是恢复心脏自主搏动并增强心肌收缩力,防治心律失常,调整急性酸碱平衡失调,补充体液和电解质,同时能够对重要生命器官提供一定的保护作用。

静脉途径一般优先采用,可分为外周静脉和中心静脉两种途径。外周静脉置管快捷简便,应用广泛。经中心静脉用药血浆药物峰浓度高,循环时间短,但中心静脉穿刺置管操作较为复杂而且需要中断 CPR,并发症较多。骨髓腔途径过去仅推荐用于无法建立血管通路的儿童患者,现已证明在成年人也同样有效。经骨髓腔用药达到充分血浆浓度的时间几乎与中心静脉相当。此外,药物也可以通过气管导管经气管内途径给药,肾上腺素、阿托品和利多卡因等药物均可经气管内用药。

1. **肾上腺素** 肾上腺素仍然为 CPR 中首选药物。其药理特点为激动 α、β 受体,有助于心脏恢复自主心律;提高舒张压,增加冠状动脉及脑部血流量;增强心肌收缩力,使室颤由细颤转为粗颤,提高电除颤的成功率。用药方法为 1mg(或 0.01~0.02mg/kg)静脉注射,必要时 3~5min 可重复一次。若静脉通路未能及时建立,可通过气管内给予。现已证明 CPR 时气管内应用肾上腺素的剂量是静脉用药剂量的 3 倍,故肾上腺素气管内给药时,单次剂量为 3mg,至少用 10ml 的注射用水稀释后应用。

2. 血管加压素　血管加压素是非肾上腺素能外周血管收缩药,也能引起冠脉和肾血管收缩。与肾上腺素比较,加压素治疗心脏骤停并无明显优势,在 1mg 肾上腺素不能恢复自主循环时,可考虑应用血管加压素 40U 静脉注射。

3. 胺碘酮　是作用于心肌细胞膜的抗心律失常药物,通过影响钠、钾和钙等离子通道而发挥作用。与安慰剂和利多卡因比较,胺碘酮应用于 3 次电击后仍持续室颤的患者,可提高院外 CPR 患者的入院存活率。胺碘酮可用于对 CPR、电击除颤和缩血管药等治疗无反应的室颤或无脉性室性心律失常患者,初始剂量为 300mg,用 5% 葡萄糖溶液稀释至 20ml 静脉或骨髓腔内注射,必要时可追加 150mg。

4. 利多卡因　可恢复或提高由于心肌因缺血或梗死而降低的室颤阈值,并提高心室舒张期心肌对异位电刺激的应激阈值。对于除颤后又复发室颤而需反复除颤的病例,利多卡因可降低心肌的激惹性,或可缓解室颤的复发。近年来的研究发现,利多卡因用于心脏骤停,自主循环恢复率低于胺碘酮,而心室停顿的发生率高于后者。故目前仅推荐在没有胺碘酮的情况下应用利多卡因。顽固性室颤或室性心动过速而无胺碘酮可供使用时,可考虑静脉注射利多卡因 100mg(1~1.5mg/kg)。若室颤或室性心动过速持续存在,每隔 5~10min 追加 0.5~0.75mg/kg,第 1 小时的总量不超过 3mg/kg。

5. 硫酸镁　镁缺乏时补充镁剂是有益的,但心脏骤停时常规使用镁剂的价值没有得到肯定。镁剂使用的指征包括:对电击无效的顽固性室颤并可能伴有低镁血症;室性快速性心律失常并可能有低镁血症;尖端扭转型室性心动过速;洋地黄中毒。对电击无效的顽固性室颤,静脉注射硫酸镁的初始剂量为 1~2g,1~2min 注射完毕,10~15min 后可酌情重复。镁离子抑制血管平滑肌收缩,血管扩张,引起与剂量相关的低血压,但通常持续时间短暂,而且对输液和缩血管药治疗反应良好。

6. 阿托品　是 M 型胆碱能受体拮抗药,可阻断迷走神经对窦房结和房室结的作用,增加窦房自主节律性,促进房室结传导。现有证据表明,在无脉性心电活动或心搏停止期间常规性地使用阿托品对治疗并无益处。为此,2010 年心肺复苏指南不再推荐在心脏静止和无脉性电活动患者中常规使用。

7. 碳酸氢钠　心搏呼吸停止期间存在酸中毒,但此时酸中毒的性质为混合性,既有呼吸性酸中毒,又有代谢性酸中毒,早期以呼吸性酸中毒为主。CPR 期间治疗酸碱平衡紊乱的主要措施首先是提供充分的肺泡通气,同时尽可能提高组织的血流灌注水平,包括有效提高胸外按压质量,尽快恢复自主循环。过早使用碳酸氢钠可降低冠状动脉灌注压,造成细胞外碱中毒,导致氧离解曲线左移,影响氧释放,也可能引起高钠血症。而且碳酸氢钠进入体内产生 CO_2 后,可自由透过心肌和脑细胞膜,导致更严重的细胞内酸中毒,降低儿茶酚胺类药物的活性。目前主张不首先应用碳酸氢钠,仅在采取电除颤、心脏按压、气管插管、人工通气及应用血管活性药等无效后才考虑使用。对于先前已有严重代谢性酸中毒、高钾血症、三环类或苯巴比妥类中毒者,可考虑使用碳酸氢钠。应根据血气分析结果决定是否需要追加用药,同时应注意没有必要完全纠正酸中毒,以避免过量应用导致医源性碱中毒。

8. 钙剂　正常情况下,钙离子在心肌收缩和冲动传导时起重要作用,但是心脏骤停后的再灌注损伤,使得发生心肌细胞内钙超载,补钙过多引起的高钙血症可能反而对复苏有害。回顾性和前瞻性研究均显示,心脏骤停患者应用钙剂无明显效果,故钙剂不宜常规用于心脏骤停的抢救,仅适用于因高钾血症、低钙血症、高镁血症或钙通道阻滞药中毒导致的心搏停止。用法是 10% 氯化钙 2~4mg/kg 缓慢静脉注射,可酌情间隔 10min 重复使用。

三、复苏后治疗

传统意义上,复苏后治疗(post-resuscitation care)是指自主循环恢复后,在 ICU 等场所实施的综合性治疗措施。而最近则称之为心脏骤停后处理(post-cardiac arrest care),其涵盖范围也大为扩展,开始于心脏骤停识别,持续到自主循环恢复,乃至患者出院及其以后阶段,并将整体化的心脏骤停后处理增加为生存链的第五环。以脑复苏为重点的综合治疗措施是此阶段治疗的主要内容。

(一)查找心脏骤停病因

及时识别和治疗导致心脏骤停的直接病因有助于提高复苏成功率。除冠心病等心脏本身的病变外,休克、缺氧、创伤、严重水电解质平衡和代谢紊乱、中毒和呼吸系统疾病等均可导致心脏骤停。应查找心脏骤停的原因并做相应处理,并请相关专科医师会诊,以便及时采取专科治疗措施。

(二)维持良好的呼吸功能

建立有效的人工气道,维持良好的呼吸功能对患者的复苏十分重要。心跳停止时间短暂的患者,若自主呼吸功能恢复完善,虽无须行气管插管和机械通气,但短时间内仍应给予面罩或鼻导管氧治疗。对心跳恢复后完全无自主呼吸、自主呼吸功能恢复不佳者或存在任何程度脑功能障碍的患者,均应进行气管插管,以保障气道通畅及便于实施机械通气,并检查气管插管导管位置是否正确。机械通气应避免过大潮气量和过高气道压。过度通气可造成低碳酸血症,导致脑血管收缩,降低脑血流量,加重脑缺血。过度通气导致气道压升高并增加内源性 PEEP,造成脑静脉压和颅内压升高,降低脑血流灌注。通过调整通气频率和潮气量,维持 $PaCO_2$ 在 40~45mmHg 或 $P_{ET}CO_2$ 在 35~40mmHg。复苏期间既应避免低氧血症,也应避免高氧合。心脏停搏期间多采用纯氧通气,但自主循环恢复后动脉过高的氧分压会增加大脑的缺血再灌注损伤,反而导致病死率增加和神经学结局的恶化。目前建议,只要能够维持 SpO_2 在 94%~96%,或 PaO_2>60mmHg,即应尽量降低吸入氧浓度。

(三)维持循环功能稳定

自主循环恢复后常表现为血流动力学不稳定状态,如心律失常、低血压、低心输出量,治疗方法包括维持电解质平衡、电击转复及药物治疗等。早期阶段大多患者仍然需要应用缩血管药维持血压,目前将治疗目标设定在平均动脉压≥65mmHg 及 $ScvO_2$≥70% 水平。自主循环恢复后最初 2h,平均动脉压水平高于 100mmHg 的患者,与低于 100mmHg 者比较,神经学功能恢复更佳。考虑到全脑缺血后可能发生脑水肿,需要更高的脑灌注压才能维持充分的脑血流,适当提高血压水平是合理的,至少不应低于患者平时的血压水平。

由于急性冠状动脉综合征是导致心脏骤停的最常见原因之一,在自主循环恢复后,要立即进行 12 导联心电图检查及相关心脏生化标记物检测,以明确是否发生急性 ST 段抬高型心肌梗死,并请心血管专家会诊。对于急性冠脉综合征患者,应立即行冠脉介入治疗,不能进行介入者可以考虑溶栓治疗。

（四）多器官功能障碍的防治

心脏骤停虽只数分钟，但复苏后的多器官功能障碍却可持续数小时以致数天，这是由于组织细胞灌注不足导致缺血缺氧的后果，称为心脏骤停后综合征（post-cardiac arrest syndrome）。临床表现为代谢性酸中毒、心输出量降低、肝肾功能障碍、急性肺损伤或急性呼吸窘迫综合征等。机体某一器官功能衰竭，往往也影响其他器官功能的恢复。这些重要器官功能的异常也会影响到脑组织的病理性改变。因此，缺血性脑损伤实际也是复苏后多器官功能障碍的一部分，如不能保持其他重要器官功能的完好，亦难以有效防治缺血性脑损伤。

肾功能衰竭是呼吸循环骤停后最常见的器官损害之一。复苏后肾衰竭常使整个复苏治疗失败，必须强调预防。最有效的预防方法是维持循环稳定，保证肾脏的灌注压，尽量避免应用使肾血管严重收缩及损害肾功能的药物，纠正酸中毒及使用肾血管扩张药物等都是保护肾功能的措施。复苏后应监测肾功能，包括每小时尿量、血尿素氮、血肌酐以及血、尿电解质浓度等，以便早期发现肾功能的改变和及时进行治疗。

（五）控制抽搐

成年人心脏骤停自主循环恢复后，抽搐发生率为 5%~15%，部分患者处于昏迷状态。抽搐时增加脑代谢，造成颅内压升高，加重脑损伤，故复苏期间任何时候发生的抽搐均应积极控制。临床上可选用苯二氮䓬类、丙泊酚、巴比妥类药或硫酸镁制剂等治疗，近年来较多应用丙泊酚持续静脉输注，发生顽固性抽搐时可以考虑使用肌肉松弛药控制。

（六）控制血糖

心脏骤停后的高血糖导致病死率及不良的神经学预后增加，故应控制高血糖。心脏停搏后患者的最佳血糖水平尚不明确，目前推荐成人心脏骤停后用胰岛素控制血糖水平在 80~110mg/dL（4.4~6.1mmol/L）。也可参考普通危重患者的强化胰岛素治疗策略，用胰岛素将血糖控制在 <150mg/dL（8.3mmol/L）的水平。同时也要严格预防低血糖的发生，切忌血糖低于 4.4mmol/L。

（七）脑复苏的综合治疗措施

为了防治心脏骤停后缺氧性脑损伤所采取的措施称为脑复苏，其主要任务是防治脑水肿和颅内压升高，减轻或避免脑组织的再灌注损伤，保护脑细胞功能。

浅低温治疗是脑复苏综合治疗的重要组成部分，是目前国内外公认的有效的神经保护方法。浅低温治疗分为诱导、维持和复温三个阶段。浅低温的中心温度为 32~34℃，达到此温度后应持续至少 24h。我国的经验是，一旦开始低温治疗，就应持续到患者神志恢复，尤其是听觉恢复。有的患者 24h 后即恢复，如果 24h 仍未恢复者，可持续低温 72h，但一般都不超过 5d。

脑组织缺血缺氧后的无氧代谢导致脑组织明显肿胀，应积极治疗以减轻脑水肿，临床常用甘露醇、呋塞米等脱水剂治疗。肾上腺皮质激素降低神经元细胞内液体含量，对神经组织水肿具有较好的预防作用，但由于尚无肾上腺皮质激素能改善脑损伤预后的证据，因此临床应用仍有争议。

四、心肺复苏有效指标和终止抢救的标准

根据格拉斯哥 - 匹兹堡脑功能表现计分（CPC）划分为 5 级：①脑功能完好：患者清醒警觉，有工作和正常生活能力；可能有轻度心理及神经功能缺陷、轻度语言障碍、不影响功能的

轻度偏瘫或轻微颅神经功能异常。②中度脑功能残障:患者清醒,可在特定环境中部分时间工作或独立完成日常活动,可能存在偏瘫、癫痫发作、共济失调、构音困难、语言障碍,或永久性记忆或心理改变。③严重脑功能残障:患者清醒,因脑功能损害依赖他人的日常帮助,至少存在有限的认知力。脑功能异常的表现各不相同,或可以行动、严重记忆紊乱或痴呆,或瘫痪而仅依赖眼睛交流,如闭锁综合征。④昏迷及植物性状态:无知觉,对环境无意识,无认知力,不存在与周边环境的语言或心理的相互作用。⑤死亡:确认的脑死亡或传统标准认定的死亡。其中脑功能完好和中度脑功能残障被认定为良好神经学结局。

对于昏迷及植物状态和死亡的临床判定要格外慎重。

(1)植物性状态:是指具有睡眠-觉醒周期、丧失自我和环境意识,但保留部分或全部下丘脑-脑干自主功能的一种临床状态。该状态可以是急慢性脑损害恢复过程中的暂时表现,也可能是脑损害的不可逆永久性结局。植物性状态持续一个月以上称为持续植物性状态。

植物性状态的诊断标准包括:①没有自我和环境意识的任何表现,不能与他人交流。②对视觉、听觉、触觉或伤害性刺激,不能发生持续的、可重复的、有目的或自发的行为反应。③没有语言理解或表达的证据。④存在具有睡眠觉醒周期的间断觉醒状态。⑤下丘脑-脑干自主功能保留充分,足以保障在医疗和护理下生存。⑥大小便失禁。⑦存在不同程度的颅神经反射(瞳孔对光反射、头-眼反射、角膜反射、前庭-眼反射和呕吐反射)和脊髓反射。

(2)脑死亡:定义是全脑(包括脑干)功能不可逆性丧失的状态。其诊断包括先决条件、临床判定、确认试验和观察时间4个方面。①先决条件:昏迷原因明确、排除各种原因的可逆性昏迷。②临床判定:深昏迷、脑干反射全部消失和无自主呼吸。③确认试验:脑电图呈电静息、经颅多普勒超声无脑血流灌注或体感诱发电位P36以上波形消失,其中至少两项阳性。④观察时间:首次判定后,12h复查无变化,方可判定。

(孙伏喜　顾萍萍)

第十七章 外科手术与围手术期处理

手术是外科、妇产科、口腔科、眼科和耳鼻咽喉科等治疗疾病的重要手段。随着诊疗技术的不断发展,使得既往一直以药物治疗为主的内科、以影像诊断为目的的放射科等也相继开展内镜和介入手术方法治疗疾病,因此,手术已成为几乎涵盖所有临床专科的基本问题。然而并非任何外科范畴内的疾病都要手术治疗,采用非手术疗法可治愈的疾病,就不必行手术治疗,因为手术可能会对患者造成心理和生理的创伤,甚至产生一些后遗症。因此,在决定是否采取手术治疗前,要有正确的诊断,严格掌握手术适应证,制定合理的手术计划,并做好手术前的准备和手术后处理,以使手术获得满意的治疗效果。

第一节 外科手术技术

自十九世纪中叶起,外科手术中伤口感染、止血、出血、输血、麻醉等难关相继突破,为现代外科手术的发展奠定了基础。近年来,由于光学、电子学以及免疫学等学科迅猛发展,促使外科手术已由原来单纯切除、修复外科手术进入到显微化、有限化和置换化外科手术阶段,相继开展了显微外科手术、微创外科手术和器官移植术等。未来随着机器人、5G以及人工智能等技术的进步,外科必将迎来一个新的飞速发展期。

一、基本技术

手术(operation)种类繁多,手术范围的大小及其复杂程度也各不相同。总的说来,手术是由许多基本操作和步骤组合积累而成。手术基本操作包括切开、显露、分离、结扎、止血和缝合等,要求每一个外科医生必须熟练掌握基本操作,否则就难以做好手术。

1. **切开** 使用某种器械在组织或器官上造成切口的操作过程称为切开。切开的器械主要是手术刀。操作应轻柔、准确和一次完成。不整齐的切口,会加大组织损伤,影响愈合使瘢痕不平。长期来人们对许多典型手术形成了相对固定的皮肤切口,如阑尾的麦氏点切口、甲状腺的颈部横切口、腹部手术的正中切口等。

2. **显露** 良好的手术视野是保证手术顺利的重要条件,而手术视野的显露主要通过切口牵开、术野吸引等方法实现,需要主刀医生和助手熟练配合。显露不佳,将使操作困难,甚至可能误伤重要组织器官,造成大出血。

3. **分离** 分离是显露组织的解剖部位、切除病变的基本操作,要求熟悉局部解剖,按正常组织层次进行。分离方法有两种:①锐性分离:是用刀刃和利剪在直视下进行,对组织损伤小;②钝性分离:常用于无重要神经、血管的部位,操作时可借助于刀柄、血管钳、剥离纱球等。

4. 止血　组织的切开、分离以及切除均会产生出血。因此,止血是一项重要的基本操作,是手术安全进行的基本保证,常用方法有:

(1) 结扎止血法:是最常用、最可靠的方法。先用止血钳夹住出血部位的血管,然后用丝线或人工合成线结扎。对于较大的血管的切断,需先在切断血管的两端各置止血钳,切断后用双重结扎或缝扎止血。应强调的是:凡结扎或缝合均要将线打成结。打结是外科手术的基本技术,要求牢靠,不易移动,更不能滑脱,必须正确掌握。手术中常用的结有方结、外科结和三重结等。

(2) 电凝/能量平台止血法:应用高频感应电流,通过电极棒与出血点的接触,使组织蛋白凝固止血,此法止血迅速,对于皮下组织的小血管出血或不易结扎的渗血效果好。目前在临床广泛使用的还有双极电凝、超声刀、Ligasure 和百克钳等新一代能量平台,止血效果更可靠。

(3) 填塞压迫止血法:对广泛渗血,用结扎、电凝等无法制止时,可用无菌纱布或纱条填塞止血。术后 3~5d 后,再将纱布、纱条慢慢取出。

(4) 局部药物止血法:指用止血药物填塞或压迫出血、渗血处的止血方法。常用药物有明胶海绵、立止血、止血粉等。

5. 缝合　缝合是将已切开或外伤断裂的组织、器官进行对合或重建其通道。

(1) 缝合的基本要求:①创缘距离及针间距离均匀一致,使承受力分担,张力一致,并缝合严密;②要按照组织的解剖层次进行分层缝合;③选择合适的缝合材料:如皮肤缝合常选用三角针,组织缝合使用圆针,腹腔内组织缝合选用可吸收线,皮肤缝合选用不可吸收线,等等。

(2) 常用缝线:①非吸收缝线:丝线、尼龙线、聚酯线和金属线及专用于血管缝合的prolene 缝线;②可吸收缝线:铬制肠线、聚羟基乙酸线及聚对二氧环己酮缝线(PDS)等。

(3) 基本的缝合方法:①单纯对合缝合;②内翻缝合;③外翻缝合。以上每一类又分为间断缝合和连续缝合两种。

6. 引流　使器官、体腔或组织腔内积聚的内容物排出体外或引出的措施称引流。引流的方式方法很多,所置引流物也各不相同,主要取决于手术需要。引流管放置的主要原则是位置适当,引流通畅、彻底,拔除及时。常用于脓肿或积液腔切开后,使脓液或分泌物不断排出,以引流物将其引出体外,使脓腔或液腔逐渐缩小。其他尚有腹腔引流、胸腔引流、脑室引流等,可有效避免积液带来的继发感染等并发症。

二、微创外科手术

微创外科手术,顾名思义就是将手术创伤减至最小程度的手术,是指利用腹腔镜、胸腔镜系统及能量平台等现代医疗器械及相关设备进行的手术。减少手术创伤是外科领域内遵循的原则之一,是对手术医师信念和素质的要求。手术要求有限化,即缩小手术范围,减少创伤所给予的干扰,减少因手术而致的全身和局部炎症反应,使患者术后尽快恢复。以腹腔镜手术为代表,包括胸腔镜、脑室镜和关节镜的微创外科手术均能符合上述要求,因此在外科和妇产科等广为应用,并已得到进一步的发展。而未来随着机器人手术的普及以及 5G、人工智能、远程通信等技术的进步,外科将向着更微创,甚至无创的方向发展。

（一）微创外科手术的必备条件

1. **设备与器械** 微创手术的开展是先进的光学和电子科学技术与外科手术相结合的产物,需具备以下设备及器械:①摄像显像系统:包括内镜摄像机、荧屏监视器、冷光源和图像记录设备等,通过以上设备,手术者可直接从荧屏监视器观察到手术区域,进行手术操作;②电凝、电切系统:包括高频电凝电切器、氩气刀、超声刀等,用于手术中的切割与止血;③手术器械:包括在内镜下使用的牵开器、分离钳、抓钳、施夹器、钛夹和冲洗吸引装置等,用于手术的操作。

2. **手术技术训练** 微创手术是通过内镜和显像系统观察到手术区域并从事手术操作,这和常规手术的直观、直接接触有很大差别,手术者要适应新的情况,熟练掌握各种设备的使用和协调各种器械的配合应用,必须严格训练,方能操作自如。

（二）微创外科手术技术

应用内镜所进行的微创手术,首先在体壁上作数个小切口,可容内镜及其他器械送入,这种小的切口被称为钥匙孔切口,如系腹腔手术在人工气腹的条件下,术野暴露良好,冷光源照明设备可深入手术野。因此反映在荧光屏上是放大后的、清晰的术野图像。应用特殊器械进行手术,基本上是无血的手术环境,以上技术的操作,直接产生的效果是切口小、暴露好,手术的出血少,损伤轻,手术时间短,手术后患者恢复快。

微创外科手术虽然具备许多优点,但它尚不能代替所有传统的手术治疗,例如对肿瘤根治的疗效不佳、腹腔巨大肿瘤在内镜下难以摘除等,这些都有待于进一步研究。

（三）机器人手术

机器人手术指利用达·芬奇机器人手术系统进行的手术,该系统由外科医生控制台、床旁机械臂系统、成像系统三部分组成。主刀医生于手术室无菌区之外,通过控制台接收来自不同摄像机的完整图像,其特有的三维立体成像系统,在术中能将手术视野放大 15 倍。医生双手控制操作杆,手部动作传达到机械臂的尖端,完成手术操作,机械臂"内腕"较腹腔镜更为灵活,能够在有限的狭窄空间工作,帮助术者完成一些高难度的手术。较腹腔镜手术,机器人手术学习曲线更短,未来在临床中的应用将更加广泛。

（四）微创外科未来发展方向

经过数代人的努力,微创外科已经取得了巨大的成就,腔镜、内镜、介入等微创手术已经普及并替代了大部分传统的开放手术。而在未来,依赖于现代工业的进步,微创外科也将在以下几个方面迎来新的进展:①传感技术的进步,使得内镜/腔镜手术中,术者在操作中除了视觉外,还能有"触觉",使内镜手术更接近于开放手术;②光学技术的进步,使得 3D、4K 等技术普及,使术者感官更清晰,操作更精确,创伤更小;③机器人手术普及应用,使得目前一些无法常规开展的微创手术在不久的将来得以实现;④通信和人工智能技术的进步,不光使得远程会诊成为可能,远程手术在将来也将通过即时通信技术与机器人的融合得以实现;⑤以吲哚菁绿与纳米碳为代表的示踪技术在临床上逐渐普及,可在术中精准定位,进一步明确切除范围,改善预后,减小损伤。

三、显微外科手术

显微外科手术是利用光学放大设备(放大镜或显微镜)进行的精细手术。它对那些肉眼下无法缝合的血管、神经和淋巴管等,能完成缝合。我国是最早开展断肢再植的国家,这项手术以及其后相继开展的第二趾移植、吻合血管的皮瓣和肌皮瓣移植,无不与显微外科手术有关。现在显微外科手术已被外科、眼科、耳鼻咽喉科和妇产科等专业采用。

(一) 显微外科手术的必备条件

1. **设备和显微手术器材**　光学放大设备包括能放大 6~30 倍的手术显微镜和可放大至 5~6 倍的手术放大眼镜，并配以照明用光源。显微外科手术器械有专有的显微器械，所用的缝合针线为各种型号的带针单股尼龙缝合线，以适应不同口径的血管、淋巴管等的吻合要求。

2. **手术技术训练**　为适应精细的显微外科手术，手术者必须进行镜下操作训练，通过动物实验来熟悉器械的使用和吻合技术。

(二) 显微外科手术技术

目前显微外科手术已能对血管神经、淋巴管以及小管道(如输精管、鼻泪管)等进行吻合，但以显微血管的吻合应用最广。在吻合直径小于 3mm 的小血管时，应注意操作轻柔避免伤及血管，吻合时两端血管应准确对合，缝针线应均匀，打结要平整等，如此可提高显微血管吻合的成功率。

四、器官移植技术

将组织器官用手术的方法，移植到自己体内或异体的某一部位称为移植术(transplantation)。移植术是置入性手术，是外科手术的新领域。

(一) 基本概念

供给移植物的个体叫供者，接受者叫受者。供受者为同一体的称自体移植。在自体移植，移植物重新接到原有解剖位置称再植术，如断肢(指)再植术。供者和受者不属同一个体，称异体移植，如肝移植。同时合并两个以上器官的移植，称联合器官移植，如肝肾联合移植。

(二) 移植术的必备条件

1. **移植免疫学的应用**　异体移植术后受体会对移植的器官产生排斥，使手术失败。因此在术前对供受者双方应作血型鉴定、血清与淋巴细胞相互交叉配合和细胞毒性试验，并进行人类白细胞抗原的血清学配型等。在移植术后，受体也通常需要终生服用免疫抑制剂如皮质类固醇激素、环孢素等。

2. **器官的保存**　目前器官的运输和保存常用的是单纯低温保存法，用特定的器官保存液灌洗器官后 0~4℃ 保存至移植。

(三) 器官移植的手术技术

在临床上应用的各种内脏器官移植多采用吻合移植术，即将完全断离的移植物与受者相应的血管或组织器官进行吻合或缝合，以建立起有效的血液循环，恢复移植器官正常的生理功能。

器官移植已在临床上得到广泛开展，并且效果良好，目前较成熟的有肾移植、肝移植、心脏移植和肺移植等。还有多器官的联合移植，如心肺联合移植、肝肾联合移植等。部分较前沿的移植手术也在积极研究中，如胰腺移植、小肠移植等。

医疗机构进行器官移植手术，须严格按照《人体器官移植条例》所规定的各项制度执行。任何组织或者个人不得以任何形式买卖人体器官，不得从事与买卖人体器官有关的活动。

五、加速康复外科

加速康复外科（enhanced recovery after surgery，ERAS）是指通过优化多模式围手术期路径，采用经循证医学证据证实有效的措施，减轻患者心理和生理的创伤应激反应，以加速机体功能恢复，达到早期康复之目的。

（一）基本概念

ERAS 由丹麦的 Kehlet 教授于 20 世纪 90 年度提出，随后由成立的 ERAS 协会不断优化和完善，是多项措施组合成的一种围手术期管理模式，其核心是降低患者围手术期的应激水平。我国于 2018 年发布的《加速康复外科中国专家共识及路径管理指南（2018 版）》对 EARS 流程做了详细的说明，并按照不同亚专科进行了细化。

（二）核心措施

1. 术前宣教与术前准备 团队有专人负责术前与患者沟通和对其宣教，对患者进行心理疏导，并让患者与家属了解 ERAS 流程，取得配合，减少患者术前紧张与焦虑。传统麻醉要求术前 12h 禁饮食，避免术中误吸；消化道手术前常规行肠道准备等。然而这些措施会导致患者脱水、电解质紊乱、胰岛素抵抗等，影响术后胃肠道功能恢复。因此，ERAS 提倡术前正常饮食，不进行肠道准备，鼓励术前 2h 口服糖水，降低术后胰岛素抵抗。

2. 术后镇痛 术后镇痛是 ERAS 的核心内容，是患者早期下床活动、呼吸功能锻炼、早期经口进食的前提条件。与传统的按需被动给药镇痛不同，ERAS 主张多模式镇痛，可联合使用硬膜外镇痛泵、非甾体类镇痛药物、切口浸润麻醉等，减少阿片类药物用量，减轻胃肠道反应。

3. 围手术期输液管理 原则是宁少勿多，限制性补液。传统补液倾向于术后大量补液，不但会加重心脏负荷，还会导致组织和胃肠黏膜水肿，影响胃肠功能恢复。ERAS 推荐目标导向液体治疗，尽量减少机体体液量的改变，利于患者术后快速恢复各器官功能。

4. 管道的留置与管理 ERAS 不推荐放置胃管和导尿管，如已放置应尽早拔除，不应超过 24h。ERAS 同样不推荐放置腹腔引流管，但仍然存在较多争议，一般根据手术情况及术者所在科室的经验决定。

5. 术后营养支持与活动管理 鼓励早期经口进食，即术后不等排气排便就开始进食流质食物。术后选择合理的肠外及肠内营养支持治疗，在胃肠功能允许时，首选肠内营养支持。鼓励患者早期下床活动，在多模式镇痛基础上，建议手术当天离床活动 2h，后每天增加活动量直至出院。

（三）现状与展望

ERAS 在近几年得到了飞速的发展，在很多大型医疗中心，尤其是结直肠手术中，已纳入标准流程进行管理，并在胃肠、肝胆、妇科等手术中逐渐推广。ERAS 涉及多学科，需要建立稳定的团队进行管理，因此 ERAS 目前在基层尚未普及。但随着 ERAS 循证医学证据的积累，ERAS 的理念必然会被更多的医生接受，将来在更多的手术和更多的基层医院中开展实施。

第二节 术前评估与准备

手术是外科治疗的主要措施，同时也会给患者造成不同程度的心理和生理上的创伤。

围手术期是指从患者决定接受手术治疗,直至手术后基本康复这一段时间,包含手术前(约3~5d)、手术中及手术后(约7~10d)。围手术期处理指包括术前、术中和术后的防治措施。重视围手术期处理对保证患者安全、提高治疗效果有重要意义。

手术治疗时机有轻重缓急,依性质通常分为三类。

1. **择期手术**　施行手术的迟早,不影响其疗效,可以在术前做好充分的准备,如无并发症的胃溃疡的胃大部切除术、疝修补术。

2. **限期手术**　如各种恶性肿瘤根治手术、阻塞性黄疸的探查手术等,按病情须在限定时间内完成术前准备。

急症手术　如肝脾破裂、绞窄性肠梗阻,病情危急,需在尽可能短时间内迅速手术,做好重点、必要的准备,争分夺秒进行手术,挽救患者生命。

术前准备目的在于创造良好的手术条件,最大限度保证患者安全,包括进一步明确诊断、评估机体重要脏器功能状态、评估患者对手术及麻醉的耐受能力以及是否存在增加手术和麻醉风险或不利于恢复的潜在风险、确立手术方式和麻醉方法、某些特殊患者的特殊术前准备、特殊器械准备、预防感染的措施、家属及患者的心理准备等。

一、一般准备与手术安全核查

(一) 心理准备

不管手术大小,医务人员必须对疾病诊断、治疗及手术方案、可能的并发症进行充分研究讨论;用恰当的言语和安慰的口气向患者做适度的解释,说明手术的必要性、手术的目的、手术风险及可能的并发症、手术后恢复过程和预后,取得患者的信任及理解,以积极的心态配合手术和术后治疗。同时,也应将疾病的诊断、手术的必要性及手术方式、术中和术后可能出现的不良反应、并发症及意外情况、术后治疗及预后估计等内容向患者家属或单位负责人做详细介绍和解释,取得他们的信任和同意,协助做好患者的工作,配合整个治疗过程顺利进行。

强调履行书面知情同意手续,包括手术、麻醉知情同意书、输血治疗同意书等医疗文书,由患者或法律上有责任的亲属(或监护人)签署。为挽救生命而需紧急手术,若亲属未到,需在病史中记录清楚。

住院期间患者会产生各种各样的心理变化。术前主要的心理问题是焦虑。焦虑的产生与诸多因素有关,如对疾病的严重性、手术效果与危险性的过度担忧,自控能力减弱及对疼痛或死亡的恐惧感等。重度焦虑则会干扰康复进程;但无焦虑则意味患者对手术危险性认识不足或过分依赖手术医生,这对术后恢复也是不利的,应在术前用恰当的语言告知患者。对于严重焦虑的患者需服用抗焦虑药,如过度焦虑影响疗效应推迟手术。

(二) 一般性生理准备

1. **术前适应性训练**　练习适应术后床上大小便、正确咳嗽和咳痰的方法,吸烟患者术前两周必须戒烟。

2. **输血和补液**　大手术前行血型鉴定、交叉配血和备血,择期手术可在术前两周预存自体血备用,急诊手术可临时申请。纠正水、电解质代谢紊乱和酸碱平衡失调、贫血。慢性贫血患者的血红蛋白应该恢复至100g/L以上的水平,对于大多数准备手术的患者来说,血浆和细胞外体液的容量不足需要在手术前纠正。

3. **预防感染**　严重创伤、休克或大手术后的患者都存在严重感染的危险。术前应采取措施改善营养状况,提高患者体质及自身免疫力。清洁手术者在术前准备期间,不与感染者接触。手术部位应在术前清洁,刮去体毛应尽可能地接近手术时间,可以选择剪除或使用脱毛剂,体毛较少的部位(如胸部、腹部和背部等)则可以干脆不刮。术者应严格遵循无菌原则,术中操作轻柔,减少组织损伤。遵照抗生素应用管理规范,合理选择使用抗菌药物。涉及切口接近感染区域的手术、肠道手术、操作时间长的大手术、污染的创伤清创时间较长或难以彻底清创者、癌肿手术和血管手术、替代物置入手术及器官移植等,要预防性应用抗生素。

4. **胃肠道准备** 胃肠道手术患者,术前 1~2d 进流质饮食;其他手术从术前 12h 开始禁食,4h 禁水,以防麻醉或手术中呕吐引起窒息或吸入性肺炎;必要时进行胃肠减压。结直肠手术一般在术前 1d 给予口服泻药,并口服肠道抗生素(如甲硝唑)行肠道准备。在开展ERAS 的中心,按 ERAS 流程管理,应按照单位的实际情况,选择合适的肠道准备方式。

5. **营养** 手术创伤和饮食限制造成患者营养不足,削弱自身抗感染能力,影响术后伤口的修复和愈合。择期手术的患者,可依据具体情况选择肠胃内、外营养连续 1 周,提供充分热量、蛋白质及维生素等。

6. **其他** 完善手术前准备工作,术前夜间给予镇静剂,保证充分睡眠;排尽尿液,如手术时间长、硬膜外麻醉或盆腔手术,留置导尿管;须取下活动义齿;如体温升高或月经来潮等,可视具体情况推迟手术。

(三)手术安全核查

为保障医疗安全,防止医疗不良事件的发生,根据国家卫生健康委员会手术安全核查制度的要求,对每例入院手术患者都必须填写手术安全核查表。手术安全核查是由具有执业资质的执业医师、麻醉医师和手术室护士三方分别在麻醉实施前、手术开始前和患者离开手术前,共同对患者身份和手术部位等内容进行的核查工作。

二、特殊准备

对耐受力欠佳者,视具体情况,做好特殊准备,必要时请相关专科医生会诊。

1. **营养不良和免疫功能异常** 营养不良和免疫功能减退者术后感染率增高 3 倍以上,患者耐受失血、休克的能力及组织愈合能力减退,术后死亡风险增高。对病史中体重下降大于 10% 或预计术后恢复期长且难以经口进食的患者,术前给予营养支持,每日补充蛋白质 2~3g/kg,可通过胃肠内或静脉补充营养,或经静脉输入体白蛋白、血浆等。

一些药物干扰患者免疫防御系统,降低患者自身抵抗力,如皮质醇、免疫抑制剂、细胞毒药物以及长期应用抗生素治疗,使真菌及机会致病菌感染率增高,应请相关科室会诊制定治疗方案,减轻药物副作用,调节免疫功能紊乱。

2. **高血压** 血压在 160/100mmHg 以下,不必作特殊准备。给予低盐低脂饮食,服用镇静药。血压过高者,在术前用降压药,但不要求降至正常后才做手术。

3. **心脏疾病** 心脏病患者手术死亡率是正常患者的 3 倍。术前应充分重视及评估心脏功能,预测手术风险。临床研究及实践证实心脏病风险指数能够较为准确地预测手术后发生心脏并发症的风险。心脏病患者手术前由于长期低盐饮食和应用利尿剂,如存在水电解质平衡紊乱、贫血者,术前应纠正;房颤伴心室率超过 100 次/min 者,用毛花苷 C 或普萘洛尔;心动过缓,心室率 <50 次/min 者,注射阿托品;急性心肌梗死者 6 个月内不进行择期手术;心肌劳损者,可用洋地黄制剂。

4. **呼吸功能不全**　肺功能不全的患者,术前完善胸片、心电图、血气分析和肺功能检查。用力呼气量和第1秒用力呼气量的检测对肺功能的评估具有较高价值,后者与前者的比值低于50%说明存在严重肺部疾病,术后并发症明显增加。术前肺部感染者必须控制感染后再行手术治疗。肺功能不全患者术前严格戒烟1~2周,练习深呼吸及咳痰,使用支气管解痉剂、祛痰药及抗生素,雾化吸入和体位引流。有哮喘发作者,可予地塞米松使用。

5. **肝脏疾病**　肝功能损害较严重或濒于失代偿者,手术耐受力减弱,严重肝功能损害者不宜行任何手术。术前应使用保护肝脏的药物,给予葡萄糖、胰岛素、钾盐混合液静滴。输新鲜血浆或人体白蛋白液,纠正出血倾向。病毒性肝炎者,用拉米夫定或干扰素。伴有腹水者,限制钠盐摄入,使用利尿剂。

6. **肾脏疾病**　轻、中度损害者,只需一般内科处理,给予低蛋白高糖高热量饮食,维持水电解质与酸碱平衡,避免使用肾毒性抗生素,最大限度改善肾功能。重度损害者,需行透析治疗。

7. **糖尿病**　糖尿病患者应行饮食治疗(高蛋白、低脂肪与低糖食物),使血糖稳定于轻度升高状态(5.56~11.12mmol/L)、尿糖+~++。停用口服降糖药或长效胰岛素,改用普通胰岛素、预防性应用抗生素。

8. **肾上腺皮质功能不足**　除慢性肾上腺皮质功能不全的患者外,应用激素治疗1~2周以上者,肾上腺皮质功能均有不同程度抑制,在术前给氢化可的松,100mg/次,2次/d,手术当天用300mg。术中出现低血压者,给予静注100mg,术后每日100~200mg直至创伤性应激消除后停用。

9. **凝血功能异常**　完善检查,明确原因;输新鲜血浆、凝血酶原复合物、冷沉淀或浓缩血小板、纤维蛋白、维生素K,术中应用纤维蛋白胶,改善凝血功能,减少手术失血。对于术前口服抗凝药的患者,应停药一周后再行手术,如基础疾病需要,必须抗凝治疗,可行低分子肝素桥接治疗至手术。

此外,对于老年患者(>60岁),术前减少哌替啶、吗啡、巴比妥类药物用量,以免抑制呼吸。前列腺增生排尿困难者,留置导尿管。

第三节　营养治疗

外科患者由于疾病、感染、手术创伤等原因,机体处于高代谢状态,需要进行适当的营养支持治疗,促进术后恢复。

一、外科患者术后代谢特点及营养状况评估

机体在创伤、手术后或感染时等应激状态下表现为基础代谢率增高,糖代谢紊乱、蛋白质分解,机体处于负氮平衡,脂肪的分解利用增加。临床上常通过患者体重、体重指数(body mass index,BMI)、皮下脂肪厚度、肌力、白蛋白及前白蛋白水平等指标,综合评估患者营养状况。

二、肠外营养

肠外营养(parenteral nutrition,PN)指胃肠道以外的营养方式,即静脉营养,主要使用于需要营养支持治疗而无法接受肠内营养的患者。静脉营养主要由葡萄糖、氨基酸、脂肪乳、

电解质、维生素及微量元素组成,根据患者所需的目标热量,将上述各种制剂按照一定比例配制后选择中心静脉或外周静脉输注,配制过程中应注意热氮比,提高氮源(氨基酸)的有效利用度。实际工作也可根据需求,选用商品化、标准化的预混静脉营养制剂。

三、肠内营养

肠内营养(enteral nutrition,EN)是指通过胃肠道途径提供营养的方式,较 PN 更符合生理状态,有利于胃肠道功能保护与恢复,具有使用方便、费用低、并发症少等特点。根据其主要成分可分为非要素型制剂(整蛋白制剂)和要素型制剂(氨基酸或多肽)。此外,还有一些针对特殊人群的疾病专用型制剂,比如适用于糖尿病患者的低糖或无糖型 EN 制剂。EN 常用的方法有经口和管饲,后者常用于手术、肿瘤等原因无法经口饮食的患者,通过留置空肠营养管或胃 / 空肠造口进行管饲。肠内营养制剂往往因高渗透压等原因,使用后会出现腹胀等不适导致患者不耐受,所以应遵循循序渐进的原则,由低浓度、低剂量、低速度开始逐渐增加速度和剂量。

第四节　术后观察和处理

手术后数小时内,患者对手术的急性反应和麻醉效应会逐渐减退,仍需严密观察和处理,防治并发症,巩固手术疗效,促使患者康复。部分危重、大手术患者需要在 ICU 复苏恢复,接受专业人员观察和处理。中、小型手术后平稳者可每隔 2~4h 测定 1 次生命体征,直到平稳为止;未清醒或大手术后患者,每 15~30min 监测 1 次基本生命体征。此外,尚应观察神志、尿量、伤口及引流情况;注意引流液体的量和性质,做好记录。

一、体位

1. **全身麻醉后尚未清醒者**　平卧,头偏向一侧,以免呕吐物或分泌物误吸。

2. **休克患者**　应取下肢抬高 20°、头身抬高 5° 左右的休克体位,休克平稳后改为随意体位。

3. **蛛网膜下腔麻醉患者**　去枕平卧或头低卧位 12h,防止脑脊液漏导致头痛;硬膜外麻醉后,只需平卧 4~6h,不必去枕。

4. **颅脑术后**　清醒无休克者,可取头高脚低斜坡(15°~30°)卧位。

5. **颈、胸、腹部术后**　无休克者,可取半坐卧位。

6. **脊椎和多数骨科术后**　无休克者,常平卧硬板床并附加适当的固定支架。

7. **四肢术后**　抬高患肢(略高于其心脏水平)并固定。

8. **脓肿切开引流术后**　切口有引流物,常卧向患侧,有助于引流。

二、早期活动

原则上鼓励术后早期活动。早期活动有助于改善循环和呼吸功能,便于深呼吸及排痰,增加肺活量,减少肺部并发症;促进新陈代谢,加速创口愈合;防止下肢深静脉的血栓形成;促进胃肠道和膀胱功能恢复。但有休克、心肺功能不全、严重感染、出血倾向或要特殊固定、制动体位者,则不宜早期活动。一般术后第 2 天即可下床活动。早期活动先由床上开始,逐步增加,术后 3~5d 内试行离床,并按具体情况给予指导。

三、饮食和输液

围手术期中各种原因的禁食、手术创伤等,都使患者的热量和营养不足,出现不同程度的负氮平衡,故术后营养支持相当重要。

1. 非腹部手术、局麻小手术,术后即可进食;椎管内麻醉术后,无消化道功能障碍者,3~6h 后可试行进食,逐渐增加;全身麻醉后,清醒无呕吐者方可进食。

2. 胸、腹部或危重患者手术,特别是消化道手术后,一般应禁食 2~4d 至胃肠功能恢复正常,其标志为肛门排气或排便,开始流质饮食;视情况恢复普通饮食;但大型腹部手术或有腹腔内感染者,需延长禁食时间。

3. 术后禁食期间应经静脉输液来供给热量和营养;如禁食时间长,还应行静脉高营养治疗,以纠正负氮平衡及促进合成代谢;若摄入热量、水分不足,尚应经静脉予适当补充。

四、引流的管理

引流物的种类繁多,用来引流手术区域的血液、脓液及其他积液,避免感染、促进愈合恢复。术后注意观察引流效果、检查有无阻塞、扭曲和脱出,注意观察引流量和引流液色泽变化。如引流管堵塞可尝试注射生理盐水,或拆除固定线并退管 1~2cm。长期留置引流管需注意引流口皮肤色泽变化,积极换药预防感染,如渗漏严重可套用造口袋。手术切口下引流淡红色血性液体少于 50ml/d 即可拔除,其余引流管视引流量与术后病情变化,酌情拔除。

五、缝线拆除与切口愈合

1. **缝线的拆除时间**   可根据切口部位、局部血液供应情况、患者年龄决定。一般头、面、颈部在术后 4~5d 拆线,下腹部、会阴部在术后 6~7d 拆线,胸部、上腹部、背部、臀部手术在术后 7~9d 拆线,四肢手术术后 10~12d 拆线(近关节处可适当延长),减张缝线术后 14d 拆线。青少年可缩短拆线时间,年老、营养不良患者可延迟拆线时间,有时可采用间隔拆线。

2. **切口愈合情况**   初期完全缝合的切口可分为三类:①清洁切口(Ⅰ类切口),指缝合的无菌切口,如甲状腺大部切除、疝修补术等。②可能感染切口(Ⅱ类切口),指手术时可能带有污染的切口,如胃大部切除术等。皮肤不容易彻底灭菌的部位、6h 内的伤口经过清创术缝合、新缝合的切口再度切开者,都属此类。③污染切口(Ⅲ类切口),指邻近感染区或组织直接暴露于感染物的切口,如阑尾穿孔切除术、肠梗阻坏死的手术等。

3. **切口愈合等级**   切口愈合可分为三级:①甲级愈合,用"甲"字代表,指愈合优良,无不良反应;②乙级愈合,用"乙"字代表,指愈合处有炎症反应,如红肿、硬结、血肿等,但未化脓;③丙级愈合,用"丙"字代表,指切口化脓,需要作切开引流等处理。应用上述分类分级方法,观察切口愈合情况并作出记录。如甲状腺大部切除术后愈合优良,则记以"Ⅰ/甲";胃大部切除术切口血肿,则记以"Ⅱ/乙",余类推。

第五节   术后不适与常见并发症的处理

一、术后不适的处理

1. **疼痛**   麻醉作用消失后常有切口疼痛,多在手术后 24h 内最为剧烈。可致失眠、不敢咳嗽、小便或翻身等,不利于康复,应予以处理。小手术后轻度疼痛者,可给予口服镇痛药;大手术及无法进食者,应联合硬膜外阻滞及静滴非甾体类镇痛药等多模式镇痛,为减少对术后肠功能恢复的影响,应尽量避免使用阿片类镇痛药;术后 2~3d 疼痛多逐渐减轻,如果疼痛仍未缓解,需检查切口,注意有无感染、血肿、包扎不当或固定过紧等,并及时给予处理。

2. **发热** 中等以上的手术患者,术后可有不同程度的发热,持续 3~6d,可以自行消退。早期发热,常与组织创伤吸收、代谢或内分泌异常、低血压、输血或输液反应有关;术后 3d 发热,多在 38.5℃ 以下;如超过时应寻找原因,常见原因有感染、致热原、脱水等;若体温高于 38.6℃,白细胞计数高于 $10 \times 10^9/L$ 及血清尿素氮大于或等于 5mmol/L,三项同时存在,应考虑存在细菌感染,如静脉炎、导管性败血症、尿路感染、切口感染或肺部感染等;体温升高持续不退者,则需考虑脓肿形成、吻合口漏或其他并发症等;完善全身检查,包括血和尿常规、创口分泌液/引流液培养、血培养、胸部 X 线片等,明确诊断后予相应治疗。

3. **消化道症状** 术后恶心、呕吐常为麻醉反应,其他如颅内压增高、糖尿病酮症酸中毒、尿毒症、低钾、低钠、急性胃扩张或肠梗阻亦可引起,应按其原因进行治疗。术后腹胀多因胃肠功能抑制、肠腔内积气过多所致,有待胃肠道蠕动恢复后方可缓解;如术后数日后仍腹胀,需排除肠麻痹或粘连性肠梗阻的可能性;应及时处理,给予持续肠胃减压,置肛管,以及高渗低压灌肠等;无机械性肠梗阻者可用新斯的明;有时尚需再次手术。

4. **尿潴留** 常见于骨盆、会阴部手术或脊柱麻醉后,主要由排尿反射受抑制引起。疼痛引起膀胱后尿道括约肌反射性痉挛,不习惯在床上排尿等,也是常见原因。处理:安抚患者情绪,下腹部热敷,如无禁忌,可协助患者坐起或站立排尿。用止痛剂消除切口疼痛,或用氨甲酰胆碱,有助于患者自行排尿;仍无效者,可在严格无菌技术下进行导尿。

二、术后常见并发症的处理

手术后并发症有两类:一类为各种手术都可能发生的;另一类是特定手术后发生的。

1. **切口感染** Ⅰ 或 Ⅱ 类切口并发感染称为切口感染。多见于术后 3~4d 后,出现切口疼痛不减轻或加重,伴有体温上升,切口红肿、压痛,或有缝线反应。预防:改善患者的营养状况,遵守无菌技术,彻底止血,缝闭死腔,术后勤观察。处理:浅表感染拆线后可好转;较深的感染,通常其表面略红,而肿痛明显,在压痛最明显处拆线,开放引流,并加强换药处理。

2. **出血** 常见原因为术中止血不彻底、渗血、痉挛小动脉断端舒张等。引流管引流血液超过 100ml/h,持续数小时就提示有出血,特别是补足容量后仍有休克;或好转后又恶化者,可有失血性休克的表现。术后出血以预防为主,手术中严密止血、关闭切口前严格检查,一旦确诊,都须再次手术探查,彻底止血。

3. **肺不张和肺炎** 好发于吸烟、有急慢性呼吸道感染及年老体衰者;麻醉后未清醒、无咽反射而发生误吸者可发生;术后切口疼痛,呼吸受限、不敢深呼吸或咳嗽者亦可发生。表现为术后发热、呼吸急促、心率快、咳嗽,有痰;听诊呼吸音减弱或消失、语音传导减弱,有干湿性啰音;胸部 X 线检查有助于诊断。手术后鼓励患者深呼吸,协助患者咳痰,翻身、叩背、变换体位,用超声雾化吸入;如衰弱而无力咳嗽的患者,有气道阻塞、可能窒息或呼吸困难者,应作气管切开;明确阻塞部位的肺不张患者宜行支气管镜吸痰,给予广谱抗生素。

4. **尿路感染** 多为逆行感染;表现为尿频、尿急、尿痛,或排尿困难;也可有发热、肾区疼痛、白细胞计数增高,中段尿检查可见大量白细胞和细菌,多为革兰氏阴性的肠源性细菌。治疗:应用有效抗生素,保持排尿通畅;如有尿潴留时,留置导尿管并行膀胱冲洗。

5. 深静脉血栓形成 术后血流缓慢、机体高凝状态及静脉壁损伤等原因均可导致深静脉血栓形成，常见于下肢，主要表现为肢体肿胀，血栓脱落则会引起肺栓塞等并发症，可能会导致患者死亡。此外，门静脉系统亦有可能形成血栓，主要表现为肠道淤血水肿，还会因回流障碍，产生大量腹水。血栓的治疗主要是溶栓、抗凝或手术。可以通过让患者尽早下床活动、穿弹力袜、气压泵预防及术后皮下注射低分子肝素抗凝等方法，减少术后深静脉血栓形成的发生率。

6. 吻合口瘘 吻合口瘘是消化道手术完成重建后，吻合口未正常愈合形成瘘口，通常会导致严重的继发感染，死亡率高，其主要的原因是吻合口有张力、血运障碍等。吻合口瘘最常见于术后 3~5d，肠道恢复蠕动时发生。患者突然出现剧烈腹痛、高热，出现腹膜炎体征，尤其引流管观察到消化液或食物残渣时，都应考虑吻合口瘘的发生。在引流通畅的前提下，部分患者通过禁食、减压等保守治疗能自行愈合，大部分患者需尽早二次手术进行转流等治疗。

（沈　健　张建平）

第十八章 创伤的诊断与处理

第一节 概 述

狭义的创伤是指机械性致伤因素作用于人体造成的人体组织结构破坏或功能障碍。广义的创伤包括化学、物理、生物等一切致伤因素造成的人体组织损伤。

一、创伤的分类

1. **按致伤因素** 有刃器伤、钝器伤、火器伤、挤压伤、冲击伤、爆震伤、热力伤等。

2. **按受伤部位** 有颅脑、颌面、颈部、胸(背)部、腹(腰)部、脊柱、骨盆、四肢损伤等。

3. **按伤口类型** 皮肤/黏膜完整、伤口未开放者称闭合性损伤,皮肤/黏膜有破损者称开放性损伤,穿通到体腔内者(包括胸膜腔、腹膜腔、脑膜腔及关节腔)又称穿透伤。

4. **复合伤和多发伤** 两种或以上不同致伤因素同时或相继导致同一个体损伤称复合伤,单一致伤因素造成两个或两个以上解剖部位的损伤称多发伤。

5. **按伤情轻重** 一般分为轻度、中度和重度伤。器官组织结构轻度损害或部分功能障碍,无生命危险,预后良好者为轻度伤;器官组织结构损害较重或功能障碍较严重,有一定的生命危险,预后对健康有一定伤害者为中度伤;器官组织结构损害严重或功能障碍,危及生命,预后较差者为重度伤。

二、创伤的病理

创伤可造成组织结构连续性破坏、出血及细胞变性坏死等,炎性反应是机体对创伤的主要病理变化。机体对创伤的反应是机体内在的应激机制,反应强度取决于伤情轻重和伤者个体差异,适度的反应在创伤早期有利于抗御有害因素,并有助于创伤修复,但反应过度则会造成机体的继发损害,需要加以控制和调整。

1. **局部反应** 受伤后创伤局部血管通透性增加、血浆成分渗出和炎性细胞聚集,使局部出现红、肿、热、痛的典型炎症表现,渗出的纤维蛋白原形成纤维蛋白可充填伤口裂隙。中性粒细胞、巨噬细胞可以抵御细菌感染并清除坏死组织。

2. **全身反应** 严重创伤,如广泛的软组织挫伤、大面积烧伤、内脏破裂急性大失血、胸部挤压伤、脑挫裂伤等,会迅速引起机体的应激反应,多种炎性介质和坏死组织产物(缓激肽、组胺、白介素等)大量产生和释放,并通过神经-内分泌轴分泌多种正性激素(肾上腺皮质激素、抗利尿激素、儿茶酚胺、高血糖素、生长激素等)导致全身性的炎性反应。在创伤初期,这种激烈的全身性反应是机体对严重创伤损害的一种防御和代偿能力,通过收缩外周血管、增加回心血量而维持有效循环血量,以保证重要脏器的血液供应,维持生理功能。但如果在代偿期创伤得不到正确处理,例如大面积烧伤不能及时有效地进行液体复苏、内脏大出血不能及时止血并补充血容量,全身炎性反应就会随着伤情的不断加重而失控,超高代谢率就会使机体的代偿能力迅速枯竭,各重要脏器功能继之受损并出现序贯性衰竭。

三、创伤愈合与影响创伤愈合的因素

1. 创伤愈合　创伤愈合是组织自身修复的过程,由增生的细胞和细胞间质充填、连接或替代。由完全相同的细胞增生来修复,或仅有少量纤维细胞参与修复,称作完全修复,是理想的愈合结果,愈合的组织瘢痕少,功能基本正常,临床上也称作一期愈合。如果组织缺损较大,则通常需要成纤维细胞或其他组织参与修复,这类修复称不完全修复,也称作二期愈合,常常合并程度不同的瘢痕和功能缺失。严重组织缺损,例如皮肤全层烧伤、大块骨缺失、严重的火器贯通伤等,必须通过自身组织或人工材料的移植、填充进行修复。

2. 影响创伤愈合的因素　创面愈合过程通常可以看成三个阶段,即局部炎症、细胞增生和组织塑形阶段,炎症反应通常持续 3~5d,细胞增生在伤后 4~7d 最明显,而组织塑形则需要 2~3 周甚至更长。创伤愈合过程是可以进行调控的。影响创面愈合的因素很多,局部因素强调组织愈合的微环境,适当的温度(25℃)和湿度(40%~60%)、弱碱性、创口洁净、无污染和异物及坏死组织存留、伤口及时对合等,均有利于创面愈合;创伤后炎症反应能激活和释放多种细胞因子如成纤维细胞生长因子、表皮细胞生长因子等参与创面修复,在创面愈合过程中,局部使用人工合成的各种细胞生长因子,可以加快愈合进程。创面感染、血供不良会大大延迟创面修复,甚至使创面经久不愈。营养不良、免疫功能低下、糖尿病、肝硬化、肿瘤等慢性疾病,都会严重影响创面愈合。

四、创伤的常见并发症

1. 休克　是创伤后最严重的并发症。伤后早期因疼痛、紧张等,可发生创伤性休克;内脏破裂、大血管破裂、大面积烧伤等致急性失血失液可迅速造成低血容量性休克;严重胸部挤压伤、开放性气胸、心脏压塞、纵隔摆动等会引发心源性休克,而创面严重感染继而全身感染如不能控制,将导致感染性休克发生。休克的发生与脏器功能损害互为因果,及时有效防治休克是决定创伤转归的重要因素。

2. 感染　开放性创伤和部分闭合性创伤如消化道穿孔易造成局部感染和感染侵袭,严重创伤损及机体免疫防御体系可造成全身性感染;同时开放性创伤还应注意发生破伤风及气性坏疽的可能。

3. 脂肪栓塞综合征　脂肪组织经血管断面进入血液循环,可造成肺栓塞,致通气功能障碍甚至呼吸功能不全,严重者可迅速致死。常见于多发性骨折。

4. 应激性溃疡　严重创伤发生后,交感神经系统兴奋,儿茶酚胺分泌增多,胃黏膜血管痉挛收缩导致胃黏膜缺血缺氧,以致发生多发性黏膜糜烂或溃疡,常引起消化道大出血,多见于胃,也可见于十二指肠和小肠。

5. 深静脉血栓　创伤造成的静脉损伤、创伤后高凝状态及肢体制动等均是诱因,下肢静脉是发生血栓的主要部位。

6. 器官功能障碍　除应激性溃疡外,还可出现急性肾功能不全、呼吸窘迫综合征、心脏功能损害、肝脏功能损害和凝血功能紊乱等甚至多系统功能衰竭。

第二节　创伤的诊断思路

1. **详细询问受伤史**　应遵循边问病史边查体的原则,受伤严重时应迅速查明伤员的生命体征和可能存在的致命伤情,作出初步判断和紧急处理。当条件允许时再细致询问了解伤史和查体。了解受伤史是创伤诊断的重要步骤,致伤因素的种类、强度、致伤方式等与受伤部位、伤情轻重有内在联系,许多创伤通过病史就能作出初步诊断。对受伤史的了解和分析,也有助于对不同创伤因素的致伤机制和规律的认识和积累。应重点了解致伤因素种类、强度、受伤部位、伤后局部与全身症状、救治与转送过程以及伤前身体健康及疾患情况等;在车祸、爆炸、房屋崩塌、高处坠落等突发性灾害性事故中,受伤史常常是复杂、多因素的,伤者也往往因惊恐、错觉甚至神志不清而不能提供准确的信息,需要做细致认真的分析甄别和多方面的了解核实。

2. **全面细致的体格检查**　开放性创伤,伤口或创面根据受伤程度不一常表现为肿胀、出血、污染、异物残留、组织缺损、合并骨折等;胸腹部的开放性创伤,常可发生腔内脏器外露破损,如肠外漏、开放性气胸等。对闭合性损伤,则应根据受伤情况做细致的检查;伤员通常有受伤部位疼痛的主诉,注意有无心率及呼吸异常,有无窒息、内出血及休克征象。如头部创伤应注意神志异常、瞳孔改变、眼周淤血、外耳道出血、肢体活动障碍等颅骨骨折与脑外伤征象;胸部损伤应观察有无呼吸音改变、胸壁活动异常及皮下气肿等胸腔、肋骨损伤体征;腹部受伤应检查有无压痛、反跳痛、肌紧张、肠鸣音改变及移动性浊音等腹腔内脏受损征象;肢体创伤则应检查有无感觉活动异常,有无畸形、反常活动及肢端血运等骨折和血管、神经损伤征象。表 18-1、表 18-2 是伤情评分表,有助于判断伤情的轻中重度及分类处理。

3. **必要的辅助检查**　影像学检查,包括普通 X 线、CT、磁共振、B 超、各种造影等,是重要的辅助检查手段,对于昏迷伤员,有时是唯一的诊断工具;各种穿刺与导管检查,如胸腔穿刺、腹腔穿刺、导尿、内镜检查等,也是不可或缺的辅助检查措施;实验室检查包括血常规、尿常规常常提供一些有益于确诊的依据。对可疑闭合性内脏损伤,可以在病情凶险、诊断又不清楚的情况下果断采用探查性手术(包括腹腔镜探查),因为手术探查既是诊断方法,也是治疗手段。

表 18-1　院前评分和分类

指标	分值			
	1	3	5	6
部位	四肢	躯干背部	胸、腹部	头、颈部
创伤类型	撕裂伤	刺伤	钝挫伤	弹道伤
循环	正常	BP<102mmHg,P>100 次 /min	BP<79mmHg,P>140 次 /min	血压脉搏测不到
意识	倦怠	嗜睡	浅昏迷	深昏迷
呼吸	胸痛	呼吸困难	发绀	无呼吸

评分:5~9 分为轻伤,10~16 分为中度伤,>17 为重伤。

表 18-2   CRAMS 评分

指标	分值		
	2	1	0
循环（C）	毛细血管充盈正常,SBP≥100mmHg	毛细血管充盈迟缓,SBP=85~99mmHg	毛细血管充盈差,SBP<85mmHg
呼吸（R）	正常	费力,浅快(>35 次 /min)	无自主呼吸
胸腹部（A）	无压痛	有压痛	连枷胸或板状腹或有穿透伤
运动（M）	正常	只对疼痛刺激有反应	无反应
语言（S）	正常	言语错乱,语无伦次	言语不懂,不能言语

评分:9~10 分为轻伤,7~8 分为重伤,6 分以下为极重度伤。

4. 检查时的注意事项   创伤病情危重时,诊断和救治的程序上有时会出现矛盾,此时要注意以下几个方面:①发现危重情况如窒息、心跳骤停、大出血等,必须立即抢救,不能单纯为了检查诊断而耽误抢救时机;②检查步骤尽量简捷,询问病史与体格检查可同时进行;③重视症状明显的部位,同时不能忽视隐蔽的损伤部位;④对批量伤员,不应忽视异常安静的患者,因为有昏迷、休克或窒息者不能呼唤交流;⑤对于严重创伤伤员,只有当其生命体征平稳时,才能做 CT 等影像学检查,以防检查时发生生命危险;⑥一时诊断不明时,应在对症处理过程中密切观察病情,争取尽早确诊。

第三节   创伤的处理流程

创伤常发生于生活和工作的场所,院前急救和院内救治是否及时和正确直接关系到伤员的生命安全和功能恢复。

一、急救原则

在许多创伤事故现场,紧急危重伤情需要争分夺秒的处理。先救命,后治伤,危重者现场实施"损伤控制性手术",快速控制危及生命的伤情,平稳转移。院前急救与院内救治紧密衔接和结合,是创伤处理的急救原则。对于创伤中"黄金 1h"的认识已经被广泛接受。近年的研究表明,严重创伤后"黄金 1h"内的前 10min,又是决定性的时间,此被称为"白金10min"。院前急救,在创伤现场就应达到进行高级生命支持的水平。

1. 院前急救系统   由现代化的通讯设备、急救设施配置齐全的运输设备、专业化的急救队伍三大部分组成。

2. 危重伤情   主要包括心搏骤停、窒息、大出血、开放性气胸、休克、腹腔内脏脱出、多发性骨折、中毒等,这些伤情,都是必须在"白金 10min"内得到有效处置才可挽救生命。

二、急救程序

在创伤的急救过程中,遵循一定的程序,可提高工作效率,一般分五个步骤进行:①首先观察呼吸、血压、心率、意识、瞳孔等生命体征,检查伤口,迅速评估伤情;②对生命体征的重要改变迅速作出反应,如心肺复苏、抗休克及外出血的紧急止血等;③重点询问受伤史,仔细体格检查,分析伤情;④实施必要的辅助检查与诊断性穿刺;⑤进行确定性治疗,如各种手术等。

三、急救技术

1. **基础生命支持**(basic life support,BLS)　指心肺复苏,可概括为"C-A-B"支持:circulation(循环),对心跳呼吸骤停者即刻行胸外心脏按压术;airway(气道),用手法或器械解除呼吸道梗阻,系昏迷患者舌后坠可托起下颌,必要时将舌拉出并固定于口外,条件具备并具适应证者可行气管切开置管,维持呼吸道通畅;breathing(呼吸),口对口人工呼吸或器械呼吸。

2. **止血**　急诊常用的止血方法包括:

(1)指压法:用手指压迫出血血管的近心端,多用于大动脉的暂时止血。如能将血管压迫在骨骼表面效果更好。

(2)加压包扎法:将灭菌敷料放置或填塞于伤口,外面再用纱垫和绷带加压包扎。最常用于小动、静脉出血。

(3)填塞法:先用1~2层纱布覆盖伤口而后用纱条填塞,最后将皮肤拉拢来加压止血。此法止血常不够彻底,撤去填塞物时还有再度出血的风险。

(4)止血带法:一般用于四肢大出血而加压包扎不能止血时。以充气式止血带最佳,无法获取时可用橡皮带、三角巾等,止血带下需放置衬垫物。禁用细的绳索或电线。止血带应缚扎在靠近伤口的最近端,但应避免缚在上臂中1/3段以免损伤桡神经。缚扎应松紧适度,过紧会造成组织损伤而过松则非但达不到止血目的,还可因仅阻断了静脉回流而加重出血。在止血带上应明显标志开始使用的时间,避免长时间连续使用止血带,一般不应超过4h。每隔1h放松1~2min,以免肢体缺血坏死。

(5)止血材料:外用者有喷雾剂、止血胶和止血绷带等。如内含牛结缔组织胶原蛋白和凝血酶的喷雾剂,喷于创面后形成胶膜,可促进凝血并能被组织吸收。止血胶由纤维蛋白原、凝血酶和抗蛋白酶肽组成,具有止血和外科黏合作用。止血绷带中有的含某种海藻,有的系将纤维蛋白原和凝血酶冻干后加入吸收性基质中制成,可在数分钟内迅速止血。另外,止血泡沫或液体等止血材料在战伤中使用较多。

(6)确切止血法:手法难以控制的大出血适合采取"损伤控制性手术",尽快进行手术结扎或修补出血血管。

3. **其他**　对开放性气胸应用无菌敷料或干净布料包扎覆盖伤口;腹腔内脏脱出时用无菌或干净的器皿如大碗、盆等扣在脱出脏器上再包扎。骨折患者应用夹板或树枝、竹竿捆扎固定,固定范围应包括骨折处及其远、近端的两个关节。对骨折患者尤其是脊柱骨折患者需注意搬运方法,应平抬,保持骨折部稳定。勿随意拖、拉或抱,以防止骨折端移动而造成或加重神经、血管损伤。

四、进一步分类救治

伤员经现场急救被送到救治医院后,即应进一步对其伤情进行判断、分类,并采取针对性的措施进行救治,一般将创伤患者分为3类。

1. **致命性创伤患者**　如大出血、窒息、开放性或张力性气胸,短时抢救之后立即手术。

2. 严重但不会立即危及生命的患者 如胸外伤、腹外伤和火器伤,可观察并做好术前准备包括必要的检查、交叉配血等。

3. 较平稳而创伤性质尚不明确的患者 应密切观察并作进一步检查,而后确定治疗方案。

五、损伤控制外科策略

主要指针对严重创伤患者处于生理极限时采用的早期简化手术,以及复苏等待患者生理紊乱得到适当纠正、全身情况改善后再行确定性手术的救治策略。一般认为需实施损伤控制外科策略的指征包括:①严重内脏损伤伴大血管损伤;②严重多发伤、复合伤;③大量失血;④出现低体温酸中毒和凝血功能障碍;⑤上述指标处于临界值而预计手术时间超过90min。

六、创伤的治疗方法

1. 一般治疗 ①保持舒适、有利于呼吸的体位和适当制动;②防治休克;③预防和治疗感染;④维持体液平衡及营养代谢;⑤对症治疗:如镇静、止痛;⑥心理治疗:对创伤后心理紊乱的诊治应予以充分的重视。

2. 闭合性损伤的处理 ①浅部软组织的闭合性损伤:如钝性外力所致的挫伤、扭伤等,后者常有关节周围软组织如关节囊、韧带及肌腱的出血、撕裂等。治疗以物理疗法为主:初期可局部冷敷并抬高,12~24h 后改热敷或红外线治疗。还可口服或局部使用有止痛、止血功效的中草药与中成药,如有血肿形成需加压包扎止血。②闭合性骨折与关节脱位:先行复位,而后固定制动。如伴有神经、血管损伤或需要手术切开复位与固定则予以手术治疗。③头颅、胸部及腹部闭合性损伤:应准确判定有无内脏损伤,及时进行相关检查,密切观察伤情变化,根据伤情采取针对性措施,必要时果断进行探查性手术。④挤压综合征(crush syndrome):指肌肉丰富的肢体和躯干受重物压榨,致大量肌肉缺血、坏死,肌红蛋白和钾离子释放入血,产生肌红蛋白尿、急性肾衰竭及高钾血症等。局部表现为肿胀、水疱、瘀斑、感觉减退或麻木。治疗强调及早补充血容量、利尿、碱化尿液及防治高钾血症。必要时截肢。

3. 开放性损伤的处理 ①浅表小伤口的处理:先用 0.9% 氯化钠溶液清洗伤口裂隙或创面,再用 0.5% 碘伏或 75% 酒精消毒伤口周围皮肤。如为擦伤可包扎或暴露创面,对刺伤应注意取尽异物。对长度在 1cm 左右、深度仅达皮下浅层的切割伤,可用蝶形胶布拉拢伤口使之紧密对合,再用碘伏消毒皮肤后包扎。10d 后除去胶布。②伤口的分类与处理:伤口可分为清洁伤口(cleaning wound)(即无菌伤口)、污染伤口(contaminated wound)(有细菌污染而尚未构成感染的伤口)和感染伤口(infected wound)。清洁伤口可以直接缝合,污染伤口需行清创术(debridement)将其变成清洁伤口并予缝合。感染伤口只能换药及引流。开放伤在伤后 2~6h 内使用抗生素可起到预防感染的作用,伤后 12h 内应注射破伤风抗毒素或免疫球蛋白。③伤及深部器官组织者需进行相应的探查、修复手术。对大出血则应先行止血。④严重的开放性损伤需抗休克、抗感染及支持治疗。

4. 清创术的步骤 ①用纱布盖住伤口后清洁创周皮肤并用 0.5% 碘伏消毒,无菌水清洗伤口,再消毒皮肤 1 次;②检查伤口,去除无生机组织及创缘受损组织,清除异物;③酌情修复神经、血管、肌肉等;④缝合伤口:8h(头面部为 12h)以内的开放伤伤口可在清创后直接缝合。如伤口污染重或已超时,清创后暂不缝合而予观察、引流,24~48h 后无感染征象再行伤口缝合(延期缝合)。

5. **康复治疗**　包括功能锻炼、物理治疗和心理治疗。以伤员心理恢复正常、能重返社会和工作岗位、生活满意度提高作为创伤恢复的最高目标。

（许利剑）

第十九章　外科感染

第一节　概　　论

外科感染(surgical infection)狭义上是指需要外科治疗的感染,包括创伤、烧伤等外科疾病与外科手术操作后并发的感染。广义上外科感染可以包括院内感染在内的任何发生在外科患者身体内的感染。感染由病原体的入侵、滞留和繁殖引起,病原体包括病毒、细菌、真菌和原虫等。

一、外科感染的分类

(一) 按感染性质分类

1. **非特异性感染(nonspecific infection)**　亦称化脓性或一般性感染,常见如疖、痈、急性淋巴结炎、急性阑尾炎等。手术后感染也多属于此类。通常先有急性炎症反应,表现为红、肿、热、痛,继而进展为局限化脓。常见致病菌有葡萄球菌、链球菌、大肠杆菌、变形杆菌、铜绿假单胞菌等。感染可由单一病原体所致,也可由多种病原体所致形成混合感染。非特异性感染占外科感染的多数。

2. **特异性感染(specific infection)**　如结核、破伤风、气性坏疽、念珠菌病等。其致病菌因各有不同的致病作用,可引起较为独特的病变,故也将这类致病菌称为特异性致病菌。

(二) 按病程区分

1. **急性感染**　病变以急性炎症为主,进展较快,一般病程在3周以内。

2. **慢性感染**　病程持续达2个月或更久的感染。一部分急性感染迁延日久,感染转为慢性,但在某种条件下又可急性发作。

3. **亚急性感染**　病程介于急性与慢性感染之间,一般病程在3周至2个月。一部分由急性感染迁延形成;另一部分是由于病毒的毒力虽稍弱,但有相当的耐药性,或宿主的抵抗力较低所致。

(三) 其他

1. 感染可按病原体的来源与侵入时间区分。伤口直接污染造成的称原发性感染;在愈合过程中出现新的病菌感染称继发感染。病原体由体表或外环境侵入造成的为外源性感染;病原体经空腔脏器,如肠道、胆道、肺或阑尾侵入体内造成的内源性感染。

2. 感染亦可按发生条件归类,如条件性感染、二重感染,多发生在使用广谱抗生素后,致病菌和正常菌株受到抑制,耐药致病菌(如金黄色葡萄球菌、白念珠菌)大量繁殖生长成为主要致病菌。

3. 医院内感染（nosocomial infection）为发生在住院 48h 后的感染，由于手术操作或接触致病菌引起，其致病菌多为条件致病菌，院内感染已成为外科感染的重要原因。

二、外科感染的病因及发病机制

造成外科感染的主要病因是各种致病微生物包括革兰氏染色阳性菌、革兰氏染色阴性菌、真菌等，外科感染发生与否取决于病原微生物的致病力与宿主免疫力的相互作用。一旦有大量毒性较强的病菌侵入组织内繁殖，或者机体屏障功能受到破坏、抗感染能力低下时，将会发生感染。

（一）病原微生物的致病力

致病力包括病原微生物的数量和毒力。所谓毒力是指病原菌侵入机体，穿透、繁殖和形成毒素或胞外酶的能力。

1. 病原菌可产生黏附因子，能附着于人体组织细胞；有些细菌有荚膜或微荚膜，能抗拒吞噬细胞的吞噬或杀菌作用；因而病原菌得以在组织内生存繁殖，导致细胞的损伤、病变。

2. 病原菌的毒素常见的有胞外酶、外毒素、内毒素等。

（1）胞外酶：为病菌所释出的蛋白酶类、磷脂酶、胶原酶等，可侵蚀组织细胞；透明质酸酶可分解组织内的透明质酸，使感染容易扩散。此外，创面分泌物（脓液）某些特殊性状如臭味、脓栓、含气等与病原菌胞外酶的作用有关。

（2）外毒素：在菌体内产生后释出或菌体崩解后产生的毒素。有较强的毒性，如溶血素可破坏红细胞，肠毒素可损害肠黏膜，破伤风痉挛毒素作用于神经引起肌痉挛。

（3）内毒素：是病菌细胞壁的脂多糖成分，可激活补体、凝血因子，释放出细胞因子作用于机体可引起发热、白细胞增多或减少、休克等全身反应。

3. 侵入组织的病原菌的数量和繁殖速度也是导致感染发生的重要因素。伤口污染的细菌数超过 $10^5/g$ 常发生感染，因此，组织细菌定量计数对外科感染的诊断有一定的意义。

（二）宿主抵抗力下降

1. **局部情况**　①皮肤或黏膜的缺损，如开放性创伤、烧伤、胃肠穿孔、手术、穿刺等过程中受病菌污染。②管道阻塞使内容物淤积，其中细菌繁殖侵袭组织，如乳腺导管阻塞、乳汁淤积后发生急性乳腺炎、阑尾有肠石后发生急性阑尾炎。③局部组织血流障碍或缺血，丧失抗菌和修复组织的能力。如褥疮、闭塞性脉管炎发生趾坏死、下肢静脉曲张发生溃疡，均可继发感染。④皮肤或黏膜的其他病变如癣、口腔溃疡等，可继发淋巴结炎等。

2. **全身性抗感染能力降低**　①严重的损伤或休克、糖尿病、尿毒症、肝功能不良等；②使用多量肾上腺皮质激素、抗癌的化学治疗和放射治疗；③严重的营养不良、低蛋白血症、白血病或白细胞过少等；④艾滋病患者因丧失免疫力常发生致命的其他感染。

3. **条件性或机会性感染**　在人体局部和 / 或全身的抗感染能力降低的条件下，本来栖居于人体但未致病的菌群可以成为致病微生物，其所引起的感染称为条件性或机会性感染。如正常时在肠道内的大肠杆菌、拟杆菌等，可污染到伤口、腹腔、泌尿道等，造成感染。

二重感染或菌群交替症，也是一种条件性感染。除与人体抵抗力低下有关外，还与病菌的抗（耐）药性相关。在应用广谱或联合的抗菌药物治疗感染过程中，原来的病菌被抑制，但耐药的金黄色葡萄球菌或白念珠菌等大量繁殖，致使感染加重。

三、临床表现及诊断

1. 感染的全身表现　发热、寒战、脉细速、血压下降、呼吸浅快、腹胀、神志淡漠等。

2. 局部感染的表现　急性炎症有红、肿、热、痛、功能障碍，这是外科局部感染的典型表现。浅表的化脓性感染均有局部疼痛和触痛，皮肤红肿、皮肤温度升高，可触及肿块或硬结。慢性炎症也有局部肿块或硬结，但疼痛不明显。浅表病变可形成脓肿，触诊可有波动感。

3. 实验室检查　血常规、影像学检查（如超声、X 线、CT、MRI）、血培养、脓性分泌物培养有助于全身和局部感染的诊断。特别是细菌培养加药物敏感试验是获得病原微生物和临床抗菌药物选择的主要依据。

四、治疗

治疗原则是消除感染病因和毒性物质，抑制病菌生长，增强机体抗感染能力，阻断和防治多器官功能衰竭，促进组织的修复。

（一）局部治疗

1. 保护感染部位。适当制动或固定，避免再损伤或感染扩散。

2. 在炎症早期可局部采用 50% 硫酸镁湿热敷、理疗等治疗来改善局部血液循环、促进炎症消退或局限。

3. 外科感染的局部手术的处理原则是切除或切开病变组织、充分引流、留置引流物。脓肿形成后应及时手术切开引流，尽量使脓液排出。深部脓肿可在超声、CT 引导下穿刺引流。对于感染病灶则应切除，如阑尾、胆囊等。

（二）全身治疗

1. 注意保证患者的充分休息和睡眠。

2. 维持体液平衡，纠正脱水、酸碱平衡紊乱；在发生脓毒症时要有液体复苏的措施即通过开放静脉通路快速补充晶体液、胶体液、血管活性药物，以保障生命器官的血流灌注。

3. 加强营养支持，补充足够的热量、维生素、蛋白质。在患者可以口服的情况下可首先选择肠内营养；患者不能进食、高分解代谢状态时可采用肠外营养。

4. 纠正贫血，可采用成分输血。

5. 积极治疗原发疾病，如糖尿病的高血糖、酮症；肾功能不全时的氮质血症等。

6. 发热体温过高时可给予物理降温、解热镇痛抗炎药物。

7. 合并全身炎症反应综合征（systemic inflammatory response syndrome，SIRS）和脓毒症（sepsis）时应考虑重症加强治疗（ICU）以保证重要生命器官的功能维持和器官的血液灌流，防止发生多器官功能衰竭。

第二节　全身性感染

全身性感染是致病菌和毒素侵入人体后出现的一系列全身临床表现。多见于入侵致病菌量大、毒力强且患者全身抵抗力低下时。目前多用以下几个概念来描述全身性感染。

一、全身炎症反应综合征

全身炎症反应综合征（systemic inflammatory response syndrome，SIRS）是机体外科疾病

发生过程中出现的全身病理生理综合反应。特别是在严重创伤、烧伤、休克、胰腺炎、手术等条件下均可发生,全身出现体温、呼吸、心率及白细胞计数变化,其本质是机体对炎性介质释放失控和过度放大而造成的全身炎症反应。临床上出现下列两项或两项以上表现时,即可认为 SIRS 成立:体温 >38℃或 <36℃;心率 >90 次 /min;呼吸 >20 次 /min 或过度通气致使 $PaCO_2$<32mmHg;白细胞计数 >12×10^9/L 或 <4×10^9/L 或未成熟粒细胞 >10%。

二、脓毒症

脓毒症(sepsis)是指由致病菌引起的全身性炎症反应,即包括上述的 SIRS 的临床表现,有体温、心率、呼吸、神志的变化。但诊断必须强调有确实的细菌感染的证据。菌血症(bacteremia)是脓毒症的一种,血培养阳性。不仅限于一过性菌血症的概念,多指有明显感染症状的菌血症。严重的全身感染可导致血压下降、多器官功能障碍,称为严重脓毒症或脓毒性休克。

三、与全身感染有关的外科问题

全身性感染的发生主要与致病菌(致病菌种类、毒素)性质、侵入体内的途径及患者的抵抗力有着密切关系。其中一些外科的特殊问题应值得注意。

1. **外科切口部位感染(surgical site infection,SSI)**　最为常见,根据手术的部位不同可以发生在浅表、深层和间隙。

2. **静脉导管感染(catheter-related infection)**　静脉留置导管特别是中心静脉置管由于留置时间过长、护理操作不慎而被污染,导致病原菌直接进入血流,形成一个不断播散细菌的感染灶。

3. **肠源性感染(gut derived infection)**　肠道是人体中最大的"储菌库"和"内毒素库",正常时肠黏膜有完整的屏障功能。在严重创伤等危重状态下,肠黏膜屏障功能损伤、破坏造成肠道内的细菌和内毒素移位进入全身,形成肠源性感染。

4. **手术相关的操作**　如机械通气、气管插管后引起的肺炎,留置导尿后引起的泌尿系感染,原发或继发的腹腔内感染等因素均可导致全身性感染。

5. **既往的原发疾病**　可导致患者抗感染能力下降,如糖尿病、尿毒症、长期或大量使用糖皮质激素的患者。

第三节　皮肤软组织化脓性感染

一、疖和痈

疖(furuncle)和痈(carbuncle)都是毛囊及其周围组织的急性细菌性化脓性炎症,病原菌以金黄色葡萄球菌为主,偶可由表皮葡萄球菌或其他病菌导致。

疖只累及单个毛囊和周围组织,以颈项、头面、背部为好发部位。易感因素包括皮肤不洁、毛囊和皮脂腺分泌物排泄不畅、出汗、机体抗感染能力降低等。因金黄色葡萄球菌多能产生血浆凝固酶,可使感染部位的纤维蛋白原转变为纤维蛋白从而限制了细菌扩散,炎症多为局限性且有脓栓形成。典型临床表现为局部皮肤有红、肿、痛的小硬结(直径 <2cm),数日后范围扩大出现黄白色脓栓,脓栓可自行脱落,待脓液流尽后逐步愈合。疖病是指不同部位

发生几处疖,或者在一段时间内反复发生疖。治疗包括热敷、红外线和全身应用对金黄色葡萄球菌敏感的抗生素。如局部出现脓栓、波动感应切开排脓或用刀尖挑出脓栓开放引流,定时换药处理。

痈是多个相邻毛囊及其周围组织同时发生急性细菌性化脓性炎症,或由多个相邻疖融合而成。感染常从毛囊底部开始,并向阻力较小的皮下组织蔓延,再沿深筋膜浅层向外周扩散,由于侵犯相邻多个毛囊而形成多个脓头。由于多个毛囊同时感染,因此痈的炎症范围显然大于疖,病变常累及深层皮下结缔组织。痈好发于中老年,大部分患者合并有糖尿病,以唇部、后颈部、背部为好发部位。典型临床表现为局部皮肤红肿、疼痛、压痛、硬结或有皮肤血运障碍、坏死、破溃后形成多个窦道。可伴有发热、全身不适,出现触痛和波动感是切开排脓的指征,手术可在静脉麻醉下作"+"或"++"形切口。切口需延至痈的边缘,充分打开脓腔内的纤维间隔,清除脓液和坏死组织,反复冲洗后用凡士林油纱填塞。以后每日或隔日更换敷料,注意脓腔的充分引流。一般伤口(创面)较小时经换药可自行愈合,较大的伤口(创面)自行愈合困难时则应手术植皮修复。

颌面部疖和痈十分危险,位于鼻、上唇及周围(称"危险三角区")时临床症状明显,病情严重。应避免挤压,以免致病菌经内眦静脉、眼静脉进入颅内海绵状静脉窦,引起颅内化脓性海绵状静脉窦炎,出现颜面部进行性肿胀、寒战、高热、头痛、呕吐、昏迷甚至死亡。

二、丹毒

丹毒(erysipelas)是皮肤淋巴管网受到乙型溶血性链球菌侵袭所致的急性感染。多发于下肢和面部,细菌入侵后通过淋巴管扩散,局部皮肤出现炎症反应如触痛、红斑、灼热、界限清楚的隆起、淋巴结肿大、压痛。病变向外扩散时,中央红肿消退而转变为棕黄色。局部少有皮肤坏死、化脓。全身表现可有发热、头痛、全身不适、白细胞增多。足癣、下肢溃疡、皮肤损伤可以是丹毒的诱发因素。治疗包括卧床休息、抬高患肢、局部50%硫酸镁湿热敷、全身应用抗菌药物等。丹毒可经常反复发作而导致淋巴水肿、局部皮肤粗厚,发展成"象皮肿"。

三、急性淋巴结炎和淋巴管炎

急性淋巴结炎和淋巴管炎是指病菌如乙型溶血性链球菌或金黄色葡萄球菌自破损皮肤或其他感染灶进入淋巴系统(lymphatics),导致淋巴管和淋巴结受累的急性炎症,一般属于非化脓性感染。一般临床所见的淋巴管炎多为皮下浅层淋巴管的急性炎症(acute lymphatitis),可呈现为网状淋巴管炎(丹毒)和浅层管状淋巴管炎。以下肢为常见,常继发于足趾皮肤损伤、足癣。可在感染近心端出现一条或多条"红线",较硬、压痛,近端淋巴结也有肿痛。皮下深层的淋巴管炎不出现红线,但有肢体的肿胀和压痛。急性淋巴结炎好发的部位有颌下、颈部、腋窝、腹股沟、腘窝等,局部可检查到肿大的淋巴结、压痛,但表面皮肤正常,炎症加重时淋巴结可粘连形成团块,表面皮肤发红、发热,疼痛加重。急性淋巴管炎和淋巴结炎时患者可有不同程度全身不适,如发热、畏寒、食欲不振、全身疼痛等。

急性淋巴管炎应重点治疗原发感染病灶,发现皮肤有红线时可用50%硫酸镁湿热敷。全身可适当应用抗菌药物。对未形成脓肿的急性淋巴结炎,应积极治疗原发感染病灶,随原发感染病灶的控制,淋巴结炎会消退。对已化脓或已形成脓肿的淋巴结炎则应切开引流。

四、急性蜂窝织炎

急性蜂窝织炎（acute cellulitis）是指发生在皮下、筋膜下、肌间隙或深部蜂窝组织的急性、弥漫性、化脓性细菌感染。主要发生于下肢、面颊、肛周、切口周围、皮肤破损处等部位。致病菌主要是溶血性链球菌，其次为金黄色葡萄球菌、大肠埃希菌及其他型链球菌。溶血性链球菌可以释放出毒性强的溶血素、链激酶、透明质酸酶破坏感染部位的组织，使炎症不易局限，与正常组织界限不清，扩散迅速，可在短期内引起广泛的皮下组织炎症、渗出和水肿。可导致全身炎症反应综合征（SIRS）和内毒素血症，若是金黄色葡萄球菌感染，则因细菌产生的凝固酶的作用而使病变较为局限。患者常以疼痛和软组织红斑就诊，多伴有全身症状如发热、寒战、不适等。查体时可以发现边界扩大的红斑、皮温高、压痛、水肿、淋巴管炎、淋巴结肿大。在全身使用抗生素治疗时可首选青霉素类、头孢类药物，以后根据治疗效果、细菌培养及药敏试验调整抗生素的应用。急性蜂窝织炎由于病原菌的种类、毒力以及感染的部位不同会有不同的类型，包括：产气性皮下蜂窝织炎、新生儿皮下坏疽、口底颌下蜂窝织炎。对于这些类型蜂窝织炎应及时切开引流或在病变处皮肤上做多个减压小切口，以缓解皮下炎症的扩展和减少皮肤的坏死。

第四节　手部急性化脓性感染

手部急性化脓性细菌感染的主要致病菌为金黄色葡萄球菌，大多数是由于外伤后细菌入侵继发感染所致。

一、甲沟炎

甲沟炎（paronychia）是皮肤沿指甲两侧形成的甲沟及其周围组织的化脓性细菌感染，常因微小刺伤、倒刺、剪指甲过深等引起。常先在一侧甲沟皮下，先为局部的红、肿、痛，但多数无全身症状。甲沟炎病变蔓延至甲根、另一侧甲沟及甲下形成半环形脓肿和甲下脓肿，常伴有剧烈的疼痛。甲沟炎初期未形成脓肿时局部可用鱼石脂软膏外敷、理疗等治疗并口服抗菌药物，已形成脓肿时可沿甲沟作纵行切开引流术。甲床下（甲根）积脓应拔出指甲、换药，注意不要损伤甲床。

二、化脓性指头炎

化脓性指头炎（whitlow）为手指末节掌面皮下化脓性细菌感染，致病菌多为金黄色葡萄球菌。手指末节掌面的皮肤与指骨骨膜间有许多纵行纤维索，将软组织分隔成为密闭小腔，感染后脓液不易向周围扩散。手指软组织内张力很高，故疼痛剧烈。病变继续发展可引起指骨缺血、坏死、骨髓炎。临床主要表现为指端的疼痛，初为针刺样，后因肿胀加重而逐渐加剧，当脓肿形成，指动脉压迫则转为跳动样痛，触痛明显。可有发热和全身不适。治疗应当及时切开引流，以免指骨受压坏死和发生骨髓炎。

第五节　破　伤　风

破伤风（tetanus）是破伤风杆菌经由皮肤或黏膜伤口侵入人体，在缺氧环境下生长繁殖，产生毒素而引起阵发性肌痉挛的一种特异性感染。

一、病因与发病机制

破伤风杆菌是革兰氏染色阳性的厌氧性梭状芽孢杆菌,广泛存在于灰尘、土壤及粪便中。因有芽孢,破伤风杆菌可在空气中长期生存。破伤风杆菌导致发病需具备两个条件,即开放伤口和组织环境缺氧。因此,破伤风都发生在开放伤口、创伤组织缺血坏死、合并其他细菌感染使得组织缺氧情况下的伤员。未按常规处理的污染严重的伤口、有撕碎组织血运差的伤口、盲管外伤、深部刺伤等引流不畅、合并有一般化脓菌感染的伤口,均为易感伤口。破伤风也见于新生儿脐端处理消毒不严和产后感染的情况。破伤风杆菌产生的外毒素有痉挛毒素及溶血毒素两种。痉挛毒素吸收后到达脊髓、脑干等处,与中间联络神经细胞的突触相结合,抑制突触释放抑制性传递介质。运动神经元因失去中枢抑制而兴奋性增强,致使随意肌紧张与痉挛。破伤风毒素还可阻断脊髓对交感神经的抑制,致使交感神经过度兴奋,引起血压升高、心率增快、体温升高、自汗等。溶血毒素可引起心肌损害与局部组织坏死。

二、临床表现

潜伏期通常为 7~8d,个别患者可在伤后 1~2d 就发病。潜伏期越短,预后越差。偶见患者在伤后数年因清除病灶或异物而发病。前驱症状可有头晕、乏力,烦躁、出汗、反射亢进、咬肌酸痛、张口不便等,新生儿可表现为吸吮困难。典型症状是在肌紧张性收缩(肌强直、发硬)的基础上,阵发性强烈痉挛,通常最先受影响的肌群是咀嚼肌,随后顺序为面部表情肌、颈、背、腹、四肢肌,最后为膈肌。而出现相应的典型表现被称为"苦笑面容"和"角弓反张"。膈肌受影响后,发作时面唇青紫,通气困难。发作频繁者,常示病情严重。发作时神志清楚,表情痛苦,每次发作时间由数秒至数分钟不等。强烈的肌痉挛可使肌断裂,甚至发生骨折。膀胱括约肌痉挛可引起尿潴留。持续的呼吸肌和膈肌痉挛,可造成呼吸骤停。患者死亡原因多为窒息、心力衰竭或肺部并发症。

病程一般为 3~4 周,如积极治疗、不发生特殊并发症者,发作的程度可逐步减轻,缓解期平均约 1 周。但肌紧张与反射亢进可继续一段时间;恢复期间还可出现一些精神症状,如幻觉,言语、行动错乱等,多能自行恢复。少数患者可仅表现为受伤部位肌持续性强直,可持续数周或数月,预后较好。新生儿患此病时,因肌肉纤弱而症状不典型,表现为不能啼哭和吸乳,少活动,呼吸弱或困难。

三、诊断和鉴别诊断

根据典型临床表现,结合外伤史,以及无破伤风预防免疫注射史,一般均可及时作出诊断。应与下列疾病鉴别:①化脓性脑膜炎:虽有"角弓反张"和颈项强直等症状,但无阵发性痉挛;有剧烈头痛、高热、喷射性呕吐,可有神志不清;脑脊液检查有压力增高、白细胞计数增多等。②狂犬病:有犬、猫咬伤史,以吞咽肌抽搐为主。患者听见水声或看见水,咽肌立即发生痉挛。饮水无法下咽,大量流涎。③其他:如颞下颌关节炎、子痫、癔症、低钙性抽搐等。

四、预防

破伤风的预防措施包括:伤口的正确处理(早期彻底清创、改善局部循环),注射破伤风类毒素(主动免疫获得破伤风免疫力),以及在伤后注射破伤风抗毒素(TAT)(被动免疫预防发病)。

(一) 主动免疫法

注射破伤风类毒素作为抗原,使人体产生抗体以达到免疫目的。小儿宜实施百日咳、白喉、破伤风三联疫苗注射。采用类毒素基础免疫通常需注射 3 次。首次皮下注射 0.5ml,间隔 4~6 周再注射 0.5ml,第 2 针后 6~12 个月再注射 0.5ml,此三次注射称为基础注射。免疫力在首次注射后 10d 内产生,30d 后能达到有效保护的抗体浓度。基础注射完成后即可获得较稳定的免疫力,并保持 10 年以上,以后每隔 5~7 年皮下注射类毒素 0.5ml,作为强化注射。接受全程主动免疫者,伤后仅需肌内注射 0.5ml 类毒素,即可在 3~7d 内形成有效的免疫抗体,不需注射破伤风抗毒素。

(二) 被动免疫法

对伤前未接受主动免疫的伤员,尽早皮下注射破伤风抗毒素(TAT)1 500~3 000U。破伤风的发病有潜伏期,尽早注射有预防作用,但其作用有效期仅为 10d 左右。因此,对深部创伤、有潜在厌氧菌感染可能的患者,可在 1 周后追加注射一次。抗毒素易发生变态反应,注射前必须进行皮内敏感试验。如过敏,应按脱敏法注射。人体破伤风免疫球蛋白(TIG)是从人体血浆免疫球蛋白中提纯或用基因重组技术制备的,一次注射后在人体内可存留 4~5 周,免疫效能 10 倍于 TAT。预防剂量为 250~500U,肌内注射。

五、治疗

破伤风是一种极为严重的疾病,死亡率高,尤其是新生儿和吸毒者。为此要采取积极的综合治疗措施,包括清除毒素来源,中和游离毒素,控制和解除痉挛,保持呼吸道通畅和防治并发症等。

(一) 伤口处理

有伤口者需在良好麻醉、控制痉挛的情况下,彻底清创,清除坏死组织及异物,敞开伤口以利引流,并用 3% 过氧化氢液冲洗。有的伤口看上去已愈合,应仔细检查痂下有无窦道或死腔。

(二) 中和游离的毒素

尽早使用 TAT 或 TIG,若毒素已与神经组织结合,则难收效。一般以 10 000~60 000U 抗毒素加入 5% 葡萄糖液 500~1 000ml 中,静脉缓慢滴注。不需连续应用。新生儿可以 TAT 20 000U 静脉滴注,也可作脐部周围注射。TIG 在早期应用有效,剂量为 3 000~6 000U,只需一次肌内注射。

(三) 控制与解除痉挛

破伤风患者若能有效控制痉挛发作,多数可明显减少并发症而获治愈。患者入院后,应住隔离病室,避免光、声等刺激,避免骚扰。可交替使用镇静、解痉药物,如:10% 水合氯醛保留灌肠,每次 20~40ml;苯巴比妥钠肌内注射,每次 0.1~0.2g;地西泮 10~20mg 肌内注射或静脉滴注,一般每日一次。病情较重者,可用冬眠 1 号合剂(由氯丙嗪、异丙嗪各 50mg,哌替啶 100mg 及 5% 葡萄糖液 250ml 配成)静脉缓慢滴入,但低血容量时忌用。痉挛发作频繁不易控制者,可用 2.5% 硫喷妥钠缓慢静注,每次 0.25~0.5g,但要警惕喉头痉挛和呼吸抑制,用于已作气管切开者比较安全。但新生儿破伤风要慎用镇静解痉药物,可酌情用洛贝林、尼可刹米等。

(四)注意防治并发症

保持呼吸道通畅,病情严重者应予气管插管或行气管切开术,以清除呼吸道分泌物,吸氧、施行辅助呼吸、维持良好的通气,还可利用高压氧舱辅助治疗。气管切开后,应注意清洁导管,呼吸道湿化和定期滴入抗生素。要加强护理,防止发作时坠床、骨折、舌咬伤等。定时翻身、拍背,以利排痰,并预防褥疮。严格无菌技术,创伤部位应予隔离,换药用具、用过的敷料应严格消毒或焚毁,防止交叉感染。

(五)支持治疗

由于患者不断阵发痉挛、出大汗等,故每日消耗热量和水分丢失较多。因此要十分注意营养(高热量、高蛋白、高维生素)补充和水与电解质平衡的调整。必要时可采用中心静脉肠外营养。

(六)抗生素治疗

青霉素 80 万 ~100 万 U,肌内注射,每 4~6h 一次,或大剂量静脉滴注,可抑制破伤风杆菌。也可给甲硝唑 2.5g/d,分次口服或静脉滴注,持续 7~10d。如伤口有混合感染或并发肺部感染,则相应选用抗菌药物。

第六节　抗菌药物在外科治疗中的应用原则

抗菌药物在预防、控制与治疗外科感染中有着显著的作用。目前临床常用抗菌药多达数百种,临床上广泛、滥用抗菌药物的现象时有发生。抗菌药物的不合理使用,增加了致病菌耐药性、抗菌药物毒性及过敏事件的发生。因此,如何合理应用抗菌药物是一个十分重要的问题。

一、抗菌药物应用的原则

1. **病原学检查以明确致病微生物**　病原微生物培养及抗菌药物敏感试验是选择使用抗菌药物的直接证据。常规从感染部位、血液、痰液、尿液取样培养分离致病菌,并对致病菌进行抗菌药物敏感试验,有针对性地选择抗菌药物。危重患者在获得细菌学的证据前,可结合临床及当前病房细菌流行情况选择适当药物进行治疗,待药敏结果出来后及时更换有针对性的抗菌药物。

2. **选择**　根据抗菌药物的作用特点及其体内代谢过程选择抗菌药物。

3. **个体化用药**　个体化抗菌药物治疗应该包括抗菌药物的品种、剂量、给药次数、给药途径、用药疗程及联合用药。按照抗菌药物的治疗剂量范围给药,重度感染和抗菌药物不易到达的部位,抗菌药物用量可达治疗剂量的上限;轻度感染可采用口服抗菌药物治疗,重度感染则需静脉注射治疗,应尽量避免局部使用抗菌药物;依据药代动力学和药效学的原则确定给药次数;抗菌药物一般使用 5~7d,体温降至正常、全身及局部症状好转时应及时停药。

4. **联合用药**　联合用药必须指征明确:①病因未明的严重感染(免疫缺陷患者);②单一用药不能控制的混合感染及严重感染;③单一用药不能控制的感染性心内膜炎或脓毒症等重症感染;④疗程长,但病原菌易对某些抗菌药物产生耐药性的感染,如结核病等;⑤联合用药宜选择具有抗菌协同作用或相加作用的药物联合,减少药物剂量,从而降低药物毒性和不良反应。

二、围手术期预防用药

感染是术后常见并发症,预防性使用抗菌药物有助于减少手术部位感染(surgical site infection)。预防使用抗菌药物的适应证:①严重创伤,如大面积烧伤、开放性骨折、火器伤、腹部脏器穿孔以及严重污染的软组织伤口;②进入胃肠道、呼吸道、女性生殖器手术、结肠手术肠道准备等;③人工材料置入手术,如关节、血管、心脏瓣膜等;④患者有感染的高危因素,如高龄、营养不良、糖尿病、免疫功能低下等,或使用激素、免疫抑制剂、抗癌药物等;⑤手术时间长、手术创伤大,或一旦感染发生后果严重者,如颅脑、心脏、器官移植等。围手术期预防使用抗菌药物应在术前开始应用,并持续手术期间,术后24h停药。

三、外科感染的治疗用药

1. **主要适应证** ①未局限化的外科感染,如急性蜂窝织炎、淋巴管炎、丹毒、骨髓炎等;②全身性感染,如脓毒症;③需手术治疗的外科感染,如急性腹膜炎、化脓性胆管炎、气性坏疽等。

2. **药物的选择和使用** 理想的方法是及时收集有关的体液、分泌物,进行微生物检查和药物敏感试验,据此选择或调整抗菌药品种。一般情况下,表19-1所列药物可供选择。

表 19-1 对不同病原菌抗菌药物的选择

细菌或真菌	首选	次选与备选
甲氧西林敏感金黄色葡萄球菌(MSSA)和甲氧西林敏感凝固酶阴性葡萄球菌(MSCNS)	苯唑西林、氯唑西林	一代头孢、万古霉素、加 β- 内酰胺酶抑制剂的混合制剂、氟喹诺酮类
耐甲氧西林金黄色葡萄球菌(MRSA)	万古霉素	替考拉宁、达托霉素、利福霉素
化脓性链球菌	青霉素	苯唑西林、氯唑西林、一代头孢、大环内酯类
肠球菌	青霉素、氨苄西林、替考拉宁、氨基糖苷类	利奈唑烷、万古霉素
大肠杆菌	广谱青霉素,二、三代头孢	氨基糖苷类、加 β- 内酰胺酶抑制剂的混合制剂、氟喹诺酮类
肺炎克雷伯菌	三、四代头孢、氟喹诺酮类	氨基糖苷类、加 β- 内酰胺酶抑制剂的混合制剂、氨曲南、碳青霉烯类
肠杆菌(产气杆菌、阴沟杆菌)	抗铜绿假单胞菌 β- 内酰胺类 + 氨基糖苷类、四代头孢	加 β- 内酰胺酶抑制剂的混合制剂、环丙沙星
不动杆菌	氟喹诺酮 + 头孢他啶或阿米卡星	替卡西林 / 克拉维酸、碳青霉烯类
铜绿假单胞菌	抗铜绿假单胞菌 β- 内酰胺类、妥布霉素、阿米卡星、四代头孢	环丙沙星、氨曲南、碳青霉烯类、替卡西林 / 克拉维酸 + 抗铜绿假单胞菌氨基糖苷类

续表

细菌或真菌	首选	次选与备选
脆弱类杆菌	甲硝唑、克林霉素	头孢西丁、头孢美他醇、加 β- 内酰胺酶抑制剂的青霉素类
念珠菌	氟康唑	两性霉素 B

四、特殊人群抗菌药物的使用

抗菌药物在一些特殊人群的使用也应遵照一定的用药原则,否则会给患者带来严重的副作用。

1. 抗菌药物的代谢、排出依赖于正常的肝肾功能。肝肾功能减退时药物的代谢、排出障碍,滞留体内时间延长而造成毒性反应。同时,某些抗菌药物对肝肾有一定的毒性作用。在肝肾功能减退的患者应用抗菌药物时,一方面要选择对脏器毒性小的药物,另一方面,也要根据药物在肝肾的代谢特点调整用药剂量,同时应密切监测肝肾功能。

2. 老年患者肾脏功能呈生理性减退,按轻度肾功能减退减量给药。给予正常剂量的1/2~2/3,注意选择肾毒性较低的抗菌药物。

3. 儿童、新生儿应尽量避免使用毒性较大的抗菌药物,如氨基糖苷类药物对耳、肾的毒性,四环素类对牙齿及喹诺酮类对骨骼发育的不良影响等。在临床使用中应密切观察不良反应,及时发现并调整药物剂量。

4. 妊娠、哺乳期患者应注意避免应用对胎儿有致畸或毒性作用的抗菌药物;哺乳期用药时,药物可从乳汁分泌,对婴儿有一定的影响,因此在用药时应暂停哺乳。

五、抗菌药物的不良反应与细菌耐药性

1. **毒性反应**　是抗菌药物应用中最常见的反应,毒性反应主要表现在肝、肾、胃肠道、血液、神经系统等方面。如氨基糖苷类、万古霉素对听神经的毒性;多黏菌素、两性霉素 B、磺胺类氨基糖苷类对肾脏的毒性;氯霉素对造血系统的毒性;四环素类、大环内酯类对肝脏的毒性等。口服抗菌药物可引起胃肠道反应。出现毒性反应应立即停药。

2. **变态反应**　以皮疹最为多见,过敏性休克多发生在注射青霉素后,使用前应行药物过敏试验。过敏性休克发生后应立即注射肾上腺素,并积极采用其他复苏抢救措施。皮疹发生后,停药并经处理可消退。

3. **二重感染**　又称菌群交替,是在抗菌药物治疗原发感染时发生的新感染。由于在治疗原发感染时,采用广谱、大剂量、联合用药使原有的致病菌被杀灭或抑制,但出现新的耐药细菌大量繁殖如金黄色葡萄球菌、念珠菌、难辨梭菌等。应及时停用广谱抗菌药物,更换万古霉素及甲硝唑。

4. **细菌耐药性**　随着抗菌药物的广泛使用,细菌对抗菌药物的耐药性逐渐增加。最有代表性的是耐甲氧西林金黄色葡萄球菌(MRSA)、耐药革兰氏阴性杆菌(ESBL 菌株)、产超广谱内酰胺酶杆菌、多重耐药铜绿假单胞菌(MDR-PA)、泛耐药鲍曼不动杆菌(PDR-AB)。耐药菌的产生与抗菌药物的使用、细菌对药物的适应、敏感细菌被杀死、细菌的基因变化等多种因素有关。

　　合理使用抗菌药物是指根据不同抗菌药物的抗菌谱、使用方法与剂量、体内药代动力学特点、细菌培养和药敏试验结果以及患者的全身情况等综合制定出用药方案，使抗菌药物在临床治疗中发挥出最佳的治疗作用。

（何震宇　顾　民）

中英文名词对照索引